CHIRURGIE

DE

L'INTESTIN

PAR

M. JEANNEL

Professeur de Clinique Chirurgicale
A la Faculté de Médecine de Toulouse

AVEC 363 FIGURES DANS LE TEXTE

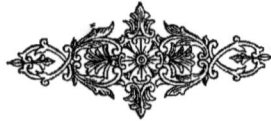

PARIS
INSTITUT DE BIBLIOGRAPHIE SCIENTIFIQUE
93, BOULEVARD SAINT-GERMAIN, 93

1898

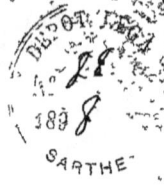

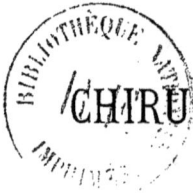

CHIRURGIE DE L'INTESTIN

CHIRURGIE

DE

L'INTESTIN

PAR

M. JEANNEL

Professeur de Clinique Chirurgicale

A la Faculté de Médecine de Toulouse

AVEC 363 FIGURES DANS LE TEXTE

PARIS

INSTITUT DE BIBLIOGRAPHIE SCIENTIFIQUE

93, BOULEVARD SAINT-GERMAIN, 93

1898

J.

I*

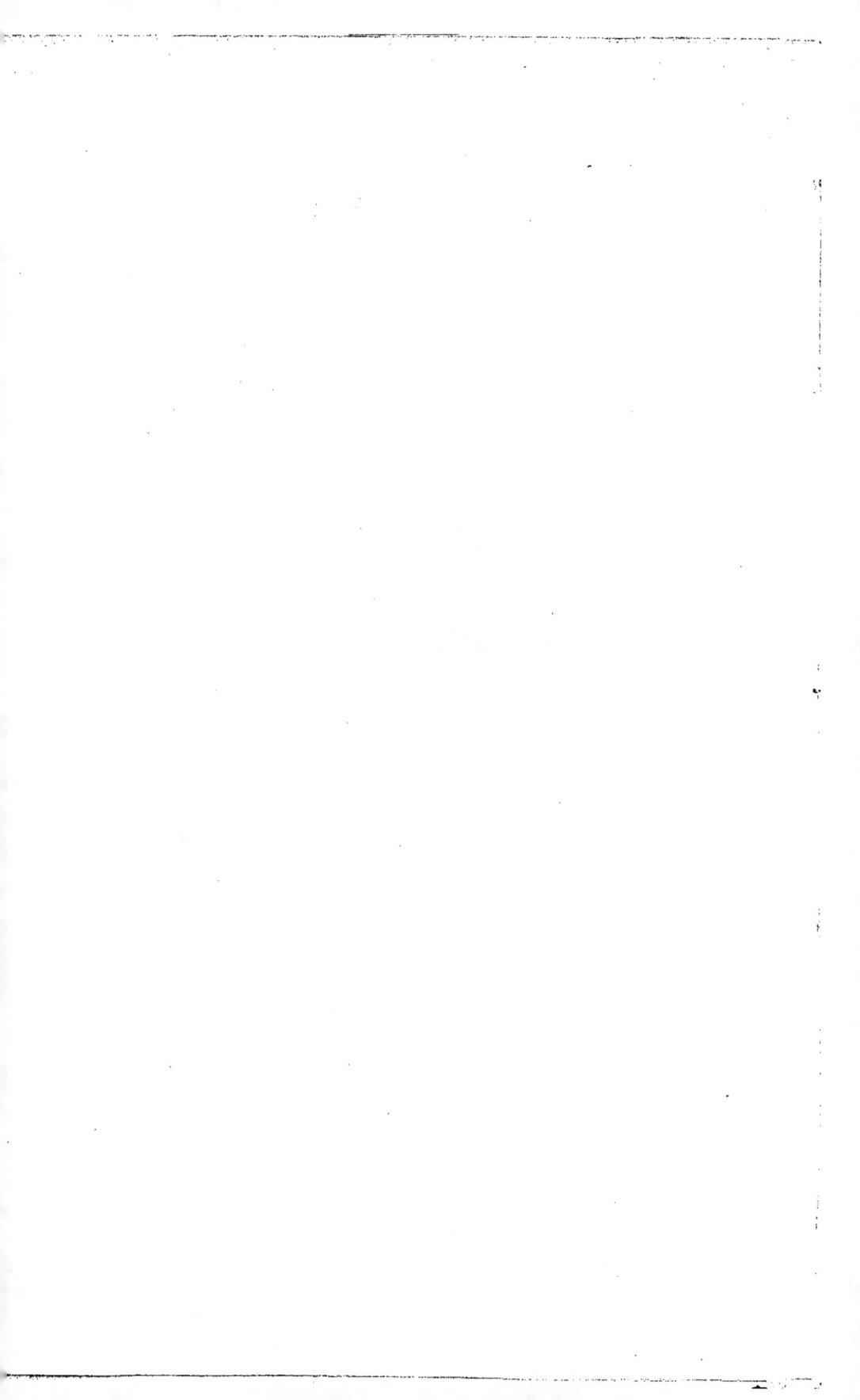

A mon Fils,

René JEANNEL,

Etudiant en Médecine.

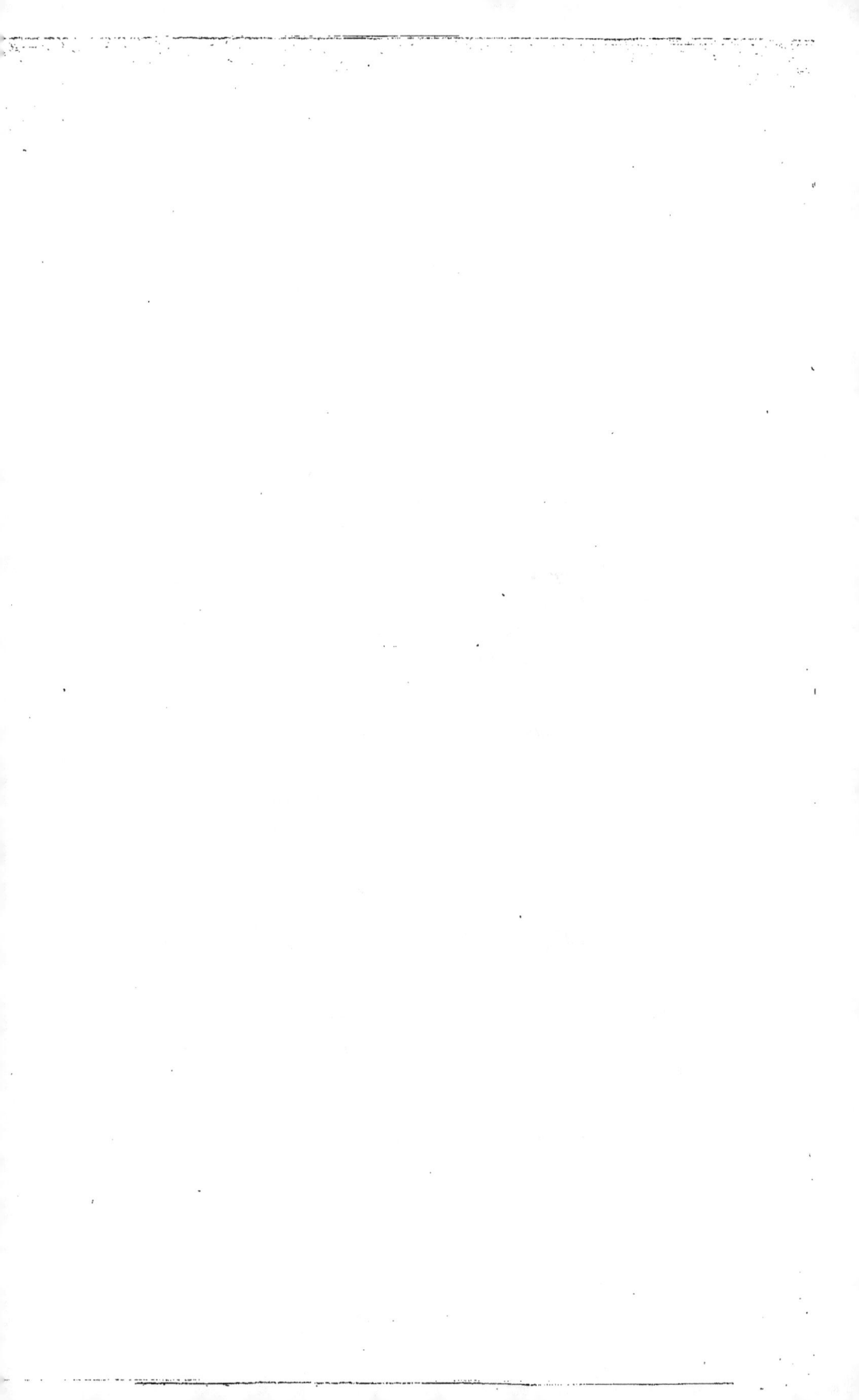

PRÉFACE

Tout auteur pense de son œuvre ce que le hibou de La Fontaine pense de ses petits, et le proclame dans sa préface.

Sacrifierai-je à l'habitude en disant, en plus ou moins bon français, les qualités de ma Chirurgie de l'Intestin ? *Je m'en garderai bien, de peur des aveuglements paternels; et, au bout du compte, ce n'est pas mon avis qui importe : c'est celui du lecteur.*

J'ai écrit le présent livre parce que le sujet m'a intéressé; je le publie parce que j'espère qu'il est intéressant.

Je ne me suis pas borné à décrire les différentes opérations; je me suis permis de les critiquer, fort d'une expérience personnelle qui me donne droit à la parole. Mes critiques sont peut-être vives parfois; elles sont scientifiques toujours.

J'ai, pour plus de clarté, multiplié les figures. Plusieurs sont inédites. Un bon nombre sont empruntées, soit aux mémoires originaux où j'ai puisé des documents authentiques sur les procédés opératoires et les instruments; soit au très complet mémoire de Frey sur la Technique de la Suture intestinale, *publié dans les* Beitræge zur klinische Chirurgie, *en 1895 ; soit enfin au petit livre bien connu de Chaput.*

Parmi les figures inédites, deux m'ont été fournies par mon ami, le Professeur Charpy, que je ne saurais trop remercier ; les autres ont été dessinées sur mes indications par mon élève, M. Vivès, dont la complaisance égale le talent.

Je n'ai point fait de bibliographie et mes historiques sont aussi réduits que possible ; c'eût été, en effet, donner à ce livre une extension hors de proportion avec le but qu'il poursuit, que de faire l'histoire complète des méthodes et des procédés. Je me suis donc borné à invoquer l'histoire, lorsqu'elle me paraissait capable d'éclairer mes descriptions.

Le tube digestif, c'est la bouche, l'œsophage, l'estomac, l'intestin grêle, le gros intestin, le rectum et l'anus ; je n'ai en vue que la chirurgie opératoire de l'intestin grêle et du gros intestin. J'élimine celle de la bouche, de l'œsophage, de l'estomac, et celle du rectum et de l'anus ; et ce, pour deux raisons : 1° il n'entre pas dans mon plan d'en traiter ; 2° l'une et l'autre sont faites et bien faites ailleurs.

Pour l'étude de chaque opération, j'ai adopté un plan uniforme. Une définition, comprenant l'étymologie et la synonymie du nom de l'opération, précèdera un court historique ; je décrirai ensuite la technique opératoire, dans laquelle je comprends les préparatifs (anesthésie, antisepsie), les aides, les instruments, puis l'acte opératoire lui-même, avec ses différents procédés d'exécution ; je signalerai les suites opératoires et les accidents possibles ; je terminerai en donnant rapidement les indications.

Je diviserai mon travail en quatre parties :

I. Dans une première partie, je traiterai de la Technique générale *de toutes les opérations intestinales, quelle que soit la région.*

*II. Dans une deuxième partie, je décrirai les opérations pratiquées sur l'*Intestin grêle *en particulier.*

III. *Les opérations pratiquées sur la* Région iléo-cæcale *seront étudiées dans la troisième partie.*

IV. *Enfin, la quatrième partie sera consacrée à la description des opérations propres aux* Côlons.

Evidemment cette divison, qui s'impose, n'a rien d'absolu et la technique de certaines opérations, telles que l'entéro-anastomose, l'entérectomie, etc., est la même, qu'il s'agisse de l'intestin grêle ou du côlon; aussi me garderai-je autant que possible des répétitions. Il n'est pas douteux d'ailleurs qu'il soit nécessaire de consacrer des chapitres spéciaux à la chirurgie de la région iléo-cæcale et à celle des côlons, étant donné l'originalité de certaines opérations qui se pratiquent sur ces intestins.

Je ne puis terminer cette préface sans remercier MM. les Drs Chopinet, médecin-major de l'armée, Bauby et Tailhefer, mes ex-chefs de clinique, qui ont bien voulu lire et critiquer mon manuscrit, ainsi que M. Pisseau, qui m'a si courageusement aidé dans la correction des épreuves ; les uns et les autres ont accepté là une tâche dont leur amitié pouvait seule donner la patience.

Mon éditeur, c'est l'Institut international de Bibliographie, c'est M. le Dr Marcel Baudouin, que tout le monde connaît et apprécie. Il a apporté à la publication de mon livre des soins si dévoués et si éclairés qu'en vérité il s'est transformé en véritable collaborateur.

Je lui en garde une profonde reconnaissance.

Toulouse, le 1er avril 1898.

M. JEANNEL.

CHIRURGIE DE L'INTESTIN

PREMIÈRE PARTIE

I. — TECHNIQUE GÉNÉRALE.

DÉFINITION. — Sous le nom de TECHNIQUE GÉNÉRALE, je comprends la description de tous les actes chirurgicaux communs aux différentes opérations sur l'intestin, à savoir :

1º *Position de l'opéré, choix du lit et de l'incision* ; 2º *Position du chirurgien* ; 3º *Anesthésie* ; 4º *Antisepsie intestinale* (avant, pendant et après l'opération) ; 5º Choix des *aides* ; 6º Préparation et choix des *instruments* et par conséquent leur description ; 7º *Sutures* ; 8º *Traitement post-opératoire* ; 9º et 10º, enfin, à propos de la technique générale, il importera d'indiquer les *accidents* possibles, *immédiats* ou *tardifs*, surtout ceux qui peuvent résulter d'une faute de technique.

I. — POSITION DE L'OPÉRÉ. — LIT. — INCISION.

La position à donner à l'opéré est, en général, celle du décubitus dorsal. A la vérité, il peut être parfois utile d'incliner le malade sur l'un ou l'autre côté, pour entraîner la masse intestinale à droite ou à gauche ; mais ce sont alors d'insignifiantes variétés du décubitus dorsal.

En règle, dans toutes les opérations sur l'intestin, le lit à renversement, quel qu'en soit le modèle, rend les plus grands services ; il permet de débarrasser facilement le champ opératoire de la masse encombrante de l'intestin sur lequel on n'opère pas ; il est donc, sinon indispensable, du moins des plus utiles.

JEANNEL   1

Quant à l'*incision*, c'est presque toujours celle de la laparotomie médiane, sauf pour quelques opérations spéciales telles que la colostomie, la colopexie et les interventions sur la région iléo-cœcale où les incisions latérales s'imposent. L'important, d'ailleurs, en ce qui concerne le choix de l'incision, c'est d'abord d'obtenir l'accès facile de la région intestinale à opérer, c'est ensuite de prévoir l'éventration future. Or l'incision médiane répondant, sans aucun doute, mieux que tout autre à ces deux desiderata, au moins dans la grande majorité des cas, doit être l'incision de choix. Cependant, la règle opératoire qui veut que, lorsqu'il y a tumeur, l'incision porte sur celle-ci, garde, en chirurgie intestinale, toute son importance et sa valeur ; et, quand il existe dans le ventre une tumeur intestinale, c'est bien sur sa saillie qu'il convient d'inciser. A une condition toutefois, c'est que la tumeur soit immobile et garde une position fixe dans l'abdomen ; que si la tumeur mobilisable peut être amenée au niveau de la ligne blanche, c'est encore la laparotomie médiane qu'il faut pratiquer.

J'ajouterai enfin qu'en certains cas indéterminables le chirurgien peut être obligé de tracer et de combiner des incisions de toutes formes, en T , en +, en H, courbes ou droites. Evidemment la nécessité de mener à bien une opération difficile fait ici la loi ; toutefois l'expérience permet d'affirmer que les opérations les plus laborieuses ont été menées à bien au moyen de la laparotomie médiane avec un peu d'adresse et de patience, et d'autre part il faut bien savoir que toutes ces incisions compliquées, tout en donnant moins de jour qu'on ne le suppose, aboutissent sûrement, en revanche, à de désastreuses éventrations.

L'incision, c'est-à-dire la laparotomie, est d'ordinaire faite dans un but thérapeutique déterminé ; cependant, parfois, elle est purement exploratrice. Je décrirai la laparotomie exploratrice, avec tous les détails utiles, en traitant des *opérations pour obstruction intestinale.*

II. — POSITION DU CHIRURGIEN.

Avec le *lit à renversement*, surtout quand on opère dans la profondeur du petit bassin, la position à droite ou à gauche du patient, suivant que l'on est gaucher ou droitier, est évidemment la plus commode. Mais il y a là une question d'habitude personnelle et le seul conseil qu'il soit bon de donner, c'est celui de se placer à son aise et de manière à avoir le plus de jour possible ; c'est pourquoi

je ne répudie en rien, la choisissant même souvent, la position
entre les cuisses écartées du patient, qui a le grand avantage de
permettre l'exploration facile des deux côtés de la cavité abdominale.

III. — ANESTHÉSIE.

Il serait d'une grande importance de supprimer, pour les opérés
sur l'intestin grêle, les vomissements et les troubles digestifs, qui
sont le fait de l'anesthésie ou plutôt de l'anesthésique. Je ne suis
pas le moins du monde convaincu de la supériorité de l'éther sur
le chloroforme à ce point de vue, et je pense que le chloroforme
pur bien administré donne aussi peu que possible de vomissements
et produit un minimum d'embarras gastrique. Mais il en donne,
comme l'éther en donne; c'est regrettable, mais incontestable.

Si l'opération devait être courte, si le malade était énergique et
si l'on pouvait compter qu'il aidera le chirurgien au lieu de le
gêner par ses plaintes et ses efforts, il n'y aurait pas à hésiter : il
faudrait opérer avec l'anesthésie cocaïnique ; ce serait se ménager
de gros avantages pour le traitement post-opératoire, puisqu'on
supprimerait ainsi le choc, les vomissements et les troubles gastro-
intestinaux d'origine chloroformique.

En réalité, l'incision de laparotomie est douloureuse; mais les
manipulations intestinales le sont aussi : elles peuvent provoquer
des coliques fort pénibles, ainsi qu'il résulte de mes observations
personnelles: je conclus donc que, pour user de l'anesthésie cocaïnique, il ne faudrait pas craindre d'acheter un bénéfice post-opératoire au prix de difficultés opératoires quelquefois grosses, et
c'est pour cette raison que la majorité des chirurgiens continue à
avoir recours à l'anesthésie générale.

Au surplus, d'une série déjà longue d'expériences poursuivies
dans mon service à l'Hotel-Dieu de Toulouse, par les soins de mon
chef de clinique, M. le Dr Tailhefer, il résulte que l'on peut sinon
supprimer, du moins considérablement diminuer, au point de les
rendre sans danger, les vomissements chloroformiques par les
inhalations post-opératoires d'oxygène. Dans mon service, dès
que le chloroformisateur jette la compresse, l'opéré respire un ballon d'oxygène de capacité ordinaire. Quelquefois, lorsque l'opération a été longue, deux ballons sont inhalés. J'affirme que j'obtiens
de cette pratique les meilleurs résultats; je n'observe plus ainsi
ces vomissements prolongés, qui exténuent les opérés, à peine

quelques régurgitations, le plus souvent sans efforts, pendant les premières heures et c'est tout.

IV. — ANTISEPSIE INTESTINALE.

Je ne veux pas étudier ici l'antisepsie générale, commune à toutes les laparotomies ; je parle seulement de l'antisepsie de l'intestin.

Or, le chirurgien entreprend une opération sur l'intestin grêle dans deux conditions bien distinctes : ou bien, il opère à bon escient et il a eu le temps de méditer son plan opératoire et de préparer le malade ; ou bien il opère d'urgence et doit se résigner à prendre le malade et son intestin tels qu'ils sont, avec un plan opératoire défini s'il a un diagnostic, prêt à tout s'il n'en a pas. Dans le premier cas, *l'antisepsie intestinale préopératoire* s'impose ; dans le second cas, il faut s'en passer et se borner à *l'antisepsie opératoire* et *post-opératoire*.

A. — Antisepsie préopératoire. — Si l'on pouvait aboutir à asepsier la muqueuse de l'intestin, comme on asepsie la peau par les procédés de lavages aujourd'hui courants, la chirurgie intestinale ne rencontrerait pour ainsi dire plus d'écueil. Malheureusement, autant l'intestin est septique, autant il est difficile à stériliser.

Septicité de l'intestin. — La septicité de l'intestin varie suivant que celui-ci se trouve sain ou malade.

A l'état de santé, on trouve, dans le tube intestinal, de nombreux microbes; les uns y habitent normalement, tandis que les autres y sont de passage, apportés par les aliments. Le *Bacterium coli* est le microbe indigène ; il y vit indifférent à l'état de saprophyte, jouissant de la propriété inhospitalière de détruire la plupart des micro-organismes de passage. A l'état de maladie, le bactérium coli domine toujours et prend même une virulence spéciale ; mais, lorsqu'il existe des ulcérations néoplasiques ou autres, on rencontre, en outre, soit à l'état de pureté, soit mélangés au *Bacterium coli*, le *Streptocoque*, les *Staphylocoques*, le *Proteus vulgaris*, etc.

Théorie générale et pratique de l'antisepsie intestinale. — C'est non-seulement dans les matières fécales, mais aussi sur la muqueuse que se trouvent les éléments septiques (microbes et toxines). Or, s'il est relativement facile de débarrasser l'intestin de son contenu, s'il est même possible de modifier la composition chimique des matières intestinales, de façon à les transformer en mauvais milieu de culture, il est fort difficile, sinon impossible, d'aller chercher et atteindre dans les replis innombrables de la muqueuse et dans les culs de sac glandulaires, tous les microbes qui s'y logent. Quoiqu'il en soit, l'antisepsie intestinale ne peut-être réalisée qu'à trois conditions, à savoir : l'évacuation aussi complète que possible du contenu, obtenue par l'administration de purgatifs répétés ; la modification de la composition chimique des matières intestinales ; la stérilisation de la muqueuse, au moyen de médicaments antiseptiques et d'une alimentation spéciale.

Le meilleur purgatif est celui qui vide et qui lave ; si, avec l'expulsion du contenu, on obtient l'hypersécretion glandulaire, on peut espérer laver ainsi les glandes et la muqueuse : c'est pourquoi les purgatifs salins sont les meilleurs. Il n'est pas douteux cependant que, la répétition de la purgation étant nécessaire, la dose du purgatif ne doive être modérée, sous peine de déterminer une entérite aiguë.

Le calomel à la dose purgative de 0 gr. 80 à 1 gramme est aussi recommandable, parce qu'il purge et asepsie en même temps, étant un sel mercuriel.

L'antiseptique intestinal par excellence est, dans l'état actuel de nos connaissances, le benzo-naphtol à la dose de 2 à 4 grammes par jour. Toutefois la salicylate de bismuth peut rendre des services, de même que le salol, et même l'iodoforme. La résorcine bi-sublimée, quoique soluble, a été employée avec avantage par les médecins, dans certaines maladies de l'estomac et de l'intestin. Le calomel à petites doses, 0 gr. 20 par jour, 0 gr. 02 toutes les deux heures, est encore un excellent agent. Le charbon, qui absorbe les gaz, mais n'est pas antiseptique, doit d'autant plus être rejeté que, devant être administré à fortes doses pour être efficace, il encombre la cavité intestinale. En tout cas, il importe de bien savoir que l'antiseptique intestinal doit être peu soluble : si le médicament, en effet, est facilement dissous, il est rapidement absorbé, passe dans la circulation, et n'agit comme antiseptique que sur les premières portions de l'intestin : heureux s'il ne produit pas des accidents d'intoxication générale.

Il faut, en outre, que l'antiseptique intestinal soit administré à doses fractionnées souvent répétées : c'est la meilleure manière d'en obtenir la dissémination, j'allais dire la pulvérisation, sur toute l'étendue de la paroi de l'intestin ; c'est aussi le meilleur moyen d'en obtenir l'action permanente.

D'ailleurs, si l'on s'efforce de vider l'intestin de tous les résidus alimentaires plus ou moins septiques qui y séjournent, il faut, d'autre part, ne pas le remplir en même temps par une alimentation quelconque. Ne pouvant évidemment pas mettre le malade à la diète absolue pendant les six à huit jours qui précèdent l'opération, on choisira ses aliments parmi ceux qui donnent le moins de déchets et qui sont le plus facilement digérés, c'est-à-dire qui fermentent le moins dans l'intestin. C'est ici que les aliments d'épargne, s'il en existait de sûrs et d'innocents, pourraient rendre les meilleurs services ! Toutefois, tromper la faim par des artifices médicamenteux serait dangereux, car les forces du patient déclineraient et la résistance au choc opératoire s'affaiblirait: donc, il faut nourrir ou plus exactement entretenir le futur opéré, mais pas plus. Le *lait* peut être bon ou très mauvais, cela dépend de la tolérance des intestins ; j'en connais qu'il purge, irrite et ballonne : mais s'il est bien supporté, c'est un des aliments qui laisse le moins de résidu et par conséquent qui favorise le moins les fermentations intestinales.

Le bouillon concentré, le thé de viande, les peptones où tout, à peu près, est absorbé et utile, les œufs pas trop cuits constituent un bon fond d'alimentation. Point de farineux et très peu de viande. En tous cas, des aliments cuits pour qu'ils soient stérilisés.

Résumé. — Donc, pour obtenir la stérilisation la plus parfaite de la muqueuse intestinale, on donnera : 1° A trois ou quatre reprises différentes et à deux jours d'intervalle, un purgatif salin à dose active, mais cependant faible : 15 à 20 grammes de sulfate de magnésie par exemple. On tâtera d'ailleurs la susceptibilité du malade et on remplacera au besoin le sulfate de magnésie par le calomel ; 2° De 2 à 4 grammes de benzo-naphtol par jour en cachets ; 3° Enfin des aliments cuits, choisis parmi ceux qui donnent le moins de déchets : bouillon, peptones, lait, œufs. A partir de la veille ou plutôt du dernier purgatif, abstinence complète.

Malheureusement, en pratique, même alors que le chirurgien, ayant formulé un diagnostic précis, aurait tout le temps voulu pour préparer son malade, en lui faisant subir le meilleur traitement préopératoire, il arrive trop souvent que la nature même de la lésion diagnostiquée contrarie et même empêche l'efficacité de ce traitement.

Comment vider sûrement l'intestin lorsqu'un rétrécissement, néoplasique ou non, gêne la circulation du contenu, produisant de la stase et de l'entérite dans le bout supérieur ? Comment espérer asepsier une muqueuse chroniquement enflammée et pénétrée de colibacilles jusqu'au fond des culs-de-sac glandulaires, dans le cas, par exemple, de certains anus artificiels, accompagnés de diarrhée chronique dépendant justement de l'anus artificiel lui-même ? C'est pourquoi l'on peut dire que, si l'antisepsie intestinale préopératoire est un idéal à poursuivre, cet idéal est rarement atteint. Mais heureusement on peut et il faut savoir s'en passer ; les succès obtenus dans les opérations faites d'urgence prouvent bien que cela est possible. En somme, la recherche de l'antisepsie de l'intestin a un double objet, à savoir : 1° éviter l'inoculation du péritoine au moment de l'acte opératoire qui va ouvrir l'intestin ; 2° obtenir un intestin stérile pour que des sutures aseptiques procurent une réunion immédiate. Or la technique de l'antisepsie pendant l'opération, ou antisepsie opératoire, est assez perfectionnée pour atteindre ce double but.

B. — **Antisepsie opératoire.** — C'est assurément la plus importante, la seule rigoureuse, celle sur laquelle il faut uniquement compter en cas d'opération d'urgence et qu'il faut également pratiquer avec sévérité, même en cas d'opération prévue et préparée. Prévenir l'épanchement du contenu de l'intestin au moment de l'acte opératoire qui va ouvrir celui-ci et, pendant tout le cours de l'opération, stériliser la muqueuse de l'intestin ouvert comme on stérilise la peau sur laquelle on va faire porter l'incision, tels sont les deux désidérata à remplir ; inutile d'expliquer pourquoi. Or, pour prévenir l'épanchement des matières intestinales, la manœuvre comprend plusieurs temps : 1° attirer hors du ventre le segment, je dis tout le segment d'intestin sur lequel va porter l'acte opératoire ; 2° entourer l'intestin hernié de linges aseptiques et chauds, qui ferment exactement la plaie pariétale et, par conséquent, la grande cavité péritonéale, désormais protégée et isolée : il faut que ces linges soient assez épais pour n'être pas pénétrés ou traversés par les matières qui vont les polluer ; 3° vider par expression, avec les doigts pinçant le tube intestinal, l'anse afférente à la lésion et l'anse efférente. Pour ce faire, l'intestin hernié étant maintenu par un aide, le chirurgien saisit l'anse afférente ou efférente entre le pouce et l'index étendus ou encore entre l'index et le médius comme entre les mors d'une pince, aussi près que possible de la lésion ; puis, aplatissant l'intestin de manière à appliquer exactement ses parois l'une contre l'autre en les comprimant, il fait glisser ses doigts en fuyant la lésion, jusqu'à dépasser largement la zone d'intestin sur laquelle il projette d'opérer. Le contenu intestinal est ainsi complètement exprimé, soit vers le bout supérieur, soit vers le bout inférieur ; il reste à en empêcher le retour, c'est-à-dire à obtenir la *coprostase*. Pour y arriver, il faut exercer sur chacune des anses afférente ou efférente une constriction qui, créant une obstruction intestinale temporaire, arrête la circulation des matières. Plusieurs procédés sont employés à cet effet.

C'est d'abord le procédé de la compression digitale ; un aide saisit chacune des anses entre deux doigts formant pince et les comprime pendant tout l'acte opératoire : mais cela paralyse un aide, et il le faut sûr et bon ; en outre, la pression des doigts, si l'opération se prolonge, devient inégale, trop forte ou trop faible, donc infidèle. C'est ensuite le procédé de la compression au moyen de pinces spéciales, dont je parlerai plus loin en décrivant les instruments : épingles anglaises, pinces de Trèves, de Chaput, de Rydygier, de Roux, de Mac Laren, de Makins, de Mathieu, etc., etc. ; procédé excellent, à condition que la pince trop serrée n'écrase pas, c'est-à-dire ne contusionne pas l'intestin. C'est enfin le procédé de la ligature temporaire passée autour de l'intestin, ligature à la soie, à la gaze, c'est-à-dire faite avec une lanière de gaze aseptique ou antiseptique, ligature élastique : bon procédé encore, à condition que le lien soit large et la ligature point trop fortement serrée, sous peine de voir la muqueuse et la musculeuse se couper au niveau de la constriction.

Voilà donc le champ opératoire intestinal vidé et la coprostase assurée. Le chirurgien ouvre l'intestin pour le réséquer, par exemple ; il faut ici qu'il prévoie un épanchement possible de liquide intestinal septique, malgré les manœuvres précédentes. C'est pourquoi, une compresse aseptique ou une éponge doit être tenue tout au voisinage de l'incision intestinale prête à recevoir le liquide épanché. L'intestin est ouvert, sectionné ; sans retard, il faut faire l'hémostase et asepsier la muqueuse.

L'hémostase est obtenue par pincement ou par ligature des vaisseaux.

Pour asepsier la muqueuse, deux moyens : le lavage et la résection. Le lavage doit être soigné. Le liquide employé ne doit pas endommager le péritoine viscéral qu'il touchera sûrement ; c'est pourquoi les antiseptiques puissants, tels que le sublimé, doivent être employés avec prudence. Delbet (1891) a bien montré le danger des lavages de la cavité péritonéale avec les solutions de sublimé même faibles ; mais il ne s'agit pas ici de lavages généraux et abondants, comme on les fait dans la péritonite : il s'agit de lavages locaux du champ opératoire exclusivement. Or, à mon avis du moins, le sublimé employé dans ces limites, c'est-à-dire de façon à mouiller non seulement la muqueuse, mais aussi le péritoine viscéral et mésentérique de la région opérée, ne nuit en rien à la réussite de la suture : il produit, au contraire, une irritation légère de la séreuse qui favorise l'adhérence des lèvres suturées. Mais, malheureusement cette irritation n'est pas limitée aux lèvres suturées; elle s'étend nécessairement à toute la séreuse voisine et il s'ensuit une facilité excessive à la production d'adhérences de la zone opérée avec les parois ou organes voisins, d'où peuvent résulter des coudures avec toutes leurs fâcheuses conséquences. J'ai observé le fait chez deux opérés.

La solution de permanganate de potasse à 1/1000 jouit de propriétés antiseptiques d'une puissance éprouvée. A vrai dire je n'ai guère expérimenté son action chez l'homme que sur la muqueuse qui la tolère parfaitement. Quant à la séreuse, je n'ai point fait de lavage volontaire du péritoine avec cette solution ; mais j'ai touché le péritoine avec des mains, des fils, voire même des éponges, mouillés de permanganate, sans avoir jamais eu à m'en repentir.

Sur mes conseils, MM. Billard et Cavalié, internes des hopitaux de Toulouse, ont bien voulu instituer une série d'expériences dans le but d'étudier l'action sur le péritoine des solutions de permanganate de potasse habituellement employées dans les salles d'opération, c'est-à-dire à un ou deux pour mille. De ces expériences, qui méritent d'être multipliées, il ressort que chez le chien: 1° L'injection perdue dans la cavité péritonéale de 15 centimètres cubes d'une solution de permanganate de potasse à 1/1000, ou de 20 centimètres cubes de la même solution à 2/1000, est parfaitement supportée et ne produit sur la séreuse aucune altération visible à l'autopsie ; 2° Le lavage de la cavité péritonéale, au moyen d'une canule introduite à travers une plaie de laparotomie, avec 600 grammes d'une solution de permanganate de potasse à 1/1000, suivie d'une malaxation de l'abdomen pour obtenir l'expulsion de la majeure partie du liquide, a été suivi de mort au bout de 24 heures ; 3° Le lavage abondant, avec une solution de permanganate de potasse à 1/1000, d'une anse intestinale herniée hors de l'abdomen à travers une plaie de laparotomie, lavage suivi de l'assèchement avec une éponge aseptique, a été admirablement supporté.

Enfin, sur ma demande, mon excellent collègue et ami, M. Audry, a bien voulu faire l'examen histologique d'une anse intestinale abondamment lavée, pendant la vie de l'animal en expérience, avec la solution de permanganate de potasse à 1/1000. Il n'y a reconnu aucune altération ni du péritoine, ni de la muqueuse.

Comme sel de potasse, le permanganate peut donc être toxique lorsqu'il est absorbé en grande quantité; mais il n'altère point les éléments anatomiques de l'intestin qu'il touche. Par conséquent l'usage de la solution de permanganate de potasse au titre de 1/1000 semble permis, à la condition de le limiter au lavage, hors du ventre, de l'anse opérée ou à opérer et d'éviter le passage de la solution dans la cavité péritonéale où il pourrait être absorbé à trop forte dose.

L'eau salée à 6 ou 7 pour mille est plus généralement utilisée. Elle doit être préférée pour faire un lavage abondant, entraînant mécaniquement les matières suspectes restées adhérentes à la muqueuse. Sous le jet d'eau salée, celle-ci sera frictionnée avec les doigts coiffés d'une compresse; puis, cela fait, on essuiera et tamponnera le plus loin possible dans le tube intestinal au moyen d'une éponge ou d'un tampon monté, imbibé de sublimé ou de permanganate à 1/1000.

La résection ou l'excision de la muqueuse, l'abrasion, suivant l'expression de Chaput, supprime la muqueuse et par conséquent tous les éléments septiques qu'elle contient au niveau de la suture. J'y reviendrai, lorsque je décrirai les procédés de suture où on la pratique.

C. — **Antisepsie post-opératoire.**— L'opération est terminée : l'intestin est suturé; un dernier lavage du champ opératoire au permanganate ou à l'eau salée est fait ; toutes les parcelles de caillots sanguins sont minutieusement enlevées; l'intestin est réduit dans le ventre; les sutures de la paroi sont exécutées ; le pansement est placé. Faut-il, chez le nouvel opéré, continuer un traitement antiseptique post-opératoire? Evidemment oui, cela serait bon. Cependant de deux choses l'une : ou bien le malade a été opéré d'urgence sans préparation intestinale ; ou bien il a subi un traitement antiseptique préopératoire. Dans le premier cas, le contact de la suture par sa face muqueuse avec des matières intestinales septiques refoulées dans le bout supérieur et y maintenues pendant l'acte opératoire par l'un ou l'autre des procédés coprostatiques, est inévitable; aussi inévitable qu'est désirable le rétablissement de la circulation intestinale. Or, si la suture est bien faite, bien exacte, l'expérience le démontre, ce contact n'a aucun inconvénient, la réunion des séreuses affrontées étant déjà solide au bout d'un laps de temps très court. Que si, au contraire, l'opéré a subi une préparation, les matières intestinales qui viendront souiller la suture seront à peu près aseptiques et le danger de leur contact sera encore réduit au minimum. Est-il donc, sinon inutile, du moins superflu d'infliger à l'opéré un traitement antiseptique post-opératoire? Je ne vais pas jusque-là et je ne vois que des avantages à continuer l'usage, non seulement des purgatifs (j'y reviendrai plus loin), mais aussi du benzo-naphtol, et du salicylate de bismuth. Mais l'attention du chirurgien doit s'arrêter beaucoup moins à cette thérapeutique qu'au régime à imposer à l'opéré. Or, cette question du régime ne saurait être utilement traitée qu'après l'étude des sutures et de leur physiologie.

V. — AIDES.

Evidemment, il faut savoir se passer d'aides ; et je me suis vu, moi, opérant seul une hernie crurale étranglée, obligé de faire sans aide la résection de l'intestin, suivie de l'anastomose des deux bouts au moyen du bouton de Murphy. Il vaut mieux agir ainsi et se priver d'aides que d'en accepter de sales et même de suspects dans la pratique de l'antisepsie, et j'affirme que chez un malade bien endormi, l'opération peut être ainsi exécutée avec une sécurité suffisante par un chirurgien maître de soi et quelque peu soigneux. Mais à la vérité, ce ne sera là qu'une situation exceptionnelle; en règle générale, le chirurgien pourra et devra se pourvoir d'aides. Le mieux est d'en avoir deux ou trois, sans compter bien entendu le chloroformisateur. Je dis deux ou trois, parce que, si l'on fait la coprostase au moyen de la compression digitale, il y faut consacrer exclusivement les deux mains d'un aide spécial. Mais, si l'on réalise la coprostase instrumentale, deux aides suffiront : l'un sera aux fils et aux éponges; l'autre maintiendra les serviettes isolatrices, saisira les fils suspenseurs ou les pinces à griffe qui les remplacent, répondra en un mot à tous les besoins de l'opération et de l'opérateur. Qu'ils n'oublient pas, en tout cas, que, n'ayant aucune responsabilité, ils ne doivent avoir aucune initiative; que leur mission est de suivre le chirurgien dans l'accomplissement des temps successifs de l'opération, qui tous seront présents à leur esprit; qu'ils sont là pour aider et non pas pour voir; que leurs mains doivent agir sans se montrer, c'est-à-dire sans rien masquer; que, lorsque le chirurgien leur a confié une pince, un fil, un organe à tenir, ils ne peuvent le lâcher que sur son ordre; jusque là, ils resteront immobiles dans l'accomplissement des missions qu'ils auront reçues.

Je crois mauvais de confier à un aide le soin de passer les instruments : le chirurgien les choisira lui-même dans leur bassin ; l'aide chargé d'étancher le sang prendra les éponges dans leur réservoir sans aucun intermédiaire ; enfin une seule main maniera les fils et les aiguilles. Je pars de ce principe que moins un instrument, une éponge, un fil passent par des mains différentes, moins ils risquent d'être pollués. L'asepsie des instruments, des éponges et des fils étant supposée assurée, le danger de contamination se multiplie évidemment en proportion du nombre des manipulations. Quant à la toilette, à la stérilisation des mains des aides et du chirurgien, à la stérilisation des instruments, des fils, etc. je n'ai pas à en traiter ici et je renvoie aux livres spéciaux à la matière, c'est-à-dire aux *Traités d'Antisepsie et d'Asepsie*. Qu'il me suffise de dire que je me range résolument dans les rangs des partisans de l'asepsie, ne sacrifiant à l'antisepsie que le moins possible.

VI. — INSTRUMENTS.

Choix et préparation. — Les instruments nécessaires pour une opération sur l'intestin sont de deux sortes.

Les uns sont communs à toutes les opérations : bistouris, pinces à disséquer, à griffes ou non, sonde cannelée, ciseaux, pinces hémostatiques, pinces érignes de Kocher ou autres, aiguilles à suture ordinaires ; je n'en parlerai point. Les autres sont spéciaux, c'est-à-dire servent exclusivement aux opérations intestinales ou tout au moins ont été inventés pour elles ; je ne m'occuperai que de ceux-ci. Les instruments spéciaux sont : les instruments fixateurs, les pinces coprostatiques, les aiguilles et les fils, les boutons anastomotiques, les serre-fines, les entérotomes. — Ces trois dernières variétés d'intruments ne sauraient être utilement décrites ailleurs qu'avec les opérations où elles servent ; je n'en parlerai dont point dans ce chapitre.

1° **Instruments fixateurs**. — Pour fixer l'intestin, le suspendre, le manier, le tendre, et présenter les lèvres des plaies à la suture, on se sert soit d'une ou plusieurs anses de fil accrochant la tranche de

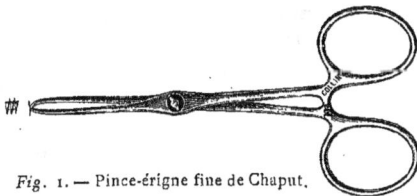

Fig. 1. — Pince-érigne fine de Chaput.

la section et c'est le procédé le plus simple et le plus sûr, soit d'une pince érigne très fine, telle que celle que propose Chaput (*Fig.* 1).

2º **Pinces coprostatiques**. — J'ai indiqué plus haut le moyen de s'en passer et d'y suppléer soit au moyen des doigts, soit au moyen d'une ligature élastique ou non.

a) **Compresseur de Bishop.** — Bishop, de Manchester (1883), emploie un compresseur composé de deux clamps A B réunis par une vis C, qui permet de les éloigner ou de les rapprocher, de manière à affronter les surfaces de section à suturer (*Fig.* 2). Chaque clamp est composé d'une partie fixe A, tubulée et garnie d'une ampoule en caoutchouc, et d'une partie mobile B, rattachée par une charnière à la partie fixe et pouvant être fixée en position fermée au moyen d'une vis. Lorsque l'intestin est engagé entre les deux branches A et B, on ferme B ; mais il n'y a pas encore de compression ; pour l'obtenir on insuffle les deux ampoules des branches A au moyen d'un tube en caoutchouc et d'une poire à insufflation.

Fig. 2. — Compresseur de Bishop.

b) **Compresseur de Trèves.** — Le compresseur de Trèves (1884) se compose de deux clamps, faits de deux lames métalliques plates, matelassées avec du caoutchouc, et pouvant être plus ou moins rapprochées l'une de l'autre au moyen de vis placées à chacune des extrémités. (*Fig.* 3). Les deux clamps, une fois en place, sont indépendants; mais ils peuvent être réunis au moyen de deux baguettes métalliques qui traversent leurs extrémités et y peuvent être fixées par des vis (*Fig.* 4).

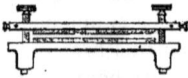

Fig. 3. — Compresseur de Trèves.

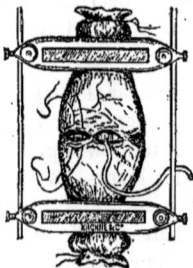

Fig. 4. — Compresseur de Trèves mis en place sur une anse intestinale.

Lorsque la résection intestinale est faite, on place les baguettes et faisant glisser les clamps l'un vers l'autre, on les arrête lorsque les deux sections intestinales sont à distance convenable pour la bonne exécution de la suture.

Il est difficile d'imaginer deux instruments plus incommodes à manier et plus difficiles, sinon impossibles, à stériliser, que ne le sont les compresseurs de Bishop et de Trèves.

c) Le **Compresseur intestinal d'Oderfeld** n'est autre qu'une grosse serre-fine à mors plats.

e) **Compresseur de Makins.** — Il est semblable à une longue pince presse-artère à mors croisés de l'ancien arsenal chirurgical (*Fig.* 5). L'un des mors est en forme de cadre : l'autre est une tige pleine, venant se loger dans l'espace vide du cadre. L'un et l'autre sont complètement habillés et matelassés de caoutchouc, de telle sorte que la branche pleine appuie, lorsque la pince est fermée, sur le

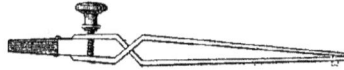

Fig. 5. — Compresseur de Makins.

lit élastique que représente le caoutchouc qui habille la branche à cadre. Une vis, placée à la base des mors (absente sur la figure), permet d'en limiter le rapprochement ; une autre vis placée sur le manche sert à exagérer ou à fixer la pression en empêchant l'écartement des mors. Cet instrument, presque impossible à stériliser à cause du caoutchouc qui l'habille, est en outre difficile à régler.

f) **Epingle anglaise.** — L'instrument le plus simple est une *forte épingle de nourrice*, dite *épingle anglaise*. Pour vous en servir, traversez le mésentère au raz de l'insertion intestinale avec la pointe de l'épingle ouverte ; engagez l'intestin entre les deux branches de l'épingle, qu'il est mieux de doubler avec un petit rouleau de gaze iodoformée ou deux éponges plates (Maunsell) ; enfin fermez l'épingle de manière à comprendre l'intestin entre les deux branches. Au lieu d'une épingle anglaise ou de nourrice, Roux (de Lausanne) emploie une épingle à friser ; l'application en est analogue.

Fig. 6. — Clamp de Mac Laren. Instrument démonté).

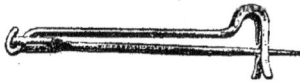

Fig. 7. — Clamp de Mac Laren. (Instrument monté et fermé).

g) Le **Clamp de Mac Laren** est une sorte d'épingle anglaise (*Fig.* 6 et 7) faite de deux branches isolables, mais faciles à articuler ; l'une est une broche pointue à un bout, aplatie à l'autre. L'extrémité aplatie est percée d'un trou rectangulaire dans lequel s'engage pour s'y articuler l'une des extrémités en crochet de la deuxième branche ; l'autre extrémité de cette deu-

xième branche se recourbe en se dédoublant pour former une
sorte de pince à ressort pouvant saisir, à des hauteurs variées, le
bout correspondant de la broche. Pour placer le clamp, perforez
le mésentère avec la broche, articulez la deuxième branche et
rabattez la pince sur la broche.

h) Le **Clamp de Rydygier** est une sorte de casseau (*Fig.* 8); il
est fait de deux lames métalli-
ques, longues de 13 à 15 centimètres, larges de 6 millimètres,
en acier flexible, habillées d'un
tube de caoutchouc entre les-

Fig. 8. — Clamp de Rydygier.

quelles on étale l'intestin ; en liant les quatre extrémités deux à
deux, on aplatit l'intestin.

i) Le **Compresseur intestinal de Chaput** est constitué par deux
lames d'acier (*Fig.* 9) très élastiques, de 6 à 8 millimètres de large,
réunies par l'une de leurs extrémités au moyen d'une charnière,
l'autre extrémité se ter-
minant en forme d'olive.
Il existe deux modèles

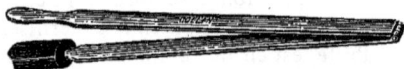

Fig. 9. — Compresseur intestinal de Chaput.

principaux : l'un mesure
neuf centimètres de lon-
gueur totale et sert pour l'intestin grêle ; l'autre mesure douze centimètres et est employé pour le gros intestin. Pour l'usage, traversez
le mésentère près de l'insertion intestinale, engagez l'intestin aplati
entre les lames que vous rapprochez en saisissant les deux extrémités libres, et que vous fixez en engageant ces deux extrémités
libres dans un bout de tube de caoutchouc bien élastique.

j) **Compresseur de Lebesgue.** — Lebesgue, chirurgien adjoint
à l'hôpital St-Pierre de Bruxelles (1895), recommande un instrument de son invention (*Fig.* 10, 11 et 12).

L'appareil se compose d'une tige métallique, cylindrique et pleine,
d'un diamètre de 3 millimètres et longue de 15 centimètres. Les
deux extrémités A et B sont en forme de fourche profonde de un
centimètre : l'une des fourches peut être coiffée d'un petit capuchon à pointe mousse ; cette pièce est mobile et peut se détacher
facilement (*Fig.* 10). L'instrument se complète d'une corde en
caoutchouc de 20 centimètres de long et de petit calibre (*Fig.* 11).
Voici comment on procède : En tendant l'une des extrémités du
caoutchouc, on diminue son diamètre et on l'introduit facilement

dans la rainure A de la tige métallique; elle y reste solidement fixée, L'extrémité B de la même tige est armée de son capuchon C; l'instrument est alors prêt à être utilisé. En effet, après avoir fait refluer le contenu intestinal par la pression des doigts, au niveau du point où il est nécessaire de faire la coprostase, on introduit l'extrémité B munie du capuchon C à travers le mésentère et près du

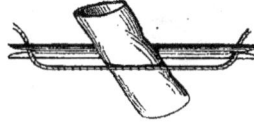

Fig. 10.— Compresseur de Lebesgue. Tige métallique.

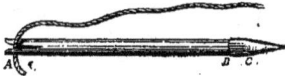

Fig. 11. — Compresseur de Lebesgue au complet.

Fig. 12, — Compresseur de Lebesgue en place.

bord mésentérique de l'intestin; cela fait, le capuchon est enlevé. Alors, tenant la tige de la main gauche, on tire sur la corde de caoutchouc de la main droite et on la fixe dans la fourche B devenue libre (*Fig*. 12). La pression établie sur l'intestin dépend de la traction plus ou moins forte pratiquée sur la corde de caoutchouc. Elle peut donc être diminuée ou augmentée selon les circonstances.

k) Le **Compresseur de Mathieu** (*Fig*. 13) est très analogue à celui de Lebesgue. Une tige en fer de 10 à 12 centimètres est munie d'une fourche à l'une de ses extrémités; on l'habille d'un tube de caoutchouc, que l'on courbe et que l'on noue sur l'extrémité non fourchue : l'appareil fonctionne alors comme celui de Lebesgue.

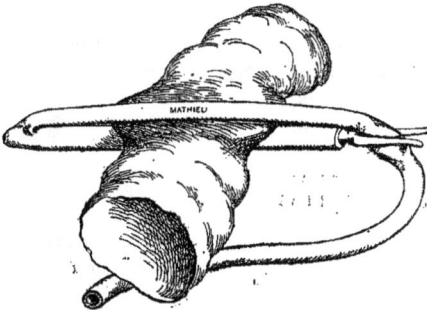

Fig. 13. — Compresseur de Mathieu.

l) **Compresseur de Jeannel**. — L'appareil de Lebesgue partage, avec ceux de Mathieu, de Rydygier et de Chaput, le défaut d'être spécial et de ne pas exister dans tous les arsenaux de chirurgie. Il a la grande qualité de réaliser pour le mieux la compression élastique graduée, avec tous ses avantages. Au moyen d'une pince hémostatique et d'un tube à drainage, on peut avantageusement remplacer tous ces instruments (*Fig.* 14 et 15). Attachez d'une façon quel-

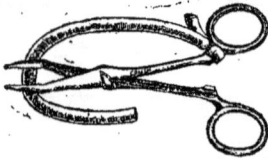

Fig. 14. — Compresseur intestinal de Jeannel.

Fig. 15. — Compresseur intestinal de Jeannel en place.

conque l'un des bouts d'un tube à drainage, ou d'une sonde de Nélaton n° 20, à l'un des manches d'une pince hémostatique, entre l'anneau et la crémaillère; perforez le mésentère, avec la pince fermée, au niveau du point où vous devrez faire la coprostase; entr'ouvrez la pince, tendez le tube par dessus l'intestin; amenez-le et saisissez-le entre les mors de la pince que vous fermez; l'intestin est aplati entre la pince et le tube.

m) A défaut des instruments spéciaux, un entérotome de Dupuytren (Gussenbaüer, 1876), des pinces hémostatiques (Kocher, 1886), des pinces de Hégar (Kraussold), des pinces clamps, minces et délicates, rendront encore les meilleurs services, pour peu que leurs mors bien élastiques soient longs, arqués, de façon à fermer aussi bien de l'extrémité que du talon, et qu'elles portent une crémaillère permettant de régler la pression (*Fig.* 16

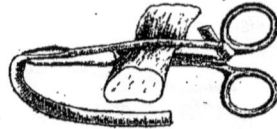

Fig. 16. — Pince de 12 centimètres à mors parallèles.

et 17). Inutile de serrer fort, car on risquerait de contusionner l'intestin, et de le préparer au sphacèle; il suffit d'aplatir, pour interrompre la circulation des matières dans le canal intestinal.

Certains chirurgiens engagent chacun des mors de la pince dans un tube de caoutchouc, pour les matelasser et adoucir les contacts : en réalité c'est inutile, cela rend l'asepsie de l'instrument plus difficile, donc plus douteuse; c'est par conséquent dangereux. La pince a cet avantage, qu'il n'est pas nécessaire de perforer le mésentère pour la mettre en place. Cette perforation du mésentère avec les autres

instruments, n'est pas, à la vérité, un bien grave inconvénient ;
mais encore, exige-t-elle quelques précautions. Si, en effet, pour
passer une ligature large, ou simplement une branche de clamp, on

Fig. 17. — Pince longue et délicate, à crémaillère, pour oblitérer l'intestin.

fait une déchirure étendue du mésentère, près de l'insertion, on
risque de blesser des vaisseaux, et par conséquent de compromettre
la vitalité de l'intestin, juste au point ou il va être éprouvé par une
compression.

3° **Aiguilles.** — Toutes les aiguilles sont possibles, pourvu
qu'elles soient fines et aient
le chas fermé ou fermant.
Il importe en effet de ne
point faire, sur un organe
aussi délicat que l'intestin,
de véritables trous, s o u s
prétexte de suture et cela

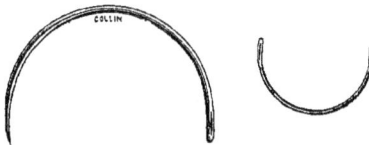

Fig.18.—Aiguilles courbes pour sutures intestinales.

d'autant plus que, comme on le verra plus loin, ce n'est pas la
paroi entière, mais telle ou telle couche de la paroi que l'aiguille
doit traverser pour y conduire le fil.

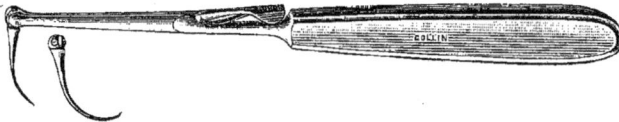

Fig. 19. — Aiguille de Reverdin coudée à gauche (1ᵉʳ modèle).

Ce principe étant admis, que toute aiguille fine à chas fermé ou
fermant, n'acrochant pas, chargée d'un fil fin, peut-être utilisée,
il est cependant certain qu'il est des modèles d'aiguilles préférables
à tous les autres.

La meilleure aiguille est celle qui perfore, en écartant les tissus
sans les déchirer : c'est l'aiguille ronde.

Il en est de montées à chas fermant : telle l'aiguille de Reverdin, coudée à gauche (*Fig.* 19), modifiée par Collin et Chaput(*Fig.* 20);

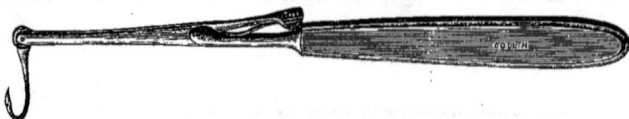

Fig. 20. — Aiguille modèle Reverdin, modifiée par Chaput.

telles encore les fines aiguilles de Reverdin ordinaires, petit mo- dèle, droites ou courbées, construites par Collin.

Parmi les aiguilles non montées, la vulgaire aiguille des lin- gères serait excellente, si elle était plus facile à enfiler avec un fil humide, comme sont d'ordinaire ceux du chirurgien. Mais, heu- reusement, on en construit de parfaites, droites ou courbes dites à *trou calice*, ou à chas fendu, que l'on enfile avec une extrême faci-

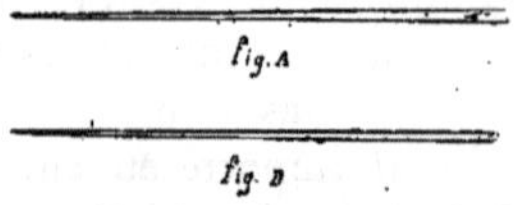

Fig. 21. — Aiguille à sutures à chas fendu.
Légende : a, b, aiguilles droites.

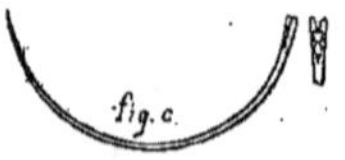

Fig. 22. — Aiguille courbe
et détails du chas.

lité (*Fig.* 21 et 22). L'extrémité de l'aiguille, où est percé le chas, est fendue en fourche. Le fil, tendu entre deux doigts, est insinué, puis appuyé entre les branches de la petite fourche : celles-ci s'écar- tent, et laissent le fil pénétrer dans le chas. On fabrique actuel- lement de petites aiguilles de Hagedorn (Aiguilles plates en yatagan), à chas fendu : elles ne valent pas les premières, parce qu'elles coupent en pénétrant, mais elles sont cependant encore utilisables.

Certains chirurgiens, et non des moindres, Bier entr'autres, de la clinique de König (1895), soutiennent qu'il n'est pas nécessaire de s'embarrasser de petites aiguilles rondes, que ce sont là des instru- ments de couturières auxquelles les mains du chirurgien ne sont pas habituées : que les fils fins se perdent et se brouillent dans le sang : que les aiguilles ordinaires d'Hagedorn avec des fils de soie n° 1 pour l'intestin grêle, n° 2 pour le gros intestin, piquent et cousent nettement et bien, et représentent le meilleur outillage.

Je ne sais si les mains allemandes de Bier sont grosses ou petites; mais j'affirme que nos mains françaises manient sans embarras les aiguilles rondes et les fils fins ; je trouve aux aiguilles de Hagedorn le défaut de piquer comme des sabres, et aux fils trop gros, l'inconvénient grave de déchirer les tuniques intestinales.

4° **Fils**. — Soie, crin de Florence, ou catgut? Tous les fils trouvent leur emploi: toutefois le crin de Florence n'est à recommander, que dans les sutures où le nœud est vers la muqueuse (suture de Maunsell). Lorsque le nœud doit être du côté de la séreuse, la soie ou le catgut sont seuls possibles: les bouts roides du crin saillant vers la séreuse seraient menaçants et irritants pour les organes voisins. Entre la soie et le catgut (zéro ou numéro un), les avis sont partagés. A asepsie égale, les uns disent que la soie, non résorbable, tient mieux: les autres arguent, au contraire, de la résorbabilité du catgut en sa faveur. En réalité, dans une suture bien faite, comme nous le verrons au chapitre de la physiologie pathologique des sutures, l'adhérence entre les séreuses est réalisée à partir du quatrième jour, par conséquent bien avant que le catgut soit résorbé. Donc, étant résorbable, le catgut risque moins de former corps étranger, et même corps étranger septique, s'il parvient à être inoculé par la muqueuse ; c'est pourquoi je le préfère à la soie, bien entendu à la condition d'une asepsie certaine.

5° **Instruments divers**. — Je décris dans cette catégorie des instruments d'un usage général dans l'exécution des opérations sur l'intestin grêle.

a) **Appareil de Trêves**. — Trêves (1884) a employé sur les animaux, et aussi sur l'homme, un instrument qui, dit-il, faciliterait l'exécution de la suture. Il introduit dans l'intestin une sorte de petit cylindre en caoutchouc très souple et très mince, portant sur le milieu de sa hauteur un tube qui permet de l'insuffler (*Fig.* 23). Cet appareil joue le rôle d'un moule, sur lequel l'intestin repose, et s'étale au moment de l'application des sutures. On le dégonfle et on le retire,

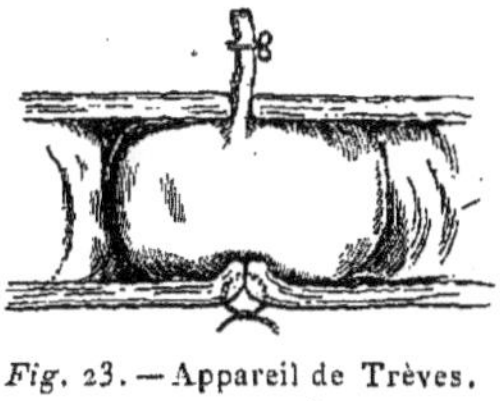

Fig. 23.—Appareil de Trèves.

avant de placer le dernier point. Placer un moule dans l'intestin à suturer, c'est bien; mais le but à poursuivre est surtout de calibrer l'intestin, et d'en maintenir la lumière ouverte, pour faciliter la circulation des matières, lorsque l'entérorraphie est faite. Or l'appareil de Trêves peut, à la rigueur, aider à exécuter la suture; mais étant retiré, dès que celle-ci est terminée, il ne cherche même pas à remplir l'indication principale.

b) **Cuillers de Trendelenburg pour relever l'intestin.** — L'instrument de Trendelenburg (*Fig.* 24) [Becker, 1894] est composé de deux leviers de volume un peu différent, en forme de pelle plate de 10 à 12 centimètres de large, et de 10 à 15 centimètres de long.

Les bords et les angles sont arrondis. La surface est grillagée de

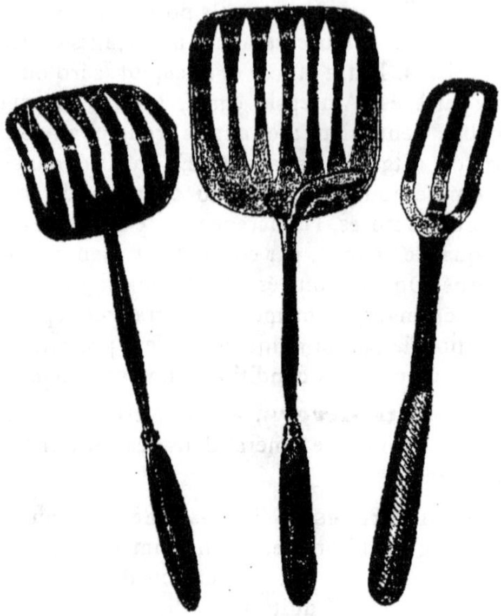

Fig. 24. — Cuillers de Trendelenburg.

plusieurs fentes; la poignée mesure 23 à 25 cent. Dans leur forme générale ils rappellent assez la cuiller à poisson.

Ils sont en cuivre mou et malléable nickelé : leur forme peut ainsi être modifiée suivant les besoins, tant pour le manche que pour les cuillers.

Toutefois, leur résistance est telle, que l'aide qui les tient peut s'en servir sans les déformer.

Becker vante beaucoup les cuillers-leviers de Trendelenburg! En France nous nous en passons, nous servant simplement des mains d'un aide, d'éponges, ou de compresses aseptiques : c'est plus simple, plus pratique et plus sûr.

VII. — SUTURES.

1° **Définition des sutures**. — Je me propose, dans ce chapitre, de définir et de classer les différents points de suture dont j'étudierai plus loin, en détail, les applications, à propos des opérations où on les emploie, ou plutôt des procédés opératoires où ils servent.

Une suture intestinale est perforante ou non perforante, totale ou partielle. Une suture *perforante*, est celle qui traverse les quatre parois de l'intestin, séreuse, musculeuse, sous-muqueuse et muqueuse, à l'aller et au retour. Une suture non perforante est celle où le fil cueille dans son anse, à l'aller et au retour, une, deux ou trois des parois de l'intestin (séreuse, musculeuse, sous-muqueuse), à l'exclusion de la muqueuse.

Entre la suture perforante et la suture *non perforante*, une grande différence existe au point de vue de la valeur clinique. La suture perforante tient mieux, puisqu'elle tient tout, elle risque moins de déchirer ; mais elle a ce défaut capital de n'être pas aseptique, et d'exposer à l'infection secondaire de la suture. En effet dans la suture perforante l'aiguille et le fil, supposés aseptiques, pénètrent par la séreuse, à travers la musculeuse et la sous-muqueuse (couches aseptiques), puis traversent la muqueuse (couche septique), pour arriver dans la cavité intestinale (milieu septique). Ils perdent donc là leur asepsie originelle et s'infectent, si bien que lorsqu'au retour, ils pénètrent de nouveau dans la muqueuse, la sous-muqueuse, la musculeuse et la séreuse, ils ont toute chance d'inoculer ces trois dernières couches et en particulier la séreuse : d'où la possibilité : 1° d'abcès pariétaux compromettant le succès de la réunion, et par conséquent, préparant une perforation ultérieure ; 2° d'une péritonite septique. La suture non perforante jouit de la grande supériorité de ne posséder aucun de ces défauts.

La suture perforante est totale, puisqu'elle comprend les quatre parois : la suture non perforante est toujours partielle, puisqu'elle comprend au plus trois parois. Mais il existe des sutures partielles ne comprenant qu'une paroi, la muqueuse, qui sont, sinon perforantes, puisque les quatre parois ne sont pas traversées par le même fil, du moins pénétrantes, puisque l'aiguille et le fil percent la muqueuse et pénètrent à l'aller et au retour dans la cavité intestinale où ils risquent fort de s'infecter. Les sutures partielles pénétrantes sont donc septiques ; toutefois, d'une part, elles n'intéressent qu'une couche, la muqueuse, et si, d'autre part, elles respectent la

musculeuse et la séreuse, elles ne peuvent produire ni abcès
pariétaux dans la musculeuse, ni péritonite septique.

Les sutures perforantes sont totales, mais elles peuvent être disposées de telle sorte qu'elles affrontent, ou cherchent à affronter, soit
les quatre parois l'une à l'autre, c'est-à-dire la muqueuse avec la
muqueuse, la sous-muqueuse avec la sous-muqueuse, la musculeuse
avec la musculeuse, la séreuse avec la séreuse (suture des quatre
maîtres, suture de Morisani), soit tout simplement la séreuse avec
la séreuse (Suture de Jobert).

Les sutures non perforantes sont toutes combinées, pour obtenir
l'affrontement des séreuses, avec ou sans affrontement des musculeuses ; elles sont dites séro-séreuse, dans le premier cas (point de
Lembert), séro-musculeuse dans le second cas (point de Wysler).

Les sutures partielles, pénétrantes, peuvent être disposées de
manière à produire des affrontements variés. Elles sont dites muco-
muqueuse, muco-musculo-muqueuse, muco-musculo-séreuse (suture de Frey), sans qu'il soit besoin de définir ces termes, qui se
comprennent aisément.

Les sutures employées en chirurgie intestinale sont de types
différents : 1º les *sutures entrecoupées ou à points séparés;* 2º les
sutures continues ; 3º les sutures instrumentales.

1º *Sutures entrecoupées ou à points séparés.* — Les sutures entrecoupées, ou à points séparés, sont com-
posées d'une série d'anses de fil isolées,
chaque point étant indépendant des voisins et noué pour son propre compte.
Entre chaque point, est une zone de tissu
non saisie par le fil, et qui n'est affrontée que parce qu'elle est entraînée par la
zone voisine de tissu embrassée et affrontée elle-même directement par l'anse
du fil.

Il existe plusieurs variétés de points
de suture entrecoupée.

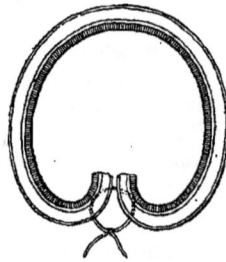

Fig. 25. — Point entrecoupé
simple de Lembert.

1º Le point simple, fait d'une anse de fil embrassant les tissus compris entre les piqûres, qui se trouvent toutes (quel qu'en soit le nombre) sur une même ligne, ou dans un même plan perpendiculaire
aux lèvres de la plaie. Ce point simple est noué ou enchevillé. Le
point noué est le plus généralement employé: il est perforant
dans la suture des quatre maîtres, le point de Jobert, le point

de Vezien; il n'est ni perforant, ni pénétrant, mais partiel dans le point de Lembert (*Fig.* 25) le point de Wysler, etc. Il est partiel et pénétrant, dans la suture muco-muqueuse de Wölfler. Le point enchevillé n'est représenté que dans une seule suture, celle de Madelung.

2° Le point composé, fait d'une anse de fil embrassant les tissus, qui se trouvent circonscrits par les piqûres au nombre de quatre au moins, deux pour chaque lèvre, symétriquement placés sur une ligne parallèle à la plaie. Les points composés sont perforants ou non; mais ils se distinguent surtout en deux variétés, suivant que la portion de l'anse de fil, qui chemine cachée dans la paroi intestinale entre deux

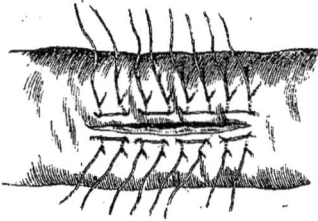

Fig. 26. — Suture à point composé d'Emmert.

piqûres, est parallèle ou perpendiculaire à la plaie. Lorsque cette partie cachée est parallèle à la plaie, il n'y a que quatre piqûres par points: il y en a huit, lorsqu'elle est perpendiculaire, quatre pour chaque lèvre. Parallèle dans le point en bourse de Malgaigne, dans la suture de Kümmer, la suture à deux fils de Chaput, etc. Perpendiculaire dans la suture à deux fils d'Emmert (*Fig.* 26) et dans le point de Hallsted. Toutes ces variétés de points seront d'ailleurs plus utilement décrites et figurées plus loin.

2° Les *sutures continues* (*Fig.* 27) sont obtenues au moyen d'un seul fil, pour toute la longueur de la plaie, saisissant les lèvres de celle-ci dans une série d'anses serrées par la simple tension du fil. Il en existe deux variétés. La première dérive de la suture entre-coupée: C'est la suture en surjet, dite encore suture du pelletier. Elle est composée d'une série de points simples, non noués, faits avec le même fil. Le fil est arrêté par un point noué au départ, puis à l'arrivée, c'est-à-dire à chacune des extrémités de la plaie à réunir.

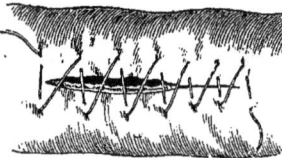

Fig. 27. — Suture continue.

Le surjet a l'inconvénient de froncer, et de raccourcir la plaie suturée: en effet la traction du fil, destinée à produire l'affrontement, rapproche forcément les points voisins l'un de l'autre, puisqu'elle raccourcit le fil; le fil fait cou-

lisse sur toute la longueur de la plaie. Il peut en résulter des plis
sur la ligne de la suture, au fond desquels l'affrontement soit
inexact. Cet inconvénient est d'autant plus marqué et sérieux, que
la suture est plus longue. Pour y obvier, Doyen pratique la suture
en surjet à *points passés*, ou encore à *points renforcés* (*Fig.* 28), que
l'on appelle aussi *surjet interrompu*, dans lequel, tous les trois
ou quatre points, à partir du nœud initral A, l'aiguille est repassée
dans la spire précédente;
le coulissage est ainsi
rendu impossible.

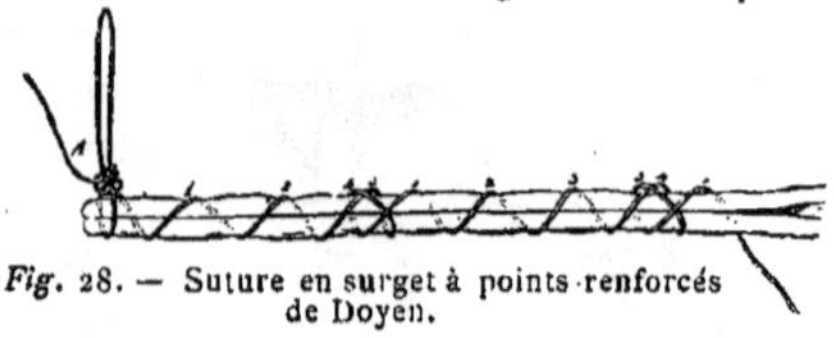

La deuxième variété
de suture continue dé-
rive du point composé
et de la première espèce

Fig. 28. — Suture en surjet à points renforcés
de Doyen.

de ce point, celui à trajet caché parallèle à la plaie, ou à quatre
piqûres par points. La suture de Gély est le type de cette suture.
(Voir *Fig.* 39, p. 31).

Que l'on emploie les sutures à points entrecoupés, ou bien les
sutures continues, il arrive souvent que le chirurgien fait une
suture à étages; c'est-à-dire qu'il place, pour réunir la même plaie,
deux séries de sutures, afin de multiplier les contacts et d'assurer la
réunion. Ces étages de sutures se font avec le même fil (point de
Gussenbauër), ou bien avec deux fils différents (points de Czerny,
de Wölfler, etc).

Les procédés de suture, conseillés et employés en chirurgie intestinale, sont nombreux; j'en connais près de quatre-vingts différents.
Les uns n'ont qu'une valeur historique; les autres sont spécialement destinés à une opération déterminée. D'autres enfin constituent des types, qui se retrouvent avec des modifications plus ou
moins heureuses, dans tous les procédés opératoires.

Dans ce chapitre de technique générale, je décrirai seulement ces
derniers.

2° **Classification des Sutures.** — Pour classer les procédés de suture, le mieux est assurément de les considérer suivant
les parties de la plaie, ou de la paroi intestinale qu'ils affrontent,
pour en obtenir la réunion. Frey (1895), assistant de Wölfler, propose une classification qui me paraît excellente, et que j'adopte à
peu près complètement; la voici dans le tableau ci-contre, avec
l'indication d'abord, puis la description des points de sutures
types, pour chaque division.

CLASSIFICATION DES SUTURES.

1er Tableau synoptique.

A. — Affrontement de surfaces ou de couches de même nature.				
I. — AFFRONTEMENT DIRECT DES LÈVRES DE LA PLAIE ELLE-MÊME	a) Suture perforante et totale...	Point entrecoupé............	Suture des Quatre Maîtres.	
		Point continu	Suture du pelletier.	
	b) Suture partielle séro-musculaire non perforante........	Point entrecoupé........	Suture de Vella.	
II. — AFFRONTEMENT DES MUQUEUSES	Ligatures.................. ... Suture à points passés......... Suture en anse	....	Procédés surannés.	
III. — AFFRONTEMENT DES SÉREUSES	a) Sutures perforantes totales..	Point entrecoupé............	Suture de Jobert. Suture de Vezien.	
		Point continu...............	Surjet ordinaire. Suture de Gély.	
	b) Sutures non perforantes partielles....................	Point entrecoupé............	Suture de Lembert. Suture d'Emmert. Suture de Malgaigne. Suture de Hallsted.	
		Point continu...............	Suture de Dupuytren. Surjet ordinaire. Suture de Cushing.	
	c) Par invagination...........	Avec suture...............	Suture de Jobert.	
		Avec ligature	Amussat, Cazin et Duplay.	
	d) Au moyen d'instruments spéciaux....................	Avec suture...............	Méthode de Senn et ses dérivés.	
		Sans suture...............	— Murphy —	

CLASSIFICATION DES SUTURES.

2ᵉ *Tableau synoptique.*

A. — Affrontement de surfaces ou de couches de même nature.	**IV. — AFFRONTEMENT COMBINÉ DE SURFACES ET DE COUCHES DE MÊME NATURE**	Suture séro-musculaire	Point entrecoupé	**Point de Wysler.**
			Point continu................	**Point de Dieffenbach.**
		a) Suture séro-musculaire et séro-séreuse	Point entrecoupé............	**Points de Gussenbauër et Czerny**
			Point enchevilié	**Point de Madelung.**
		b) Suture muco-muqueuse et séro-musculaire..............	Point entrecoupé	**Point de Wölfler.**
		c) Point perforant total et séro-séreux....................	Point entrecoupé............	**Point d'Albert.**
		d) Point muco-muqueux et séro-séreux....................	Point entrecoupé	**Point de Kümmer** (pour l'entérorraphie circulaire seulement).
		e) Point muco-muqueux et musculo-musculeux.........	Point entrecoupé	**Suture de Morisani.** **Suture par abrasion de Chaput,** (destinée à l'entérorraphie circulaire et à la fermeture des anus artificiels).
B. — Affrontement de surfaces ou de couches de nature différente.		a) Affrontement de la séreuse et de la muqueuse..........	Invagination.................	**Procédé de Ramdhor** et ses dérivés.
		b) Affrontement de la séreuse et de la sous-muqueuse......	Invagination avec abrasion de la muqueuse...............	**Procédés divers.**
		c) Affrontement de la séreuse et de la musculeuse	Invagination.................	**Procédé de Frey.**

A. — Affrontement de surfaces et de couches de même nature.

I. — Affrontement direct des lèvres de la plaie elle-même.

— *a*) Sutures perforantes (*point entrecoupé et point continu*. — Les premiers chirurgiens qui tentèrent la suture intestinale, sans par-

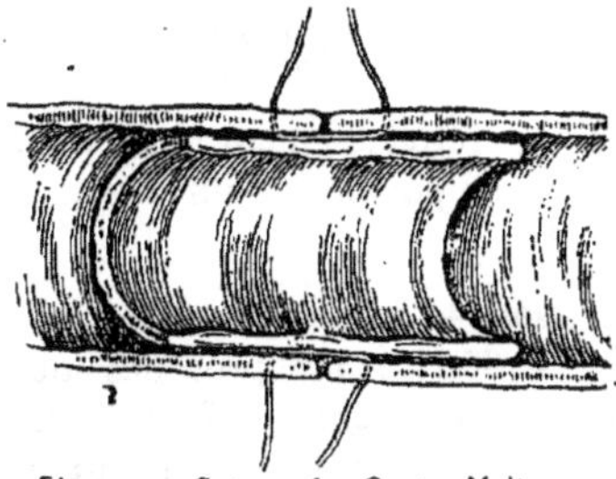

Fig. 29. — Sutures des Quatre Maitres.

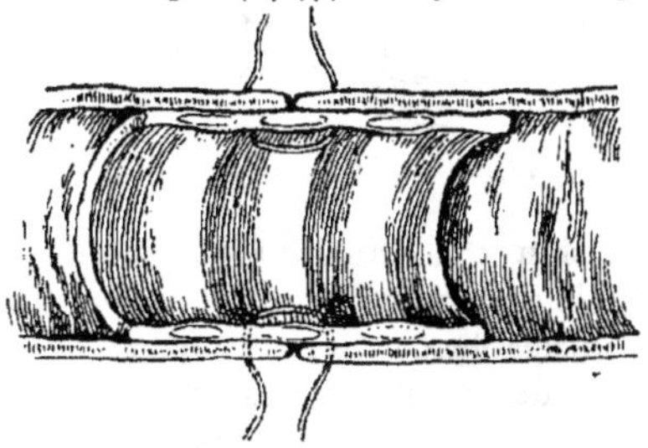

ler des Grecs et des Arabes, cher-chaient à affronter directement les bords de la section, les tran-ches intestinales, l'un à l'autre. S'agissait-il d'une résection com-plète, la règle était d'employer la suture des quatre maîtres (*Fig.* 29); suture à points coupés, où le fil perforait les quatre tuni-ques de l'intestin, dont les deux segments, étaient engagés sur un morceau de trachée artère, servant à la fois de moule et de joint. On changea la nature du moule. Duverger (1747) comprit même le moule dans l'anse de la su-ture (*Fig.* 3o). Mais le prin-cipe restait constant : on n'imaginait pas que la réu-nion pût s'effectuer autre-ment que par l'affronte-ment des lèvres cruentées de la section; de même, au surplus , pour les plaies incomplètes où l'on cher-chait la réunion, soit par

Fig. 3o. — Suture de Duverger.

une suture en surjet, soit par une suture à points coupés.

b) Suture non perforante partielle (*point entrecoupé*). — L'in-suffisance de ces modes de suture, et la nécessité de l'affrontement péritonéal, furent vite reconnues par Lembert et Jobert et tous les chirurgiens après eux; aussi n'est-ce pas sans un certain étonnement, que l'on voit des chirurgiens des temps modernes, Vella et Poggi (1890), proposer encore et employer un procédé de suture (*Fig.* 31 et 32), qui n'est autre que la suture des quatre maîtres, avec ces deux modifications cependant, que la largeur de la tranche affrontée est élargie par la section en biseau étendu de la tranche intestinale, aux dépens un peu, de la musculeuse et beaucoup, de la muqueuse, et que le fil est séro-musculaire au lieu d'être perforant. Il s'ensuit

évidemment, une surface d'affrontement muco-musculaire plus
large : il s'ensuit aussi, que la suture fait bourrelet vers la séreuse

Fig. 31. — Point de Vella.
1er temps: Passage du fil.

Fig. 32. — Point de Vella.
2e temps: Fil serré.

et que, par conséquent, il n'y a pas de rétrécissement intestinal ;
mais il s'ensuit encore que les séreuses ne pouvant s'affronter, la
réunion reste problématique. Je n'insiste pas.

II. — **Affrontement des muqueuses.** — Je ne m'arrêterai pas

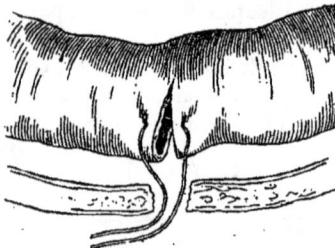

Fig. 33. — Suture de Palyn.

à décrire les procédés qui
aboutissaient à affronter les
muqueuses, soit par la suture
continue à points passés (suture du matelassier, suture
en surjet de Reybard), soit
par une suture non nouée,
suture en anse (suture de Palfyn (*Fig.* 33) ou de Le Dran,
de Bertrandi, de Béclard),
dont les chefs sortaient par

l'incision abdominale. Ce sont des procédés surannés, ayant le
double défaut d'affronter des surfa-
ces incapables de se réunir, et d'employer des points perforants : procédés ne pouvant donner des succès
qu'au chirurgien qui, malgré lui,
avait mal fait la suture, et avait af-
fronté, non pas les muqueuses,
mais les séreuses.

Je dois, cependant, signaler la *ligature* appliquée par Cooper au

Fig. 34. — Ligature de Cooper.

traitement des petites plaies de l'intestin (*Fig.* 34). Lorsqu'il s'agit
d'une petite plaie, perforation ou entaille, Cooper conseille de
saisir les lèvres de la petite solution de continuité avec une pince
érigne, et de les attirer au dehors, jusqu'à ce que la paroi intestinale
forme une saillie conique. A la base du cône il jette une ligature.
Le fil coupe, et la portion étranglée est éliminée, mais non pas sans
que des adhérences se forment, qui oblitèrent la perforation.

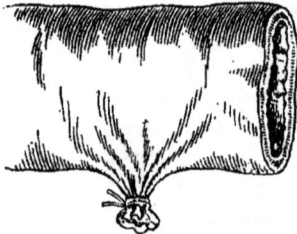

III. — **Affrontement des séreuses.** — *a*) Sutures perforantes.
— 1° Points entrecoupés. — 1° POINT DE JOBERT (1824-1829). — Jobert
(de Lamballe) se servit d'abord, en 1824, d'un point de suture dit
de Ramdohr destiné à produire et à maintenir l'invagination ; il
ne nouait même pas le point, se bornant à tendre les fils, et à les
faire sortir par la plaie abdominale, pour pouvoir les retirer plus
tard, à la manière de Le Dran. Mais le point actuellement connu
sous le nom de point de Jobert date de 1829. Jobert l'a donc proposé, après que Lembert eut déjà publié
son mémoire sur l'entérorraphie, qui
date de 1826, où d'ailleurs il est décrit
en toutes lettres. Le point de Jobert appartient donc à Lembert. Il est, au surplus, mauvais, et Lembert ne le propose,
que lorsque la minceur de la paroi intestinale empêche de cheminer dans son
épaisseur. C'est donc un point perforant
(*Fig.* 35), grave défaut, dans lequel l'aiguille traverse deux fois toute l'épaisseur de la plaie, pour les accrocher et les
affronter l'une et l'autre. Le point de

Fig. 35. — Suture de Jobert.

Lembert-Jobert, étant perforant, est généralement abandonné et
conserve seulement une valeur historique.

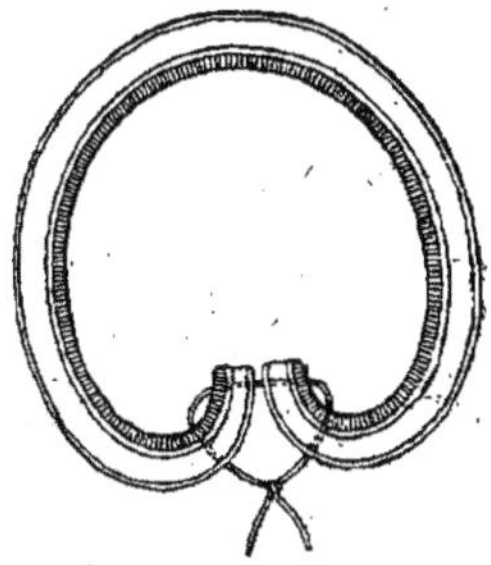

2° POINT DE VÉZIEN. — Le point de Vézien (1871) (*Fig.* 36 et 37)
est un point perforant à nœud interne. Il se fait d'ordinaire avec un fil
armé de deux aiguilles. A deux ou trois
millimètres des bords de la plaie, on pique par la séreuse, et on traverse de
chaque côté les quatre parois. On fait un
nœud de chirurgien dans la cavité intestinale, c'est-à-dire que l'on serre le fil, en
le croisant deux fois. Cela fait, les aiguilles étant nécessairement croisées,
c'est-à-dire ayant changé de côté, on
pique et traverse de nouveau chacune
des parois, cette fois de dedans en dehors,
à 2 ou 3 millimètres en dehors du premier trajet. Chacun des chefs se trouve

Fig. 36. — Point de Vézien. —
1ᵉʳ temps: Passage du fil
et 1ᵉʳ nœud.

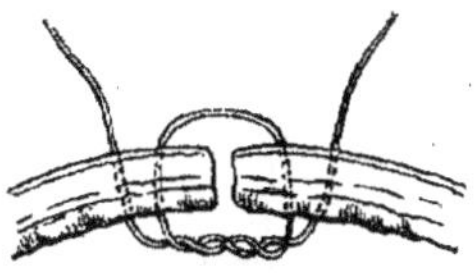

Fig. 37. — Point de Vézien.
2° temps : Fil ressortant à
l'extérieur.

ainsi hors de l'intestin ; il suffit alors, d'invaginer les parois en
adossant les séreuses et de serrer les points en tirant fortement
sur les fils sans les nouer. Une fois les fils tirés et le point
serré, on coupe les fils au ras de la séreuse. Vezien affirme que le

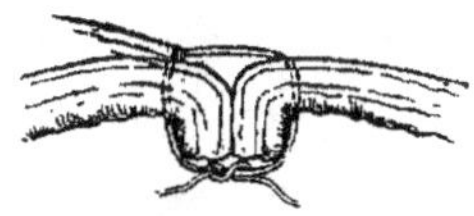

double croisement des fils qui constitue le nœud du chirurgien fournit une solidité suffisante ! Quant à .moi, je n'y ai aucune confiance.

2° **Point continu.** — Un simple surjet perforant est le type de cette suture ; il me paraît inutile de la décrire : la figure ci-contre (*Fig.* 38) est assez démonstrative.

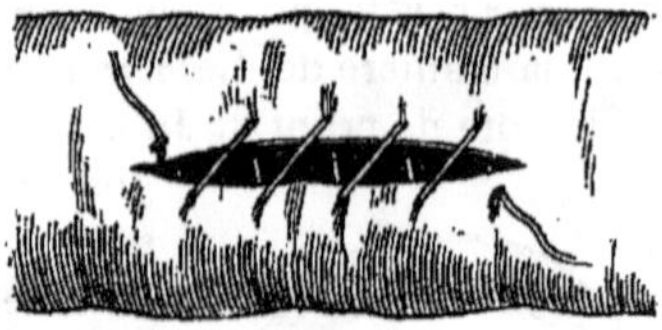

Mais un autre type est réalisé par la suture de Gély (de Nantes) (*Fig.* 39).

Fig. 38.— Suture continue de Garengeot.

SUTURE DE GÉLY. — La suture de Gély (1884) a le plus grand rapport avec la couture des {cordonniers appelée : piqué double. Voici la description qu'en donne l'auteur : « Un fil ciré est armé, à chaque extrémité, d'une aiguille ordinaire ; l'une d'elles est enfoncée parallélement à la plaie, en dehors et en arrière de l'un de ses angles, à une distance de 4 à 5 millimètres de la section : elle ressort après un trajet de 4 à 5 millimètres dans l'intestin ; l'autre aiguille est ensuite employée à exécuter la même manœuvre, sur la lèvre opposée. Les fils sont alors croisés ; l'aiguille de gauche passe à droite

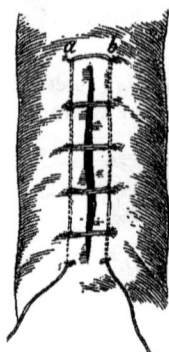

Fig. 39. — Suture de Gély.

et réciproquement ; chacune d'elles sert alors à faire un nouveau point entièrement semblable au premier, avec la précaution de piquer tout d'abord dans le trou de l'aiguille qui vient d'être portée du côté opposé. Cette manœuvre est ensuite répétée autant de fois que cela est nécessaire pour garnir toute l'étendue de la plaie. Cela fait, il reste, avant de nouer les fils, à serrer convenablement chaque point. Cette partie de l'opération se fait, en prenant successivement chaque échelon transversal, et même chacun des deux fils qui le composent, avec une pince à disséquer, et en exerçant une traction convenable, tout en déprimant les lèvres de la plaie. Elles ne tardent pas à s'adosser avec une telle exactitude, que l'on n'aperçoit plus au dehors aucune trace des fils qui ont produit ce résultat. Lorsque cette opération est terminée, il ne reste plus qu'à nouer ensemble les deux fils opposés, et à couper les chefs au ras de ce nœud. Nous avons déjà dit que, dans ce cas, le nœud est aussi bien caché que le reste du fil. Quand on examine, par l'intestin, cette espèce de suture, on observe un repli valvulaire formé par les tuniques intestinales adossées, puis, à la base, et de chaque côté, la ligne continue réprésentée par les anses du fil qui ferme si complètement la plaie.

« On doit employer des aiguilles déliées, mais un peu plus grosses que le fil, pour que celui-ci passe très facilement, après elles. L'intestin doit être perforé, au moins à 4 millimètres en dehors de la plaie de chaque côté ; c'est à cette distance que doivent se trouver les deux lignes formées par les anses latérales, qui sont ainsi écartées l'une de l'autre de 8 millimètres ; le renversement ne peut-être effectué qu'à cette condition. Toutes les tuniques doivent être percées du même coup, de dehors en dedans, puis de dedans en dehors. Après avoir croisé les fils, il ne faut pas tenir à faire pénétrer l'aiguille exactement par le trou de sortie du fil opposé, ce qui rendrait plus que difficile la partie de l'opération qui consiste à adosser les surfaces. Du reste, on rend infailliblement l'opération plus facile et plus prompte, en serrant dès qu'on a fait deux points de chaque côté, et en les arrêtant par un petit nœud. Une précaution fort importante, consiste à bien maintenir le parallélisme entre la longueur des points faits de chaque côté, pour que les parties rapprochées se correspondent bien. » Telle est exactement la suture de Gély, que je n'ai trouvée bien décrite, que par Frey, qui en donne deux bonnes figures : quant à Chaput, la description, qu'il en fait, est aussi inexacte que la figure qui l'accompagne. La suture de Gély a deux défauts : elle est perforante et elle fronce les lèvres de la plaie. Mais ces défauts peuvent être corrigés : il suffit de faire interstitiel le trajet perforant des fils parallèles à la section, et de nouer successivement chaque point. Ainsi améliorée, la suture de Gély est bonne, et peut rendre d'excellents services. La suture de Gély a été modifiée, de telle sorte que le plan de chaque point soit transversal du côté du péritoine, et que le croisement des fils se fasse du côté de la muqueuse; elle a été simplifiée par Blatin qui la pratiquait avec un seul fil, faisant la moitié du point d'abord, et l'autre moitié ensuite. Ces modifications ne méritent pas une description détaillée.

b) **Sutures non perforantes. — 1° Points entrecoupés.** — Le type de cette suture, qui est la plus importante, la meilleure et la plus employée, c'est la suture séro-séreuse de Lembert.

1° SUTURE DE LEMBERT. — Lembert (1826) décrit en ces termes son procédé de suture, applicable, dit-il, à toutes les solutions de continuité de l'intestin et de l'estomac, quelles que soient les formes qu'affectent les différentes blessures (*Fig.* 25, 40, 41 et 42).

« On prépare autant de fils et d'aiguilles que l'étendue de la plaie nécessite de points de suture. Chaque point est isolé et éloigné des autres de 4 à 5 lignes (environ un centimètre) ; on ne doit lier aucun fil avant qu'ils ne soient tous passés, ce qu'on pratique de la manière suivante : Le chirurgien ayant la main droite armée d'une aiguille simple, dans laquelle est engagé un fil de lin ou mieux de soie, porte l'index de la main gauche dans la cavité de l'intestin et fixe ainsi les lèvres de la plaie. Il est plus avantageux de faire tendre les bords de la plaie par un aide. L'opérateur enfonce l'aiguille à deux lignes (cinq millimè- tres) environ du bord saignant, dans la paroi intestinale qu'il traverse (de part en part), ou bien il fait glisser la pointe de l'aiguille entre les mem- branes muqueuse et musculeuse, sui- vant que l'intestin est plus ou moins épais, et il la fait ressortir à une ligne (2 millim. 1/2) environ du bord sai- gnant, en sorte que le fil embrasse, en dehors de ce bord , une ligne (2 millim. 1/2) à peu près, de parois de l'intestin.

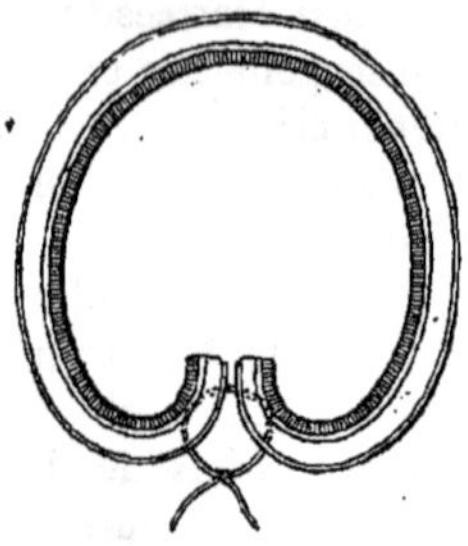

Fig. 40. — Suture de Lembert.

« Ce premier point passé, on dirige la même aiguille vers le bord opposé, à une ligne (deux millimètres et demi), duquel on l'enfonce de même en traversant complètement la paroi, ou simplement en l'enfonçant dans l'épaisseur des membranes musculeuse et sous- muqueuse : on fait ensuite ressortir l'aiguille à une ligne (deux millimètres et demi) de cette première piqûre, par conséquent à deux lignes (cinq millimètres) du bord saignant, comme on a fait pour l'autre lèvre de la plaie, en sorte que le même fil pénètre deux fois dans les parois de l'intestin et deux fois en sort. On voit qu'il embrasse, en dehors de chaque bord saignant, sur la con- vexité de l'intestin, une ligne (deux millimètres et demi) du cylindre que forme l'intestin.

« Quand on serre un fil, chacune des parois qu'il embrasse se rapproche forcément et s'accole à l'autre par la membrane séreuse ; les bords libres de la plaie se trouvent ainsi renversés dans la cavité de l'intestin, où ils forment une saillie plus ou moins prononcée. Pour lier les fils, on fait placer, par un aide, un poinçon ou tout autre corps de forme analogue sur la partie qui se trouve entre les deux côtés de la plaie ; ce poinçon sert à diriger les lèvres sai- gnantes vers la cavité de l'intestin et à favoriser l'apposition des membranes séreuses : on le fait, quand on serre la ligature (c'est-à- dire que, au moment de serrer la ligature, on invagine, au moyen du poinçon, les lèvres de la plaie vers la cavité intestinale, pour bien adosser les séreuses). Dans les cas de division transversale de l'intestin on passe les fils comme si la plaie était longitudinale, en ayant la précaution de mettre un fil de chaque côté du mésentère, et de bien faire correspondre les portions d'intestin qu'ils embrassent sur chaque extrémité : on lie ensuite comme nous venons de le dire, en sorte que les bords libres regardent la cavité de l'intestin et y forment une saillie circulaire.

« Quand l'intestin est réuni, on coupe les fils près des nœuds ; on en conserve un seul pour le fixer dans l'un des angles de la plaie extérieure : les autres coupent peu à peu la petite portion d'intestin qu'ils embrassent, tombent dans l'intérieur, lorsque déjà l'inflammation locale qu'ils ont déterminée, a provoqué, dans le voisinage, l'exsudation plastique qui agglutine si promptement les membranes séreuses, et sauve le blessé de tous les dangers d'un épanchement. »

La technique moderne simplifie l'exécution du point séro-séreux de Lembert ; mais n'est-il pas intéressant de constater que Lembert, qui, du reste, était encore interne en médecine à l'époque ou il proposa son « *nouveau procédé d'entérorraphie* », ne semble pas avoir compris l'importance du progrès qu'il réalisait, en faisant un point non perforant, puisqu'il admettait la possibilité de le faire perforant ? A noter encore la faute de technique commise par Lembert, qui introduisait le doigt dans la cavité de l'intestin, au risque, en le reportant ensuite sur la séreuse, d'inoculer celle-ci. Mais on était loin alors de comprendre le danger de cette pratique.

Telle qu'elle est connue aujourd'hui par tous les chirurgiens, la suture de Lembert est devenue le type des sutures séro-séreuses.

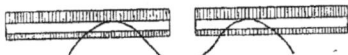

Fig. 41. — Suture de Lembert. — Passage du fil.

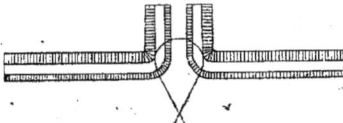

Fig. 42. — Suture de Lembert nouée.
Vue en coupe.

A l'encontre de celle de Jobert, elle respecte la muqueuse et, par conséquent, n'étant pas perforante, n'expose pas à l'infection du fil, tout en produisant pour le mieux l'affrontement des séreuses : c'est là sa vertu capitale.

Pour l'exécution (*Fig.* 41 et 42), on pique la séreuse de l'une des lèvres de la plaie à la distance de 5 ou 6 millimètres de la section ; on chemine perpendiculairement à celle-ci et vers elle, dans l'épaisseur de la musculeuse, et on sort par la séreuse à un ou deux millimètres de la section : le fil est donc sous-séreux sur une étendue de trois ou quatre millimètres. Avec la même aiguille et le même fil, symétriquement sur l'autre lèvre de la plaie, on fait la même traversée en sens inverse, c'est-à-dire en entrant à un ou deux millimètres du bord pour sortir, toujours par la séreuse, cinq ou six millimètres plus loin. En nouant les deux bouts du fil, on retourne en dedans les lèvres de la plaie et on adosse les séreuses très exactement sur toute l'étendue de la surface de la zone intestinale saisie par l'anse du fil. On noue chaque point au fur et à mesure que le fil est placé.

Breidenbach (1893) noue les fils du point de Lembert de telle sorte que le nœud soit caché. C'est difficile, et cela empêche le contact exact des séreuses au niveau du nœud. Pour y arriver, il faut simplement faire le point à l'envers, c'est-à-dire piquer d'abord la séreuse à un ou deux millimètres de l'une des lèvres de la section, ressortir cinq millimètres plus loin, repiquer l'autre lèvre à six ou sept millimètres de la section, cheminer un demi centimètre sous la séreuse, pour ressortir à un ou deux millimètres de la section. Les deux chefs du fil se trouvent ainsi en dedans, dans la plaie; le fil forme une anse à l'extérieur, saisissant les deux parois. En tirant les chefs, on réduit l'anse, et l'on affronte; mais, je le répète, le nœud se fait mal et reste gros entre les séreuses qu'il isole, et cela sans grand avantage, surtout avec les fils aseptiques, dont le chirurgien dispose aujourd'hui.

2° SUTURE DE MALGAIGNE.— C'est le type du point non perforant composé. Elle est constituée par une série de points séro-séreux, formant lien de bourse (*Fig.* 43). Avec la même aiguille et le même fil, sur chaque lèvre de la plaie, à quelques millimètres de la section, faites un point de Lembert, dont le trajet sous-sé-

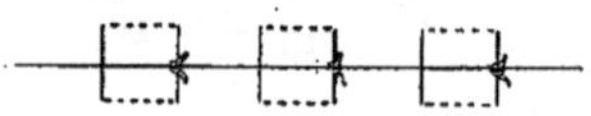

Fig. 43. — Suture en bourse de Malgaigne à points séparés.

reux soit, non pas perpendiculaire, mais parallèle à la section. Nouez les deux chefs du fil, vous réunissez, en les fronçant au niveau des anses sous-séreuses, les lèvres de la plaie. Cette suture, employée par Périer, raccourcit considérablement la ligne de suture. Elle est bonne seulement pour les plaies longitudinales et excellente pour les petites perforations n'exigeant qu'un ou deux points. Dans les plaies transversales, elle produit forcément un rétrécissement.

3° SUTURE D'EMMERT. — La suture d'Emmert (1862) (*Fig.* 44) est une suture à deux fils. C'est un point composé, à trajet caché perpendiculaire. Préparez une série de fils munis de deux aiguilles. Piquez l'une des aiguilles à un millimètre ou deux de l'une des lè-

vres de la plaie; faites lui suivre un trajet sous-séreux de deux
millimètres, perpendiculaire au bord de la plaie en vous éloignant
de celui-ci : un demi centimètre plus loin, procédez de même avec
l'autre aiguille qui arme l'autre bout du même fil. Placez sur la
lèvre opposée, avec un autre fil, un point absolument symétrique,
et nouez entre eux les bouts de fil qui se font vis à vis. Evidemment on pourrait se passer de
deux aiguilles. On placerait
alors, sur une des lèvres de la
plaie, un demi point de Lembert; puis au lieu de piquer
l'aiguille sur la deuxième lèvre,
on la repiquerait sur la même en
sens inverse, un demi centimètre plus loin. Emmert trouve
naturellement à sa suture de

Fig. 44. — Suture d'Emmert.

nombreuses qualités : facilité, affrontement parfait. Je ne puis
m'empêcher de la déclarer inutilement compliquée et je ne vois pas
bien l'avantage de cette anse de fil qui saisit chacune des lèvres.

La suture d'Emmert est pourtant intéressante; c'est en effet
un type imité par Chaput dans sa suture à deux fils, et un peu aussi
par Hallsted dans le point qui porte son nom.

4° SUTURE A DEUX FILS DE CHAPUT. — Placez sur chaque lèvre
de la plaie avec
deux fils différents,
un point de Lem-
bert à trajet sous-
séreux parallèle à
la section (Fig. 45
et 46), égalisez les
chefs et nouez en-
semble les paires
de fil qui se font vis-

Fig. 45. — Suture à deux
fils de Chaput préparée.

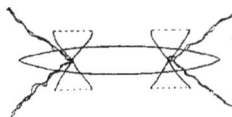

Fig. 46. — Suture à deux fils
de Chaput terminée.

à-vis. Je trouve à cette suture les inconvénients de la suture de Malgaigne : elle fronce; en outre le nœud, fait avec les quatre fils à la fois,
est gros et inégal; à tout prendre la suture d'Emmert serait préférable.

5° SUTURE DE HALLSTED. — Hallsted (1887) se fonde sur 69 expériences faites sur le chien, pour proposer la suture qui porte son
nom. Il cherche à établir d'abord, qu'avec les sutures à étages en
usage, la nutrition des lèvres de la plaie est compromise et le sphacèle à redouter, et il en conclut qu'une suture simple est préférable. Il s'efforce de montrer enfin que, dans les sutures dites séro-

musculaires, les seuls points qui tiennent sûrement, sans risque de couper, sont ceux qui, volontairement ou non, intéressent la sous-muqueuse. La sous-muqueuse est donc une couche dont l'importance est primordiale pour la suture intestinale, car, en raison de sa richesse en fibres élastiques, elle offre plus de résistance que toutes les autres couches ; dans le sens longitudinal, elle est difficile à déchirer; dans le sens transversal, elle est presque indéchirable. C'est pourquoi Hallsted (*Fig.*47 et 48) propose un point de suture prenant point d'appui sur la sous-muqueuse, et qui n'est autre qu'un double point de Lembert, ou plutôt qui est composé de deux points de Lembert faits avec le même fil, de telle sorte que les deux chefs soient noués sur l'un des côtés de la plaie. L'affrontement par le point de Hallsted est médiocre. Mal-

Fig. 47. — Suture de Hallsted préparée.

Fig. 48. — Suture de Hallsted presque terminée.

gré la faveur dont elle jouit en Amérique, c'est une suture compliquée, longue à placer, et je ne vois point en quoi elle menace moins que les autres la nutrition des lèvres de la plaie. Celles-ci d'ailleurs sont forcément froncées, lorsque l'on serre l'anse de fil qui constitue deux points voisins; enfin l'affrontement ne se fait qu'au niveau des nœuds, uniquement aux dépens de la zone d'intestin située entre les lèvres de la plaie et les piqûres voisines de celles-ci : la zone comprise entre les piqûres de chaque côté se plisse, mais ne s'affronte pas à celle du côté opposé.

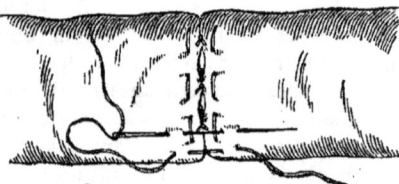

2° — **Point continu.** — 1° SUTURE DE DUPUYTREN. — Le type des sutures non perforantes à points continus est la suture de Dupuytren. La suture de Dupuytren (*Fig.* 49) n'est autre qu'un surjet fait à la manière de Lembert, séro-séreux par conséquent. Elle est aujourd'hui couramment employée avec plus ou moins de perfectionne-

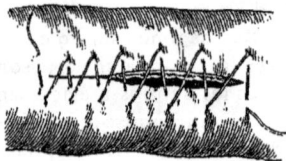

Fig. 49. — Suture de Dupuytren.

ment. On choisit un fil d'une longueur suffisante; sur l'une des extrémités de la plaie, on place un premier point de Lembert que l'on noue; puis, avec le même fil et la même aiguille, on exécute, sans désemparer ni nouer, se bornant à serrer, une série continue de points de Lembert, en commençant chaque point tou-

jours par la même lèvre de la plaie : arrivé à l'autre extrémité de la plaie, on arrête la suture.

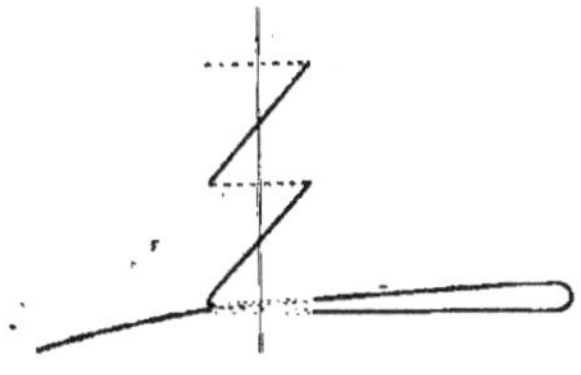

Pour arrêter la suture, on peut, ou repasser le fil plusieurs fois, en faisant le nœud des couturières, ou disposer le dernier point, de

Fig. 5o. — Suture continue. — Façon d'arrêter le fil.

façon que le fil soit double et qu'il y ait d'un côté une anse, de l'autre un fil simple; on noue alors comme s'il s'agissait d'un point ordinaire. (*Fig.* 5o).

2e SUTURE DE CUSHING. — Cushing, d'après Senn, a proposé un point de suture continue, qui mérite d'être cité; ce n'est en réalité pas autre chose que la moitié du point de Gély, rendu non perforant.

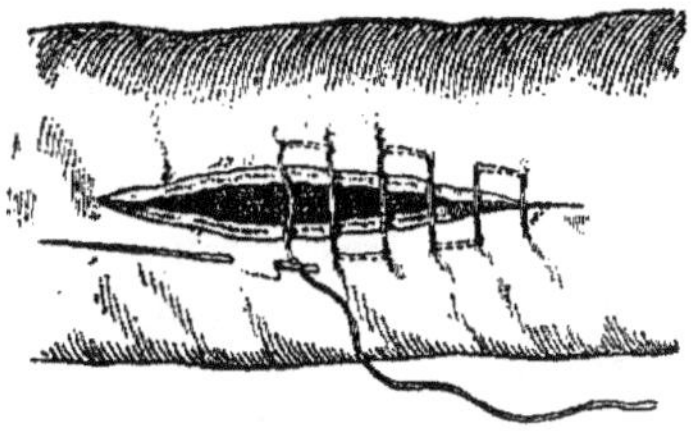

On place d'abord un point de Lembert (*Fig.* 51) ; puis, à 3 ou 4 millimètres du bord de la plaie, on pique la séreuse et la musculeuse; on chemine

Fig. 51. — Suture de Cushing.

3 millimètres parallèlement à la section ; on passe sur l'autre lèvre, où l'on procède de même, pour revenir sur la première lèvre, et ainsi de suite.

C'est en somme un surjet dans lequel on accroche la paroi intestinale, parallèlement et non perpendiculairement aux lèvres de la plaie. L'avantage est médiocre, s'il existe.

c) **Sutures par invagination.** — d) **Sutures instrumentales.** — Les sutures par invagination, aussi bien que les sutures instrumentales étant spécialement destinées à l'entérorraphie circulaire ou à l'entéro-anastomose, je renvoie, pour leur description, aux chapitres consacrés à ces deux opérations.

IV. — **Affrontement combiné de surfaces et de couches de même nature.** — 1. — Sutures à un étage séro-musculaire. — *a*) **Point entrecoupé.** — Le type de ce point de suture, que nous retrouverons plus loin combiné à d'autres points, est le point de Wysler.

POINT DE WYSLER. — Wysler (1865) pique, à une distance de 3 millimètres du bord de la plaie, la séreuse et la musculeuse et fait sortir l'aiguille sur la tranche de la section, dans le tissu sous-muqueux ; il la fait rentrer et cheminer en sens inverse dans l'autre lèvre de la plaie (*Fig.* 52). — Le point de Wysler n'a d'intérêt que parce que, réuni au point de Lembert, il compose la suture de Gussenbauër et celle de Czerny.

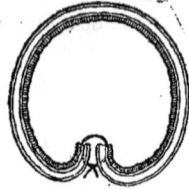

Fig. 52. — Point de Wysler.

b) **Point continu.** — SUTURE DE DIEFFENBACH. — La suture de Dieffenbach ressemble à la suture de Gély, avec cette différence que les jets de fil parallèles à la section sont visibles sur la séreuse, et que les jets transversaux sont interstitiels. C'est aussi une suture séro-musculaire, car les fils entrent et pénètrent par les tranches dans chacune des lèvres. Cette suture très compliquée étant à juste titre abandon-

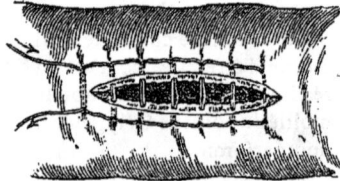

Fig. 53. — Suture de Dieffenbach.

née, je me contenterai d'en donner la figure ; cela vaut une description. (*Fig.* 53)

2. — **Sutures à deux étages.** — *a*) Points séro-musculaire et séro-séreux. — Il en existe trois types, à savoir : la suture de Gussenbauër; la suture de Czerny ; la suture de Madelung.

1° SUTURE DE GUSSENBAUËR. — Gussenbauër (1876), partant de ce principe, qu'il importe que la ligne de suture soit protégée contre l'action digestive ou septique des sucs intestinaux ou gastriques, cherche à obtenir ce résultat, au moyen d'une suture à deux étages, faite au moyen d'un point de Lembert, combiné à un point de Wysler : suture en 8 de chiffre (*Fig.* 54). Le même fil sert pour les deux étages. On pique une aiguille courbe, armée d'un fil, à la distance de 5 à 7 millimètres de l'un des bords de la plaie ; on l'enfonce à travers la séreuse et la musculeuse jusqu'à la muqueuse exclusivement ; on la fait ressortir par la séreuse, après un trajet de trois ou quatre millimètres, pour la réintroduire de nouveau à deux ou trois millimètres du bord de la plaie et la faire sortir par la tranche. Même trajet en sens inverse sur l'autre lèvre de la plaie.

Chaput décrit et figure la suture de Gussenbauër comme étant exclusivement séro-séreuse : c'est une erreur. La description de l'auteur lui même indique très nettement qu'elle est faite de deux points, l'un séro-séreux, l'autre séro-musculaire exécutés avec le même fil.

La suture de Gussenbauër réunit tous les avantages des autres sutures, puisqu'elle affronte non seulement les séreuses, mais aussi les sections intestinales elles-mêmes; elle a en revanche le gros inconvénient, bien marqué par Chaput, que si l'une des anses du huit que représente le fil noué, vient à couper, le point lâche, et une perforation se produit.

Fig. 54. — Suture de Gussenbauër.

2° SUTURE DE CZERNY. — La suture de Czerny (1889) n'est autre qu'une suture de Wysler, doublée d'une suture de Lembert. C'est encore une suture de Gussenbauër faite avec deux fils au lieu d'un seul.

Czerny la décrit en ces termes (*Fig.* 55) : « Avec une aiguille aussi fine que possible, à 3 ou 4 millimètres du bord de la plaie, on pique la séreuse et on sort sur la tranche, directement dans la sous-muqueuse. Sur l'autre bord, on pique sur la tranche, directement dans la sous muqueuse pour sortir par la séreuse, 3 ou 4 millimètres plus loin. Si on noue ce fil, les bords de la plaie de la muqueuse se placent, dans

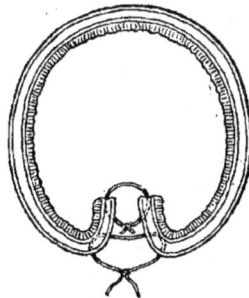

Fig. 55. — Suture de Czerny.

la cavité de l'intestin, en face l'un de l'autre, et en même temps les séreuses intestinales s'affrontent sur une étendue de 3 ou 4 millimètres. Une première série de points semblables sont placés à une distance de 4 ou 5 millimètres ; les fils sont coupés court. Alors, tout près et, en partie en face des points de la première série, on place une deuxième série de points séparés à la manière de Lembert pour affronter largement les séreuses. Il suffit de placer les points de cette deuxième série à un demi centimètre de distance. On coupe les fils très court. »

La suture de Czerny est parfaite; elle donne la meilleure et la plus sûre réunion; mais elle exige une telle étoffe qu'avec elle, surtout pour les entérorraphies circulaires, le rétrécissement de l'intestin est à redouter; aussi convient-il de multiplier, en l'employant, les précautions ou manœuvres, que je recommanderai plus loin, pour éviter ce rétrécissement.

Les statistiques de Czerny lui-même montrent bien que c'est possible.

3° SUTURE DE MADELUNG. — Pour éviter la coupure du pont séreux par le fil serré du point de Lembert dans la suture de Czerny, Madelung (1881) préconise un point de suture enchevillée sur deux plaquettes de cartilage, ayant chacune les dimensions d'un bouton de chemise (*Fig.* 56, 57 et 58). Chaque plaquette est percée d'un trou central. Le premier point de Wysler de la suture de Czerny est placé et serré comme à l'ordinaire.

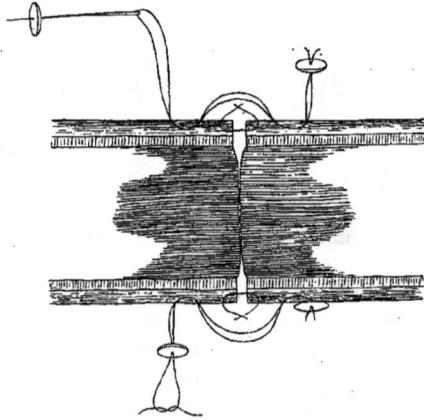

Fig. 56. — Suture de Madelung préparée (Schéma).

On prend alors une aiguille ronde et droite (aiguille anglaise n° 12), armée d'un fil de soie très fin. L'aiguille est au milieu du fil dont les deux extrémités sont réunies par un nœud.

On la passe dans le trou d'une plaquette et on tire, jusqu'à ce que celle-ci soit arrêtée par le nœud.

On passe l'aiguille et le fil armé de la plaquette à travers les deux lèvres de la plaie, comme pour un point de Lembert ordinaire. Une fois l'aiguille et le fil hors de la deuxième lèvre de la plaie, on y enfile la deuxième plaquette.

En tirant le fil, la première plaquette, retenue par le premier nœud, s'applique contre la séreuse. On pousse la deuxième pla-

quette contre la séreuse; on coupe l'anse du fil en son milieu pour
retirer l'aiguille et en nouant ensemble les deux chefs de fil ainsi
obtenus, on applique la deuxième plaquette et on serre le point.

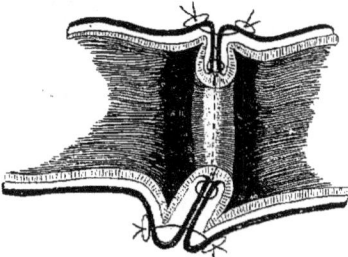

Fig. 57. — Suture de Madelung. — Coupe
de l'intestin suturé.

Je crois qu'avec des pla-
quettes percées de deux trous,
un pour chaque brin de fil,
le point doit être mieux serré ;
mais la manœuvre sera évidemment plus compliquée
pour enfiler chaque fil dans
chaque trou.

Madelung voit dans son
point de suture l'avantage de
produire un large affrontement des séreuses, sans qu'on
ait à craindre de coupure ; c'est possible ; mais l'exécution en est
minutieuse, le serrage du
point est difficile. D'ailleurs le point de Lembert
coupe en réalité rarement,
s'il est bien appliqué. En
outre, avec le point de Madelung, on laisse dans le
péritoine une série de corps
étrangers (les plaquettes de
cartilage), résorbables il est
vrai, mais d'une désinfection malaisée, donc dangereux. Combien il est pré-

Fig. 58. — Suture de Madelung terminée.
(Aspect extérieur).

férable, en suivant du reste les conseils de Madelung lui-même
de multiplier les points pour obtenir l'affrontement large de la
séreuse !

b) Points muco-muqueux et séro-séreux. — Il y en a deux types : la
suture de Wölfler et la suture de Chaput.

1° SUTURE DE WÖLFLER. — Wölfler a imaginé la suture qui porte
son nom pour la gastro-entéro-anastomose ; cependant cette suture
peut être appliquée, et a été appliquée, aux opérations purement
intestinales; c'est pourquoi la description en est ici à sa place.

A en croire Chaput et la figure de son livre (*Fig.* 59), la suture
de Wölfler ne serait qu'une suture de Czerny, à laquelle on ajou-
terait un point muco-muqueux : ce serait alors une suture à trois

étages. Ce n'est pas exact : la suture de Wölfler est une suture à deux étages, composée d'un large point séro-musculaire de Wysler, auquel on ajoute un point purement muco-muqueux (*Fig.* 60).

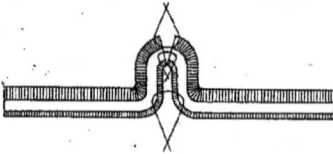

Fig. 59. — Suture à trois étages de Wölfler, d'après Chaput.

Piquez la séreuse à un centimètre du bord de la plaie, traversez la musculeuse, et sortez sur la tranche dans la sous-muqueuse ; rentrez sur l'autre tranche dans la sous muqueuse ; cheminez un centimètre, traversez la musculeuse et la séreuse : voilà le point de Wysler.

Placez ensuite un point purement muco-muqueux. Suivant la disposition de l'intestin, ou la façon dont il se présente à l'aiguille, il faut commencer ou finir par le point muco-muqueux. Par exemple, pour une plaie longitudinale, on placera le point muco-muqueux d'abord et le point séro-musculaire ensuite. Pour une entérorraphie circulaire, on commencera par le point séro-musculaire

Fig. 60. — Suture de Wölfler terminée.

pour la première demi-circonférence, ou demi-circonférence postérieure, en plaçant le nœud dans la section. Tandis que pour l'autre demi-circonférence, celle par laquelle on termine la suture, on commencera par le point muco-muqueux, pour finir par le point séro-musculaire.

La suture de Wölfler est excellente ; elle affronte bien toutes les couches et la séreuse, et absorbe un minimum d'étoffe.

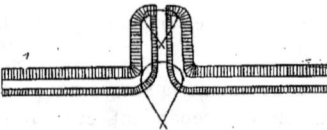

Fig. 61. — Suture séro-muqueuse de Lembert-Czerny-Wölfler, modifiée par Chaput.

2° SUTURE SÉRO-MUQUEUSE DE CHAPUT. — Chaput, qui a mal compris la suture de Wölfler, a entrepris de la modifier. « J'ai modifié, dit-il (1892), la suture de Lembert-Czerny-Wölfler de la façon suivante (*Fig.* 61) : la seconde rangée est séro-séreuse, mais la première, au lieu de traverser, comme l'indique Czerny, la tranche de la musculeuse, perfore la tranche de la muqueuse, c'est donc un point séro-muqueux. On réalise ainsi, par une suture à deux étages, le même résultat qu'avec les trois étages de Wölfler. »

Outre qu'il ne doit pas être très commode de traverser *la tranche muqueuse* et de ne pas traverser la muqueuse, pour éviter d'avoir une suture *perforante*, Chaput n'a ainsi rien modifié, car il ne reste rien dans sa suture de la vraie suture de Wölfler, qu'il ne décrit point dans son livre.

c) **Point perforant total et point séro-séreux.** — Il n'y en a qu'un type : la suture d'Albert.

La suture d'Albert (*Fig.* 62) est encore à deux étages et à deux points séparés. C'est la suture de Czerny dans laquelle, au lieu d'un point de Wysler, on place simplement un point qui perfore les trois parois et pénètre à travers la muqueuse dans la cavité intestinale ; par conséquent le point de Vezien avec le nœud en dehors.

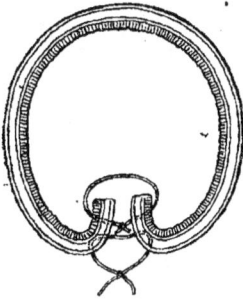

Fig. 62. — Suture d'Albert.

d et *e*) **Point muco-muqueux et séro-séreux ou musculo-musculeux.** — Ce sont des sutures dites par abrasion : leur caractéristique est la destruction de la muqueuse sur une certaine étendue, au moyen des ciseaux ou de la curette, de façon à obtenir une surface cruentée, ou un lambeau musculoséreux que l'on réunit soit par la face cruentée (suture de Moreau-Boutard, de Chaput ou de Morisani), soit par leur face séreuse (suture de Kümmer).

Quant aux muqueuses, elles sont réunies par un point muco-muqueux.

Mais ces différentes sutures sont spécialement destinées à l'entérorraphie circulaire, ou à la cure de l'anus artificiel ; leur description trouvera donc mieux sa place dans les chapitres consacrés à ces opérations.

B. — Affrontement de surfaces et de couches de nature différente.

Toutes les sutures de cette catégorie appartiennent à des procédés spéciaux d'entérorraphie circulaire (Voir ce Chapitre).

DES CONDITIONS QUE DOIT REMPLIR
UNE SUTURE INTESTINALE

Une suture intestinale doit remplir deux conditions : 1° Elle doit *fermer la plaie de l'intestin* ; 2° elle doit *conserver à l'intestin un calibre suffisant.*

I. La suture doit fermer la plaie de l'intestin. — C'est-à-dire en procurer la réunion immédiate, totale. Or, pour aboutir à ce résultat, il faut que la suture puisse obtenir l'adhésion intime et solide des lèvres de la plaie dans toute son étendue; il faut qu'elle soit faite avec des fils aseptiques, dans de telles conditions que la ligne de réunion soit protégée contre le contact des matières septiques contenues dans l'intestin.

1° **Valeur de l'affrontement des séreuses.** — C'est un fait aujourd'hui absolument démontré que l'adhésion bord à bord des lèvres d'une plaie intestinale, comme elle est cherchée par le point des Quatre-Maîtres, ne peut être que très exceptionnellement obtenue; il ne faut pas y compter, elle est de pur hasard. Même alors qu'à la manière de Vella, au moyen d'une incision en biseau des lèvres de la plaie, on multiplie les surfaces et les contacts, le succès reste problématique. Il n'est obtenu que parce que la suture se noie dans des adhérences périphériques, intestinales ou épiploïques, ou bien encore, lorsque la suture est faite de telle sorte qu'elle ne produit pas seulement l'affrontement bord à bord. La clinique et l'expérimentation s'unissent pour le prouver. L'affrontement et l'adhésion des séreuses sont l'unique garantie de la solidité et de la sûreté de la réunion des plaies intestinales. Ce n'est pas, il est vrai, que théoriquement, la réunion immédiate bord à bord ne puisse être obtenue; mais l'union des bords séreux, musculeux, sous muqueux et muqueux, déjà bien difficile en raison de la minceur des surfaces affrontées, exige nécessairement plusieurs jours pour se parfaire. Or, pendant ce temps, la circulation intestinale se rétablit, et alors : 1° il arrive au contact de la ligne de suture des matières septiques qui l'inoculent et la traversent ; 2° les mouvements péristaltiques et antipéristaltiques, la distension même de l'intestin par les gaz, tiraillent la cicatrice naissante et la rompent d'autant plus facilement qu'elle est mince et jeune.

Il n'en est pas ainsi, lorsqu'on affronte les séreuses; d'abord les surfaces affrontées sont plus larges, les contacts plus multipliés et plus intimes ; mais surtout l'heureuse propriété que possèdent les surfaces séreuses, et plus particulièrement celle du péritoine, de contracter entre elles de rapides, intimes, et solides adhérences, protège absolument la plaie réunie contre tout danger d'inoculation, sinon de rupture. Ces adhérences s'établissent quasi instantanément. Il n'est pas un chirurgien qui n'ait eu l'occasion d'en constater déjà l'ébauche, au cours même de la laparotomie ; au bout d'une heure, elles sont déjà appréciables entre les lèvres d'une plaie suturée.

Evidemment, l'organisation définitive, la cicatrisation de la plaie réunie, demandent du temps, six jours au moins, d'après Chaput et Cornil, qui ont communiqué récemment à l'Académie de Médecine (1896) le résultat de leurs belles recherches sur ce sujet; mais, dès les premières heures, la plaie est réellement fermée. Il ne convient pas de reproduire ici les constatations histologiques de Chaput et Cornil, qui ont pu exactement surprendre et décrire le processus de la cicatrisation. Qu'il suffise de dire qu'il se fait d'abord, pendant les trois premiers jours, une cicatrice provisoire, fibrineuse, complète et bien obturante, mais en somme assez fragile pour que, si l'on coupe alors les fils de suture, la réunion cède à une légère traction. A partir du quatrième jour, l'organisation commence et la cicatrice définitive se constitue : les fils peuvent disparaître, sans que la réunion cède à la traction ou à la tension. En résumé, par l'affrontement des séreuses, on obtient, non seulement une cicatrisation définitive précoce, mais aussi et surtout, une cicatrice provisoire faite d'un mortier fibrineux qui bouche la plaie dans les intervalles des points de suture et empêche l'inoculation du péritoine par le contenu intestinal, pendant tout le temps nécessaire à l'édification de la cicatrice définitive.

C'est Jobert de Lamballe (1824), qui, le premier, a montré la nécessité de l'adossement des séreuses et la valeur des adhérences qui en résultent ; c'est lui qui en a tiré les conséquences chirurgicales qu'elles comportent au point de vue de la technique de la suture des plaies intestinales. Mais, si Jobert a le mérite de la théorie, c'est à Lembert (1826) que revient la priorité de la pratique. Le point séro-séreux de Lembert est, en effet, resté supérieur à tous, celui qui réalise pour le mieux l'adossement, et obtient le plus sûrement et le plus simplement l'adhérence des bords séreux de la plaie dans toute leur étendue.

L'affrontement des séreuses, tel est donc le premier désidératum à remplir par une bonne suture ; cela est indiscutable et il faut laisser aux chirurgiens qui le contestent toute la responsabilité de leurs paradoxes. Mais l'adhérence des bords séreux, quelque précieuse qu'elle soit, exige, pour être définitive, la persistance de l'asepsie de la plaie. Or, si l'on se borne à une suture séro-séreuse pure, la circulation intestinale ne tarde pas à apporter au contact de la ligne de réunion des matières septiques, qui risquent d'inoculer la cicatrice fibrineuse elle-même, et, par suite, d'en déterminer la dissociation et la rupture. C'est pourquoi Gussenbauër, Czerny et Wölfler ont inventé les sutures à étages, dont le but est de protéger la ligne de réunion séro-séreuse contre l'inoculation, en la plaçant derrière une suture séro-musculaire (Gussenbauër, Czerny), muco-muqueuse (Wölfler). A l'abri du rempart édifié par cette suture, capable à la vérité de subir des brèches sous les attaques des matières septiques, la deuxième rangée séro-séreuse a le temps de s'organiser définitivement, de telle sorte qu'elle devienne absolument blindée. Les sutures à étages sont donc celles qui offrent les meilleures garanties.

2° **Nombre de points.** — Jobert, qui faisait l'invagination après l'entérectomie et opérait avec une septicité parfaite, s'étonnant de ses insuccès opératoires (chirurgicaux et expérimentaux), les attribuait à la multiplicité des points de suture, qu'il plaçait à la manière de Ramdohr. Lembert ne commit pas cette erreur : il conseille d'espacer chaque point d'environ un centimètre, c'est-à-dire de les multiplier. C'est aujourd'hui un fait acquis : il faut rapprocher le plus possible les points de suture. Madelung (1881) a insisté sur cette vérité, faisant remarquer qu'une fois réintégré dans la cavité abdominale, l'intestin, tube à paroi élastique, parésié par suite des manœuvres opératoires qu'il vient de subir, se laissera distendre par les gaz, et qu'alors des points qui d'abord semblaient rapprochés, se trouveront éloignés, de telle sorte que la béance des intervalles deviendra facile. Il ne faut donc pas craindre de multiplier les points de suture. En règle, je conseille de les espacer, non pas d'un centimètre, mais d'un demi centimètre.

3° **Choix à faire entre la suture à points entrecoupés et la suture continue ou en surjet.** — La suture à points entrecoupés offre cette supériorité que, si un point lâche ou coupe, les voisins tiennent encore ; mais elle est longue à confectionner, exigeant autant de nœuds que de points. La suture en surjet a ce grand avantage d'être d'une confection rapide et en outre d'éviter la béance des intervalles, lorsque l'intestin se distend ; ceux-ci en effet, sont soutenus par le jet du fil passant d'un point à l'autre. Mais elle a cet inconvénient que, si un point coupe, les voisins se relâchent. Il importe donc de la soigner de manière à la rendre sûre, c'est-à-dire que chaque point soit certainement solide ; elle devient alors évidemment supérieure, surtout si on exécute le surjet interrompu de Doyen.

Le surjet de Dupuytren, dérivé du point séro-séreux de Lembert, me paraît d'ailleurs supérieur à la suture continue de Cushing, dérivée du point de Malgaigne ou du point de Gély. Ce dernier, comme tous les points à trajet sous séreux ou non, parallèle à la ligne de réunion, tel encore que le point de Hallsted et ses dérivés, a le défaut de froncer les lèvres de la plaie, lorsque l'on tire les fils pour les nouer, puisque cette traction les raccourcit. Or, ce froncement, loin de multiplier les contacts, empêche l'adossement exact et uniforme des séreuses non accolées au fond des plis, et risque de compromettre l'exactitude et la régularité de la réunion.

4° **Des greffes épiploïques ou autres destinées à remplacer ou à protéger la suture.** — C'est Jobert (1829) qui, le premier, imagina de greffer l'épiploon sur une plaie d'intestin, pour en obtenir la réunion. Lorsque l'épiploon se présentait au devant de l'intestin lésé, il conseillait en effet de « saisir ce repli du péritoine, d'en interposer une lame mince entre les bords de la division

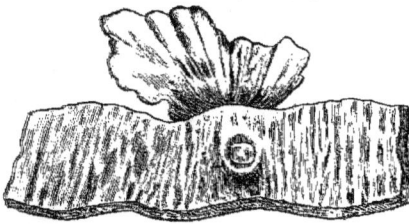

Fig. 63. — Greffe épiploïque de Jobert.
(*Chirurgie plastique*, t. II, p. 84).

sans la détacher du reste du feuillet; de rapprocher les lèvres de la plaie et de les maintenir réunies par la suture de Le Dran. » Jobert faisait ainsi une véritable greffe épiploïque (*Fig.* 63 et 64).

Il ne fut pas imité. Il faut en effet arriver jusqu'à Vermale, d'après Bérenger-Féraud (1870), et à Senn (1887), pour voir ressusciter la greffe épiploïque. Vermale, non pas pour obturer une perforation, mais pour assurer la solidité de la suture et garantir la grande cavité péritonéale contre sa perméabilité, imagina d'entourer les bouts d'intestin invaginés par le procédé de

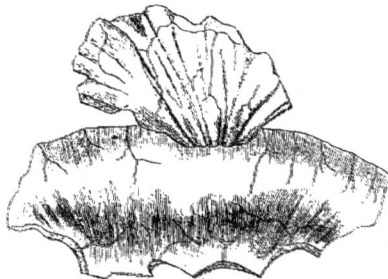

Fig. 64. — Greffe épiploïque de Jobert.

Ramdohr avec un repli du mésentère, qui devait être compris dans la suture.

En 1887, Senn reprit cette idée et pratiqua une véritable greffe épiploïque : « *Omental Grafting.* »

La suture, quel que soit le procédé employé, est faite ; c'est alors qu'il faut tailler sur l'épiploon une lanière, de longueur et de largeur suffisantes pour recouvrir la plaie réunie. Cette lanière est détachée complètement ou laissée adhérente à l'épiploon par un pédicule pourvu d'un gros vaisseau nourricier. On fixe ce lambeau épiploïque sur la ligne de réunion au moyen de quelques points. En fait, en conseillant la greffe épiploïque, Senn, s'inspirait d'une observation anatomo-pathologique vraie. Lorsque l'on fait l'autopsie d'un opéré ou d'un animal en expérience, on constate en général que l'épiploon entoure plus ou moins la suture en lui adhérant, ou bien que de fausses membranes se sont formées qui noient l'anse suturée et la soudent aux anses voisines. De là à conclure que ces adhérences épiploïques ou intestinales résultent d'un effort protecteur qu'il est bon d'imiter, il n'y a qu'un pas. Mais, je ne crains pas de le dire, le raisonnement pèche par la base. Ce qu'il faut considérer, ce sont, non pas les autopsies d'opérés morts de l'opération, ou d'animaux en expérience, mais les autopsies de sujets morts ou d'animaux sacrifiés longtemps après l'opération. Car si l'opéré est mort, c'est que ses affaires péritonéales ont mal marché, et quant à l'animal en expérience, mort ou sacrifié, les opérations d'expérience sont, on le sait, par nature, d'une antisepsie douteuse, étant faites sur un animal. Or, sur les sujets morts, ou les animaux sacrifiés longtemps après avoir survécu à l'expérience, en règle générale, il n'existe pas toujours d'adhérences entre l'anse opérée, l'épiploon ou les anses voisines !

Que veut-on du reste que fasse cette greffe épiploïque, mince et fragile ? Quelle barrière peut-elle opposer à l'infection ? Sans compter qu'elle peut aboutir à la production de brides, cause d'occlusion intestinale ultérieure.

C'est, après avoir bien reconnu l'insuffisance de la greffe épiploïque de Senn, que Chaput, en 1891, conseilla d'obturer les perforations par coup de feu au moyen de greffes de rondelles de gaze iodoformée.

L'intestin étant comprimé au dessus et au dessous de la perforation et bien désinfecté, on taille, dans un paquet de gaze épais de cinq ou six feuilles, une rondelle ayant des dimensions doubles de celles de la perforation. A l'aide d'une aiguille et d'un fil,

JEANNEL. 4

on fixe la rondelle de gaze à l'intestin, tout autour de la perforation, par un surjet. On a ainsi mis une pièce à l'intestin. D'après
Chaput, qui, du reste, n'a jamais employé ce procédé de greffe que
sur les animaux, la rondelle de gaze, emballée dans des adhérences
épiploïques, adhérerait intimement à l'intestin, proéminerait de
plus en plus à travers la perforation dans sa lumière et serait enfin éliminée avec les fèces. On trouverait, au bout de deux mois,
à sa place, une cicatrice fibreuse déprimée, adhérente à l'épiploon.
Chaput s'autorise de ses expériences pour préconiser la greffe
de gaze iodoformée sur les sutures intestinales. Il n'est pas à
à ma connaissance cependant que ce chirurgien ait appliqué de
parti pris cette greffe à l'homme, sauf dans le cas où il a voulu
faire un drainage.

Je dois citer, pour être complet, le procédé absolument bizarre
de Waldo Briggs. Pour protéger la ligne de suture et d'autre part pouvoir la surveiller hors du ventre, un certain temps,
Waldo Briggs (1890) recouvre la suture avec un lambeau de péritoine emprunté à un animal quelconque, fraîchement tué, et conservé dans une solution d'acide phénique à 4 o/o (*Fig.* 65).
Il maintient l'anse suturée et ainsi habillée hors du ventre, au

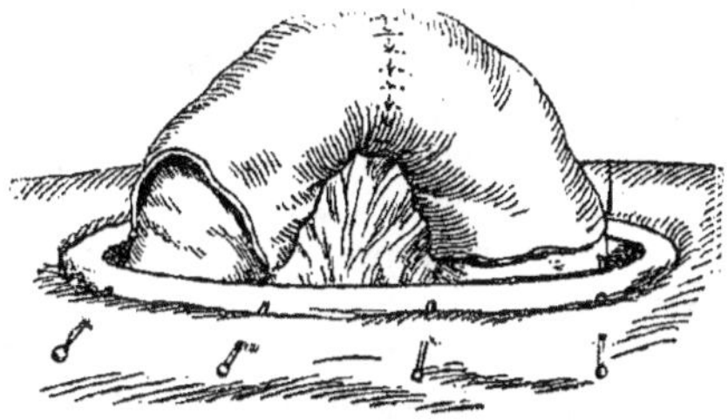

Fig. 65.— Procédé de Waldo Briggs. Suture terminée.

moyen d'un anneau de
zinc ou de caoutchouc
dans lequel il engage
l'anse et qui repose sur
la paroi abdominale :
quatre longues épingles
embrochent l'anneau et
la paroi intestinale ou le
mésentère. Il n'y a qu'à
enlever les épingles à
l'heure voulue pour libé-
rer l'intestin, enlever l'anneau et fermer le ventre. Inutile de dire
qu'un chirurgien ne trouvera que très exceptionnellement l'occasion d'imiter cette pratique. En réalité, quand le chirurgien se
méfie de sa suture au point de songer à la protéger, c'est qu'elle
est mauvaise et mal faite, et alors le mieux est de la recommencer
dans de bonnes conditions.

5° Des qualités de l'intestin sur lequel doit porter la suture. — Si
le choix du procédé de suture est important, il est capital de reconnaître si l'intestin sur lequel on va opérer jouit d'une vitalité suffisante, non seulement pour supporter le traumatisme mécanique de

la suture, mais aussi pour faire les frais du travail de réparation qui est le gage du succès de la suture, c'est-à-dire de la réunion. Jobert est le premier qui se soit occupé de la question et ait étudié la résistance de l'intestin sain ou malade à l'effort mécanique de la suture.

Jobert (1829), cherchant à savoir s'il fallait, après adossement des séreuses des lèvres d'une plaie intestinale, se borner à la suture en anses de Le Dran ou fixer chaque point par un nœud, examine l'effet de la ligature sur l'intestin. Il constate : 1° que, sur une portion d'intestin non enflammé, la ligature coupe d'emblée la muqueuse et la musculeuse, mais respecte la séreuse ; 2° que, si la séreuse est légèrement enflammée, elle résiste peu de temps à la striction de la ligature ; 3° que si la séreuse est vivement ou anciennement enflammée, elle cède tout de suite. Et il conclut que, avec une séreuse saine, il faut serrer les points par un nœud, tandis qu'avec une séreuse malade, il faut ne pas serrer les points et se borner à la suture en anses de Le Dran, qui maintient simplement le contact des séreuses sans exercer de pression capable de les rompre ; or le contact suffit alors pour obtenir une exhalation plastique et la réunion, bien entendu d'après Jobert.

Pour exacte qu'elle soit, en bon nombre de cas, la conclusion de Jobert est souvent excessive ; en effet, quand la séreuse, et avec elle toute la paroi intestinale, est enflammée et par conséquent infectée, la constriction du fil à ligature ou à suture coupe tellement vite qu'il s'ensuit une perforation immédiate ; le point déchire et ne tient pas. Evidemment il y a là un gros danger à éviter ; mais la chose est facile, car le chirurgien constate aisément la fragilité de l'intestin malade ; il voit tout de suite que les points qu'il place coupent la paroi et lâchent, et il avise sans plus tarder. Toutefois il est possible que la paroi soit en tel état qu'elle résiste encore à la constriction du point de suture, qui ne coupe ni ne lâche ; et cependant, peu de temps après, je devrais dire peu d'heures, des zones de sphacèle se dessinent au niveau de la suture la mieux faite, présages certains d'une perforation prochaine. C'est que la paroi intestinale était déjà malade et infectée et que le traumatisme de la suture elle-même a suffi pour diffuser et activer l'infection. Toute suture nécessite un traumatisme de la paroi intestinale ; si celle-ci est saine, sous le coup de fouet du traumatisme, elle fait les frais de la réunion ; si elle est malade et infectée, sous le coup de fouet du traumatisme, tout comme un membre diabétique, elle s'infecte et se sphacèle. La règle est donc sans exception : toute suture doit être appliquée sur une paroi intestinale saine et bien nourrie.

6° De l'irritation artificielle du péritoine par la cautérisation ou la scarification. — Pour favoriser l'exsudation plastique d'où résulte l'adhésion des deux surfaces séreuses affrontées par la suture, plusieurs chirurgiens ont conseillé d'irriter le péritoine par la cautérisation ou la scarification des lèvres de la plaie. Chaput badigeonne les surfaces à réunir avec une solution d'acide phénique à 5 %. Senn, von Baracz, Davis, préfèrent la scarification légère de la séreuse seule faite avec le dos du scalpel. Dembowski (1889), recherchant les causes qui favorisent les adhérences péritonéales et l'iléus, à la suite des opérations chirurgicales, arrive à conclure d'une série d'expériences que mieux que les caustiques, quels qu'ils soient, la présence des corps étrangers, tels que les ligatures, provoquent les adhérences.

En réalité, la cautérisation et la scarification sont des complications inutiles et même dangereuses, car il est très aisé en cautérisant ou scarifiant de dépasser le but, c'est-à-dire de détruire la séreuse par la cautérisation, de provoquer par la scarification un épanchement sanguin, qui, s'interposant entre les lèvres de la plaie, risque de compromettre la réunion.

7° Épreuve de la suture. — Lorsque la suture est terminée, il importe de l'éprouver pour réparer immédiatement ses défauts, c'est-à-dire ses points faibles. La réunion est-elle mauvaise en un endroit quelconque ? Y a-t-il un hiatus entre les lèvres de la plaie, un pli où l'adossement des séreuses soit inexact ? Il faut y placer un point complémentaire. La suture n'est-elle pas étanche, c'est-à-dire laisse-t-elle filtrer le contenu gazeux ou liquide de l'intestin ? Il faut la consolider, la doubler, au besoin la refaire. Mais comment s'assurer de la résistance de la suture ? Comment même la mettre à l'épreuve de la tension intra-intestinale ? D'une façon bien simple : il faut cesser la coprostase ; les gaz et les liquides intestinaux remplissent alors l'anse suturée. Avec les doigts poussez-les donc vers la suture, en les emprisonnant de façon à y produire une certaine tension ; s'il n'y a pas de fuite, si tous les points tiennent, si aucun ne coupe, soyez tranquille, et réintégrez l'anse suturée dans la cavité péritonéale.

II. La suture doit conserver à l'intestin un calibre suffisant. — C'est la deuxième condition que doit remplir une suture intestinale. La première était purement d'ordre physiologique et pathologique, celle-ci est d'ordre orthopédique.

Remarquez que l'adossement indispensable des séreuses ne peut être obtenu qu'à la condition de replier les bords de la plaie en dedans, vers la cavité intestinale, sur une étendue plus ou moins grande suivant la hauteur de la suture, que par conséquent la suture au moins, la suture séro-séreuse classique, mange de la paroi et détermine la formation d'un bourrelet intérieur rétrécissant et encombrant l'intestin (*Fig.* 66). Pour éviter ce grave inconvénient, plusieurs procédés ont été proposés dont nous retrouverons la description au chapitre consacré à l'*entérectomie et à l'entérorraphie circulaire* ; je citerai simplement le procédé de Kümmer et celui de Frey, qui, au moyen de résections d'inégale longueur des différentes couches de la paroi intes-

Fig. 66. — Suture intestinale d'après le procédé de Lembert. Bourrelet intérieur rétrécissant l'intestin.

tinale, obtiennent un affrontement muqueux sans saillie et ménagent pour l'affrontement séreux un lambeau saillant en dehors ; je citerai encore tous les procédés de suture instrumentale, qui aboutissent au sphacèle et à l'élimination du bourrelet central.

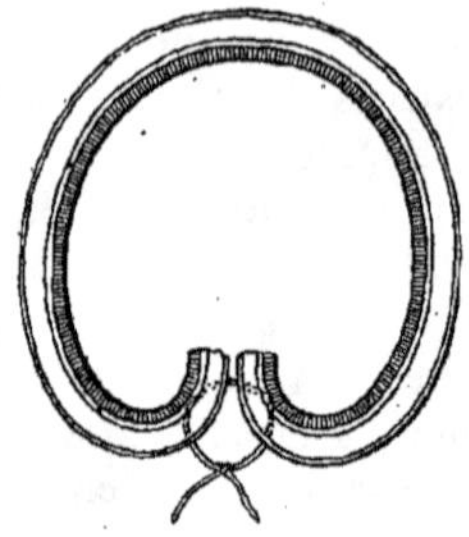

Au surplus, il ne faut rien exagérer ; la suture de Lembert et toutes celles qui en dérivent ne produisent de rétrécissement dangereux de l'intestin que si elles sont mal faites, c'est-à-dire si elles mordent trop largement sur les bords de la plaie. Lembert empruntait au maximum *deux lignes*, c'est-à-dire cinq millimètres sur chacun des bords de la plaie ; il produisait donc dans les plaies transversales un bourrelet mesurant au maximun deux lignes, c'est-à-dire cinq millimètres de saillie : il supprimait dans les plaies longitudinales, huit à dix millimètres, soit un centimètre de la circonférence intestinale. C'était peu, c'était même insignifiant.

J'ai dit plus haut que les sutures à étages jouissaient d'une grande supériorité au point de vue de la sécurité ; elles ont, principalement celles de Gussenbauër et de Czerny, le réel défaut d'absorber une grande étendue de la paroi intestinale, de produire un bourrelet très saillant et par conséquent d'aboutir facilement au rétrécissement. Fort heureusement, d'ailleurs, on peut, par des manœuvres et des précautions, prévenir cette grave conséquence, aussi bien pour les plaies transversales que pour les plaies longitudinales. Je me réserve d'en parler comme il sied, lorsque j'étudierai spécialement l'entérorraphie latérale et l'entérorraphie circulaire.

Réintégration de l'intestin dans la cavité abdominale. La suture est faite : il faut réintégrer l'intestin dans la cavité abdominale. Comment convient-il de traiter l'anse suturée ? Les uns la poussent dans le ventre avec toutes les précautions voulues pour ne pas violenter ni contusionner la suture, mais sans plus s'en inquiéter. Les autres s'attachent à maintenir la suture au voisinage de la plaie abdominale et vont même jusqu'à l'y fixer au moyen d'un point de suture. Je pense que cette pratique est au moins inutile, l'intestin suturé restant le plus souvent tout seul au voisinage de la plaie abdominale. Elle peut même être dangereuse, la suture à la paroi déterminant ou une bride sur laquelle les anses voisines peuvent s'étrangler, ou une coudure de l'anse suturée capable d'aboutir à l'obstruction. D'ailleurs, dans les sutures circulaires, ce ne serait que pour les points de suture se trouvant au voisinage de la plaie abdominale que la fixation pourrait servir. Que ferait-elle en effet pour les autres ? Mon avis est que, si l'on a des raisons de suspecter la solidité de la suture, il vaut mieux la recommencer ; et, si l'on craint pour son asepsie, il vaut mieux emballer carrément l'anse suturée dans une lanière de gaze faisant office de drain.

VIII. — TRAITEMENT POST-OPÉRATOIRE.

Le ventre est fermé ; le pansement est fait ; l'opéré est rapporté dans son lit chaud. Il est réveillé, réchauffé. Que convient-il de faire ? Deux cas peuvent se présenter : 1° l'opéré a subi une entérostomie, c'est-à-dire que le chirurgien a établi un anus artificiel ; 2° l'opéré a subi une entérorraphie quelconque, entérorraphie latérale, transversale ou circulaire, entéro-anastomose.

Le premier cas est spécial : l'opéré doit être traité comme tout laparotomisé ordinaire, avec les soins que réclame son anus anormal pour lui-même.

Le second cas est particulièrement intéressant. Tout sujet ayant subi une suture intestinale quelconque se trouve dans la double position d'un laparotomisé ordinaire et d'un entérorraphié, que l'on me passe le néologisme. Comme laparotomisé, il exige des soins particuliers ; comme entérorraphié, il réclame des ménagements spéciaux. Je suis de ceux qui pensent qu'il importe de rétablir au plus vite les fonctions intestinales chez les laparotomisés, et principalement chez ceux dont l'intestin a été hernié et étonné par des manipulations. Non seulement le retour de la contractilité intestinale témoigne de l'asepsie péritonéale, mais il la procure ; car tout intestin parésié et météorisé est un intestin dont l'imperméabilité aux matières septiques, contenues dans sa cavité, est compromise. Inutile d'ailleurs d'insister ici sur l'importance pronostique de la première évacuation gazeuse ou solide chez les laparotomisés. Je cherche, quant à moi, à la provoquer dès le second jour et je nourris, aussitôt après, mes opérés, les faisant rentrer le plus tôt possible dans leur régime de santé. Mais un opéré, qui a subi une entérorraphie n'a pas seulement subi des manipulations intestinales ; il a subi une plaie intestinale et il porte une suture intestinale dont il faut obtenir la réunion. Les deux premiers facteurs de sa situation, manipulations et plaie, c'est-à-dire traumatisme de l'intestin, exigeraient le rétablissement le plus rapide possible de la contractilité et de la circulation intestinale ; mais la suture qui ferme la perforation semble au contraire ne devoir donner la réunion qu'au prix de l'immobilité de la paroi. Evidemment les contractions intestinales ne sont pas faites pour favoriser la réunion des lèvres d'une plaie qu'elles tiraillent et mobilisent et peuvent même aboutir à déchirer des adhérences commençantes : cela est indiscutable. Mais, d'autre part, la distension du tube intestinal, par les gaz, la stagnation des matières fécales septiques au niveau de la suture, qui résultent l'une et l'autre de l'immobilité de l'intestin parésié, soit par le fait du traumatisme opératoire, soit par le fait d'une médication stupéfiante, ne réalisent-elles pas, aussi bien au point de vue mécanique qu'au point de vue chirurgical, c'est-à-dire antiseptique, les plus fâcheuses conditions pour la réussite de la suture ? Faut-il donc traiter un entérorraphié comme un laparotomisé quelconque ? J'ose prétendre qu'il le faut, lorsque l'on est sûr de sa suture ; et la thérapeutique usuelle me paraît être d'une pusillanimité inspirée par la méfiance dans la solidité de la suture.

Quand à la suite d'une laparotomie pour obstruction intestinale, quand à la suite d'une kélotomie pour hernie sphacélée, le chirurgien fait une bonne entérectomie, je dis bonne, c'est-à-dire en tissu sain, terminée par une entérorraphie circulaire, quel que soit le procédé choisi, est-ce que la suture n'est pas immédiatement soumise aux contractions violentes de l'intestin, qui se vide de son contenu accumulé dans le bout supérieur ? Est-ce qu'elle n'est pas en même temps baignée par des matières essentiellement septiques ? Et pourtant l'opéré guérit souvent, et, quand il meurt, le plus fréquemment ce n'est pas par suite de péritonite, par perforation résultant de la rupture de la suture, c'est par suite d'une septicémie intestino-péritonéale, contemporaine de l'étranglement, antérieure à l'opération.

Au bout de quelques heures, une suture bien faite avec un bonéa-est suffisamment solide, et suffisamment protégée. Les expériences de Chaput et Cornil en font foi et nombreuses sont les observations d'entérorraphie, suivie de mort douze et vingt-quatre heures après l'opération, où l'autopsie a bien montré la solidité et la suffisance de la suture (Czerny et Rindfleich, 1892). Faut-il alors accuser le chirurgien de partialité pour son œuvre et d'une sorte de mauvais respect chirurgical qui le porte à chercher, ailleurs que dans son opération même, la cause de la mort? Pareille accusation n'est heureusement que fort exceptionnellement fondée. Tous ces faits démontrent donc qu'avec une suture bien faite, le rétablissement précoce de la fonction intestinale est possible et même désirable et que, par conséquent, on peut traiter un entérorraphié comme un laparotomisé ordinaire, c'est-à-dire user chez lui des purgatifs doux pour provoquer des garde-robes et obéir ainsi au précepte qui dit que le purgatif est le meilleur des antiseptiques intestinaux.

Mais, objectera-t-on, si l'opéré a subi un traitement préopératoire convenable, son intestin est, au moment de l'opération, vide et asepsié et, par conséquent, il n'y a aucun intérêt à le fatiguer de purgatifs pour évacuer un contenu qui n'existe pas ! D'accord, c'est parfaitement exact ; dans ces conditions, l'expectation pure et simple avec la diète absolue, ou tout au moins une alimentation liquide et aseptique, sont tout-à-fait recommandables; et l'on pourra attendre quelques jours, de quatre à six, pour provoquer une garde-robe.

Mais, comme je l'ai dit plus haut, en traitant de l'antisepsie préopératoire, ce ne sont pas là les conditions habituelles. Le plus souvent le chirurgien opère d'urgence, sans avoir pu préparer son malade, dont l'intestin est plus ou moins plein, révolté ou distendu ; et, dans ces conditions, ne pas favoriser l'évacuation intestinale après l'opération, c'est, de parti pris, appliquer un pansement septique ou fécal sur la surface muqueuse de la suture. Par conséquent il faut obtenir alors des gardes-robes précoces, c'est-à-dire dès le second jour, sans avoir peur de compromettre par les contractions intestinales la solidité d'une réunion déjà obtenue, si la suture est bien faite, ou qui ne le sera jamais. Les vieux chirurgiens français l'avaient bien compris. J'ai sous les yeux, en écrivant ces lignes, le texte de la belle observation de Cloquet, publiée dans le Traité théorique et pratique des maladies chirurgicales du canal intestinal de Jobert, où, le premier, Cloquet pratiqua l'entérorraphie circulaire par le procédé primitif d'invagination de Jobert. L'opéré guérit ;

or, le soir même de l'opération, le chirurgien chercha à obtenir et obtint « une selle abondante » au moyen d'un lavement ; nouveau lavement le troisième jour ; une purgation (huile de ricin), suivie de trois ou quatre selles abondantes, le quatrième jour, à partir duquel la fonction intestinale se rétablit spontanément et quotidiennement. De même, dans la fameuse observation de Lavielle, de Mainbaste, si justement remarquée par Bouilly, et dans bien d'autres encore.

Chaput, dans son livre, qui fait pourtant autorité, est d'une tout autre opinion. Il met le malade à la diète, lui impose le supplice de la soif, paralyse et immobilise son intestin, en lui administrant de dix à vingt centigrammes d'extrait d'opium par jour pendant trois jours, le nourrit au moyen de lavements nutritifs et attend le huitième jour pour donner non pas une purgation, mais un lavement quotidien, qui sera rendu sans effort et même au moyen d'une canule. Si le ventre se ballonne avant le huitième jour, il se hâte cependant et donne 60 centigrammes de calomel et un lavement évacuant. A partir du quatrième jour, il augmente la dose d'aliments, liquides, parceque, dit-il, la réunion est déjà assurée et que d'autre part il faut éviter de trop affaiblir le malade. Ce n'est pourtant que le quinzième jour qu'il commence l'alimentation solide.

Puisque la réunion est deja assurée le quatrième jour, pourquoi donc tant de crainte et de soins pour aboutir à bourrer l'intestin de matières fécales, dont la vidange serait si désirable ?

Quant à moi, sans oser formuler de règle absolue, je distingue entre les opérés où l'intestin a pu être vidé et plus ou moins désinfecté par un traitement antiseptique préopératoire, et ceux qu'il a fallu opérer d'urgence. Je traite les premiers comme des laparotomisés ordinaires, en reprenant l'antisepsie intestinale dès que les vomissements chloroformiques ont cessé, en retardant toutefois l'alimentation solide jusqu'au huitième jour et en cherchant à obtenir la première selle le troisième jour et même le second, pour peu qu'il y ait du ballonnement. Je cherche par les moyens les plus doux, mais aussi efficaces, à vider et à désinfecter le plus tôt possible l'intestin des seconds. Je ne donne point d'opium. Je nourris doucement, mais sûrement, évitant de condamner mes opérés au double supplice de la soif et de la faim.

Je suis heureux de constater d'ailleurs que ma pratique est semblable à celle de chirurgiens tels que Cloquet dans le passé, Czerny dans le présent.

IX. — ACCIDENTS.

1° **Accidents opératoires.** — Les hémorragies, la hernie de l'intestin, l'épanchement de matières fécales dans la cavité abdominale, sont en dehors des incidents possibles au cours de toute laparotomie, les accidents propres aux opérations sur l'intestin grêle.

Les hémorragies graves sont toujours fournies par un vaisseau mésentérique, qu'il faudra chercher et lier ; j'en parlerai en traitant de l'entérectomie. La hernie de l'intestin s'observe surtout au cours des opérations pour obstruction intestinale (Voir le chapitre spécial).

Quant à l'épanchement de matières fécales dans la cavité abdominale, c'est un accident grave, qui résulte d'un défaut dans la coprostase ou d'une maladresse imputable au chirurgien ou à l'un de ses aides. Le remède, c'est la toilette exacte de la cavité abdominale et le drainage.

2° **Suites opératoires. — Accidents post-opératoires possibles.** — Les accidents possibles à la suite des opérations sur l'intestin grêle sont ou bien la continuation d'accidents antérieurs à l'opération, ou bien le résultat de l'opération elle-même.

Les accidents du premier groupe sont : la péritonite, la septicémie intestino-péritonéale, si fréquentes et si rapidement développées chez les hernieux, les obstrués, les blessés. Bien entendu, l'acte opératoire lui-même ne peut rien pour les arrêter, à moins qu'il ne soit accompagné de lavages et de désinfection efficace du péritoine. Les accidents du deuxième groupe sont primitifs ou tardifs. Les accidents primitifs sont les hémorragies, le choc, la péritonite par perforation ou sphacèle de l'intestin au niveau de la suture, la septicémie intestino-péritonéale; les accidents tardifs sont l'obstruction intestinale qui peut résulter d'un rétrécissement, d'une coudure, d'une bride. Les hémorragies s'observent surtout à la suite de l'entérectomie et viennent le plus souvent du mésentère (Voir Entérectomie).

Il est certain que les opérations sur l'intestin grêle prédisposent tout particulièrement au choc traumatique et cela pour deux raisons: 1° parce que l'innervation de l'intestin est des plus riches ; 2° parce que les opérations sur l'intestin nécessitant la suture sont toujours minutieuses et longues. De même que l'obstruction intestinale et l'étranglement sont d'autant plus graves que l'obstacle ou la constriction siège sur une région plus élevée du tube intestinal, les opérations sur l'intestin grêle exposent plus au choc lorsqu'elles portent sur le jéjunum que lorsqu'elles portent sur l'iléon. Le voisinage du plexus solaire y est évidemment pour beaucoup.

La longueur de l'opération résulte de la minutie des sutures; c'est pourquoi un grand progrès a été réalisé le jour où, grâce au perfectionnement des sutures et à l'invention du bouton anastomotique, il a été possible de faire avec sécurité, en quelques minutes, une entérorraphie circulaire ou une entéro-anastomose qui naguère réclamait plus d'une heure. La rapidité de l'opération constitue en réalité la meilleure garantie contre le choc: ce n'est pas tant en effet l'intensité que la durée de l'irritation opératoire de l'intestin qui constitue le danger. La meilleure preuve en est donnée par l'expérience clinique qui affirme que, à asepsie égale, plus une opération intestinale est courte, moins elle est grave.

La péritonite par perforation ou sphacèle de l'intestin résulte d'une faute opératoire, à savoir : choix d'un mauvais procédé de suture, compromettant la vitalité des lèvres de la plaie intestinale; dissection du mésentère dans l'entérectomie (voir Entérectomie) ; application de la suture sur un intestin malade et par conséquent a priori mal nourri.

La septicémie intestino-péritonéale est la conséquence ordinaire d'une infection au cours de l'opération ou de manipulations trop violentes de l'intestin opéré.

L'obstruction intestinale par rétrécissement dépend d'une suture mal faite; par couture ou par brides, elle résulte d'adhérences intestinales ou épiploïques, qui, les unes et les autres, ont pour origine une péritonite adhésive, dont les causes sont multiples. Je n'ai pas à reprendre ici et à critiquer les nombreux travaux qui ont été faits sur les causes des adhérences péritonéales après la laparotomie. L'irritation simple, née du contact et des manipulations les plus aseptiques y suffit-elle? Ou bien faut-il une inoculation mitigée, purement phlogogène ? Je ne résoudrai pas la question : toutefois je répondrai volontiers par l'affirmation à la deuxième partie; et cela parce que toutes les laparotomies où l'intestin a été manipulé ne laissent pas d'adhérences.

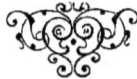

DEUXIÈME PARTIE

II. — OPÉRATIONS PRATIQUÉES SUR L'INTESTIN GRÊLE.

Définitions. — L'intestin grêle s'étend du pylore à la valvule iléo-cœcale ; il comprend le duodénum, le jéjunum et l'iléon.

Les limites de l'intestin grêle sont anatomiquement précises ; elles ne le sont pas autant au point de vue chirurgical. Presque toute la chirurgie du duodénum se confond avec la chirurgie du pylore ; la question des tumeurs duodéno-pyloriques et de la résection pylorico-duodénale ne saurait en effet être utilement traitée ailleurs qu'au chapitre de la résection du pylore.

D'ailleurs, les opérations sur l'ampoule de Vater sont encore, sauf la cholédochotomie et les incisions ou extirpations de kystes du pancréas, absolument dans l'enfance. Seules la taille duodénale et la duodénostomie sont des actes opératoires réglés ; encore leur description peut-elle être confondue avec celle de la taille intestinale en général, et avec celle de l'entérostomie.

De même, la gastro-entéro-anastomose et la cholécystentérostomie appartiennent soit à la chirurgie de l'estomac, soit à la chirurgie de la vésicule. Ce sont du reste aussi bien des variétés d'entéro-anastomose ; et tout ce que j'ai à en dire sera utilement placé dans le chapitre consacré à cette opération.

Quant à l'extrémité inférieure de l'intestin grêle, la région iléo-cœcale prend, en raison de l'existence de la valvule de Bauhin, une importance telle que les opérations qui s'y pratiquent méritent un chapitre à part, intermédiaire entre la chirurgie de l'intestin grêle et la chirurgie du cœcum.

Considérations anatomiques. — Les opérations sur l'intestin grêle se pratiquent dans un terrain du domaine péritonéal ; c'est assez dire qu'elles exigent toutes les précautions que nécessitent les laparotomies.

L'intestin grêle est un tube membraneux, composé de quatre parois, à savoir de dehors en dedans : la séreuse, la musculeuse, la sous-muqueuse, et la muqueuse.

La séreuse jouit de toutes les qualités du péritoine ; assez résistante, elle adhère intimement à la musculeuse, mais peut en être décollée.

La musculeuse, avec ses couches de fibres longitudinales et circulaires, est peu résistante ; elle se contracture et se parésie avec facilité, de telle sorte qu'il faut compter sur la dilatation paralytique ultérieure d'un intestin contracturé et rétréci au moment de l'intervention. La musculeuse ne jouit d'aucune propriété plastique ou adhésive spéciale ; elle est aseptique lorsqu'elle est saine.

La sous muqueuse est faite de vaisseaux, de nerfs, de fibres élastiques nombreuses, de culs de sac glandulaires et de tissu conjonctif : c'est peut-être la couche la plus résistante, celle sur laquelle un fil à suture trouvera le meilleur point d'appui. Riche en vaisseaux, elle fournit les meilleurs éléments pour la cicatrisation définitive des plaies. Elle est aseptique, lorsqu'elle est saine.

La muqueuse est molle, sans résistance, très peu adhérente à la sous muqueuse ; elle est, même à l'état normal, imbibée de liquides septiques. Recouverte d'épithélium, elle ne saurait adhérer à elle-même par affrontement de surfaces.

Tous les vaisseaux et nerfs de l'intestin grêle lui sont apportés par le mésentère qui existe sur toute la longueur de cet intestin, sauf cependant pour le duodénum. Au point de vue chirurgical, le seul point important à savoir, c'est que tout segment intestinal décollé de ses adhérences immédiates à son mésentère est voué au sphacèle. Une déchirure du mésentère, éloignée de l'intestin de deux ou trois centimètres, est sans danger ; un décollement intestino-mésentérique est fatal. C'est que les vaisseaux intestinaux naissent perpendiculairement d'une série d'arcades, anastomosées transversalement entre elles, dont la convexité affleure le bord mésentérique de l'intestin. Une section perpendiculaire, au niveau du mésentère, ne peut par conséquent compromettre en rien la vitalité de la paroi intestinale, puisqu'elle respecte les vaisseaux afférents ; tandis qu'une section transversale du mésentère, entre les dernières arcades vasculaires et l'intestin, supprime l'irrigation artérielle de celui-ci.

CHAPITRE I.

PONCTION INTESTINALE

Définition. — La ponction intestinale est une opération qui consiste à perforer l'intestin, au moyen d'un trocart ou d'une aiguille tubulée pour en évacuer le contenu gazeux ou liquide.

Historique.— Il est difficile de dire quel est le chirurgien qui, le premier, ponctionna l'intestin à travers la paroi abdominale pour en évacuer le contenu en cas d'obstruction intestinale. Gross, Demarquay, Lefort (1876) l'avaient recommandée ; Trèves (1884), Ashurst (1886) ne la condamnent pas ; mais le peu de popularité de cette opération aveugle restait évident. Demons (1889) fit ce qu'il put pour la remettre en honneur ; mais il n'y réussit guère. — Quant à la ponction des hernies étranglées, elle date de Mérat, d'Ambroise Paré, de Van Swieten et a été reprise par Pigray, Pott, Levrat, Long, Le Noir, Nélaton, Gosselin, Deroubay, Dolbeau et Duplouy ont préconisé l'aspiration. Lecerf (1872), Madelung et Bayer ont récemment encore essayé de la faire revivre, heureusement sans succès. Enfin la ponction de l'intestin au cours d'une laparotomie est une manœuvre récente, généralement remplacée par l'incision.

Technique opératoire. — La ponction intestinale se fait dans deux conditions : 1° Indirectement sur l'intestin, à travers la paroi abdominale intacte ; 2° Directement sur l'intestin, mis à découvert par une laparotomie.

1° **Ponction indirecte sur l'intestin à travers la paroi abdominale intacte.** — L'anesthésie n'est pas nécessaire. Les instruments sont : soit l'aspirateur Dieulafoy, armé de l'aiguille n° 1 (Demons, 1889), soit un trocart à hydrocèle ordinaire.

Le malade étant placé dans le décubitus horizontal, le chirurgien reconnaît, par la vue, la palpation ou la percussion, la région de l'abdomen où le ventre est le plus météorisé ; puis, armé soit de l'aiguille n° 1 de l'appareil aspirateur Dieulafoy (Demons), soit d'un trocart à hydrocèle, il plante l'instrument à travers la paroi dans l'intestin. Il reconnaît qu'il a pénétré dans l'intestin, lorsqu'il entend le sifflement produit par l'issue des gaz passant par l'aiguille dans la seringue de l'aspirateur, ou filant par la canule du trocart dont le poinçon a été enlevé. Lorsque l'issue des gaz est terminée, ce que l'on reconnaît à la cessation du sifflement à travers la canule et à la persistance du vide dans la seringue de l'aspirateur, bien plutôt qu'à l'affaissement de la paroi abdominale, il faut retirer l'aiguille de l'aspirateur ou le trocart. Pour l'aiguille de l'aspirateur, on aura soin de faire cesser toute aspiration, en fermant le robinet d'appel, pour éviter l'écoulement du contenu de l'aiguille dans la cavité péritonéale. Pour le trocart, on réintroduira le poinçon, pour chasser dans l'intestin le contenu de la canule. Aiguille ou trocart seront alors retirés. Un pansement antiseptique ou aseptique sera appliqué.

L'opération, est on le voit, parfaitement simple. Avec l'asepsie cutanée préopératoire et le pansement post-opératoire, il me paraît inutile, sinon dangereux, de faire le fameux pli à la peau recommandé par Jules Guérin, pour obéir aux principes de la méthode dite sous-cutanée ; l'inoculation du trajet pariétal au retour de l'aiguille et du trocart est en effet possible et serait d'autant plus grave que le trajet pariétal serait plus sinueux.

2° **Ponction directe sur l'intestin mis à découvert par une laparotomie.** — Les instruments à préparer sont, soit l'aspirateur Dieulafoy avec l'aiguille n° 1, soit un gros trocart. L'anse intestinale herniée et entourée de compresses aseptiques est maintenue hors du ventre ; le chirurgien y enfonce l'aiguille ou le trocart. S'il se sert de l'aiguille, rien à faire après le retrait ; s'il se sert du gros trocart, et cela est mieux, il doit, après le retrait de l'instrument, assurer par un point de suture (point de Gély ou de Hallsted) l'occlusion de la petite plaie (Le Dentu, 1890).

Suites opératoires. — Accidents possibles. — L'observation clinique montre que les plaies de l'intestin par instruments piquants n'offrent aucun danger. Le trajet de la perforation s'obture en effet dès que l'instrument vulnérant est retiré, non seulement par suite de la contraction de la musculeuse et de la sous-muqueuse, dont les fibres ont été plutôt écartées par l'instrument que coupées ou déchirées, mais encore par suite du défaut de concordance entre la plaie de la musculeuse et celle de la muqueuse que son ampleur et ses replis rendent si facile à décoller. Mais, si la plaie intestinale s'obstrue et si, par conséquent, l'épanchement intra-péritonéal des gaz ou des liquides ne peut se faire à la suite des piqûres de l'intestin après le retrait de l'instrument, lorsque la blessure siège sur un intestin sain, il n'en est pas de même lorsque celle-ci atteint un intestin malade. Or, dans les cas ou la ponction intestinale pourrait être indiquée, il n'est pas douteux que l'intestin ne soit le plus souvent malade. Non pas malade assurément dans toute son étendue, mais malade au voisinage de l'obstacle, justement dans les points où le météorisme est le plus considérable. Il s'ensuit que, au point blessé, l'intestin ne possède plus ses vertus physiologiques, étant pénétré de microbes et de toxines, et que la blessure peut être l'origine d'un sphacèle local et d'une perforation ultérieure (Verneuil, 1887). Lorsque la ponction est faite sur une anse intestinale, mise à découvert par une laparotomie, le chirurgien choisit l'anse à ponctionner et en apprécie l'intégrité ; mais, lorsque la ponction est faite à travers la paroi abdominale intacte, le hasard seul conduit l'aiguille et choisit l'anse au petit bonheur de son intégrité. Ce n'est pas là, d'ailleurs, le seul danger ou le seul aléa de la ponction ; il est certain que, lorsque la ponction est faite à travers la paroi abdominale intacte, l'inoculation du péritoine peut être réalisée par l'instrument lui-même. Pour pénétrer dans l'intestin, l'instrument doit en effet traverser la paroi abdominale avec sa séreuse, puis, après avoir cheminé dans la cavité péritonéale, la paroi de l'anse intestinale. Or, dans la cavité de l'anse intestinale, l'instrument baigne dans un milieu septique à l'excès et par conséquent se charge de virus. A la vérité, si l'instrument est lisse, sans aspérités ni cavités, on peut espérer qu'il sera nettoyé et purifié par le frottement de la paroi intestinale elle-même, pendant le trajet au retour ; mais, si cela est possible, probable même, ce n'est pas sûr. Cela devient même tout à fait improbable, si l'instrument possède des aspérités, ou s'il est creux comme la canule d'un trocart ; dans ce cas, le risque d'inoculation est évident. Mais la ponction présente encore un autre danger : la blessure d'un vaisseau de l'épiploon ou du mésentère est possible et une hémorragie peut s'en suivre ; inutile d'en faire remarquer la gravité.

Indications. — La ponction intestinale a été surtout pratiquée dans les cas de météorisme excessif. Au IVᵐᵉ *Congrès français de Chirurgie*, le professeur Demons (1889) l'a de nouveau prônée, apportant six observations d'obstruction intestinale vraie ou de parésie intestinale par péritonisme, dans des cas de suppuration péri-cœcale ou péri-utérine, où la ponction répétée plusieurs fois à chaque séance et plusieurs jours de suite lui avait rendu les meilleurs services. Je crois que Demons a été particulièrement favorisé, se trouvant en face de cas où l'obstruction intestinale me paraît avoir été au moins complaisante. Peu de chirurgiens oseraient comme lui, au cours d'une obstruction grave, courir la chance de larder ainsi la paroi abdominale et l'intestin d'une série de coups d'aiguille.

On a conseillé aussi la ponction intestinale dans la hernie étranglée, où elle est pratiquée sur l'anse étranglée elle-même. Je n'ai jamais fait et ne songe pas à faire la ponction intestinale dans la hernie étranglée ; mais je comprends jusqu'à un certain point que l'évacuation artificielle de l'anse étranglée puisse, si elle est complète, favoriser la réduction par le taxis d'une hernie à étranglement peu serré. Je me demande même si les succès obtenus dans l'obstruction intestinale par le même moyen ne peuvent être expliqués par l'hypothèse que la ponction ayant justement porté par hasard sur l'anse étranglée (étranglement interne), l'évacuation de celle-ci n'a pas favorisé la réduction spontanée de l'étranglement ?

Il ne faut pas croire d'ailleurs que, lorsque la ponction porte sur une anse située au dessus de l'obstacle, ce qui d'ordinaire est le but poursuivi, elle suffise à évacuer le contenu d'une bien longue portion de l'intestin et puisse par conséquent avoir une grande influence pour diminuer le météorisme. Que l'on en juge par ce qui se passe lorsque l'on ponctionne au trocart, au cours d'une laparotomie pour obstruction intestinale, une anse ballonnée? On voit cette anse, et cette anse seule, s'affaisser sur une étendue de quinze, vingt, trente centimètres au plus, et c'est tout.

D'ailleurs, n'est-ce pas condamner soi-même la méthode que de déclarer qu'il faut multiplier les piqûres à chaque séance et récidiver les séances. Parlant de la ponction capillaire à travers la paroi abdominale intacte: « Je ne puis dire, écrit Trèves (1884), que ce soit là une opération véritablement scientifique. » Je suis tout à fait de cet avis. C'est une pratique aveugle, insuffisante et dangereuse.

Quant à la ponction directe sur une anse découverte par la laparotomie, tout le monde lui préfère aujourd'hui l'incision, parce-qu'elle est tout aussi innocente et beaucoup plus efficace.

CHAPITRE II.

INCISION OU TAILLE INTESTINALE.

Synonymie. — *Entérostomie temporaire.* — *Entérotomie.*

Définition. — L'incision ou taille intestinale est une opération qui consiste à ouvrir l'intestin, pour en extraire un corps étranger ou pour en évacuer le contenu gazeux, liquide ou solide.

L'incision ou taille intestinale est le plus souvent suivie d'une opération complémentaire, destinée à fermer l'intestin ouvert: *l'entérorraphie latérale.*

Historique. — L'histoire de la taille intestinale se confond avec celle des corps étrangers, calculs ou autres, de l'intestin grêle, et celle de la laparotomie pour obstruction intestinale, c'est-à-dire avec celle des indications de l'opération elle-même. C'est Madelung (1887) qui semble avoir le premier proposé cette opération comme manœuvre au cours de la laparotomie pour obstruction intestinale. Bœckel (1890) en fournit deux bonnes observations sous le nom d'*entérostomie temporaire* : depuis lors, et peut-être avant, presque tous les laparotomistes l'emploient pour vider un intestin distendu par des gaz ou des liquides.

Technique opératoire. — I. **Avant l'opération.** —

1° L'anesthésie sera le plus souvent générale. Le malade sera couché sur un lit à renversement.

2° Antisepsie préopératoire. — L'urgence de l'opération empêche en général d'y avoir recours.

3° Aides. — Ceux qu'il faut dans toute laparotomie pour opération sur l'intestin.

4° Instruments. — Les instruments nécessaires sont les mêmes que ceux utilisés pour toute laparatomie et pour toute entérorraphie.

II. **Pendant l'opération.** — **Manuel opératoire.** — Le manuel opératoire diffère un peu suivant l'indication. I. L'opération est prévue, réglée d'avance, c'est-à-dire que le chirurgien fait une laparotomie dans le but de remplir une indication curatrice en taillant l'intestin. — II. L'incision de l'intestin n'est qu'un incident secon-

daire, une manœuvre opératoire destinée à faciliter l'acte principal au cours d'une laparotomie.

Je crois bon de réserver le nom de *taille intestinale* à la première opération et de désigner la seconde plus spécialement sous
le nom d'*incision intestinale*. Le nom d'*entérotomie*, accepté par
Poulet (1879) pour désigner la taille intestinale, me paraît être
exact, mais prêter à confusion; le mot « *entérotomie* » ayant, depuis
Dupuytren, une signification bien précise dans la cure radicale de
l'anus artificiel.

I. **Taille intestinale.** — Il s'agit d'un corps étranger ou d'un
calcul. La taille intestinale pour corps étranger ou calcul se fait en
trois temps.

1er TEMPS : **Laparotomie.** — S'il existe une tumeur sensible ou
visible à travers la paroi abdominale à droite ou à gauche de la ligne blanche, la laparotomie sera latérale, la règle étant d'inciser
sur le point culminant de la tumeur ; sinon, elle sera médiane.

2me TEMPS : **Recherche de l'anse qui contient le corps étranger ou
le calcul.** — S'il existe une tumeur, ou bien c'est une tumeur fécale au dessus du corps étranger ou du calcul obstruant l'intestin, ou
bien c'est une tumeur faite d'anses intestinales accolées par un
mortier d'adhérences autour de l'anse qui contient le corps étranger ou le calcul, soit par suite de périentérite, soit par suite de la
perforation de cette anse. Le diagnostic entre l'une et l'autre tumeur a été d'ailleurs fait d'avance facilement, puisque la tumeur
fécale témoigne simplement d'une obstruction aiguë ou chronique,
tandis que la tumeur inflammatoire témoigne d'une péritonite localisée, dont les signes sont précis. Donc, vous avez incisé sur la
tumeur, si elle existe; sur la ligne médiane, s'il n'y a pas de tumeur.

Dans le premier cas, le siège du corps étranger ou du calcul est
facile à découvrir. Dans le second cas, c'est moins aisé.

Toutefois, considérez d'abord le degré du météorisme : si le
ventre est peu ballonné, le corps étranger ou le calcul siège dans le
jéjunum ; si le ballonnement est considérable, cherchez dans l'iléon.
Dévidez donc alors l'intestin, en commençant, suivant l'état du ballonnement, soit par le duodénum, soit par le bout cœcal : vous
arriverez sur le corps du délit.

3e TEMPS : **Taille intestinale.** — A. Il n'y a pas tumeur et vous avez
découvert l'anse qui contient le corps étranger ou le calcul. — Faites le possible pour attirer doucement cette anse hors de la cavité abdominale; vous y parviendrez toujours, à moins que vous n'ayez affaire
à la première portion du jéjunum. Dans ce cas, vous devez opérer

sur place, dans la profondeur, en protégeant les alentours au moyen d'un tapis de compresses. L'anse est à votre portée avec son contenu : réalisez la coprostase au dessus et au dessous ; garnissez la plaie pour prévenir tout épanchement ; incisez l'intestin sur le corps étranger ou le calcul, et que votre incision soit assez étendue, pour que celui-ci sorte facilement, sans risquer de contusionner les lèvres de la plaie.

Dans quel sens devez-vous inciser, transversalement ou longitudinalement ? D'après mon expérience personnelle, l'incision longitudinale est plus commode pour l'extraction du corps étranger ou du calcul; mais la suture de cette incision rétrécit l'intestin d'une façon appréciable. Une suture suivant l'axe longitudinal mange au moins un centimètre et demi d'intestin : donc, sur le jéjunum, il reste environ 66 millimètres moins 15 de circonférence, soit 50 millimètres, ce qui est à la vérité suffisant. Cependant j'ai eu l'occasion de laparotomiser, une deuxième fois, un homme à qui j'avais taillé et suturé longitudinalement le colon deux mois auparavant; il persistait un rétrécissement très net. On peut, du reste, si l'incision n'est pas trop longue, la suturer transversalement ; loin de rétrécir l'intestin, on l'élargit ainsi ; mais on le coude d'autant plus que l'incision est plus longue. Quant à l'incision transversale, afin qu'elle soit assez large pour donner passage à un calcul de volume ordinaire, il faut l'étendre au moins à la demi circonférence. La suture qu'elle nécessite doit être prolongée de chaque côté, presque jusqu'au voisinage du mésentère; il s'ensuit un rétrécissement valvulaire, à la vérité peu important. Toutefois, pour peu que la section transversale soit étendue, le mieux serait encore de la compléter et de réunir au moyen d'un bouton anastomotique ou d'une suture circulaire.

Chaque incision a ses défauts; mais l'extraction est, sans aucun doute, plus facile par l'incision longitudinale que par l'incision transversale. Celle-ci, en effet, met seulement à découvert l'une des extrémités du corps étranger, qui doit ensuite être extirpé au moyen d'une pince, ou exprimé au moyen des doigts comprimant l'intestin ; or, pour peu que le corps étranger ou le calcul soit rugueux, il irrite l'intestin qui se convulse sur lui ou qu'il distend; il adhère à la muqueuse qu'il pénètre ; il ne glisse pas sous les tractions ou les pressions qui l'invitent à sortir et il déchire. Celle-là au contraire découvre le corps étranger dans toute sa longueur, en sectionnant les fibres circulaires de la musculeuse : elle relâche l'intestin qui se rétracte, de telle sorte que l'extraction se fait pour ainsi dire toute seule, devenant plutôt une expulsion. Décidément, l'incision longitudinale est préférable.

Mais où convient-il d'inciser ? Si votre incision longitudinale doit être trop longue pour que vous puissiez songer à la suturer transversalement, incisez sur le pôle opposé à l'insertion mésentérique : si votre incision n'est pas trop longue pour que vous puissiez la suturer transversalement, c'est-à-dire si elle est moins longue que le diamètre de l'intestin, incisez sur le flanc de l'intestin à égale distance de l'insertion du mésentère et du pôle opposé ; le coude qui résultera de votre suture aura ainsi moins d'inconvénients et, dans l'exécution de la suture, vous serez moins gêné par le mésentère.

B. Il y a tumeur fécale. — Opérez de la même façon ; mais la coprostase au dessus est superflue. Vous devez d'ailleurs, avant de tailler l'intestin, vous assurer qu'il n'y a pas de corps étranger, de calcul, faisant obstacle à la circulation fécale. S'il n'y en a pas, vous essaierez par des pressions douces et prudentes de diviser la masse fécale et de la faire circuler, ce à quoi vous réussirez rarement du reste. Si vous ne réussissez pas ou qu'il y ait un corps étranger, vous inciserez largement, en prenant toutes les précautions pour recueillir hors du ventre et aseptiquement la vidange intestinale. Vous laverez l'intestin avec générosité et minutie, avant de procéder à la suture. Vous vous assurerez également de la vitalité de l'anse intestinale, vitalité compromise en bien des cas par la distension et l'infection ; vous réséquerez, si l'intestin vous paraît malade.

C. Il y a tumeur et cette tumeur résulte d'une péritonite circonscrite avec ou sans abcès enkysté. — Attirez la masse intestinale hors du ventre, ou tout au moins dans l'incision de la paroi abdominale. Dissociez prudemment les anses adhérentes pour découvrir l'anse qui contient le corps du délit, que vous taillez et suturez, si elle vous paraît suffisamment saine. Que si, en dissociant les adhérences ou même en ouvrant le ventre, vous tombez sur un abcès, c'est que l'anse habitée par le corps étranger est perforée ou menace de l'être ; il ne doit plus alors être question de taille intestinale, mais d'entérectomie ou d'entérostomie.

II. Incision de l'intestin au cours d'une laparotomie. — Elle a été proposée par Madelung (1887), pour remplacer la ponction intestinale. Au cours d'une laparotomie pour obstruction, le chirurgien est bien souvent considérablement gêné par les anses ballonnées au-dessus de l'obstacle. Méthodiquement Madelung, aussitôt le ventre ouvert, attire hors du ventre une anse distendue par les gaz et l'incise largement et longitudinalement, de manière à évacuer facilement et rapidemeut le contenu de la majeure partie de l'intestin. Lorsque l'écoulement a cessé, il ferme la plaie par une suture provisoire, confie l'anse à un aide et va à la recherche de l'obstacle. S'il ne trouve pas l'obstacle ou si, l'ayant trouvé, il ne peut le lever, il fait l'entérostomie sur l'anse incisée. S'il le trouve et qu'il puisse le lever, il fait le traitement convenable, suture l'incision de l'anse herniée et la réduit.

Suites opératoires. — Accidents possibles. — Le succès de la taille intestinale ou de l'incision dépend de l'antisepsie au cours de l'opération et de la perfection de la suture. Au cours de l'opération, l'accident le plus grave est l'épanchement de matières fécales dans la cavité abdominale ; il résulte d'un défaut dans la coprostase ou d'une maladresse imputable au chirurgien ou à un aide ; une exacte toilette de l'abdomen et le drainage peuvent seuls y porter remède. — Après l'opération, le choc est surtout à redouter à la suite de la taille du jéjunum. rempli par un calcul ; j'ai perdu une opérée en cinq heures, sans autre explication possible. La septicémie intestino-péritonéale, la péritonite par perforation, peuvent encore s'observer. Le chirurgien doit s'appliquer à les prévenir par son asepsie et son adresse à parfaire la suture.

Indications. — J'ai assez parlé des indications, en décrivant le manuel opératoire pour n'avoir pas à y revenir.

CHAPITRE III.

ENTÉRORRAPHIE LATÉRALE.

Étymologie. — Εντερον, intestin ; ραφεω, je couds.

Synonymie. — *Entérorraphie partielle.* — *Suture latérale de l'intestin.*

Définition. — On désigne sous le nom d'entérorraphie latérale toutes les opérations de suture partielle de la paroi intestinale.

Historique. — Il faut distinguer deux chapitres dans l'histoire de l'entérorraphie latérale. Le premier est celui de l'entérorraphie, appliquée aux plaies de l'intestin ; le deuxième est celui de l'entérorraphie latérale dans le traitement de la hernie étranglée.

Les premières observations bien nettes d'entérorraphie latéral e pour plaie de l'intestin, sans parler de Celse, de Galien, de Rhazès et d'Abul-Kasem, appartiennent à des médecins italiens du moyen âge, Salicetto, Mondini de Luzzi, et à Guy de Chauliac, etc. Puis vint Palfyn, avec un point de suture suspenseur, sans nœud (suture en anse), qui porte son nom et qui fut repris plus tard par Le Dran. Garengeot (1748), le premier, fait un surjet ; il est imité par Sabatier, Richerand et Bell. Tous ces chirurgiens affrontaient simplement l'une à l'autre les deux tranches de la plaie intestinale ; Chopart et Desault (1784) cherchèrent à produire l'invagination dans les plaies transversales; Cooper proposa la ligature, affrontant les muqueuses pour les petites plaies. Mais, c'est surtout à partir de Jobert (1824) et de Lembert (1826) que l'opération se perfectionna· Le principal progrès était alors réalisé. A dater de là, en effet, l'histoire de l'entérorraphie latérale est uniquement faite de perfectionnements de détail dans la technique de la suture et aussi dans l'établissement des indications. Je citerai, en ce qui concerne la technique, les procédés de réunion instrumentale de Reybard (1827), Bobrik (1850), Bouisson (1851), Péan (1869), Bérenger-Féraud (1869), Faure et Suarez (1895) ; la greffe intestinale de Gély (1844), Privat (1845), Chaput (1896). Enfin, en ce qui touche les indications, les travaux de Chaput (1896).

Le deuxième chapitre, celui de l'entérorraphie latérale au cours de la kélotomie pour hernie étranglée, a été ouvert plus récemment. Il semble que ce soit Huguier qui, le premier, ait proposé de com-

bler par une suture partielle les perforations ou les menaces de
perforation de l'intestin étranglé. Huguier fut suivi par Giraldès,
qui cita sept opérations faites par Astley Cooper, Lawrence, Gib-
son, Cloquet et Laugier ; mais ce fut surtout Barette (1882), qui
démontra l'importance et fixa les indications de l'entérorraphie latérale au cours de la kélotomie.

Technique opératoire. — I. Avant l'opération. —
1° **Anesthésie**. — L'anesthésie générale est indiquée par la laparotomie même qui va aboutir à l'entérorraphie latérale.

2° **Antisepsie préopératoire**. — On fera l'antisepsie préopératoire
dans les cas rares où l'opération ne sera pas faite d'urgence. En
général, il s'agit d'une plaie accidentelle ou opératoire de l'intestin
et le chirurgien n'a pu préparer son opéré.

3° **Aides**. — Ce sont ceux d'une laparotomie pour intervention
sur l'intestin.

4° **Instruments**. — Matériel habituel de la laparotomie ou de la
suture intestinale : suture classique avec des fils, ou suture instrumentale. Le lit à renversement peut être très utile.

II. Pendant l'opération. — Manuel opératoire. —
Vous opérez dans l'une des trois circonstances suivantes : I. Plaie
de l'intestin par traumatisme chirurgical, c'est-à-dire au cours d'une
opération ; II. Perforation d'un intestin étranglé; III. Plaie de l'intestin par traumatisme accidentel.

I et II. — Dans les deux premiers cas, la laparotomie est déjà
faite et la découverte de l'anse blessée est simple.

Celle-ci est immédiatement herniée hors du ventre, qui est provisoirement fermé et protégé par un lit de serviettes aseptiques.

III. — Il s'agit d'une plaie de l'intestin, plaie contuse, plaie par
instrument tranchant, ou par coup de feu ; l'indication d'opérer,
que je n'ai pas à discuter ici, est reconnue: où convient-il d'inciser
la paroi abdominale ? Comment faut-il procéder à la recherche de
l'anse ou des anses blessées, et à l'hémostase ?

1° *Où convient-il d'inciser la paroi abdominale ?* — S'il existe
à la paroi abdominale une plaie large ; si, par cette plaie, une anse
blessée apparait ou fait hernie, l'hésitation n'est pas permise: c'est
à travers la plaie accidentelle de la paroi, élargie ou non par une
incision conduite autant que possible dans le sens des fibres musculaires, que le chirurgien devra diriger ses recherches et exécuter
son opération.

Mais, s'il n'existe dans la paroi abdominale qu'une simple perforation, telle que celles que peuvent produire un coup de feu, une pointe d'épée ou une lame de couteau, la laparotomie médiane s'impose. L'incision sera faite cependant à la hauteur de la région pariétale, traumatisée, par conséquent au voisinage de l'intestin blessé.

2° *Hémostase ; recherche de l'anse ou des anses blessées.* — Donc le ventre est ouvert; un caillot plus ou moins volumineux, quelquefois même du sang pur apparaît ! Par conséquent, il y a une hémorragie; le volume du caillot, ou la quantité et la rutilance du sang feront soupçonner son importance.

Si l'hémorragie est profuse, allez-vite sans perdre la tête. A travers l'incision qui doit mesurer au moins quinze centimètres, introduisez la main vers la région blessée : déprimez l'intestin prudemment sans trop le déplacer, pour ne pas rompre les rapports des anses entre elles. Cherchez surtout le vaisseau qui saigne sur le mésentère. Que si l'hémorragie est menaçante, et que vous n'en trouviez pas vite la source, n'hésitez pas, bien pourvu de serviettes aseptiques qui vont recevoir l'intestin, fendez le ventre de l'appendice xiphoïde au pubis ; qu'un aide comprime l'aorte, et, quant à vous, faites l'éviscération, étalez l'intestin, et le mésentère ; l'hémostase devient alors facile.

Mais n'oubliez pas que cette manœuvre est, en la circonstance, particulièrement grave; car, si elle facilite la recherche de la source de l'hémorragie, voire même la découverte des anses blessées, l'intestin pouvant être hors du ventre facilement dévidé d'un bout à l'autre, d'une part elle est traumatisante à l'excès et d'autre part par les manipulations intestinales qu'elle nécessite, elle favorise l'épanchement du contenu intestinal à travers les perforations et expose à l'inoculation de régions péritonéales jusqu'alors respectées.

L'idéal serait de découvrir les anses blessées sur place, et d'y réaliser la coprostase, avant de les mobiliser hors du ventre pour y exécuter les opérations nécessaires. S'il n'y a pas d'hémorragie menaçante, vous y arriverez en partant de ce principe que les anses blessées sont nécessairement superposées. Mais ici il importe de distinguer les cas de plaies par coup de feu, coup de couteau, etc., et les cas de contusions, par coup de pied de cheval par exemple.

Evidemment, dans les cas de plaies par coup de feu ou de couteau, l'anse blessée, directement atteinte par l'agent traumatique, aura toute chance d'être trouvée au voisinage immédiat de la plaie pénétrante de la paroi abdominale et même en contact avec elle. Que si l'on ne trouve rien en face de la plaie pariétale, il est bien

probable, que l'on ne trouvera rien dans la profondeur ; tandis
que, si l'on découvre là une anse blessée, il faudra encore en chercher une ou plusieurs autres au-dessous dans les couches intestinales profondes.

. Au contraire, dans le cas de contusion profonde de l'abdomen,
il faut bien savoir que l'une des principales variétés de blessure intestinale, que l'on rencontre alors, résulte de l'écrasement de
l'anse saisie entre la paroi abdominale déprimée par le corps con-
tondant et le squelette, colonne vertébrale ou os iliaque, et que,
par conséquent, toutes les chances sont pour que l'anse blessée
se trouve dans la profondeur du ventre, au voisinage du squelette.

Ne pas oublier, en outre, qu'à côté des blessures par écrasement,
il peut exister, dans les cas de contusion, des blessures par éclate-
tement (Février et Adam, 1895), siégeant soit au-dessus, soit au-
dessous de la lésion par écrasement.

Il ne m'appartient d'étudier ici ni le mécanisme, ni le diagnostic
des blessures intestinales, quelle qu'en soit la nature ; il m'importe
seulement d'établir, comme principes capables de guider dans la
découverte des anses blessées, que lorsqu'il s'agit de plaie pénétrante, les lésions diminuent en allant de la paroi abdominale vers
la colonne vertébrale au voisinage de laquelle, en cas de perforations multiples, se trouvent les blessures les moins graves ; tandis
que, au contraire, lorsqu'il s'agit de contusion, les lésions s'accen-
tuent en allant de la paroi vers la colonne, au voisinage de laquelle,
en cas de ruptures multiples, se trouvent les déchirures les plus
graves (Février et Adam).

Donc avec une extrême prudence, pour ne pas, en rompant des
adhérences ou en comprimant des anses blessées, provoquer l'épanchement de matières fécales à travers des blessures plus ou moins
obturées, procédant méthodiquement, après vous être enquis de la
direction probable du traumatisme, examinez les différents étages
d'anses intestinales, qui se trouvent au niveau de la région de la
paroi perforée ou contusionnée. Les traînées hémorragiques, les
épanchements fécaux, les trajets ecchymotiques vous conduiront
sans doute sur les anses blessées. Dès qu'une perforation sera
reconnue, réalisez la coprostase de l'anse intéressée, ou fermez en
provisoirement la perforation au moyen d'une pince quelconque
et herniez l'anse hors de la plaie.

Mais, souvent, vous ne trouvez rien ainsi. Il importe alors, pour
avoir la certitude de l'intégrité de l'intestin, de procéder au dévidage méthodique, que vous ne manquerez pas au surplus de faire,

comme contrôle, même si vous avez déjà découvert des anses perforées, pour vous assurer qu'aucune blessure, ne vous a échappé.

Chaput conseille de commencer toujours par dévider l'intestin
et de faire d'emblée l'éviscération, pour laver commodément tout
l'abdomen, aussitôt qu'on a constaté l'existence d'une perforation.
A mon avis l'éviscération, doit être réservée aux cas où l'épanchement fécal ou sanguin pollue tout l'abdomen : c'est une manœuvre
qu'il faut savoir hardiment employer, mais qu'il serait dangereux
et inutile de généraliser. Tout l'effort du chirurgien doit tendre à
localiser le traumatisme opératoire dans la région du traumatisme
accidentel; et, quant aux lavages du péritoine et de l'intestin, ils
généralisent le plus souvent une infection qu'ils cherchent à prévenir. Donc, peu ou même point de lavages proprement dits;
une toilette minutieuse avec des linges secs ou humides est bien
suffisante.

Voici par conséquent toutes les anses blessées hors du ventre ;
les perforations sont provisoirement obturées. Que la cavité abdominale soit aussi provisoirement fermée ; que les anses herniées soient entourées et isolées par des serviettes aseptiques. Vous
jugerez alors si la confluence des perforations indique ou non une
résection étendue à tout le segment d'intestin blessé, ou s'il est
préférable de traiter isolément chacune des blessures. Je suppose
dans ce chapitre que c'est à ce dernier parti que vous vous êtes
résolu, et, pour plus de simplicité, je vais décrire l'opération
comme s'il s'agissait d'une perforation unique.

Faites immédiatement la coprostase au-dessus et au-dessous de
la plaie et videz avec précaution l'anse blessée. Pour y aboutir, ne
craignez pas d'agrandir une perforation qui ne donne qu'en bavant
issue au contenu intestinal. Faites la toilette minutieuse intus
et extra de l'anse blessée. Fermez la plaie ou la perforation par la
suture.

Trois cas peuvent se présenter : 1° Il s'agit d'une plaie nette et
franche. 2° Il s'agit d'une perforation ou d'une plaie à bords déchirés et contus. 3° Il s'agit d'une menace de perforation ou de
sphacèle local d'une anse tout à l'heure étranglée.

1° **Plaie nette et franche.** — Lavez et réunissez.

Procédés de réunion. — Les procédés de réunion doivent être
classés en deux catégories : 1. procédés de réunion par la suture ;
11. procédés de réunion au moyen d'instruments spéciaux.

I. **Procédés de réunion par la suture.** — Vous pouvez employer l'une ou l'autre des sutures types que j'ai décrites dans la

Technique générale; mais choisissez exclusivement un point non perforant. Les meilleurs sont :

a) La suture de Lembert ou séro-séreuse ; mais elle a le défaut d'être à un seul étage, ou, si on fait deux étages, de manger beaucoup d'étoffe et de risquer un rétrécissement.

b) La suture de Dupuytren, ou suture en surjet, qui a l'avantage d'être rapide, mais qui fronce et partage en outre les défauts de la suture de Lembert à un ou deux étages.

c) La suture de Czerny, bien qu'elle ait encore l'inconvénient de rétrécir.

d) La suture de Wölfler, qui est en réalité supérieure à toutes, parce qu'elle affronte bien et rétrécit peu. A la vérité, la suture de Czerny et celle de Wölfler sont faites de points entrecoupés ; mais vous pouvez les appliquer en surjet, si vous préférez une suture continue. Or, vous préférerez une suture continue, parce qu'elle est à la fois plus sûre et plus rapide ; et vous en éviterez tous les inconvénients en employant le procédé de Doyen, c'est à dire le procédé du surjet interrompu.

Quelle que soit la suture que vous choisissiez, vous vous faciliterez beaucoup l'opération, et vous obtiendrez une adaptation bien plus exacte des lèvres de la plaie, si vous tendez celles-ci devant l'aiguille qui va les coudre. Donc, au moyen de deux fines pinces à griffes, appliquées à chacun des angles de la plaie, ou bien au moyen de deux anses de fil, passées chacune au niveau de la plaie, saisissez, fixez, suspendez et tendez l'intestin blessé. Avant de commencer la suture, assurez-vous de l'hémostase et faites la, soit par pincement et torsion, soit par ligature avec un fin catgut. Quant à la suture elle même, elle doit commencer et finir à un centimètre au delà de chacun des angles de la plaie, au moins pour le deuxième étage séro-séreux (Czerny) ou séro-musculaire (Wölfler). Lorsque la suture sera terminée, vous vous assurerez de sa perfection et placerez tous les points supplémentaires nécessaires.

II. Procédés de réunion au moyen d'instruments. — Tout dernièrement Faure, prosecteur des hôpitaux de Paris, et Suarez d'Angers (1895), ont essayé de faire bénéficier les plaies latérales ou partielles de l'intestin des avantages du procédé de réunion instrumental de Murphy. En réalité, ils ne faisaient que rajeunir une ancienne méthode; et, avant eux, Reybard (1827), Bobrik (1850), Bouisson (1851), Péan (1869), Bérenger-Féraud (1869), avaient proposé différents procédés, dont quelques uns. ingénieux, peuvent rendre des services et par conséquent méritent d'être décrits.

1. PROCÉDÉ DE SUTURE DE REYBARD (1827). — Lorsqu'il existe une petite plaie, prenez une plaquette de bois quelconque, de 3 à

Fig. 67. — Procédé de suture de Reybard.

4 centimètres de long sur 2 de large, percée de deux trous, comme un bouton de culotte; passez-y une anse de fil, munie de deux aiguilles, et introduisez la dans l'intestin. De dedans en dehors, traversez la paroi intestinale et la paroi abdominale avec l'une des aiguilles d'abord, puis avec l'autre, en un point diamétralement opposé. Nouez les deux chefs du fil. Telle est la suture de Reybard (*Fig.* 67), bien comprise pour aboutir à la formation ou d'un abcès pyo-stercoral ou d'une fistule stercorale.

2. SUTURE DE BOBRIK (1850). — Bobrik (*Fig.* 68) introduit dans l'intestin une sorte de petite gouttière, faite d'un métal malléable, un peu plus longue que n'est longue la solution de continuité; puis, il y insinue les deux lèvres de la plaie en les renversant en dedans et plissant l'intestin au-dessus et au-dessous. A travers la paroi intestinale, il saisit les bords de la gouttière et les presse pour aplatir celle-ci et pincer dans sa cavité les lèvres de la section intestinale. Naturellement, les deux séreuses sont affrontées et adhèrent; toute la portion comprise dans la gouttière se

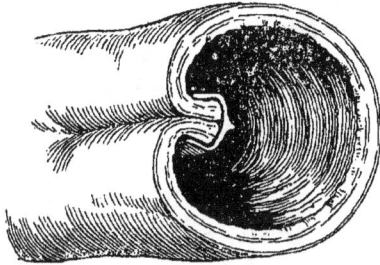

Fig. 68. — Procédé de suture de Bobrik.

nécrose et est éliminée avec celle-ci. Ce procédé est absolument remarquable : c'est l'idée mère de la pince de Faure et du bouton anastomotique de Chaput; mais la gouttière de Bobrik a tous les inconvénients que possède la pince de Faure et elle tient assurément moins bien, n'étant pas pourvue de griffes.

3. SUTURE DE BOUISSON. — La suture de Bouisson (1851) (*Fig.* 69) est jusqu'à un certain point une suture instrumentale, dont la description trouve ici sa place. Deux épingles, armées d'un fil noué à leur tête, sont passées chacune parallèlement aux lèvres de la plaie, comme on passe une aiguille dans un bas pour le repriser. Il s'ensuit que chaque épingle a successivement une partie

cachée et une partie visible. Avec autant d'anses de fil qu'il y a de
parties visibles, on réunit les deux épingles, et par conséquent
la plaie. Ces fils sont noués ; mais un seul des chefs est coupé. Les
chefs conservés sont réunis en
faisceau et sortent par l'un des
angles de la plaie abdominale ;
les fils noués à la tête des épingles sortent par l'autre. Le troisième ou quatrième jour, on enlève les épingles en tirant sur
leurs fils ; du même coup le faisceau des anses se trouve libre et
est aisément retiré. S'agit-il d'une
suture transversale, on courbe

Fig. 69. — Procédé de suture de Bouisson.

convenablement les épingles ; mais leur retrait est plus difficile ; ou
bien on emploie quatre épingles, au lieu de deux.

4. Procédé de Péan au moyen de serre-fines. — Bardeleben, appréciant le procédé de Bobrik, dit, en propres termes, qu'on pourrait remplacer la gouttière métallique par une série de serre-fines.
Péan (1869) eut la même idée et l'appliqua.

La plaie est fixée et tendue ; les lèvres sont saisies (*Fig.* 70), chacune
avec une pince à disséquer qui les renverse en dedans et adoss
leurs séreuses (*Fig.* 71). Elles
sont maintenues dans cette position par une série de serre-fines
appliquées du côté de la muqueuse et qui seront abandonnées
dans l'intestin. Les serre-fines
sont spéciales (*Fig.* 72). Elles sont
courtes, en huit de chiffre, dont
un œil ouvert porte les mors ;
au niveau du croisement des
branches est un anneau. En faisant glisser cet anneau vers l'œil
fermé, on rétrécit celui-ci ; par
conséquent, on agrandit l'œil
ouvert et on écarte
les mors.

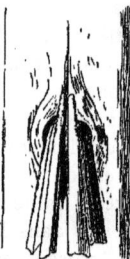

Pour placer la
serre-fine, il faut
un instrument par-

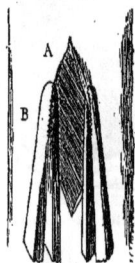

Fig. 70. — Suture de
Péan. — *1er temps.*
Saisie des lèvres de
la plaie avec des
pinces.

Fig. 71. — Suture de
Péan. — *2e temps.*
Adossement des sé-
reuses.

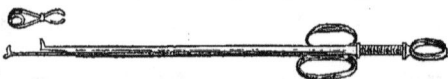

Fig. 72. — Serre-fine et porte-serre-fines de Péan.

ticulier, *porte serre-fines* (*Fig.* 72). C'est une sorte de petit brise-pierre en miniature, dont les mors sont maintenus écartés par un ressort à boudin et que l'on ferme en pressant sur les anneaux dont sont pourvus les manches. On saisit l'œil fermé et l'anneau coulissant de la serre-fine entre les mors de l'instrument. On ferme celui-ci, et, par conséquent, on ouvre la serre-fine. On insinue l'appareil dans l'intestin entre les lèvres de la plaie; on engage celles-ci avec les pinces à disséquer qui les tiennent entre les mors de la serre-fine. On lâche la serre-fine qui saisit et on retire le porte serre-fine, pour recommencer la même opération (*Fig.* 73), jusqu'à ce que toute la plaie soit

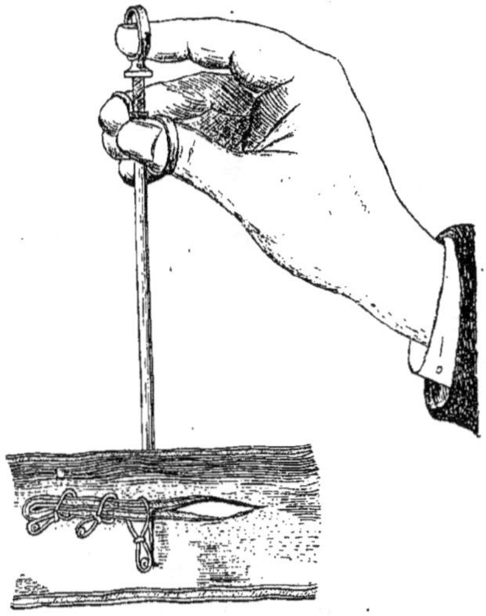

Fig. 73. — Suture de Péan. — Placement des serre-fines.

fermée. On conçoit sans peine qu'une opération aussi compliquée, exigeant une instrumentation si spéciale, et dont les manœuvres extra et intra-intestinales si multiples sont si dangereuses pour l'asepsie, n'ait pas obtenu la faveur des chirurgiens.

5. Procédé de Bérenger-Féraud (1869). — Deux buchettes rectangulaires de liège, d'environ un centimètre d'épaisseur, sont taillées au besoin dans un bouchon; elles doivent mesurer un peu plus que la longueur de la plaie intestinale à suturer.

Quatre ou cinq épingles, de 9 à 10 millimètres de longueur, sont plantées et enfoncées à fond dans chaque buchette, à égale distance les unes des autres, de telle sorte que la pointe de chacune d'elles dépasse largement et que la tête affleure le liège; de telle sorte aussi que, si l'on présente les deux buchettes épinglées l'une à l'autre, les pointes se croi-

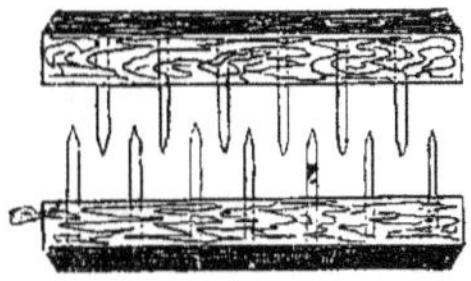

Fig. 74. — Buchettes de liège pourvues d'épingles pour la suture intestinale (Bérenger-Féraud).

sent (*Fig.* 74). L'instrument étant ainsi préparé, introduisez l'une des buchettes dans l'intestin et piquez la, de dedans en dehors, à deux ou trois millimètres de la section, sur l'une des lèvres de la plaie. Faites de même avec l'autre buchette sur l'autre lèvre. Chacune des lèvres apparaît hérissée d'épingles du côté de la séreuse et doublée d'une buchette du côté de la muqueuse (*Fig.* 75). Saisissez de chaque côté, à travers l'intestin, chacune des buchettes et plantez, en les enfonçant à fond, les épingles de droite dans la buchette de gauche et les épin-

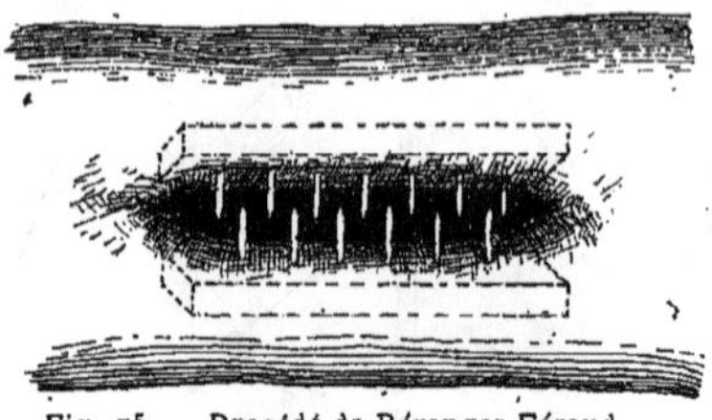

Fig. 75. — Procédé de Bérenger-Féraud. — Mise en place des buchettes.

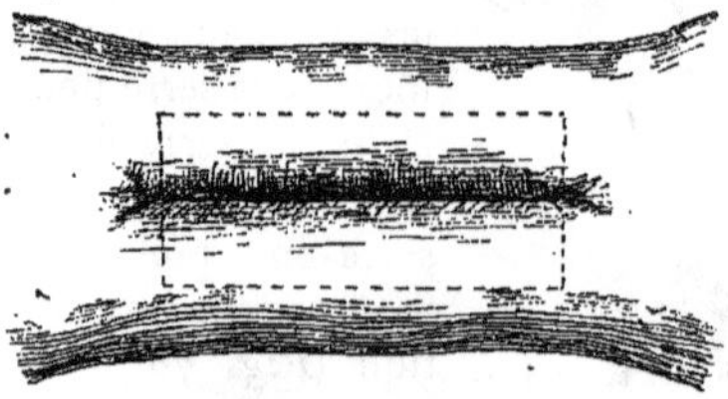

gles de gauche dans la buchette de droite à travers toute l'épaisseur de la lèvre d'intestin correspondante. Les deux lèvres se trou-

Fig. 76. — Les buchettes en place. — Affrontement des surfaces séreuses.

vent ainsi accolées, séreuse contre séreuse et la plaie est réunie. La surface comprimée entre les buchettes se sphacèle et est éliminée avec celle-ci (*Fig.* 76 et 77).

Le procédé de Bérenger-Féraud a, sur ses congénères, la grande supériorité de ne pas exiger d'instrumentation spéciale : on trouve partout du liège et des épingles. Mais d'abord il n'est guère applicable qu'aux plaies longitudinales; en outre et surtout, la solidité de la suture dépend de l'adhérence des épingles au bouchon qu'elles piquent, par conséquent elle est un peu problématique.

Pour corriger ce défaut et éviter, avec l'écartement des buchettes, la désunion des lèvres de la plaie, Bérenger-Féraud propose deux artifices ingénieux. 1° « On pourrait, dit-il, se servir au lieu d'épingles de petits hameçons qu'on aurait fait rougir à la flamme d'une bougie pour les redresser »; 2° « on pourrait introduire dans chaque prisme de liège une épingle recourbée dont on couperait au préalable la tête; et une fois la plaie fermée, on presserait mollement sur les prismes entre le pouce et l'index aux

Fig. 77. — Coupe de l'intestin, sur laquelle on voit les buchettes placées.

points A et B à travers la paroi intestinale » ou plus exactement sur les épingles en crochet qui entreraient dans les prismes pour

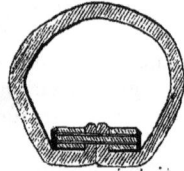

JEANNEL. 6

en empêcher l'écartement. Ces épingles en crochet peuvent être remplacées par deux hameçons. (*Fig.* 78).

Même ainsi perfectionné le procédé de Bérenger-Féraud, malgré sa simplicité, n'a pas conquis la faveur chirurgicale. Il est en vérité trop
à redouter que l'appareil ne lâche
une fois appliqué! Il est même à

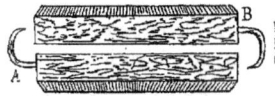

craindre qu'une fois la suture obtenue,
l'appareil libre, ne se dissocie et qu'a-
lors les épingles ne blessent la mu-

Fig. 78. — Prismes de liège à épingles recourbées, pour éviter l'écartement des buchettes.

queuse et même toute la paroi intestinale. Le chirurgien prudent exige une plus grande solidité, une meilleure garantie des instruments qu'il abandonne dans l'intestin de ses semblables.

6. PROCÉDÉ DE BONNIER (1896). — Il a été exhumé tout dernièrement par M. le Dr Amat, médecin major, de l'oubli où il restait enseveli. Je viens de décrire le procédé de Bérenger-Féraud (1869) pour les sutures latérales; à la même époque, Bonnier, élève au Val-de-Grâce (1869), proposa un procédé absolument identique applicable à l'entérorraphie circulaire et à l'entérorraphie latérale. La seule différence consiste en ce que l'appareil de Bonnier est fait, pour l'entérorraphie latérale, d'une buchette de bois, bordée d'une lame de liège, au lieu d'une buchette entièrement en liège, et en ce que les épingles ordinaires de Bérenger-Féraud sont remplacées par des hameçons, que du reste Bérenger-Féraud propose également. L'application des deux instruments est identique.

Les beaux esprits se rencontrent! Y a-t-il ici coïncidence ou copie? Je n'ose me prononcer. Ce qu'il y a de certain, c'est que Bérenger-Féraud a présenté son instrument à l'Académie de Médecine le 28 décembre 1869, et que si, en 1869 encore, Bonnier, alors médecin stagiaire, fit au Val-de-Grâce des expériences sur le cadavre, c'est seulement en 1885 que, devenu Préfet, il fit connaître son appareil dans une petite brochure bien peu connue. Il est étonnant, d'ailleurs, de constater que l'*Arsenal* de Gaujot et Spillmann ne mentionne pas l'appareil de Bonnier, alors que Spillmann aurait, d'après Amat, assisté aux expériences de Bonnier.

7. PROCÉDÉS DE MATAS ET DE BROKAW. — S'inspirant du procédé d'entéro-anastomose de Senn, Matas d'une part, Brokaw de l'autre, ignorant sans doute le procédé de Bérenger-Féraud, conseillèrent d'appliquer sur la face muqueuse de chacune des lèvres de la plaie, soit une buchette d'os décalcifié (Matas), soit un faisceau de grosse corde à violon (Brokaw), et de fixer le tout au moyen d'un premier

étage de points perforants dans les anses desquels étaient compris
et serrés les deux étais. Un
deuxième étage séro-séreux
assurait la réunion (*Fig.* 79).

Ce deuxième étage était
peut-être bien le seul utile.

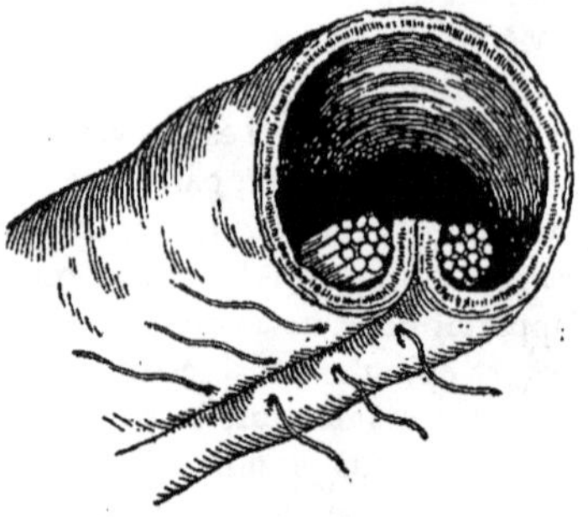

8. Procédé de Faure et
Suarèz. — Faure et Suarèz
(1895) emploient, pour oblitérer les plaies intestinales,
une serre-fine à mors larges
garnis de griffes de différentes
longueurs et de forme variée,
c'est-à-dire droits pour les

Fig. 79. — Procédé de Brokaw.

plaies longitudinales, courbes pour les plaies transversales ou
obliques et de courbures diverses, de façon à pouvoir épouser la
courbe de l'intestin au niveau de la plaie. Les serre-fines du
nouveau modèle sont légères, fines, de petit volume et pourtant
solides et vigoureuses. A l'état de repos, leurs mors restent légèrement distants l'un de l'au-
tre, de telle sorte qu'une
fois en place, la pression
exercée par le ressort ne
soit pas trop forte. Les
manches de la pince por-
tent deux plaquettes qui
permettent de les recon-
naître et de les saisir
(*Fig.* 80, 81, 82 et 83).

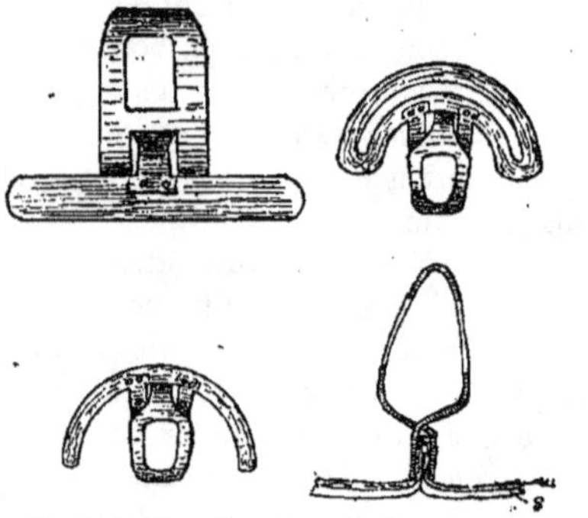

Donc choisissez une
serre-fine dont la forme
soit adaptée à la situation
de la plaie et qui soit

Fig. 80 à 83. — Serre-fines de Faure et Suarèz.

plus longue que celle-ci. Introduisez-la, par la plaie, dans l'intérieur de l'intestin en la faisant passer de champ, car la pince
est moins haute que large. Quand la pince est dans l'intestin, les
mors contre la plaie et parallèlement à celle-ci, ouvrez la, en saisissant les plaquettes des manches à travers la paroi de l'intestin : puis,
avec une pince à disséquer, introduisez ou faites introduire par un
aide, entre les mors béants, les deux lèvres de la plaie qui viennent
s'appliquer contre la face interne et piquante des mors par leur muqueuse et s'adossent l'une à l'autre par leur séreuse. Lâchez alors les

plaquettes de la pince : celle-ci se refermera, saisissant les lèvres de la plaie et appliquant les séreuses l'une contre l'autre pour oblitérer entièrement la plaie, du moins si les lèvres en ont été bien et également saisies. Or, c'est là toute la difficulté : l'engagement régulier des lèvres de la plaie entre les mors de la serre-fine, écartés par la pression des doigts à travers la paroi intestinale n'est pas commode et la sécurité de la réunion en dépend. Là est assurément la pierre d'achoppement, le défaut du procédé. « Il faut, disent Faure et Suarèz, quelques minutes pour fermer une plaie de dimension moyenne. » Je veux bien le croire, lorsque l'habileté et l'habitude du chirurgien l'ont familiarisé avec la technique du placement de la pince. « L'affrontement est plus exact, plus hermétique qu'avec la meilleure suture » disent encore les inventeurs ! Il ne faudrait pourtant pas calomnier les sutures et je gage que maintes applications de serre-fines devront encore être complétées, perfectionnées par quelques points de Lembert.

Il est d'ailleurs incontestable que l'abandon de la serre-fine dans l'intestin n'a aucun inconvénient. Au bout de peu de jours, le lambeau des lèvres de la plaie, mordu par la pince, se sphacèlera, tombera, pendant que les séreuses affrontées se seront accolées, et sera en définitive éliminé avec les fèces. Evidemment la présence de ce petit appareil ne produira à aucun moment ni rétrécissement ni obstacle. Mais qui admettra qu'il soit pratique de compter sur un procédé qui exige un tel approvisionnement d'instruments spéciaux de types si variés, aussi variés que peuvent l'être la longueur, la forme et la direction des plaies de la paroi intestinale ? En vérité le procédé de Faure et Suarèz restera un procédé d'exception ou de laboratoire, et le jour n'est pas encore venu où les plaies latérales de l'intestin pourront bénéficier des avantages de la réunion instrumentale.

2° **Perforation ou plaie à bords déchirés et contus.** — Après la toilette complète, vous avez à apprécier si la réunion de la plaie est possible, c'est à dire si l'irrégularité des lèvres de la solution de continuité ne promet pas une suture pénible et une adaptation défectueuse, ou si la contusion de l'intestin au niveau de la plaie ne défend pas d'espérer le succès de la suture. Un intestin contus risque de se sphacéler ; la muqueuse souvent plus malade que la séreuse s'infecte, se pénètre de microbes qui envahissent aussi la musculeuse ; de telle sorte que, sous une séreuse d'apparence saine, se cachent parfois des tuniques incapables de supporter les frais du travail de la réunion. C'est à vous d'apprécier ; et, il faut bien

le reconnaître, ici tout conseil est inutile. L'expérience seule rend
bon juge en la matière; et tout ce qu'il convient de dire c'est un
seul mot: soyez sévère pour être prudent. Au surplus, les plaies
contuses quelle que soit leur étiologie, sont souvent larges, étendues, multiples, et, dans bien des cas, il faut faire ou il existe une
perte de substance telle que la réunion aboutirait sûrement au
rétrécissement.

Donc, *la plaie est trop irrégulière pour que la suture soit bonne.*
Régularisez la par excision de ses bords et suturez; mais, si votre
excision doit être large, s'il doit s'en suivre une plaie dont la réunion rétrécisse l'intestin au delà de toute prudence, faites l'entérectomie. Examinez toutefois auparavant, s'il n'est pas possible de
réunir en travers la plaie longitudinale, qui résulte de votre excision. Toutefois ne craignez pas l'entérectomie : elle est si simple
soit avec les boutons anastomotiques de Murphy, Villard ou Chaput, soit avec une bonne suture !

*La plaie est contuse, c'est une perforation par une balle ou un
écrasement par coup de pied de cheval ou autre violente contusion;
la suture est impossible* : vous ferez ou l'entérectomie ou l'une ou
l'autre des deux opérations suivantes, dont les indications ont été
fort bien étudiées par Chaput (1896) : A, *greffe intestinale;*
B, *excision losangique de l'intestin.*

A. **Greffe intestinale.** — La greffe intestinale est une opération
qui consiste à emprunter la paroi d'une anse voisine pour combler
une solution de continuité de l'intestin, qu'il n'est pas possible
d'oblitérer par la suture.

Chaput (1896) déclare avoir imaginé la greffe intestinale. Je
regrette de lui enlever cette illusion; il l'a perfectionnée, mais non
inventée. C'est à Gély (1844), puis à un médecin de Campagnac
(Aveyron), A. Privat (1846), que revient cet honneur.

PROCÉDÉ DE GÉLY. — Lorsqu'il existe une plaie avec perte de substance circulaire ou elliptique, Gély (1844) proposait de coudre l'intestin au niveau de la plaie et de réunir transversalement, au moyen
de sa suture, les lèvres des deux demi circonférences juxtaposées.
La courbure de l'intestin peut, d'après lui, être portée sans inconvénients au point de rendre parallèles les deux bouts infléchis (*Fig.* 84).

Mais voici qui est plus curieux, puisqu'on y trouve, à la fois, l'idée
première de la greffe intestinale et celle de l'entéro-anastomose.

Je copie textuellement l'analyse du travail de Gély, publié par le
Bulletin de thérapeutique en 1845, n'ayant pu me procurer le mémoire original du chirurgien de Nantes : « Une conséquence

forcée de cette dernière proposition (celle de coudre l'intestin au niveau des perforations avec perte de substance), c'est que le même procédé de suture (celui de Gély) peut servir à mettre en contact deux plaies, deux pertes de substances placées à une certaine distance l'une de l'autre ; car il est aussi facile d'agir sur deux circonférences isolées, que sur deux portions d'une même circonférence. Le cercle à parcourir est complet et par conséquent plus grand que dans le premier cas ; mais il peut l'être aussi exactement et de la même manière. Après cette opération les deux anses sont adossées parallèlement et une communication fistuleuse s'établit entre elles. »

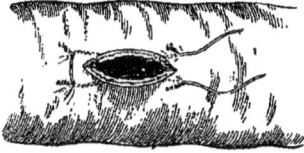

Fig. 84. — Suture de Gély.

Gély a-t-il exécuté l'opération ainsi comprise ? Je ne sais ; et l'on peut, d'ailleurs, assez justement prétendre qu'il existe une différence entre cette opération d'anastomose de deux perforations et la greffe intestinale proprement dite où il n'existe qu'une paroi trouée. Mais l'objection ne tient plus pour l'observation suivante.

SUTURE AUTOPLASTIQUE DE PRIVAT. — Alex. Privat (1846), dans un cas des plus intéressants et des plus curieux de blessure de l'intestin grêle par un tranchet, tenta d'abord la suture par le procédé de Jobert, en maintenant l'intestin suturé hernié hors du ventre. La suture échoua dès le lendemain. Il imagina alors d'en appeler à l'autoplastie, c'est à dire que, maintenant toujours l'intestin hernié hors du ventre, « il disposa les choses de telle sorte, que chaque plaie (il y en avait quatre) soit recouverte par une des circonvolutions intestinales laissées au dehors; la quatrième plaie seule ne put être ainsi fermée. » Privat ne dit pas s'il fixa les circonvolutions intestinales sur les plaies au moyen de la suture. Sept jours après, jugeant les adhérences suffisamment solides, il réduisit la masse intestinale, moins l'anse encore perforée dont il fixa la perforation contre la paroi abdominale, pour en obtenir la fermeture à la manière de Reybard. L'observation est remarquable. N'est-ce pas la première édition de la suture dite autoplastique de Chaput ? Mais il faut avouer que la malade, qui guérit, y mit la meilleure volonté, possédant un péritoine bien tolérant !

L'exemple de Privat a-t-il été suivi par d'autres chirurgiens ? Je l'ignore. Mais il est certain que l'étude des autopsies eût montré à qui eût voulu y regarder, que, maintes fois, la guérison spontanée d'une plaie de l'intestin a été obtenue par un procédé naturel d'autoplastie, c'est à dire par la soudure de la paroi d'une anse voisine au niveau de la plaie. Reclus (1886-92) l'a bien des fois dit et montré, dans la célèbre discussion sur les plaies de l'intestin, qui a si longtemps agité la Société de Chirurgie. Quoiqu'il en soit, Chaput a ressuscité et perfectionné la suture autoplastique de Gély ou de Privat. Privat ne semble avoir placé aucun point de suture ; Chaput en place très méthodiquement une série. Voici son procédé.

PROCÉDÉ DE GREFFE INTESTINALE DE CHAPUT. — Faites décrire un coude à l'anse blessée de manière à amener en face de la perforation une zone de cette même anse, située à 3o centimètres au moins, en deçà ou au delà. Si, en effet, vous choisissez une anse voisine quelconque, vous obtiendrez la formation d'une bride ou

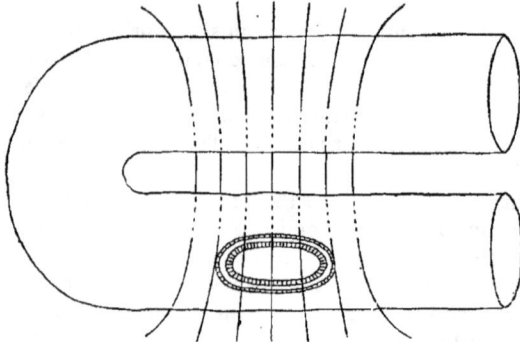

Fig. 85. — Procédé de greffe intestinale de Chaput. — Premier plan séro-séreux. — Pour faciliter la compréhension du dessin, on a indiqué des points séparés au lieu d'un surjet.

d'un anneau étroit capable de produire ultérieurement un étranglement interne. Une fois le coude formé, l'anse se présente à vous par le pôle opposé à l'insertion mésentérique. Soudez alors la paroi perforée à la paroi saine qui l'avoisine au moyen de deux rangées concentriques de sutures séro-séreuses distantes d'un centimètre environ, tout comme s'il s'agissait d'une entéro-anastomose. Commencez donc par réunir à la zone de paroi saine correspondante à la demi circonférence de la perforation la plus voisine de l'insertion mésentérique ; pour cela, placez, en piquant le premier point au niveau de l'une des extrémités du diamètre longitudinal de la perforation, d'abord un surjet en demi couronne à un centimètre des bords de la perforation (Fig. 85) et en second lieu un surjet en couronne complète tout à fait au voisinage du bord de la perforation. Une fois ce deuxième surjet terminé et arrêté, reprenez le premier surjet pour le compléter autour de la demi circonférence de la perforation la plus éloignée de l'insertion mésentérique (*Fig.* 86). Vous placerez bien entendu un surjet

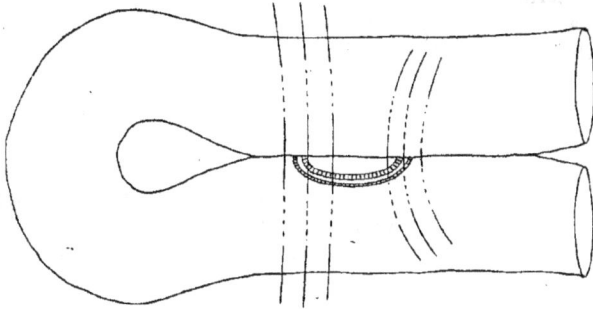

Fig. 86. — Procédé de greffe intestinale de Chaput. — Deuxième plan séro-musculaire et dernier plan séro-séreux.

interrompu, pour éviter les froncements et vous obtiendrez ainsi la réunion que montre la *Fig.* 87. — A vrai dire, la description de Chaput n'est pas exactement celle que je donne ici, qui me paraît plus claire et plus simple. Voici d'ailleurs comment s'exprime notre auteur :

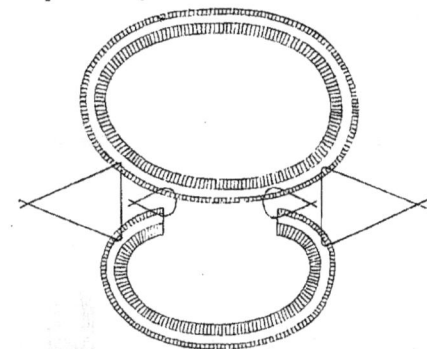

Fig. 87. — Procédé de greffe de Chaput. — Coupe horizontale au niveau de la greffe, montrant la disposition des sutures et le rapport des anses.

« Nous placerons des sutures en avant, en arrière, en haut et en bas de la perforation, d'une part, et sur des points symétriques de l'anse saine d'autre part.

« Commençons par les sutures postérieures; je les place parallèlement au grand axe de l'intestin, afin de ménager l'étoffe qui pourrait manquer. Chaque fil est passé dans la lèvre postérieure de la perforation, puis dans un point symétrique de l'anse intacte.

« Je place deux étages de sutures pour cette lèvre, en commençant

par l'étage le plus extérieur (le plus éloigné de la perforation). Je
mets aussi deux étages de sutures en haut et en bas de la perforation, et sur des points symétriques de l'anse saine : ces fils sont
perpendiculaires au grand axe de l'intestin.

« Je termine enfin par les sutures antérieures placées parallèlement à l'axe, d'abord l'étage interne, puis l'étage externe. »

Tels qu'il les décrit et figure, les étages de sutures de Chaput
circonscrivent deux rectangles ; je préfère les sutures en couronne. Chaput ne dit point s'il emploie un point entrecoupé ou
un surjet ; je préfère le surjet interrompu.

B. **Excision losangique de l'intestin.** — L'excision losangique
de l'intestin est une opération qui consiste à pratiquer une résection
partielle de l'intestin emportant toute la région perforée en la circonscrivant dans un losange à grand axe parallèle à l'axe de l'in-

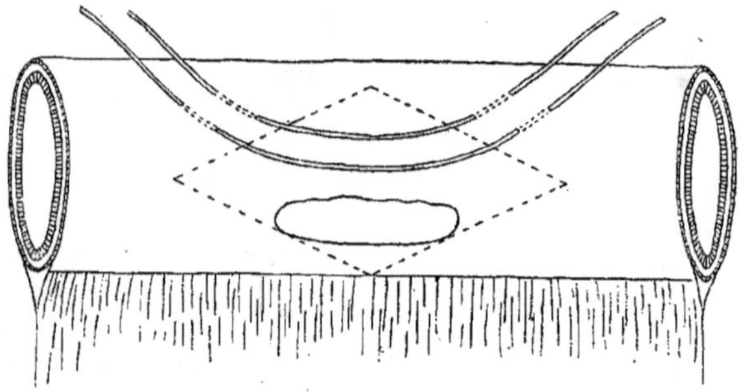

Fig. 88. — Excision losangique, plaie unique de l'intestin.

testin (*Fig.* 88 et 89). On réunit ensuite, deux à deux, chacun des
côtés des angles obtus du losange ; la plaie de résection se trouve
ainsi suturée transversalement et tout rétrécissement est évité. Mais

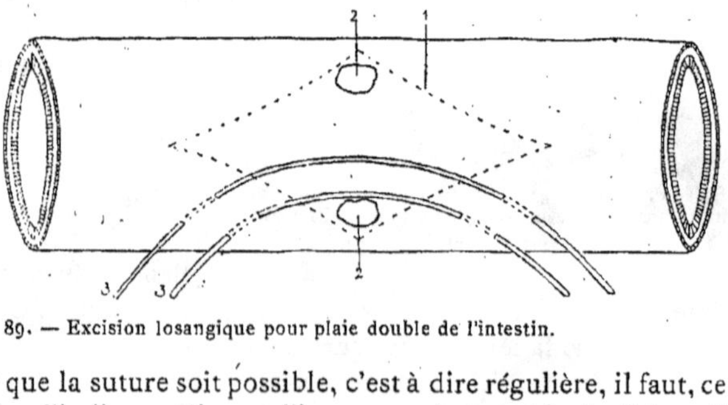

Fig. 89. — Excision losangique pour plaie double de l'intestin.

pour que la suture soit possible, c'est à dire régulière, il faut, ce que
néglige d'indiquer Chaput, l'inventeur de la méthode, il faut dis-je,

que le grand axe du losange soit moins long que n'est long l'arc
de la circonférence de l'intestin compris entre les sommets des
deux angles obtus du losange, sans quoi au lieu d'une suture linéaire on aurait une suture en $+$ (croix). Quelques souvenirs de
géométrie suffiront au lecteur pour le comprendre.

3° Il s'agit d'une menace de perforation ou de sphacèle local
d'une anse tout à l'heure étranglée. — Le cas est exceptionnel. Le
plus souvent, en effet, lorsqu'un point d'une anse étranglée est menacé de perforation, l'anse elle-même est en totalité malade et il
vaut mieux réséquer. Mais je suppose le diagnostic ferme et la
lésion bien certainement localisée. Quelques chirurgiens se sont
alors bornés à faire une suture en bourse, point de Gély ou de
Périer, tout autour de la zone malade ; cette pratique n'est admissible que si la lésion est minime ; elle reste en général dangereuse,
car les limites de la lésion sont difficiles à préciser et par conséquent à dépasser en plaçant la suture.

D'autres appliquent trois ou quatre points de Lembert par dessus le point menacé qui dans les deux cas se trouve invaginé dans
l'intestin. Barette, dans sa thèse (1882), relate six observations où
on fit la ligature suivant le procédé de Cooper (*Fig. 90*). Je dirai
plus loin, à propos de l'*entérodèse*
de Duplay et Cazin, le mécanisme
de la guérison par la ligature. Dans
le cas actuel, qu'il y ait perforation
ou simplement menace de perforation, la paroi intestinale perforée
ou menacée est saisie et attirée en
dehors au moyen d'une fine pince
érigne, jusqu'à former une tumeur
conique à la base de laquelle on
jette une ligature à la soie.

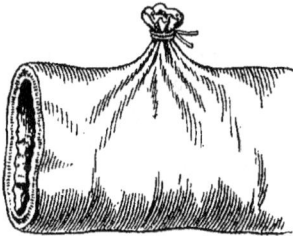

Fig. 90. — Fermeture par ligature de
petites plaies intestinales (d'après
Cooper).

Je préfère la suture à la ligature, d'abord parcequ'elle est plus
sûre et aussi parcequ'elle éloigne du péritoine, en l'invaginant dans
l'intestin, la région malade toujours inoculée, que la perforation
soit réalisée ou simplement menaçante.

Lorsqu'il existe deux points suspects voisins, ou lorsque la zone
menacée est quelque peu large, on peut encore éviter la résection
en faisant l'excision losangique de toute la partie malade. Evidemment, on ouvre ainsi un intestin qui ne l'était pas ; mais on a
l'avantage de rendre nette et franche une lésion diffuse et irrégulière, l'avantage aussi de suturer avec certitude en tissu sain.

Suites opératoires. — Accidents possibles. — On peut observer à la suite de l'entérorraphie latérale la série des accidents inhérents à toutes les opérations sur l'intestin, dont j'ai suffisamment parlé ci-dessus. Mais un accident propre, spécial à cette opération, est évidemment l'échec de la suture et la désunion de la plaie, entraînant l'épanchement du contenu intestinal. Si l'épanchement se fait dans la cavité abdominale, une péritonite en est laconséquence fatale, à moins qu'un diagnostic précoce n'ait permis un lavage heureux. Mais des adhérences peuvent s'être déjà formées autour de l'anse suturée et l'avoir fixée au voisinage de la plaie de laparotomie ; l'épanchement peut alors s'enkyster et l'accident aboutir simplement à un abcès avec fistule stercorale. C'est évidemment la solution la meilleure ; car la fistule stercorale n'est qu'une infirmité et même une infirmité curable.

Pour se garantir contre l'éventualité grave de l'épanchement intra-abdominal, quelques chirurgiens conseillent de fixer l'anse suturée à la paroi abdominale, au niveau de la plaie de laparotomie, au moyen du fil même qui a servi à la suture, ou au moyen d'une lanière de gaze iodoformée. J'ai déjà dit mon sentiment sur cette pratique ; c'est un pis aller. Il vaut mieux soigner la suture de manière à être assuré de sa solidité.

Indications. — Les blessures accidentelles ou opératoires de l'intestin, les perforations par sphacèle dans la hernie étranglée créent toutes les indications de l'entérorraphie latérale.

Les contre indications résident dans l'étendue, la forme, la multiplicité des blessures ou des lésions, dans la vitalité défectueuse de l'anse blessée, dans les blessures concomitantes du mésentère vecteur des vaisseaux nourriciers de l'anse à opérer.

CHAPITRE IV

ENTÉROSTOMIE.

Etymologie. — Εντερον, intestin ; στομα, bouche.

Synonymie. — *Bouche artificielle ou Anus artificiel sur l'intestin* ; *Duodénostomie* ; *Jéjunostomie* ; *Entérotomie de Nélaton* ; *Entérotomie*.

Définition. — L'entérostomie est une opération qui consiste à suturer et à ouvrir à la peau une anse intestinale dans le but d'y créer un orifice anormal définitif ou temporaire. Le terme Entérostomie (bouche intestinale) me paraît mal choisi, lorsqu'il s'agit d'un anus; je préférerais : entéroproctie, εντερον, πρωκτος.

Division. — Lorsqu'il s'agit d'ouvrir une bouche artificielle, l'orifice est placé le plus haut possible sur l'intestin, par conséquent sur le duodénum ou le jéjunum ; l'opération alors prend le nom spécial de **Duodénostomie** ou de **Jéjunostomie**.

Lorsqu'il s'agit d'ouvrir un anus artificiel, l'orifice est placé le plus bas possible sur l'intestin grêle ; l'opération garde alors le nom d'**Entérostomie** et mérite mieux encore celui d'**Iléostomie·**

I. — Duodénostomie ou Jéjunostomie.

Définition. — La duodénostomie ou la Jéjunostomie est une opération qui consiste à suturer et à ouvrir à la peau soit le Duodénum, soit une anse de l'origine du jéjunum, dans le but d'y créer une bouche artificielle.

Historique. — La Duodénostomie ou la Jéjunostomie sont deux opérations jeunes : elles datent de l'ère antiseptique. Braune (1876) proposa d'abord son procédé de duodénostomie postérieure, dans le but d'alimenter par une bouche duodénale les malades porteurs de cancer inopérable du pylore et de l'estomac. Langenbuch (1880) pratiqua le premier l'opération sur le vivant. Mais la gastro-entérostomie ou gastro-jéjunostomie, inventée par Wölfler (1881), restreignait aussitôt les indications de la bouche duodénale ou jéjunale aux cas où la destruction néoplasique ou cicatricielle de l'estomac ne permettait pas d'y trouver une place où amorcer l'anastomose intestinale. Southam (1884), Robertson (1885), firent l'opération; de même Golding-Bird (1885) et Jessett (1887), qui opérèrent en deux temps. Mais ce fut Maydl (1887-1892) qui essaya de régler l'opération en deux temps et en précisa le mieux les indications. Hahn (1894) relata cinq observations originales, conseilla d'agir en deux temps et précisa les indications. Enfin Karewski (1896) vient tout récemment d'en communiquer une observation à la *Société de Médecine* de Berlin.

Technique opératoire. — L'anesthésie à la cocaïne doit être préférée si l'opération est entreprise de parti pris par la voie antérieure. Mais le plus souvent le chirurgien se résigne à la duodénostomie ou à la jéjunostomie au cours d'une laparotomie, entreprise dans le but d'une résection gastro-duodénale, ou d'une gastro-entérostomie, exigeant l'anesthésie générale. Le lit à renversement est préférable, mais n'est pas indispensable.

Antisepsie. — Aides. — Instruments. — Rien de spécial.

Manuel opératoire. — La duodénostomie et la jéjunostomie sont des opérations à la vérité peu réglées, les conditions opératoires variant avec chaque opéré. Le chirurgien s'inspirera donc le plus souvent des circonstances et des cas particuliers et pratiquera son opération en suivant d'aussi près que possible les règles que j'indiquerai plus loin pour l'entérostomie proprement dite ou iléostomie.

Cependant l'étude des observations et mémoires publiés sur ce sujet permet de classer en trois catégories les procédés qui ont été proposés ou exécutés, à savoir : 1º *Procédé de Duodénostomie postérieure en un temps* (*Procédé de Braune*) ; 2º *Procédé de Jéjunostomie antérieure en un temps* (*Montaz*) ; 3º et 4º *Procédé de Jéjunostomie antérieure en deux temps* (*Procédé de Maydl*).

1. — DUODÉNOSTOMIE POSTÉRIEURE. — PROCÉDÉ DE BRAUNE (1876). — A une époque où les néphrectomies faites par Simon éveillaient l'attention des chirurgiens sur l'anatomie de la région lombaire et où l'on pratiquait encore la colostomie lombaire d'Amussat, en conclusion de recherches anatomiques sur des cadavres durcis par le plâtre ou la congélation, Braune proposa un procédé de duodénostomie postérieure qui, pour n'avoir été jusqu'ici qu'une opération d'amphithéâtre, mérite d'être relaté.

Sur le côté droit du dos, le sujet étant couché dans le décubitus latéral ou ventral, faites, à 5 centimètres en dehors de la ligne des apophyses épineuses, une incision longitudinale étendue de l'épine iliaque postérieure et supérieure à la douzième côte. Sectionnez la peau, le grand dorsal et la partie inférieure du grand dentelé, s'il se présente ; ouvrez le fascia lombo-dorsal: la masse sacro-lombaire apparaît dans toute la longueur de la plaie. Avec un écarteur, reportez-la vers la colonne vertébrale et incisez l'aponévrose profonde dans toute la longueur de la plaie. Le carré des lombes est à nu ; fendez-le : vous êtes dans le tissu cellulo-graisseux sous-péritonéal, car le feuillet profond de l'aponévrose du transverse est le plus souvent trop mince pour que vous ayez à en tenir compte.

Cherchez alors l'extrémité inférieure du rein droit, dans son atmosphère cellulo-graisseuse que vous respectez; découvrez avec un instrument mousse, le bord externe du psoas recouvert par l'aponévrose transverse facile à déchirer. Vous rencontrez le douzième nerf intercostal et l'ilio-hypogastrique avec leurs vaisseaux : coupez et liez. En dedans paraît l'uretère au voisinage de la veine cave inférieure ; refoulez-les respectueusement vers la ligne médiane. Relevez en haut le rein pour éloigner son pédicule vasculaire. Vous apercevez alors, surtout si vous priez un aide de comprimer la paroi abdominale, la saillie du péritoine comme une tumeur boudineuse sur le côté externe de la portion perpendiculaire du duodénum et vous reconnaissez d'autant plus facilement la paroi de cet intestin ; une dissection soigneuse au moyen de deux pinces détruit l'atmosphère cellulo-graisseuse et met à nu la paroi duodénale de manière à ce que vous puissiez la percer d'une incision de un ou deux centimètres.

Braune n'a jamais opéré que sur le cadavre et ne méconnaît pas les difficultés qu'une telle opération doit présenter sur le vivant. Sur le vivant, il faudrait évidemment amener et suturer à la peau l'incision duodénale ; mais combien cela serait difficile ?

Il est curieux de constater, d'ailleurs, que l'opération de Braune a été ressuscitée tout dernièrement de l'oubli, où elle était assez justement tombée, par M. Tuffier qui a proposé en 1895 une technique absolument identique pour la cholédochotomie. Je me hâte d'ajouter que M. Tuffier ne connaissait assurément point l'opération de Braune, puisqu'il n'en parle pas.

2. — Procédé de Jéjunostomie antérieure en un temps (Montaz, 1894). — Voici comment procède Montaz, qui est peut-être le seul chirurgien ayant opéré en un seul temps: Incision médiane. Le grand épiploon et le colon transverse étant relevés, et la masse de l'intestin grêle repoussée en bas et en dedans, on recherche à sa place l'origine du jéjunum (comme pour la gastro-entérostomie). Cet intestin est amené dans la plaie de laparotomie. Il suffit alors

de rétrécir cette plaie (sus ombilicale dans le cas de Montaz) par le haut, et de fixer le jéjunum à la paroi, à l'aide de sutures analogues à celles de la gastrostomie, selon Terrier; sutures unissant les tuniques externes de l'intestin à la paroi péritonéo-musculo-apo-névrotique; puis ouverture de l'intestin, très petite, et fixation à la peau des lèvres de l'incision jéjunale.

3. — PREMIER PROCÉDÉ DE MAYDL EN DEUX TEMPS (1887). — Incision horizontale au niveau et à gauche de l'ombilic, étendue jusqu'au rebord costal. Écartement en haut et en dehors de l'épiploon et du coude du colon et refoulement en dedans et en bas de la masse de l'intestin grêle avec des compresses aseptiques. Découverte de l'origine du jéjunum derrière le péritoine de la partie postérieure; vingt centimètres plus loin l'intestin est saisi, attiré et fixé dans la plaie, après remise en place de l'épiploon; quelques jours plus tard, s'il est possible, ouverture de l'intestin par ponction avec la pointe du thermocautère. Une sonde est introduite dans l'orifice, pour l'alimentation. Dans l'intervalle des repas, occlusion de la bouche au moyen d'un appareil spécial.

4. — DEUXIÈME PROCÉDÉ DE MAYDL (1892). — Incision de la laparo-tomie ou incision para-ombilicale, *ut supra*; 15 ou 20 centimètres au-delà du pli duodéno-jéjunal; l'intestin, attiré hors du ventre, est sectionné transversalement; la plaie de laparotomie est provisoire-ment rétrécie. Dix centimètres au-dessous de la section, le bout inférieur du jéjunum est incisé au niveau du bord convexe, sur une étendue de trois centimètres. Dans cette incision, on engage et l'on fixe par la suture le bout stomacal (implantation latérale). On suture ensuite la section du bout inférieur à la peau dans l'un des an-gles de la plaie de laparotomie, qui est en-suite définitivement fermée.

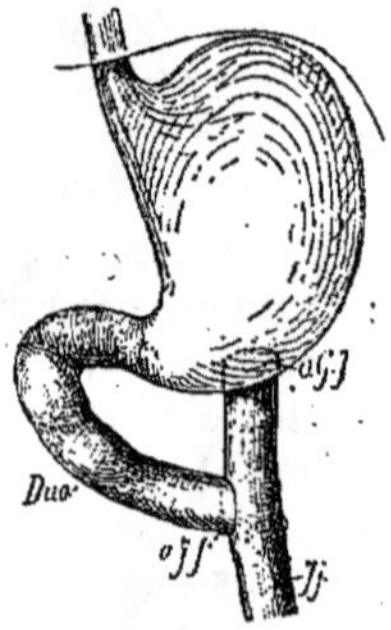

C'est en résumé l'application à la jéjunos-tomie du procédé de gastro-entérostomie de Roux de Lausanne, 1893) (*Fig.* 91). Le bout inférieur du jéjunum est implanté à la peau, au lieu d'être implanté à l'estomac, tandis que la jéjuno-jéjunostomie assure l'écoulement dans l'intestin de la bile et du suc pancréatique. Maydl est le seul chirur-gien qui se soit préoccupé d'assurer le pas-sage de la bile et du suc pancréatique dans le bout inférieur. Cette

Fig. 91. — Gastro-entéros-tomie par le procédé de Roux. — Légende: *Jj*, Jé-junum; *Duo*, duodénum; *Ogj*, orifice gastro-jéjunal, *O. J. j.*, orifice jéjuno-jé-junal (D'après Doyen).

préoccupation est assurément légitime, et le procédé proposé par Maydl répond au désidératum. Bien évidemment, surtout par le procédé en deux temps, mais aussi par le procédé en un seul temps, on obtient, tôt ou tard, un éperon qui empêche la circulation entre le bout supérieur et le bout inférieur, et qui aboutit à la production d'une véritable fistule biliaire, cause nouvelle de dépérissement pour le malade dont la santé et l'existence, sont déjà si précaires. L'opération de Maydl, qui évite cet accident, est malheureusement compliquée. On pourrait, il est vrai, faire la jéjuno-jéjunostomie au moyen d'un bouton anastomotique; mais, même ainsi améliorée, l'opération resterait grave, surtout chez des sujets aussi fragiles que le sont les cancéreux de l'estomac, et quels cancéreux!

Je me demande si l'on ne pourrait pas, tout en continuant à faire l'opération en deux temps, obtenir une anastomose jéjuno-jéjunale secondaire ou tardive, au moyen d'une sorte d'entérotomie partielle faite avec une pince spéciale qui, une fois fermée, ne comprimerait qu'à l'extrémité des ses mors, telle la pince de Liotard ou le bouton de Derocque?

Suites opératoires. — Accidents possibles. — En dehors des accidents septiques et des complications communes à toutes les entérostomies, la question la plus importante à résoudre, en ce qui concerne la duodénostomie ou la jéjunostomie, est bien celle de l'alimentation. C'est ici, je pense, qu'il faut user presque exclusivement des peptones et de tous les aliments ayant subi artificiellement une digestion gastrique.

Indications. — Elles sont faites de toutes les contre-indications de la gastrostomie, de la gastro-pylorectomie et de la gastro-entérostomie. Mais la jéjunostomie met l'opéré dans les conditions où le mettrait une gastrectomie totale; or, d'après les recherches de Umberto Monari (1895) et les expériences de Filippi et de Pachon et Carvallo (1893), les chances de succès par cette opération ne sont ni possibles, ni vraisemblables.

II. — Iléostomie ou entérostomie proprement dite.

Etymologie. — Ιλεον-στομα, bouche sur l'iléon.

Synonymie. — *Entérostomie de Nélaton ; Anus sur l'iléon ; Entéroproctie.*

Définition. — L'iléostomie, ou entérostomie proprement dite, est une opération qui consiste à suturer et à ouvrir à la peau une anse de l'iléon dans le but d'y créer un anus artificiel.

L'anus obtenu par l'entérostomie du gros intestin ou même de la région iléo-cœcale peut être définitif ; mais celui que fournit l'entérostomie de l'intestin grêle est forcément temporaire. Et cela pour deux raisons. L'élaboration des matières intestinales conte-nues dans l'intestin grêle est incomplète ; il s'ensuit que leur fuite ou leur expulsion prématurée, à travers un anus artificiel, s'accom-pagne de dénutrition et d'amaigrissement. En outre, les matières contenues dans l'intestin grêle sont liquides, alcalines, irritantes pour la peau ; il s'ensuit que l'infirmité qui résulte de l'anus arti-ficiel est véritablement intolérable : heureux lorsque l'ouverture même de l'intestin n'est pas l'origine d'une entérite.

L'entérostomie de l'intestin grêle n'est donc qu'un expédient opératoire, auquel le chirurgien se résigne en cas de force majeure, avec la volonté, bien arrêtée, d'en faire la cure radicale le plus tôt possible. C'est là une considération dont le chirurgien devra for-cément tenir compte, au moment de choisir un procédé opératoire.

Historique. — C'est Maunoury (1819) qui, le premier, proposa l'incision de l'intestin grêle, pour obtenir l'évacuation de l'intestin en cas d'obstruction intestinale. Seckendorf, de Leipzig (1825), fit, peu après, la même proposition ; mais ce furent surtout Nélaton (1840) et Maisonneuve (1844) qui préconisèrent et lancèrent cette opération, d'abord connue sous le nom d'*entérotomie*. Quant à l'en-térostomie dans les hernies étranglées, je ne saurais dire qui en for-mula le premier l'indication. D'ailleurs, peu à peu, l'entérectomie suivie d'entérorraphie circulaire, gagnant dans la confiance des chirurgiens, grâce aux progrès de la technique, entra en concur-rence avec l'entérotomie avec création d'un anus artificiel.

Cependant, jusqu'à ces dernières années, on peut même dire jus-qu'en 1895, la majorité des opérateurs restait fidèle à l'entérosto-mie, en présence de la mortalité excessive de l'entérorraphie ; et c'est seulement à dater de la découverte et de la vulgarisation des

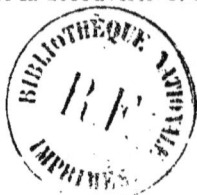

boutons anastomotiques que l'entérostomie a cédé le pas à son heureuse rivale.

Technique opératoire. — Je n'ai rien à dire de spécial en ce qui concerne l'*antisepsie*, les *aides* et les *instruments*.

Puisque l'intestin doit être ouvert, on redoublera de précautions pour éviter l'épanchement intra-péritonéal des matières.

Si, par exception, l'opération était faite de parti pris, on pourrait se borner à l'*anesthésie cocaïnique*.

Manuel opératoire. — Tous les procédés recommandés pour la création d'un anus sur le colon ou l'S iliaque sont applicables à l'entérostomie de l'intestin grêle. Mais ici, au moins en règle générale, il n'y a pas à discuter le choix de l'incision. Dans la grande majorité des cas, ce n'est pas, en effet, de propos délibéré que le chirurgien ouvre un anus sur l'intestin grêle ; c'est toujours comme pis aller, au cours d'une laparotomie pour obstruction intestinale ou d'une kélotomie pour hernie étranglée. L'incision est donc le plus souvent celle de la laparotomie ou celle de la kélotomie. Que si l'opération est faite de propos délibéré, la meilleure incision est celle de la colostomie iliaque, à droite ou à gauche.

Quelle que soit l'incision de la paroi, les procédés diffèrent suivant que l'on veut opérer en un temps ou en deux temps, c'est-à-dire ouvrir immédiatement l'intestin, ou retarder de quelques jours cette ouverture.

1° **Procédés en un seul temps.** — Deux conditions sont possibles : *A*. L'entérostomie est établie au dépens d'une anse intacte. *B*. L'entérostomie est établie après une résection intestinale.

A. **Entérostomie aux dépens d'une anse intacte.** — Inutile de dire qu'il ne s'agit pas d'une kélotomie pour hernie étranglée. Donc, au cours d'une laparotomie pour obstruction intestinale, par exemple, le chirurgien décide d'ouvrir un anus sur l'intestin grêle. L'anse est choisie : il s'agit de la fixer et de l'ouvrir.

Fixation de l'anse. — L'anse, saisie avec une pince érigne, ou mieux avec les doigts, est attirée au dehors vers un des angles de la plaie. La plaie abdominale est rétrécie par une suture à étages superposés (péritoine, muscles, aponévrose et peau), de manière à ne ménager qu'un espace de 4 à 5 centimètres, par où passe l'anse herniée. L'anse n'est d'ailleurs pas herniée en totalité ; elle est attirée dans la plaie, de manière à la combler et à effleurer simplement la peau. L'insertion mésentérique n'apparaît pas ; on voit seulement une calotte elliptique du cylindre courbe que représente l'intestin.

Pour fixer l'intestin à la paroi, vous pouvez :

a) Faire un premier surjet circulaire séro-séreux, entre la séreuse intestinale et la séreuse pariétale, à la base de la calotte intestinale ; puis, un deuxième surjet séro-cutané, circonscrivant sur la calotte une ellipse, au milieu de laquelle l'intestin sera tout à l'heure ouvert.

b) Placer de la même manière une double couronne (séro-séreuse et séro-cutanée) de points entrecoupés.

c) Placer six points de suture séro-séreuse, deux de chaque côté et un à chaque angle (Terrier). Les points latéraux sont placés parallèlement au grand axe de la plaie cutanée ; le fil de chaque point traverse la peau, le péritoine pariétal, la séreuse viscérale sous laquelle il chemine parallèlement à l'axe du tube intestinal sur une étendue d'un centimètre environ ; puis, au retour, la séreuse intestinale, le péritoine pariétal et la peau. Le nœud est fait sur la peau (*Fig.* 92). Les points d'angle sont placés perpendiculairement à l'incision cutanée : c'est-à-dire qu'ils sont placés comme un point de suture totale de la paroi abdominale et accrochent au passage l'intestin en cheminant dans son épaisseur perpendiculairement à son grand axe. Une fois l'intestin ouvert, on place une couronne de points ou séro-cutanés ou muco-cutanés ; huit points sont nécessaires: six latéraux et deux terminaux.

d) Employer le procédé dit des pinces ou de la forcipressure imaginé par Chaput (*Fig.* 93), c'est-à-dire saisir, entre les mors d'une pince à griffes, simultanément : un pli d'intestin, le péritoine pariétal et une portion de la couche musculaire de la paroi et remplacer la pince à griffes par une pince à forcipressure, qu'on applique couchée aussi parallèlement que possible à la peau; quatre pinces sont

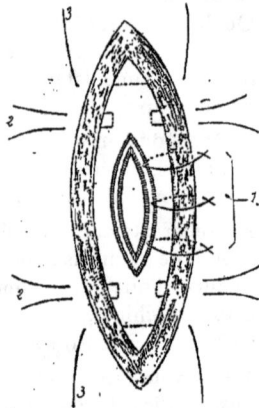

Fig. 92. — Entérostomie (d'après le Procédé de Terrier), avec anse intacte. —*Légende*: 1, couronne de points séro-cutanés; 2, Points latéraux; 3, Points d'angle.

suffisantes pour chaque côté de la plaie. Les pinces sont enlevées au bout de 48 heures.

e) Employer le procédé proposé par Kœnig, c'est-à-dire suspendre l'intestin à la paroi au moyen de deux épingles anglaises.

Ouverture de l'anus. — L'incision de l'intestin se fait avant ou après le placement de la deuxième couronne de suture ; je préfère après. Dans tous les cas, on la fait au bistouri ou au thermo-cautère ; elle doit mesurer deux centimètres au plus et être parallèle à l'axe de l'intestin. J'aime

Fig. 93. — Entérostomie. — Procédé de la forcipressure de Chaput.

mieux le thermo-cautère, parce que l'incision au bistouri saigne.

B. L'anus est établi après une résection. — PROCÉDÉ CLASSIQUE. —

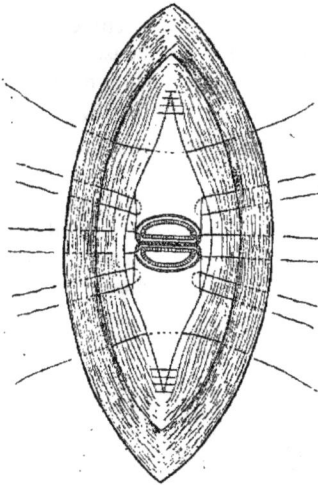

Fig. 94. — Entérostomie après résection. — Procédé de Terrier.

Les deux bouts de l'intestin, accolés en canon de fusil, sont simplement fixés à l'un des angles de la plaie par une double couronne de suture (surjet ou points séparés). La première couronne est séro-séreuse ; la deuxième comprend la peau et toute l'épaisseur de la paroi intestinale; les deux parois intestinales voisines sont réunies l'une à l'autre. — On peut encore, après avoir soudé les deux intestins l'un à l'autre, exécuter les sutures de Terrier sus-décrites (*Fig.* 94), traitant l'intestin comme s'il n'était pas ouvert, en assurant au préalable la coprostase au moyen de deux éponges montées, ou de deux tampons montés introduits dans chacun des orifices intestinaux.

PROCÉDÉ PAR ENTÉRORRAPHIE CIRCULAIRE INCOMPLÈTE. — On réunit d'une part, par une suture demi-circulaire, à choisir (suture de Wölfler ou suture par abrasion de Chaput), les deux demi-circonférences des bouts de l'in-

Fig. 95. — Entérorraphie circulaire incomplète.

testin qui regardent la cavité péritonéale et l'on soude les demi-circonférences antérieures à la paroi abdominale au moyen de sutures séro-séreuses et séro-muqueuses (*Fig.* 95).

Procédé par entérorraphie longitudinale avec fistule. — On exécute l'entérorraphie longitudinale de Chaput (voir entérectomie); mais, au lieu de fermer l'orifice terminal, on le laisse ouvert à l'extérieur, en totalité ou en partie, et on le suture à la paroi abdominale. On évite peut-être ainsi la formation d'un éperon, mais on garde l'inconvénient d'une suture intra-péritonéale, celle de la fente.

2° **Procédés en deux temps.** — *A.* L'entérostomie est établie aux dépens d'une anse intacte. — Les procédés à employer sont ceux de la colostomie de Maydl, de Maydl-Reclus, et de Maydl-Audry, celui-ci modifié par moi-même. Ils seront décrits au chapitre de la chirurgie de l'S iliaque.

On peut encore se borner à différer l'incision de l'intestin, fixé à la paroi par l'un des procédés décrits plus haut. On peut encore, imitant Braun, inciser l'intestin jusqu'à la sous-muqueuse exclusivement, suturer la séreuse et la musculeuse à la peau et ouvrir la muqueuse ultérieurement.

B. — **L'entérostomie est établie après résection.** — Procédé de Kœberlé. — La résection est faite; la coprostase au moyen de la ligature est maintenue; la plaie du mésentère est hémostasiée par ligature ou par suture. Les deux bouts de l'intestin sont d'abord liés l'un contre l'autre, au moyen des fils des ligatures coprostatiques, de manière à être adossés du côté opposé à l'insertion mésentérique,

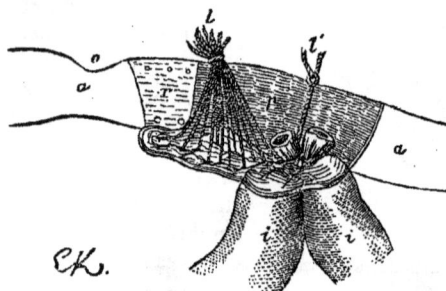

Fig. 96. — Entérostomie d'après le procédé de Kœberlé. — 1ᵉʳ temps: Fixation à la peau des ligatures mésentériques et suspension des anses liées.

puis fixés par un moyen quelconque à l'un des angles de la plaie pariétale au niveau du péritoine pariétal. Kœberlé, sans faire aucune suture, conseille de suspendre les deux bouts liés de l'intestin, en attachant les fils à une broche placée transversalement sur l'incision de laparotomie.Celle-ci est rétrécie par une suture à étages superposés. Les ligatures du mésentère sont fixées à l'angle de

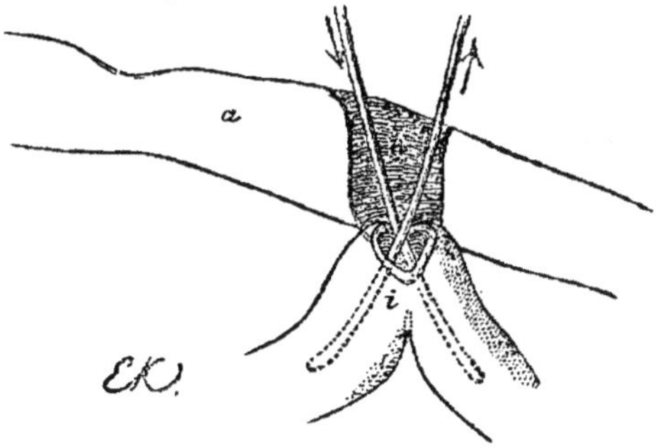

Fig. 97. — Entérostomie, d'après le procédé de Kœberlé. — 2ᵉ temps: l'entérostomie va être faite.

la plaie rétrécie au moyen d'une suture, ou encore en les attachant à une broche. Le troisième jour les adhérences sont solides : la ligature du bout inférieur est sectionnée et un tube en caoutchouc

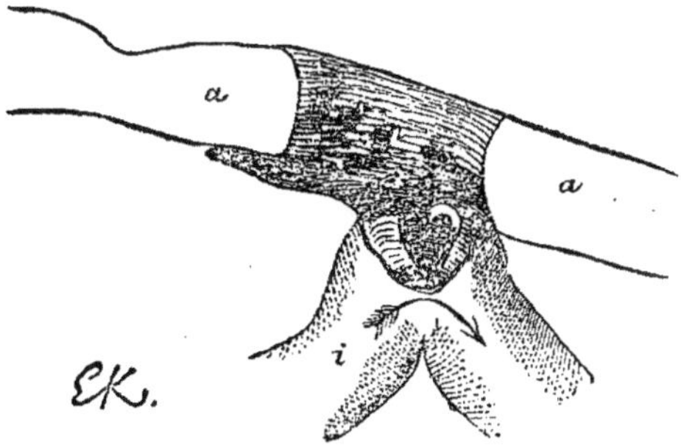

Fig. 98. — Entérostomie d'après le procédé de Kœberlé — 3ᵉ temps : l'entérostomie est faite.

est introduit dans la lumière de l'intestin. Même opération le quatrième ou cinquième jour, pour le bout stomacal. Alimentation par la voie rectale. Entérotomie rapide qui, dans le cas de Kœberlé, fut terminée le seizième jour (Fig. 96, 97, 98).

En maintenant l'intestin fermé après l'opération, le chirurgien a pour but d'éviter l'écoulement et l'épanchement des matières intestinales dans le péritoine, tant que les adhérences n'ont pas encore fermé l'abdomen. D'autre part le ventre ne se vide pas complètement et cette circonstance préserve l'opéré d'accidents consécutifs, tels que l'introduction d'air et de liquides septiques dans la cavité péritonéale. D'après Kœberlé, le procédé peut-être perfectionné : soit en liant chacun des bouts de l'intestin sur un tube que l'on peut fermer et ouvrir à volonté, pour dégager le trop plein du tube digestif avant de faire l'entérotomie dont la manœuvre sera ainsi très simplifiée ; soit en liant à la fois les deux bouts de l'intestin contre un tube, après les avoir réunis incomplètement à l'aide d'une suture oblique pour ne pas avoir à craindre un rétrécissement cicatriciel consécutif (bref une entérorraphie circulaire incomplète). Il n'est pas à ma connaissance que l'un ou l'autre de ces perfectionnements ait été appliqué sur le vivant.

Chacun des procédés que je viens de décrire ou dont je viens de parler, offre des avantages et des inconvénients qu'il convient de discuter. Faut-il opérer en un ou deux temps ? — Distinguons toujours, pour plus de méthode, les cas où l'entérostomie est faite sur une anse intacte, de ceux où elle est faite après résection.

A. **Anse intacte.** — L'avantage de l'opération en un seul temps : c'est, du premier coup, d'être définitive, c'est d'ouvrir sans délai l'intestin et de procurer l'évacuation immédiate du contenu, c'est de préparer, moins que toute autre, la production d'un éperon qui gênera la cure radicale ; l'inconvénient : c'est la pollution par les matières intestinales des sutures fraîches qui ferment le ventre et par conséquent le risque de l'inoculation du péritoine et même de la paroi abdominale, c'est la longueur de l'opération résultant de la nécessité de placer des étages de sutures occlusives. L'avantage de l'opération en deux temps : c'est la simplicité et la rapidité sans pareille de l'opération ; c'est l'impossibilité de l'inoculation du péritoine par les matières épanchées, puisque l'intestin est ouvert à une époque où le ventre est fermé. L'inconvénient : c'est d'établir un éperon qui pourra gêner la cure radicale ultérieure, c'est de ne permettre que tardivement l'évacuation du contenu intestinal, c'est enfin d'être prolongée en deux actes séparés par au moins deux journées.

Je laisse de côté la prolongation en deux actes de l'opération en deux temps, le deuxième temps, ouverture de l'intestin, étant insignifiant. Le risque de l'inoculation du péritoine et de la paroi abdominale est un risque vital ; c'est donc un grave défaut au passif de l'opération en un temps, et la qualité principale de l'opération en deux temps est bien de ne pas exposer à ce danger.

De même, la longueur de l'opération est à considérer, puisque l'entérostomie trouve justement son indication la plus nette dans l'état de faiblesse de l'opéré, devenu incapable de supporter une opération plus radicale et meilleure. D'autre part, il peut être urgent d'ouvrir et de vider l'intestin, ce que l'opération en deux temps ne permet pas. En outre, il faut, surtout en ce qui concerne les entérostomies sur l'intestin grêle, prévoir la nécessité de la cure radicale ultérieure; or l'éperon établi par l'opération de Maydl sera le principal obstacle à cette cure radicale.

Mais s'il est urgent d'ouvrir et de vider l'intestin, n'est-il pas possible de faire, avant l'entérostomie, l'incision évacuatrice de l'intestin, qui sera ensuite fermée par une entérorraphie latérale ? Et quant à l'éperon, Kœberlé n'a-t-il pas encore montré qu'une entérotomie précoce peut en avoir prompte et facile raison ? Décidément mes préférences sont pour l'opération en deux temps : et, parmi les procédés de cette méthode, le meilleur, en la circonstance, est bien celui de Maydl-Reclus, puisqu'il s'agit d'un anus temporaire, celui de Maydl-Audry-Jeannel devant plutôt être réservé aux anus définitifs (Voir *Colostomie*).

B. **Entérostomie après résection.** — Quand on y réfléchit, on arrive à conclure que l'argumentation que je viens de développer au sujet du choix du procédé pour l'entérostomie sur une anse intacte, s'applique tout aussi bien à l'entérostomie après résection. Bien mieux, les inconvénients de la méthode en deux temps sont ici considérablement amoindris, puisque l'intestin a pu être vidé au moment même de la résection, si l'on n'a pas préféré l'évacuer par une incision spéciale. Et, quant au défaut de l'opération en un seul temps qui résulte de sa longueur, il est au contraire aggravé, surtout avec les procédés qui cherchent à éviter l'éperon, par la nécessité des entérorraphies demi-circulaires ou longitudinales. Cela est tellement vrai; l'opération, par ces procédés, devient si longue et si minutieuse qu'on ne voit plus le bénéfice que retire le malade de l'entérostomie : en effet, une résection ou une entéroanastomose avec un bouton de Murphy ou de Chaput serait assurément plus rapidement exécutée. Ma préférence est donc encore ici pour la méthode en deux temps par le procédé de Kœberlé.

Voici cependant un procédé américain assez original : assurément mauvais comme procédé courant d'entérectomie, puisqu'il condamne à l'anus artificiel, ce qui peut être une nécessité, mais ne saurait passer pour un avantage, le procédé de Bodine reste cependant recommandable. Kœberlé resèque et établit l'anus ; le chirurgien de New-York fait une entérostomie en deux temps, dans laquelle le deuxième temps réalise l'entérectomie.

PROCÉDÉ DE J.-A. BODINE. — Le ventre est ouvert; la tumeur ou le rétrécissement sont découverts. L'anse malade est attirée hors du ventre ; les points où doit porter la résection sont déterminés ; au

Fig. 99. — Procédé de Bodine. — 1ᵉʳ temps : hernie de l'anse malade et de 0,05 c. d'intestin à sa suite.

Fig. 100. — Procédé de Bodine.

delà et en de çà de ces points, environ 15 cent. d'intestin sain sont encore herniés à la suite de l'anse malade. (*Fig.* 99).

Accolez alors l'un à l'autre ces deux derniers segments d'intestin, qui forment ainsi une anse au sommet de laquelle est la lésion à réséquer. Un ou deux centimètres au-dessous de la zone où doit porter la section future, commencez au voisinage de l'insertion mésentérique, un surjet qui réunisse parallèlement les deux segments d'intestin sain sus et sous-jacents à la lésion sur une étendue d'environ 12 centim. Continuez le même surjet, d'abord perpendiculairement à l'axe des deux segments sur une largeur de deux centimètres, puis en sens inverse parallèlement à l'axe, sur une

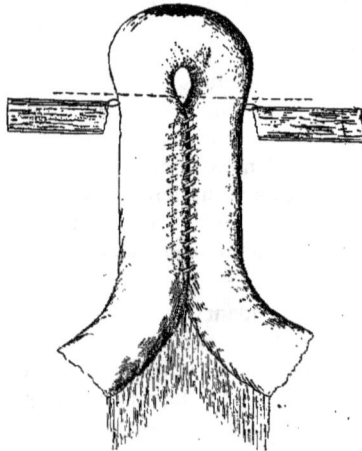

Fig. 101. — Procédé de Bodine.

longueur égale à celle du premier surjet. Vous avez ainsi accolé l'un à l'autre les deux segments au moyen d'une suture en U, dont les deux branches sont distantes de deux centimètres (*Fig.* 100). Si le chirugien prévoit que l'anus qu'il va ouvrir doit être définitif, il sera bon de comprendre les insertions mésentériques entre les les deux branches de l'U, de manière à fortifier l'éperon. Sinon, il vaut mieux éloigner les insertions mésentériques, qui ne doivent pas être intéressées par la section future de l'éperon, en cas d'anus temporaire.

Lorsque la suture en U est terminée, réintégrez dans le ventre les segments accolés, jusqu'au niveau des points choisis pour la résection (*Fig.* 101). Suturez à ce niveau, les deux anses intestinales aux lèvres de la plaie abdominale. Enfin, s'il est possible, attendez 24 heures; puis, sous le couvert de l'anesthésie cocaïnique, réséquez toute la portion d'intestin laissée lors du ventre.

Immédiatement, ou plus tard lorsque le moment sera venu de fermer l'anus, sur un doigt introduit comme guide le long de l'éperon, sectionnez celui-ci au ciseau sur la ligne médiane dans une étendue de huit à dix centimètres. La fistule intestino-cutanée se ferme d'habitude par réunion secondaire.

Bodine cite deux observations où il a appliqué, avec succès, son procédé, pour pratiquer la colostomie iliaque.

Suites opératoires. — Accidents possibles. — Les accidents de l'entérostomie sur l'intestin grêle sont le choc, la péritonite, les abcès de la paroi abdominale, l'érythème et l'érysipèle, l'entérite aiguë ou chronique.

Le choc est d'autant plus à redouter que l'entérostomie est établie plus haut sur le tube intestinal, en raison de la sensibilité réflexe de plus en plus exquise de l'intestin au fur et à mesure que l'on se rapproche du bout stomacal. Le danger en est aussi contingent de l'état du sujet que l'on opère.

L'entérostomie sur l'intestin grêle est le plus souvent, je le répète, une opération de nécessité à laquelle on se résigne, parce que l'on juge l'opéré incapable d'en supporter une plus longue et plus grave, par exemple, en cas de hernie étranglée et sphacélée; or, dans ces conditions, la fragilité du sujet peut être telle qu'il ne puisse supporter le choc de l'intervention même la plus courte et la plus bénigne.

La péritonite septique est primitive ou tardive. Elle résulte de l'inoculation du péritoine, soit à travers la suture fraîche, soit par déchirure ou ulcération tardive des adhérences qui fixent l'intestin à la paroi abdominale. La péritonite primitive n'est pas à craindre avec l'opération en deux temps.

La péritonite tardive est d'autant plus à redouter que la bouche ou l'anus sont ouverts plus haut sur l'intestin grêle ; le suc intestinal du duodénum et du jéjunum pouvant digérer la paroi et les adhérences péritonéales.

Les abcès de la paroi abdominale résultent de l'inoculation des couches de la plaie pariétale baignée, dans l'opération en un temps, par les matières septiques de l'intestin avant l'organisation de la membrane granuleuse ou de la cicatrice protectrice. Ils ne sont pas à redouter avec l'opération en deux temps.

L'érythème, l'érysipèle, l'entérite sont des complications postopératoires de même nature. Le contact de la peau avec des matières intestinales incomplètement élaborées, encore en fermentation, aboutit à l'irritation, à l'inoculation et même à l'ulcération de la peau. L'extériorisation chirurgicale de la muqueuse intestinale au niveau de la bouche ou de l'anus, l'expose à des traumatismes et à des inoculations d'où naît l'inflammation. Or l'entérite s'accompagne de la sécrétion de produits intestinaux pathologiques particulièrement irritants pour la peau sur laquelle ils s'épanchent.

Le prolapsus de la muqueuse, la procidence de l'intestin s'observent souvent; leur thérapeutique sera décrite au chapitre de la *Colostomie*.

Indications opératoires. — Les hernies étranglées ou sphacélées, l'obstruction intestinale dont on ne peut découvrir la cause au cours de la laparotomie, constituent les deux indications principales de l'entérostomie. Après une résection intestinale pour tumeurs, rétrécissements, etc., on pouvait autrefois songer à l'entérostomie de peur d'exposer le patient aux trop grands dangers d'une entérorraphie circulaire ; les perfectionnements de la technique ont, pour ainsi dire, supprimé aujourd'hui cette indication.

CHAPITRE V

ENTÉRECTOMIE.

Etymologie. — Ἐντέρον, intestin ; εκτο en dehors; τεμνω, je coupe.

Synonymie. — *Résection de l'intestin*.

Définition. — L'*entérectomie* ou *résection de l'intestin* est une opération qui consiste à sectionner deux fois l'intestin, pour en extirper une portion plus ou moins longue, avec ou sans le mésentère y afférant.

L'entérectomie est nécessairement suivie d'une opération complémentaire réparatrice, destinée à empêcher l'épanchement des matières intestinales dans l'abdomen, soit en fixant les bouts de l'intestin réséqué à la peau et créant un anus artificiel : *entérostomie* ; soit en rétablissant par la suture la continuité de l'intestin : *entérorraphie circulaire, entérorraphie longitudinale* ou *entéro-anastomose*. J'ai déjà traité de l'entérostomie après résection ; je ne m'occuperai donc dans ce chapitre que de l'entérectomie suivie d'entérorraphie circulaire, ou longitudinale, ou d'entéro-anastomose.

Historique. — L'histoire de l'entérectomie est aussi vieille que celle de la hernie étranglée. On trouve, en effet, dans tous les vieux auteurs, des indications qui laissent à penser que la résection d'un intestin gangréné et sphacélé ou blessé a été faite par nos ancêtres. Mais c'est surtout à partir du jour où les chirurgiens se sont évertués à obtenir la réunion par la suture des deux bouts de l'intestin réséqué que la question s'anime et prend de l'intérêt. L'histoire de l'entérectomie se confond alors avec celle de l'entérorraphie; or, sans parler des vagues et vaines tentatives des arabistes, déjà, vers 1310, les Quatre Maîtres avaient préconisé la résection suivie de la suture par le point qui porte leur nom ; puis vint Ramdohr (1727), qui imagina l'invagination, Duverger (1747), qui perfectionna la suture des quatre maîtres ; Ritsch, Chopart,

Desault (1784), Bell (1794), qui améliorèrent la suture de Ramdohr; enfin Jobert (1824), qui montra la grande valeur de l'invagination et étudia, en même temps que Trêves, l'action des ligatures de l'intestin. Vers la même époque, Denans (1826) proposa le
premier procédé de suture instrumentale et, peu après, Amussat
(1834 ?) essaya sur les animaux un procédé de ligature sur un
bouchon.

Mais la faveur des chirurgiens, déjà prononcée pour l'entérostomie, s'accentua encore davantage après les travaux de Maisonneuve
et de Nélaton (1840-44), tant l'entérorraphie circulaire restait
grave. La technique avait beau se perfectionner, l'ingéniosité des
chirurgiens avait beau s'exercer à découvrir les procédés de suture
les mieux compris, simples ou compliqués, bons ou mauvais, tant
pour obtenir l'invagination que pour produire l'adossement simple
des séreuses, tout échouait avec une décevante persévérance et il
ne fallut pas moins de deux découvertes pour que l'entérorraphie
circulaire conquît en chirurgie la place qui lui revient : la découverte de l'antisepsie, supprimant les complications septiques; l'invention des boutons anastomotiques, rendant l'opération rapide
et sûre.

Mais si la résection de l'intestin étranglé et sphacélé et même
de l'intestin contusionné et déchiré est de date ancienne, l'entérectomie pour néoplasme est beaucoup plus jeune. C'est Richerand (d'après Jobert, 1829), qui le premier fit l'entérectomie pour
carcinome : il réunit les deux bouts de l'intestin par invagination.
Le malade succomba. Plus tard Reybard, de Lyon (1843), pratiqua
une nouvelle résection pour néoplasme, mais c'est à tort qu'il passe
pour être l'initiateur de cette opération. Quarante deux ans plus
tard (1886), Thiersch imita Reybard, ouvrant définitivement une
voie où se sont engagés après lui tous les chirurgiens.

Technique opératoire. — *Anesthésie*. — *Antisepsie*. —
Aides. — Rien de spécial.

Instruments. — Il importe que l'opération soit rapidement exécutée pour éviter le choc. Le chirurgien prendra donc grand soin
de préparer tous ses instruments ; en particulier, il aura dans un
plateau 7 ou 8 aiguilles enfilées avec des fils éprouvés de soie ou
de catgut de 30 à 40 centimètres de longueur. Il disposera aussi,
tout prêts à être appliqués, des boutons anastomotiques, ayant soin
d'ouvrir d'avance ceux de Murphy ou de Villard. Il sera muni
d'une provision de serviettes ou de compresses aseptiques chaudes,
d'éponges ou de tampons montés. Il n'oubliera pas les instru-

ments coprostatiques, s'il ne préfère confier aux doigts d'un aide ce rôle important de la coprostase.

Position et lit. — Le malade sera couché dans le décubitus horizontal, sur un lit à renversement : il peut être très utile, en effet, de se débarrasser de la masse intestinale en plaçant l'opéré soit la tête en bas, soit dans toute autre position oblique ou déclive ; c'est pourquoi un lit à renversement, quel qu'en soit le modèle, est sinon indispensable au moins d'un puissant secours.

Manuel opératoire. — L'incision est celle de la laparotomie médiane ou latérale ou bien celle de la kélotomie ou encore celle qui est nécessaire à la cure de l'anus artificiel.

a) Précautions et manœuvres préliminaires. — L'anse intestinale malade est attirée hors du ventre. Il s'agit, soit d'un traumatisme ayant troué, contusionné ou déchiré l'intestin ou le mésentère, soit d'une hernie étranglée, soit d'un anus contre nature, soit d'un rétrécissement ou d'un néoplasme. Je renvoie à ce que j'ai déjà dit a propos de l'*entérorraphie latérale* pour les soins à prendre en cas de traumatisme ou de hernie étranglée. Je parlerai plus loin des manœuvres spéciales en cas d'anus contre nature : je vais donc décrire ici l'opération en supposant qu'il s'agit d'un rétrécissement ou d'un néoplasme. (Voir *Opérations pour Obstruction intestinale*, pour la découverte de l'anse malade).

L'anse malade est souvent fixée par des adhérences : il faudra la détacher avec toutes les précautions nécessaires pour éviter la déchirure des organes voisins. L'épiploon adhérent sera pédiculisé et sacrifié sans regrets ; mais il importera de s'assurer, en cas de néoplasme, qu'il n'est pas envahi. Pour détacher les adhérences aux organes voisins, paroi abdominale, intestin ou autres viscères, sans hésiter à sacrifier tout ce qui est néoplasie, il faudra prendre soin de respecter l'intégrité du voisin sous peine d'être amené à des opérations autoplastiques complémentaires. En d'autres termes, opérant en tissu inflammatoire non néoplasique, il faudra, procédant avec la plus extrême douceur, disséquant avec les doigts la sonde cannelée, les ciseaux ou le thermo-cautère, mordre sur l'organe à réséquer plutôt que sur l'organe à respecter : c'est élémentaire. Certaines adhérences céderont sous la pression ou la traction ou le frottement des doigts qui s'insinuent, ou des ongles, qui grattent ; d'autres demanderont la section des ciseaux. L'apparition d'une surface finement striée sera la preuve que l'on est sur la couche musculeuse de l'intestin ; celle d'une couche grisâtre, qui se boursoufle, montrera que l'on est sur la muqueuse ou la sous-muqueuse; dans l'un et l'autre cas, il faudra réparer la perte de substance par une suture latérale ou autoplastique. Êtes-vous sur le foie ou la rate, ou le rein, vous vous apercevrez sans peine que votre dissection envahit le parenchyme viscéral, à l'aspect granuleux et vivement saignant de la coupe; vous ferez l'hémostase par ligature, suture ou thermo-cautérisation et vous vous orienterez plus au large. Prenez garde aux adhérences à la vessie; celle-ci est si facile à déchirer! Surveillez, et vous verrez la couche musculaire qu'il ne faut pas entamer. L'utérus, l'ovaire, la trompe, vous devez avoir appris à les disséquer de leurs adhérences, pour peu que, chirurgien, vous soyez laparotomiste et gynécologiste. Bref, plus ou moins facilement, l'anse isolée est amenée hors du ventre avec son mésentère. S'il y a de la rétention fécale au dessus de la lésion, n'hésitez pas à inciser l'intestin, assez loin cependant de la région où vous allez faire porter votre incision de résection pour que les deux sutures ne se confondent pas.

La coprostase doit alors absorber toute votre attention; faites la donc avec le plus grand soin par le procédé de votre choix, après avoir bien déterminé les points où vous voulez trancher l'intestin. Pour déterminer ces points, ne soyez pas prodigue mais non plus trop avare: choisissez une région intestinale aussi proche que possible de la lésion, au dessus et au dessous de celle-ci, mais certainement intacte et bien vivace. Appliquez ensuite la ligature ou la pince coprostatique. Le mieux est d'en appliquer deux en dessus et deux en dessous de la lésion, de manière à trancher l'intestin entre deux ligatures; des matières peuvent en effet s'écouler venant du segment réséqué, surtout s'il mesure une certaine étendue. Quoiqu'il en soit, les ligatures ou les pinces, placées sur le bout stomacal ou sur le bout inférieur de l'intestin, doivent être éloignées d'au moins cinq centimètres de la section future, sous peine de gêner ultérieurement l'entérorraphie : c'est là un minimum qu'il vaut même mieux ne pas atteindre. Fixez les bien en tout cas; qu'elles soient sûres, car elles doivent rester en place jusqu'à la fin de l'opération. Il s'agit maintenant de procéder à la résection elle-même.

b) **Entérectomie.** — Elle consiste en la double section de l'intestin et l'excision du mésentère.

Section de l'intestin. — La section de l'intestin doit être méthodique. Elle sera nettement perpendiculaire à l'axe du canal, de façon à obtenir une tranche franchement circulaire, si vous projetez la réunion au moyen d'un bouton anastomotique qui ne pro-

duit pas de rétrécissement, ou encore si vous voulez faire l'entéro-anastomose ou l'entérorraphie longitudinale, voire même
l'entérostomie. Elle sera au contraire oblique de façon à obtenir une tranche franchement elliptique, si vous projetez l'entérorraphie circulaire. Voici pourquoi : j'ai dit, en parlant des
sutures intestinales en général, qu'une des qualités principales que
devait avoir un procédé de suture, c'était de ne pas rétrécir l'intes-

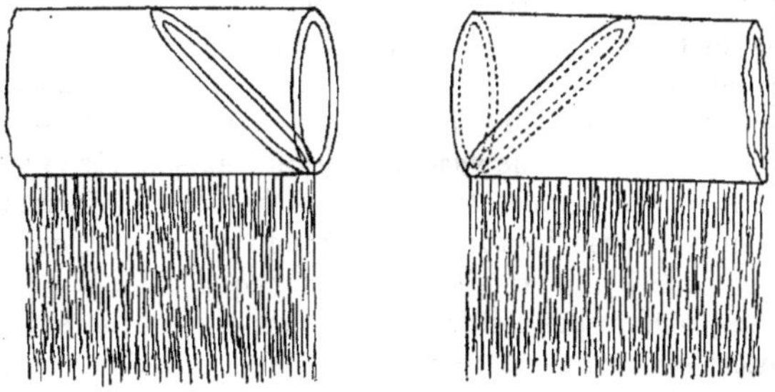

Fig. 102. — Section perpendiculaire et section oblique de l'intestin, pour montrer la
différence des périmètres.

tin. Or, si avec les boutons anastomotiques et avec l'entérorraphie
longitudinale le rétrécissement
n'est pas à craindre; si, avec
l'entéro-anastomose, il est évité,
avec l'entérorraphie circulaire,
il est justement à redouter. Quel
que soit le procédé de suture,
en effet, par invagination, par
adossement des séreuses ou par
affrontements variés, il se produit presque toujours, primitivement, un bourrelet, plus ou
moins saillant vers la lumière
de l'intestin et qui en diminue
le calibre, et secondairement,
une cicatrice rétractile qui risque d'aboutir à un véritable

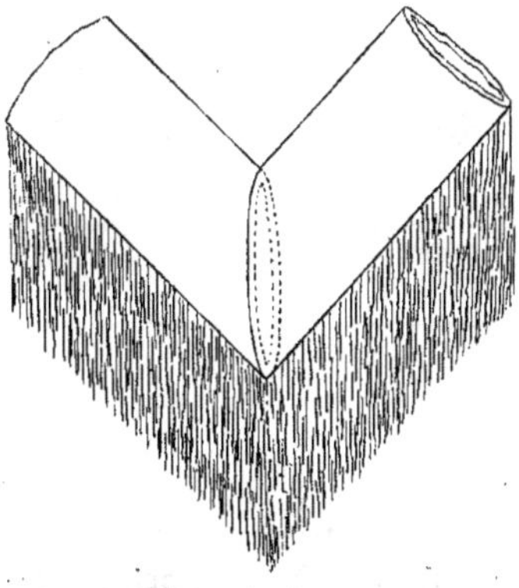

Fig. 103. — Réunion des deux segments d'intestin, après la section oblique (Schéma).

rétrécissement fibreux. Mais ce rétrécissement primitif ou secondaire est relatif, c'est-à-dire qu'il est d'autant plus appréciable que le périmètre de la section est moins étendu. Or il
est évident qu'au moyen d'une section oblique le périmètre

est augmenté en proportion directe de la longueur du grand axe de l'ellipse ainsi obtenue (*Fig.* 102); il est donc évident aussi qu'en réunissant par la suture les deux tranches elliptiques (*Fig.* 103), on élargira le canal, dans la lumière duquel la saillie du bourrelet de la suture, pas plus que la rétraction cicatricielle ,ne pourront alors produire un rétrécissement capable de gêner la circulation fécale. Le rétrécissement n'est pas évité ; mais les inconvénients en sont tournés et annihilés.

L'usage est de faire cette section oblique de l'intestin aux dépens du pôle opposé à l'insertion mésentérique. Il est évident qu'on ne pourrait la faire aux dépens du bord mésentérique sans compromettre la vitalité des lèvres de la section qui seraient ainsi privées de vascularisation. Mais, après la suture, les deux anses, sectionnées à la manière habituelle, forment nécessairement un angle dont le sommet est au mésentère, qui est plissé au sommet de l'angle et distendu sur chaque côté. Il s'ensuit que, les anses, n'étant pas rigides, s'affaissent d'autant mieux que leur mésentère est tendu, et se tordent plus ou moins au niveau de la suture. C'est une fâcheuse et même dangereuse condition.

Sous le nom d'*entérorraphie circulaire avec fente*, Chaput (1891), (*Fig.* 104) a proposé un expédient, destiné également à éviter le rétrécissement. Il fait la section perpendiculaire ; puis, au moment de

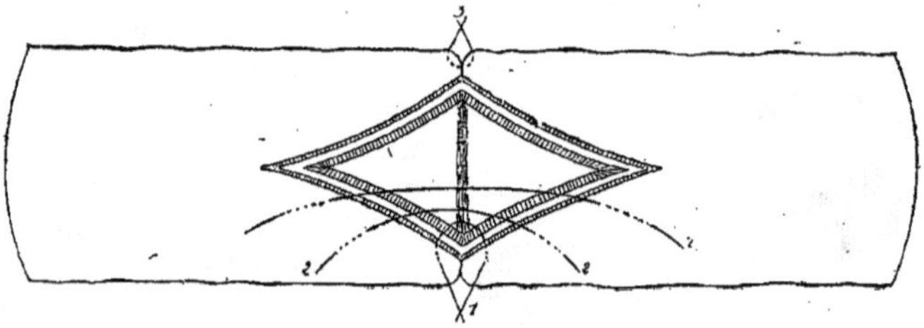

Fig. 104. — Entérorraphie circulaire avec fente, de Chaput.

la suture, il fend la paroi de chacun des bouts, sur le bord convexe parallèlement à l'axe, sur une étendue de trois centimètres ; il arrondit les angles et réunit. Ce procédé sera décrit en détail plus loin. Pour les résections de l'intestin grêle, je ne vois point en quoi il est supérieur à la section oblique. Il produit une section en raquette, au lieu d'une section ovalaire : c'est une différence ; mais est-ce bien un avantage ? La réunion au niveau des angles des manches des raquettes est assurément difficile et irrégulière, tandis que la réunion des sections ovalaires est facile et régulière : où est donc alors le bénéfice ?

Pour pallier le même inconvénient, sans compromettre la nutrition de l'intestin au niveau de la section, je fais d'abord une section circulaire perpendiculaire à l'axe du canal intestinal, comme si je devais faire une entérorraphie circulaire, suivant le procédé classique. Etant ainsi assuré de la nutrition des segments, sur le flanc antérieur du bout supérieur, je taille une ellipse ; de même sur le flanc postérieur du bout inférieur (*Fig.* 105). Je réunis les deux ellipses bords à bords. Naturellement, pour obtenir cette réunion, je suis obligé de croiser les mésentères. Mais que m'importe ?

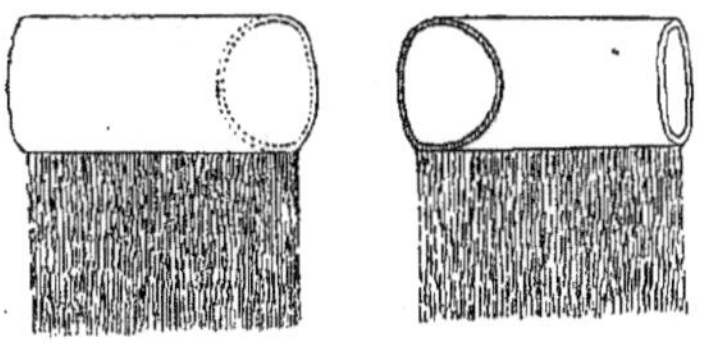

Fig. 105. — Sections obliques croisées sur les flancs des segments intestinaux.

Quelques points de suture les fixeront et les feront adhérer l'un à l'autre.

Il s'ensuit nécessairement une suture qui défie le rétrécissement et qui laisse les deux bouts intestinaux en ligne droite, sans couture. J'obtiens ainsi, en vérité, une entéro-anastomose latérale. sans cul-de-sac.

Il peut se faire, pour des raisons variées, que, même pour une résection portant exclusivement sur l'intestin grêle, l'un des segments d'intestin, par exemple le supérieur, soit dilaté, et par conséquent qu'il persiste après la résection une inégalité plus ou moins considérable de diamètre entre les deux bouts à réunir.

Les conditions se trouvent être alors celles que l'on rencontre d'ordinaire pour l'iléo-colostomie après résection iléo-cæcale. Je renvoie, pour l'étude des précautions à prendre et des procédés opératoires à employer, au chapitre que je consacrerai à cette opération.

Voilà donc l'intestin sectionné : immédiatement, et même au moment des sections, procédez à l'antisepsie des quatre tranches. Recevez sur des compresses ou des éponges les liquides intestinaux qui s'épanchent ; nettoyez avec des tampons montés ou des éponges les cavités des bouts béants de l'intestin ; lavez ces cavités avec du sublimé et mieux encore avec du permanganate de potasse à 1/1000, en prenant les précautions voulues pour que le liquide ne coule pas dans le ventre. Enveloppez ensuite chacun des bouts dans une compresse aseptique et occupez-vous du mésentère.

c.) **Traitement du mésentère.** — Il y a trois manières de traiter le mésentère : 1° *Section parallèle à l'intestin;* 2° *Résection cunéiforme;* 3° *Résection losangique.*

1° **Section parallèle à l'intestin.** — Une fois la portion d'intestin à réséquer isolée par les deux sections obliques ou perpendiculaires, on détache, à coups de ciseaux, les insertions mésentériques au ras de l'intestin, en liant ou pinçant les vaisseaux qui saignent. On respecte ainsi le mésentère, ce qui n'a aucun avantage, puisqu'on laisse un moignon encombrant, et on a une hémorragie considérable, ayant sa source dans les rameaux intestinaux si nombreux qui partent de la dernière arcade de l'artère mésentérique.

C'est donc là, ordinairement, un mauvais procédé ; c'est, toutefois, un procédé acceptable, si la résection intestinale est limitée à quelques centimètres d'intestin, car ici la résection mésentérique est superflue. C'est même un procédé de nécessité, si la résection porte sur une longueur très considérable, car ici la résection mésentérique serait trop grave, étant trop étendue. Kœberlé, dans une résection comprenant deux mètres d'intestin, pédiculisa simplement le mésentère, au moyen de douze ligatures placées aussi près que possible de l'intestin et comprenant chacune une quinzaine de centimètres de mésentère. Dans de pareilles opérations, en effet, il serait trop long, trop difficile et périlleux de procéder autrement.

2° **Résection cunéiforme.** — Elle consiste à exciser un triangle mésentérique isocèle, dont la base est exactement mesurée par la longueur de l'anse réséquée. Pour y aboutir, on continue obliquement, sur le mésentère, les sections amorcées sur l'intestin, jusqu'à ce qu'elles se rencontrent. Les vaisseaux mésentériques sont pincés et liés : les deux tranches du mésentère sont ensuite réunies par une suture, qui assure encore l'hémostase. Il importe de ne point détacher les bouts intestinaux de leur insertion mésentérique. C'est là le gage de leur vitalité et, par conséquent, la condition *sine qua non* du succès de la résection. Dans ce but, la dernière arcade de l'artère mésentérique doit être coupée bien net, et la ligature qu'on y place doit être soignée ; elle sera fine et courte, c'est-à-dire qu'elle ne doit pas absorber une trop grande longueur du tronçon artériel.

3° **Résection losangique**. — On verra plus loin que la région intestinale la plus difficile à suturer hermétiquement est celle qui correspond à l'insertion mésentérique. Il est malaisé, en effet, à ce niveau, d'obtenir l'adossement des séreuses par une suture correcte ; à telles enseignes que, pour lever la difficulté, des chirurgiens n'ont pas hésité à commettre la faute lourde de détacher le mésentère sur toute l'étendue de la zone à suturer. Sans tomber dans cette erreur, mais pour faciliter l'application de la suture circulaire, Madelung (1881) conseilla la résection losangique du mésentère, de façon à garder les vaisseaux qui rampent au contact de l'intestin, tout en supprimant le voile mésentérique qui gêne la suture (*Fig*. 106). Le conseil de Madelung est resté peu suivi ; ou bien, en effet, on réséque trop près de l'intestin, et la vitalité de celui-ci est compromise ; ou bien on réséque assez loin pour conserver plus sûrement les vaisseaux, et le petit lambeau mésentérique, flottant comme un fanion, gêne tout autant la suture que le mésentère intact.

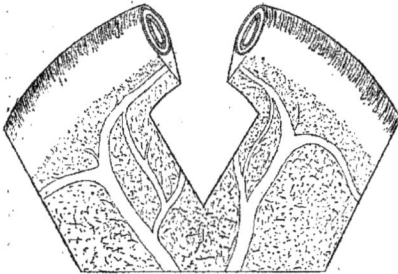

Fig. 106. — Résection losangique du mésentère, de Madelung.

La résection cunéiforme du mésentère est donc le procédé de choix ; la pédiculisation, le procédé de nécessité.

Le segment d'intestin malade est ainsi enlevé avec son mésentère. Il reste à réparer la brèche et à rétablir la circulation intestinale ; c'est le dernier acte de l'opération et non le moins important. Il se joue en deux scènes : 1° *Traitement de la plaie mésentérique ;* 2° *Anaplastie de l'intestin.*

1° **Traitement de la plaie mésentérique**. — Ou bien on a pédiculisé le mésentère, et l'on peut, soit perdre le pédicule dans l'abdomen, soit le fixer à la paroi abdominale. Dans le premier cas, on risque des adhérences anormales ; dans le second cas, on risque des brides : les unes et les autres pouvant engendrer, dans l'avenir, un étranglement interne.

Perdre le pédicule dans l'abdomen, cela n'est admissible que si l'on fait l'entérorraphie. Suturer le pédicule à la paroi est seulement acceptable, quand on fait l'entérostomie. D'ailleurs, si l'on se décide à perdre le pédicule, la seule manière d'éviter les adhérences anormales qui pourront être dangereuses, c'est de les créer soi-même à une place choisie ; c'est, par exemple, de fixer le pédicule au mésentère lui-même, au moyen d'une suture.

La suture de la plaie du mésentère, en cas de résection de celui-ci, s'impose et n'exige pas, d'ailleurs, de grandes précautions. L'important est d'obtenir une réunion uniforme, sans lacune sur toute la hauteur ; sans quoi on aurait des trous mésentériques, qui, plus tard, pourraient être une cause d'étranglement interne. Le surjet à points renforcés de Doyen est, sans conteste, la meilleure suture à employer.

2° **Anaplastie de l'intestin.** — Les opérations anaplastiques destinées à réparer les pertes de substance et à rétablir les fonctions de l'intestin réséqué sont au nombre de trois : 1° *L'entérorraphie circulaire.* 2° *L'entérorraphie longitudinale.* 3° *L'entéro-anastomose.*

1° **Entérorraphie circulaire.** — Il existe de nombreux procédés d'entérorraphie circulaire : on peut les diviser en deux grandes classes : 1° *Procédés par affrontement non séreux.* 2° *Procédés par affrontement séreux.*

Evidemment, cette classification n'a rien d'absolu, et l'on trouvera certainement dans chaque classe des procédés qui empruntent à la classe voisine ; je n'en ai pourtant pas trouvé de meilleure.

I. **Procédés par affrontement non séreux.** — Ce sont tous les procédés de la méthode ancienne : *Suture des Quatre Maîtres* et *Suture de Duverger*, qui n'ont plus qu'un intérêt historique ; ce sont ensuite les procédés de *suture par abrasion ;* je ne m'occuperai que de ces derniers.

Suture par abrasion. — La double préoccupation d'éviter le rétrécissement, en supprimant le bourrelet interne qui résulte de l'adossement des séreuses, et d'affronter de larges surfaces saignantes, au lieu des bords minces de la tranche intestinale, a été l'idée mère de la suture par abrasion, dans laquelle le chirurgien détruit la muqueuse ou la dissèque, dédoublant ou avivant ainsi largement les parois de l'intestin, pour obtenir une large plaie vive à suturer.

Il y en a deux variétés bien distinguées, par Chaput, à savoir : *la sutnre par abrasion et application,* où l'on affronte les surfaces avivées, en les appliquant directement l'une contre l'autre ; la *suture par abrasion et inflexion*, où on affronte les faces profondes des musculeuses ou des muqueuses et, en même temps, les séreuses en repliant le lambeau séro-musculaire sur lui-même. Je ne m'occuperai pas ici de cette dernière variété, représentée par la suture de Kümmer.

Historique. — Moreau-Boutard (1837) semble être le premier qui ait imaginé d'abraser, c'est-à-dire d'exciser la muqueuse intestinale, pour obtenir deux surfaces saignantes à affronter. Une fois l'abrasion du bourrelet muqueux exécutée, ce chirurgien réunissait les deux surfaces saignantes par une série de points entrecoupés.

Mais l'abrasion n'était guère pratiquée; et le conseil de Moreau-Boutard était bien oublié, lorsque, presqu'en même temps, Morisani (1889) et Chaput (1889) proposèrent, chacun de leur côté, d'y recourir méthodiquement. Les procédés de ces deux opérateurs sont d'ailleurs assez différents, puisque l'un, Morisani, ne fait qu'un étage de suture, tandis que l'autre, Chaput, en fait deux.

I. SUTURE PAR ABRASION DE MORISANI. — Sur chaque bout d'intestin, Morisani (1889) (*Fig.* 107) saisit, avec une pince à griffe, le bord de la muqueuse sur la section; puis il la détache avec des ciseaux et en fait une petite collerette de quelques millimètres, qui proémine vers la cavité de l'intestin.

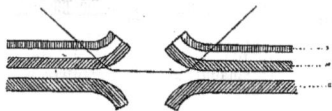

Fig. 107. — Suture par abrasion de Morisani.

La paroi intestinale se trouve ainsi dédoublée, et il existe deux lambeaux, l'un composé de la séreuse et de la musculeuse, l'autre composé de la muqueuse et de la sous-muqueuse. Chaque point de la suture à points entrecoupés est placé de la façon suivante. L'aiguille est piquée sur la séreuse à 3 millimètres au plus en-deçà de la ligne qui correspond à la base du lambeau muqueux. Elle chemine obliquement dans la musculeuse, pour sortir au sommet de l'angle dièdre, formé par les deux lambeaux (séro-musculeux et muqueux); elle rentre dans le bout intestinal opposé par le sommet du même angle dièdre, et chemine obliquement dans la musculeuse, pour ressortir par la séreuse trois millimètres plus loin.

Les points sont distants de trois millimètres. Une fois noués, ils produisent l'affrontement des surfaces saignantes de chacun des lambeaux. Une seule rangée de suture suffit.

2. SUTURE PAR ABRASION DE CHAPUT (1889). — La suture par abrasion de Chaput, telle qu'il l'a décrite au Congrès de Chirurgie et
figurée, dans ses deux manières, dans sa *Technique des opérations
sur l'intestin, etc.* (1892), n'est pas, comme semble le croire Frey
(1895), une suture par affrontement des séreuses; c'est bien une
suture par affrontement des muqueuses et des musculeuses; c'est-
à-dire une suture par abrasion et application.

Dans la première manière, Chaput saisit le bout d'intestin entre
deux doigts, et, par des pressions
méthodiques avec une éponge,
obtient facilement l'ectropion de la
muqueuse, qu'il abrase ou avive
avec la cuiller tranchante (des ciseaux valent mieux), sur une hauteur d'un centimètre. Il procède de
même sur l'autre bout. Renversant
ou retroussant alors en dehors
les deux lambeaux musculo-séreux, il fait une suture muco-muqueuse, c'est-à-dire qu'il réunit
les lèvres des deux muqueuses ex-
cisées par une suture; en surjet ou
à points séparés? Il ne le dit point
(*Fig.* 108). Il termine en affrontant
les lambeaux retroussés, face cru-

Fig. 108. — Suture par abrasion de
Chaput ; première manière.

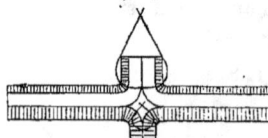

Fig. 109. — Suture par abrasion de
Chaput; deuxième manière.

ente contre face cruente, séreuses en dehors par conséquent, et
musculeuse contre musculeuse; au moyen d'un surjet ou de points
séparés? Il ne le dit point.

Dans la seconde manière, il n'est plus question d'abrasion, mais
d'un dédoublement de la section intestinale : ce que Chaput n'indique nullement. Il se borne, en effet, à nous dire : « Perfectionnant ensuite cette suture (la première), j'ai conservé la muqueuse
disséquée (elle n'était pas disséquée, mais détruite par l'abrasion) ,et,
l'invaginant dans l'intestin, je l'ai fixée à elle-même par des sutures
non perforantes ».

Donc, il faut disséquer la muqueuse, d'un côté et de l'autre de la
plaie intestinale, sur une étendue d'un centimètre (*Fig.* 109), retrousser les deux lambeaux musculo-séreux, adosser et réunir par
des points non perforants (en surjet ou à points séparés?) les deux
muqueuses, sous-muqueuse contre sous-muqueuse, adosser enfin
de la même façon les deux lambeaux musculo-séreux, musculeuse
contre musculeuse. En vérité, c'est bien là la suture de Morisani à
deux étages au lieu d'un seul.

En aucun endroit du mémoire ou du livre de Chaput, il n'est
question de compléter la suture par des points de Lembert. Il en
résulterait d'ailleurs un gros boudin et un rétrécissement considérable de l'intestin, comme le mon-
tre la figure ci-jointe (*Fig.* 110),
extraite du mémoire de Frey et où
la réunion muqueuse n'est pas indiquée.

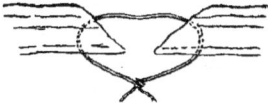

Fig. 110. — Suture par abrasion avec
point de Lembert.

Au surplus, Chaput se borne à
recommander de protéger la ligne
de suture « en enroulant l'épiploon autour de la ligne de suture et
en l'y fixant par un ou deux points ». Ce qui est une mauvaise et
dangereuse imitation de la greffe épiploïque de Senn.

3. La SUTURE DE VELLA (1890) est encore de la famille des sutures
par abrasion sans affrontement des séreuses. Vella, pour éviter la
dissection minutieuse de la muqueuse par le procédé de Morisani,
se borne à exciser, en large biseau, la tranche intestinale aux dépens

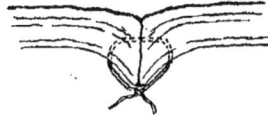

Fig. 111. — Procédé de Vella.
1ᵉʳ temps: Passage du fil.

Fig. 112. — Procédé de Vella.
2ᵉ temps: Fil serré.

de la muqueuse et de la musculeuse (*Fig.* 111 et 112). Il affronte
alors, par une suture séro-sous-muqueuse, les deux tranches avivées
et élargies. Bien que Poggi (1890) déclare avoir obtenu de bons
résultats par ce procédé, celui-ci paraît peu recommandable ;
comment en effet espérer un avivement oblique suffisant d'une
tranche intestinale mince et flasque ? En vérité, on ne peut l'obtenir
que par l'abrasion, et alors ce n'est plus le procédé de Vella.

Telle qu'elle est conseillée par Morisani et par Chaput, la suture
par abrasion diminue bien évidemment les chances de rétrécissement; mais elle a ce grand défaut de ne pas produire l'affrontement
des séreuses, qui est la meilleure garantie de la solidité de la
suture. Nous verrons plus loin que Kümmer a proposé un procédé ingénieux, qui permet de jouir à la fois des avantages de
l'abrasion et de l'affrontement des séreuses : suture par abrasion
et inflexion.

II. **Procédés par affrontement séreux**. — Les procédés de suture qui tirent parti de la précieuse propriété adhésive des séreuses se divisent en deux espèces :

A. Procédés par invagination.
B. Procédés par adossement.

A. **Les procédés par invagination** s'inspirent d'une observation clinique. Puisque, dans l'invagination chronique, des adhérences se forment au niveau du collet, adhérences telles que l'invagination peut se sphacéler et être éliminée sans interruption de la continuité ni rétrécissement du calibre du tube intestinal, on doit obtenir le même résultat en plaçant les deux bouts d'un intestin réséqué dans les conditions où se trouvent les deux bouts d'une invagination, c'est-à-dire en invaginant et fixant le bout supérieur dans le bout inférieur. Je dis le bout supérieur dans le bout inférieur et j'y insiste pour n'y plus revenir ; il faut, en effet, afin que la circulation du contenu soit facile et que les matières en circulation descendante ne s'infiltrent pas entre les deux intestins engainés, que le bout supérieur soit invaginé et le bout inférieur invaginant ; il suffit d'y réfléchir pour le comprendre.

Tel est le principe ; voyons l'application. Pour bien comprendre les procédés modernes d'invagination, il importe d'étudier rapidement les procédés anciens. Une page d'histoire est donc ici nécessaire.

Historique. — Ramdohr (Mœbius, Thèse 1827) est le premier qui pratiqua la suture par invagination. Le point de Ramdohr mérite d'être connu, étant encore jusqu'à un certain point imité. (*Fig.* 113). Une anse de fil traverse les quatre parois du bout supérieur ou gastrique à un centimètre de la section et accroche par conséquent cet intestin ; l'un des chefs sort par la séreuse, l'autre par la muqueuse ; les deux chefs traversent le bout inférieur ou rectal à un centimètre de la section ; mais ils pénètrent tous les deux par la muqueuse, à un demi centimètre de distance, sur une même circonférence. On place ainsi deux points aux extrémités d'un même diamètre. En tirant les chefs et les nouant deux à deux, le bout supérieur se trouve attiré et fixé dans le bout inférieur. Ramdohr mettait donc en contact la séreuse du bout supérieur avec la muqueuse du bout inférieur, réalisant ainsi, comme on le devine, les pires conditions pour la réunion.

Hermans imagina de fixer l'intestin invaginé par le procédé de Ramdohr, au moyen d'un surjet (suture du pelletier).

Ritsch, en 1784, perfectionna le point de Ramdohr. Il imagina de

calibrer l'intestin au niveau de l'invagination, en y introduisant
un cylindre creux à la manière des Quatre Maîtres et de Duverger,
pour en maintenir la lumière ouverte et soutenir en même temps
les bouts invaginés. Il
fabriquait son cylin-
dre avec une carte
enroulée et huilée.
Celle-ci était intro-
duite dans le bout su-
périeur jusqu'aux
deux tiers; puis tout
l'appareil, intestin et
carte, était enfoncé
dans le bout inférieur.

Fig. 113. — Point de Ramdohr.

Une aiguille armée d'un fil traversait de part en part les deux
intestins invaginés et la carte, entrant et sortant aux extrémités
d'un même diamètre, et fixait le tout. On nouait les deux chefs à
2 ou 3 centimètres du flanc de l'intestin, sans les couper, et on les
fixait dans la plaie de la paroi abdominale, |pour pouvoir plus tard
retirer le point. La carte désormais libre était éliminée par l'anus.

Sabatier (1797), trouvant trop difficile et peu sûr le placement
du fil tout d'un coup
entre les deux intes-
tins et la carte, ar-
mait d'abord la carte
en la perforant de de-
dans en dehors aux
extrémités d'un même
diamètre avec un fil
dont chaque bout
était enfilé à une ai-
guille (Fig. 114). Il

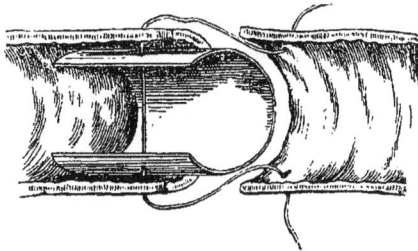

Fig. 114. — Invagination de Ritsch, modifiée par Sabatier.

attachait le cylindre de la même façon que Ritsch dans le bout
supérieur, en le perforant avec chacune des aiguilles de dedans en
dehors aux extrémités d'un même diamètre transversal, c'est-à-
dire perpendiculaire au plan de l'insertion mésentérique. Puis,
reportant les deux aiguilles dans le bout inférieur, il le traversait
de même façon de dedans en dehors. En tirant sur les fils, le bout
supérieur et la carte se trouvaient attirés et introduits dans le
bout inférieur. Il ne restait plus qu'à nouer les deux chefs du fil
pour fixer l'appareil. Mais le fil traversait diamétralement le cylindre intra-intestinal et pouvait gêner la circulation des matières.

Chopart et Desault (1784) s'ingénièrent à corriger cet inconvénient, en perforant deux fois la carte de façon à laisser l'anse du fil
sur le flanc externe du cylindre qu'elle formait (*Fig.* 115).

Le point que les mêmes chirurgiens employaient pour les plaies
intestinales, pas plus que
les différents points de
Bell, qui moulait l'intestin sur un cylindre plein,
n'offrent aucun intérêt.

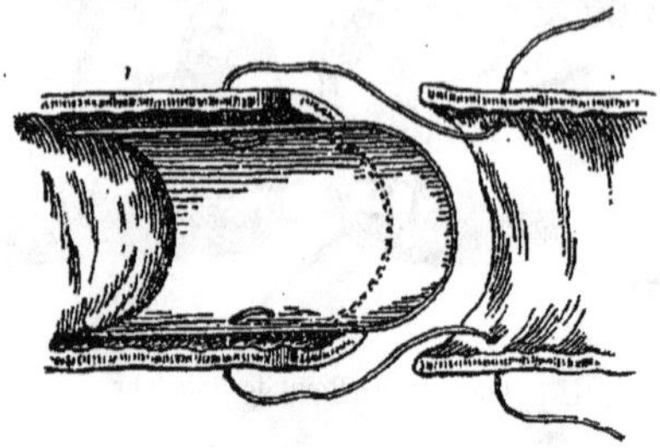

J'ai hâte d'arriver au
point de Jobert (1824),
qui marque, en effet, un
immense progrès. Si
l'on avait réussi à guérir
quelques opérés par la
suture des Quatre-Maî-

Fig. 115. — Invagination de Ritsch, modifiée
par Chopart et Desault.

tres, le point de Ramdohr, ou la suture de Ritsch, c'était, il faut
bien le reconnaître, grâce au hasard, et l'on n'avait pas cherché, par
une étude attentive des pièces, à reconnaître dans quelles conditions
anatomiques, dans quels rapports se trouvaient les bords réunis,
noyés d'ordinaire dans un magma d'adhérences. Richerand avait
bien reconnu que le grand défaut des sutures de Ramdohr et de
Ritsch était qu'elles affrontaient une muqueuse à une séreuse, et
Bichat, par ses expériences, avait montré combien peu la muqueuse
était propre à une réunion; mais c'est bien Jobert de Lamballe
(1824-1829), qui eut l'honneur et le mérite de découvrir que l'affrontement des séreuses était la condition *sine quá non* du succès.

Après avoir relaté une observation de Cloquet, où la réunion des
deux bouts de l'intestin réséqué fut obtenue par une entérorraphie
circulaire, exécutée d'après le procédé décrit par lui en 1824, Jobert
(1829) rappelle les tentatives faites pour obtenir la réunion par
invagination et par la ligature, remarque que la ligature a réussi
(au moins chez les animaux), explique les insuccès de l'invagination par ce fait que l'on cherchait l'adhésion d'une muqueuse à
une séreuse, et part de là pour proposer le procédé original qui porte
son nom.

PROCÉDÉ DE JOBERT. — Le bout supérieur est reconnu, ce qui parfois est difficile, et c'est pourquoi Jobert conseille d'en arriver à
employer le moyen de Louis, qui consiste à faire avaler du sirop
de violettes ou, mieux encore, de l'huile d'amandes douces colorée
avec de l'orchanette. On dissèque ensuite le mésentère de l'un et
l'autre bout sur une étendue d'un ou deux centimètres.

Le chirurgien, armé d'un fil muni de deux aiguilles, passe sur le
bout supérieur un point de Ramdohr ; il place ainsi un point à chacune des extrémités du diamètre transversal et confie les fils à un
aide. Puis, avec ses doigts ou avec une pince à disséquer, il retrousse en lui-même le bout inférieur, de manière que la séreuse
se trouve à la face interne. Saisissant alors d'une part les deux
aiguilles de l'un des points entre le pouce et l'index de la main
droite, et les tenant parallèles et de niveau ; pinçant d'autre part
entre deux doigts de la main gauche la région symétrique du bord
du bout inférieur retroussé, il traverse avec les deux aiguilles, de

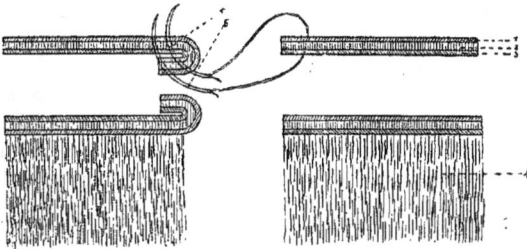

Fig. 116. — Procédé de Jobert. — Passage du fil.

dedans en dehors, ce même bord doublé, en perforant du même
coup ses deux parois, et de telle sorte que l'anse du fil soit parallèle à l'axe de l'intestin (*Fig.* 116).

Il procède de même pour le deuxième point. Puis, tirant sur les
bouts des deux anses des
fils, et s'aidant de ses
doigts, ou d'un instru-
ment mousse, il opère
l'invagination du bout
supérieur dans l'infé-
rieur (*Fig.* 117). Les fils
ne sont pas noués (point
de Le Dran). L'intestin
est réduit dans le ventre
et les fils sont fixés à la
plaie abdominale avec
du diachylon.

Fig. 117. — Procédé de Jobert. — Invagination
réalisée.

Jobert employait donc un point perforant, c'est-à-dire pénétrant à travers la muqueuse dans le canal intestinal, et ce point
n'est autre que le point de Ramdohr. Or, c'était là un défaut capital,
méconnu par tous alors ; à une époque où l'on comprenait encore

si mal les dangers de la septicité, on ne concevait pas l'infection du fil par les matières et du péritoine par le fil. Jobert commettait encore une faute grave : il conseillait, en effet, pour faciliter l'invagination, de détacher tout le bout à invaginer de ses insertions mésentériques. C'était de parti pris marcher au devant du sphacèle, et par conséquent chercher l'échec de la suture.

Cependant Jobert avait démontré: 1° non-seulement que la réunion des plaies intestinales pouvait être obtenue très rapidement par le simple affrontement des séreuses; 2° mais encore par des expériences spéciales, dont j'ai déjà parlé, que la ligature de l'intestin rompait successivement les quatre tuniques, provoquait la tuméfaction et l'affrontement des séreuses et s'éliminait par le canal intestinal; cela après Travers.

Les applications cliniques de cette double démonstration expérimentale ne tardèrent pas. Voyons d'abord ce qu'elles furent, en ce qui concerne l'entérorraphie circulaire avec invagination et suture; nous étudierons ensuite ce qu'elles furent; en ce qui touche la ligature.

I. **Procédés d'entérorraphie circulaire par invagination et suture**. — Dès 1837, Moreau-Boutard proposa le premier d'abraser la muqueuse du bout inférieur, avant d'y invaginer directement le bout supérieur ; ce qui était revenir au procédé de Ramdohr en l'améliorant. Moreau-Boutard se bornait d'ailleurs à fixer l'invagination par quelques points de Ramdohr. Mais il faut croire que les tentatives de ce chirurgien restèrent malheureuses, comme étaient du reste malheureuses toutes les tentatives chirurgicales à cette époque de septicémie et de péritonite. Il faut, en effet, arriver à 1883 pour voir les opérateurs reprendre l'invagination et la préconiser.

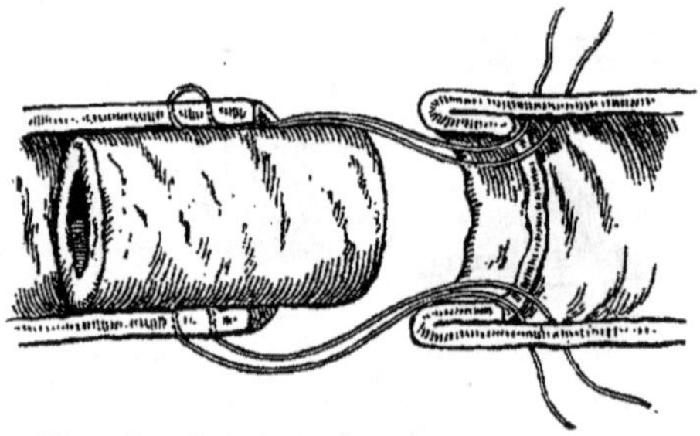

Fig. 118. — Invagination et suture de Hohenhausen.

1° SUTURE DE HOHENHAUSEN.— Hohenhausen (1883) fait l'invagination à la manière de Jobert sur un cylindre creux en mie de pain (Brodcylinder) et fixe les deux anses invaginées au moyen de huit points séro-séreux. Le cylindre est engagé dans le bout à engainer; les lèvres du bout engainant étant retroussées en dedans, on obtient l'invagination en accrochant le bout à engainer avec deux anses de

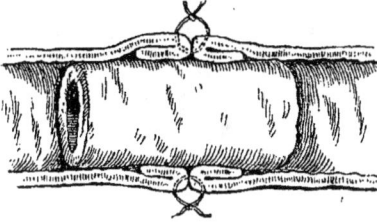

catgut qui perforent d'autre part le bout engainant, à la manière de Ramdohr et de ses imitateurs. C'est alors qu'à la limite de l'invagination le chirurgien place une couronne de huit points séro-séreux. Hohenhausen a fait ainsi chez l'homme trois entérorraphies circulaires avec succès (*Fig.* 118).

Fig. 119. — Suture de Hohenhausen terminée.

Le même chirurgien fut moins heureux en modifiant son procédé pour imiter Denans et affronter les bords des séreuses des deux bouts retroussés en dedans sur le cylindre creux (*Fig.* 119).

2° PROCÉDÉ DE SUTURE PAR INVAGINATION DE SENN. — Pour éviter les difficultés créées par l'éversion de la muqueuse du bout engainé, Senn (1887) introduit dans ce bout une rondelle de caoutchouc de un centimètre de largeur environ, sur le bord de laquelle il ourle au catgut la lèvre de la section. Il ourle de même la tranche du

bout inférieur, en amenant a éreuse en dedans, de manière à ce que les deux séreuses soient plus tard en contact. Il réalise enfin l'invagination au moyen de deux anses de catgut perforantes, passées sur chaque face de l'intestin, à peu près à

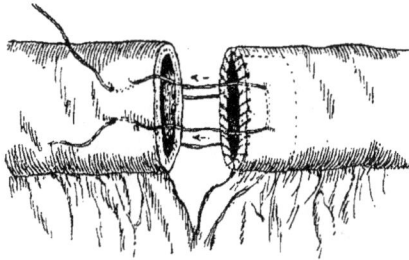

Fig. 120. — Invagination et suture de Senn.

la manière du point de Hallsted, et fixe l'invagination au moyen d'un surjet (*Fig.* 120).

Lebesgue (1895) propose de modifier le procédé de Senn, en passant quatre anses de fil non perforantes. Mais, d'une façon ou d'une autre, l'affrontement des séreuses ne se fait, dans le procédé de Senn, que sur une petite étendue, et c'est là un grave et dangereux défaut.

3° PROCÉDÉ DE CASATI. — Une nouvelle tentative d'invagination pure et simple fut faite par Casati (1889).

Ce chirurgien imagina d'invaginer réellement et en totalité, avant la résection, tout le segment intestinal à réséquer, après l'avoir libéré de ses insertions mésentériques dans toute son étendue. Une fois l'invagination obtenue, à la limite par consé- quent des insertions mé- sentériques conservées, on exécute une suture cir- culaire séro-séreuse, en rapprochant les points

Fig. 121. — Suture intestinale de Casati.

(Fig. 121). Puis, on ouvre l'anse efférente à quelques centimètres de la suture, par une incision longitudinale, à travers laquelle on va chercher et on hernie l'invagination pour la réséquer (Fig. 122). On ferme ensuite l'incision longitudinale.

L'opération de Casati se fait donc en six temps : 1° désinsertion mésentérique de toute l'anse à réséquer ; 2° invagination totale de l'anse désinsérée dans le bout inférieur; 3° suture séro-séreuse cir-

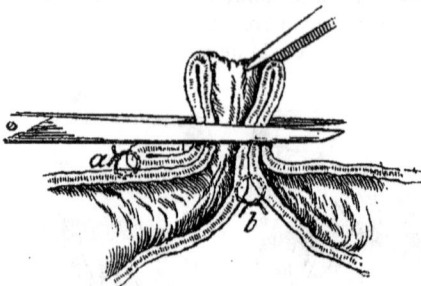

Fig. 122. — Invagination et suture de Casati.

culaire. à la limite de l'invagination au ni- veau des insertions mésentériques conser- vées (a, b); 4° incision du bout inférieur à 5 ou 6 centimètres de la suture (d) (Fig. 122); 5° hernie par cette plaie et résection de l'inva- gination (c); 6° ferme- ture de la plaie par une

entérorraphie latérale (Fig. 122). — L'avantage de ce procédé serait d'éviter tout risque d'inoculation de la suture circulaire ; mais, au moment de la section de l'invagination au ras de l'incision longitu- dinale, celle-ci a toutes chances d'être polluée par le contenu de l'in- testin invaginé et réséqué. Au surplus, combien l'invagination doit être difficile en certains cas ! Bref beaucoup de complications et peu de profits. Casati n'a du reste employé son procédé que sur des lapins.

4° PROCÉDÉ DE PAUL. — Paul (1891) a cherché aussi à réhabiliter le procédé originel de Jobert; mais il opéra seulement sur des ani- maux (Fig. 123). Il introduit dans le bout supérieur un tube en os décalcifié et il en suture le bord à la lèvre intestinale, au moyen d'un surjet. Un fil est attaché au bord suturé du cylindre d'os décalcifié et traverse de dedans en dehors le bout inférieur à deux ou trois centimètres de la section. Une couronne de points, peu rapprochés du reste, placés à la manière des Quatre Maîtres, et comprenant les quatre tuniques, affronte les deux sections; en tirant sur le premier fil, on attire le cylindre osseux et l'intestin qui lui est suturé et on invagine à la fois le bout inférieur en lui-même et le bout supérieur dans le bout inférieur. Quelques points séro-séreux sont placés à la limite de l'invagination. Il y a donc, pour fixer l'invagination et assurer la réunion, une double couronne de suture (*Fig.* 124).

Fig. 123. — Procédé de Paul. — Placement des fils.

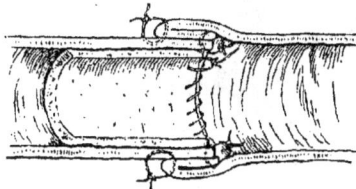

Fig. 124. — Procédé de Paul. — Suture terminée.

5° PROCÉDÉ DE ROBINSON. — Il est plus simple! Dans le bout supérieur, on attache par la suture un anneau de caoutchouc bien élastique, qui distend le bout supérieur, on réalise l'invagination avec les doigts. On dispose une couronne de points séro-séreux, à la limite de l'invagination (*Fig.* 125).

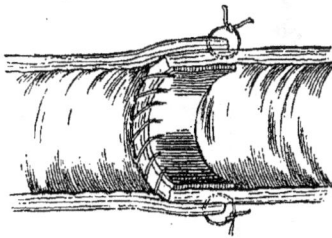

Fig. 125. — Suture de Robinson.

6° PROCÉDÉ DE MAUNSELL. — Maunsell (1892) a proposé un procédé resté jusqu'ici, je crois, un procédé de laboratoire, très ingénieux, mais peu pratique, et dont on remarquera d'ailleurs l'analogie avec celui de Casati qui lui est antérieur.

L'intestin est réséqué et toute la portion correspondante du mésentère est excisée en V (*Fig.* 126). La plaie mésentérique est fermée, après hémostase sûre, au moyen d'un surjet (*Fig.* 127).

Les deux bouts d'intestin sont lavés dans une solution salée chaude à 6 ou 7 pour mille, puis dans une petite quantité d'eau oxygénée à 1/15ᵉ.

Réunissez alors les deux sections intestinales par deux points de suture au crin, l'un au niveau de l'insertion mésentérique, l'autre exactement en face, placés de telle sorte que les points d'entrée et de sortie des fils soient du côté de la muqueuse. Le premier point constitue une anse qui embrasse à la fois les deux segments d'intestin et leur mésentère. L'aiguille entre sur l'un des deux bouts, un peu en dehors du centre de l'insertion mésentérique à un demi-centimètre de la section, perfore la muqueuse, traverse la musculeuse, passe entre les deux feuillets mésentériques et sort par le

Fig. 126. — Excision de l'intestin et du mésentère.

feuillet le plus voisin du point d'entrée, à un demi-centimètre de l'insertion, pour rentrer dans l'autre bout intestinal à travers le feuillet mésentérique du même côté, la musculeuse et la muqueuse et enfin revenir vers le premier bout, en suivant en sens inverse le même chemin, c'est-à-dire : muqueuse, musculeuse, feuillet mésentérique du deuxième bout d'intestin; feuillet mésentérique, musculeuse et muqueuse du premier bout (Fig. 128). Les deux chefs du fil se trouvent ainsi dans la cavité du premier

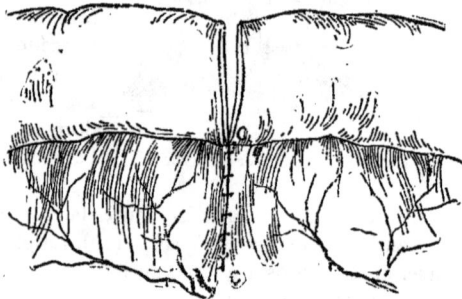

Fig. 127. — Suture du mésentère.

bout, le second bout et les deux feuillets du mésentère étant compris dans l'anse.

Le second point est placé au pôle opposé ; il comprend toute l'épaisseur de la paroi intestinale, muqueuse, musculeuse et séreuse ; les deux chefs du fil sont du côté de la muqueuse. Les nœuds étant serrés, on conserve aux fils toute leur longueur et les chefs pendent hors de l'intestin.

Cela fait, sur le bout intestinal le plus large et sur le bord opposé à l'insertion mésentérique, faites un pli transversal à cinq ou six centimètres de la section (*Fig.* 129), et fendez ce pli, de façon à obtenir une incision longitudinale de l'intestin mesurant quatre centimètres.

Au moyen d'une pince hémostatique engagée par cette incision, allez chercher et saisir les quatre chefs des fils des deux points de suture ci-dessus décrits et attirez-les (*Fig.* 130). Tirez doucement mais sans relâche ; le bout intestinal, non incisé (*Fig.* 131), s'invagine nécessairement dans l'autre avec les deux lèvres de la section qui viennent apparaître comme deux cercles concentriques et faire hernie, muqueuse en dehors, séreuse en dedans, à travers la plaie longitudinale (*Fig.* 132).

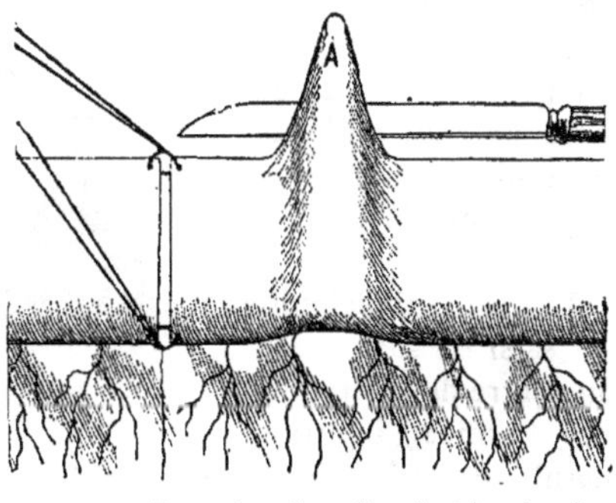

Les fils des deux sutures premières servant de suspenseurs sont confiés à un aide, qui maintient la hernie de la section à une hauteur fixe d'un centimètre. Une aiguille droite et fine, chargée d'un crin, embroche alors les deux

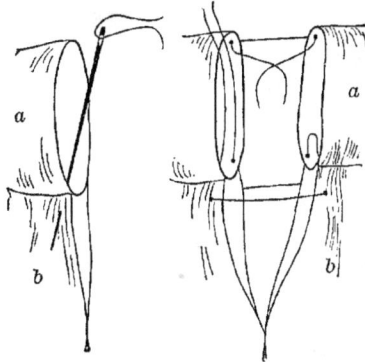

Fig. 128. — Schéma des points de suture réunissant les deux bouts d'intestin.

Fig. 129. — Formation d'un pli et incision longitudinale du bout intestinal le plus large, sur le pôle opposé à l'insertion mésentérique.

lèvres herniées de la section, de façon à pénétrer à cinq millimètres de la surface de section et à cinq millimètres en dedans de l'un

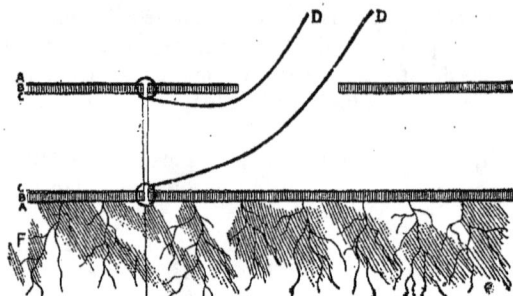

Fig. 130. — Les chef sdes fils des deux points de suture, qui réunissent les bouts d'intestins, sont attirés dans l'incision longitudinale.

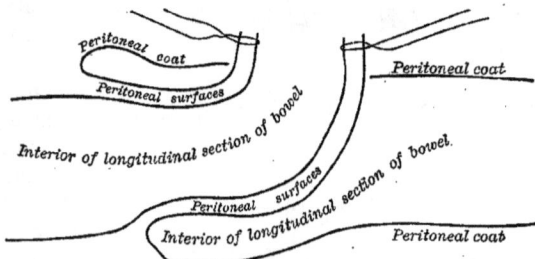

Fig. 131. — Invagination du bout non incisé dans le bout incisé.

des fils suspenseurs, et
sortir dans un point dia-
métralement opposé,
cinq millimètres en de-
hors de l'autre fil sus-
penseur par rapport à
l'opérateur (*Fig.* 132 et
133).

Le fil qui suit l'aiguille
est saisi en son milieu,
au centre de la 'lumière
de l'orifice intestinal
hernié, tiré et coupé. Il
s'ensuit deux anses de fil
qui sont nouées de cha-

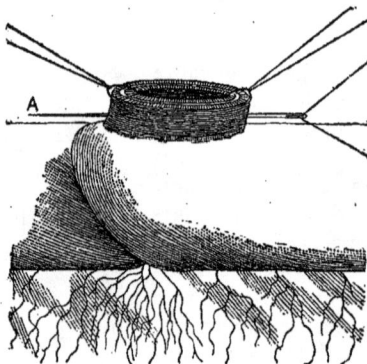

Fig. 132. — Passage de l'aiguille pour la suture
des deux bouts invaginés.

que côté. La même opération étant répétée dix fois sur dix diamètres de la section et les deux fils suspenseurs étant enfin coupés

au ras de leur nœud, il en résulte une couronne de 22 sutures au crin de Florence, affrontant les deux surfaces péritonéales de la section sur une hauteur de cinq millimè-
tres et dont les nœuds sont tous du côté de la muqueuse.

Réduisez alors l'in-
vagination en tirant sur le segment intestinal non incisé et vous aurez une suture parfaite, telle que la représente la *Figure* 134.

Il reste à fermer l'incision longitudinale par une suture de Hallsted, ou tout autre.

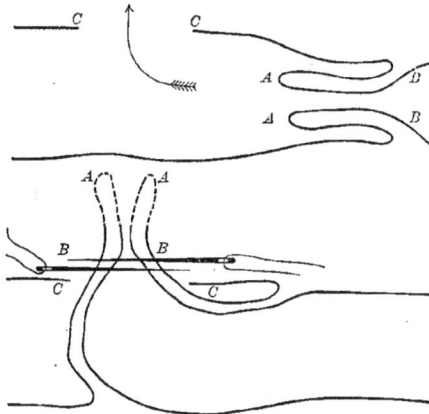

Fig. 133. — Schéma des Figures 131 et 132.

Est-il besoin d'insister pour montrer les deux vices du procédé de Maunsell, à savoir : les points perforants, et l'incision longitudinale, qui multiplie le trauma-tisme intestinal.

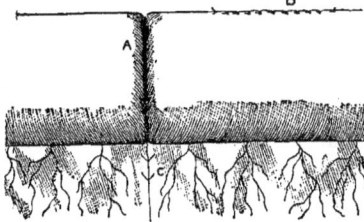

Fig. 134. — Résultat obtenu après réduction de l'invagination suturée.

7° SUTURE DE HARRIS. — C'est la suture de Ramdohr, ou l'invagination, perfec-tionnée par l'abrasion.

Après avoir détruit la muqueuse du bout engainant sur une étendue de un à un cen-timètre et demi, Harris prend une aiguille droite, longue, armée d'un fil de soie. Il perfore le même bout tout près du mé-sentère à la limite de la zone où la muqueuse est détruite ; paral-lèlement à l'axe, il pénètre dans la cavité de l'intestin ; puis, sortant de cette cavité, il va accrocher l'anse à engainer par un large point séro-musculaire, parallèle à la section et piqué au voisinage immédiat de la tranche (*Fig.* 135). Retournant alors l'aiguille et réintroduisant la pointe dans l'anse engai-nante à la limite de la zone privée de muqueuse pour la faire sortir par la séreuse, il a ainsi accroché et invaginé l'anse à

engainer dans l'anse engainante, sans avoir perforé de muqueuse
septique (*Fig.* 136). Il place de la même façon trois points sur
toute la circonférence intesti-
nale. Il double la suture par une
deuxième série de points transversaux analogues à des points
de reprise, placés au voisinage
de la section de l'anse engai-
nante et séro-musculaire pour
les deux anses (*Fig.* 137). D'a-
près Harris, même avec deux
intestins d'inégal diamètre, l'a-
daption et l'affrontement se font
exactement.

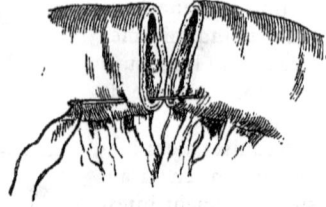

Fig. 135. — Suture intestinale de Harris. —
Premier plan.

En réalité le procédé de Harris n'était qu'une résurrection, avec
perfectionnement dans la technique, du procédé de Moreau Boutard-

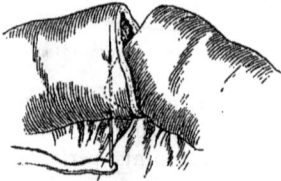

Fig. 136. — Suture de Harris. —
Deuxième plan.

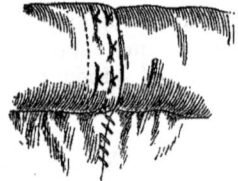

Fig. 137. — Suture de Harris terminée.

(1837), déjà réinventé par Chaput en 1889. Nous verrons d'ailleurs
Chaput reprendre encore, en 1892, ce même procédé pour le transformer, sinon l'améliorer.

8° SUTURE DE BRIGGS. — Elle est, quoiqu'en dise son auteur, d'une
complication parfaite. Briggs (1892) cherche à obtenir l'invagination en affrontant la sous-muqueuse du bout engainant avec la
séreuse du bout engainé. Pour cela, il dédouble le bout engainant,
en disséquant la muqueuse et la sous-muqueuse d'une part, la
musculeuse et la séreuse de l'autre, sur une étendue de près de
deux centimètres, à la manière de Morisani. Il retrousse ensuite
en dehors le lambeau séro-musculaire. Puis, prenant un fil armé
de deux aiguilles courbes, il introduit de dedans en dehors (c'est-
à-dire en piquant par la muqueuse) l'une des aiguilles (a) dans
le bout engainant à la base du lambeau muqueux et le traverse ;
il réintroduit la même aiguille dans le bout engainant pour tra-

verser de nouveau cet intestin de dedans en dehors, au-delà de la
base du lambeau séro-musculaire, c'est-à-dire dans la zone non dédoublée (*Fig.* 138). Saisissant alors l'autre aiguille (b), il traverse
le bout à engainer en piquant par la séreuse à près de deux centimètres de la tranche (distance égale à l'étendue du dédoublement

Fig. 138. — Suture de Briggs. — *1ᵉʳ temps* :
passage des fils.

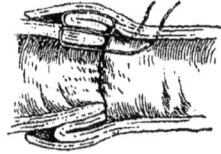

Fig. 139. — Suture de Briggs
terminée.

sur le bout engainant), traverse les quatre parois, sort de cet intestin par sa lumière pour rentrer dans le bout engaînant, dont il
traverse les quatre parois, un centimètre au-delà de l'endroit perforé par la première aiguille (*Fig.* 139).

En tirant sur les deux fils, on obtient l'invagination du bout à
engainer, et, en même temps, on replie en dedans le lambeau muqueux du bout engainant, accroché par l'anse du fil, puisque l'aiguille (a) en a fait le tour.

Lorsqu'une première série de points pareils a été placée, la manchette séro-musculaire est rabattue sur l'invagination et fixée non
par une suture, mais par la greffe d'un lambeau de péritoine,
emprunté à un animal fraîchement tué et conservé aseptiquement.

Briggs trouve son procédé « *simple, facile* et *efficace* ». Je répète
qu'à mon avis il est d'une complexité idéale.

9° PROCÉDÉ DE CHAPUT. — Chaput(1894), reprenant sans les avoir
l'idée de Moreau-Boutard (*Fig.* 140), et cherchant à améliorer un

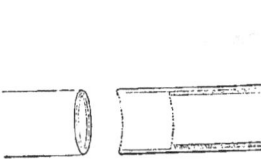

Fig. 140. — Suture par abrasion
de Moreau-Boutard.

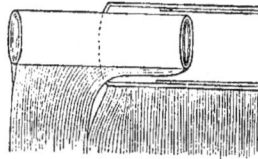

Fig. 141. — Suture par abrasion
avec invagination.

procédé indiqué par lui en 1889, et en grande partie adopté par
Harris, proposa d'abraser la muqueuse du bout engainant, puis de

faire sur chaque flanc de ce même bout une fente dans presque toute l'étendue de l'abrasion (*Fig.* 141). Le bout engainant forme ainsi deux lambeaux qui, en s'écartant, permettent facilement l'invagination du bout à engainer (*Fig.* 142). Cette invagination a

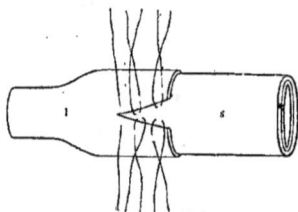

Fig. 142.— Suture séro–séreuse.   *Fig.* 143. — Résultat de la suture.

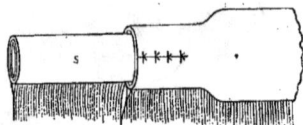

pour résultat de faire bailler les fentes (*Fig.* 143). Il suffit alors, pour fixer l'invagination, d'exécuter entre les lèvres des fentes et la surface du bout engalné, visible dans l'intervalle des lèvres béantes, une série de sutures séro-séreuses.
Un seul fil suffit pour le point d'angle (*Fig.* 144).

Chaput n'a ainsi opéré que sur des chiens. Evidemment l'invagination est simple, la suture facile et le rétrécissement est sûrement prévenu. Mais, n'est-il pas à craindre que la nutrition du lambeau intestinal compris, du côté du pôle opposé au mésentère, entre les deux fentes, ne soit fortement

Fig.144.— Passage des fils séro-séreux (Schéma).

compromise par ces deux sections transversales, dont l'effet est en somme identique à celui de la section de l'insertion mésentérique!

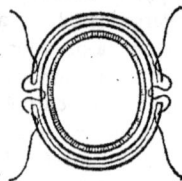

10° PROCÉDÉ DE SUTURE DE FREY. — Frey (1895) propose à son tour un procédé d'invagination. Il dissèque, sur l'un des bouts, la muqueuse et la séro-musculeuse.

Fig. 145. — Suture intestinale de Frey.
Première série de points perforants.

Il relève la séro-musculeuse sous forme de manchette, et résèque la muqueuse à la base du lambeau relevé. Il place alors une première couronne de vingt points perforants, qui unissent la tranche du bout laissé intact à la muqueuse réséquée (*Fig.* 145).

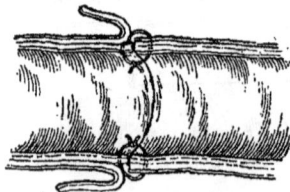

Il rabat ensuite la manchette séro-musculeuse et l'unit à la séreuse du bout intact par une couronne de points séro-séreux (*Fig.* 146).

Il faut bien noter que le point perforant qu'emploie Frey n'a ici aucun inconvénient, puisque ce point est recouvert par le lambeau séro-musculaire rabattu, et reste par conséquent noyé dans la cavité intestinale ; il joue donc le même rôle qu'un point muco-muqueux.

Frey a entrepris sur les animaux une série d'expériences des plus intéressantes dans le but de

Fig. 146. — Procédé de Frey. suture terminée.

montrer les résultats immédiats ou tardifs des types de sutures les plus recommandés, à savoir : la suture de Kümmer, celle de Czerny, celles de Frey, de Neuber et de Murphy. Je ne puis reproduire ici le mémoire si intéressant de ce chirurgien; mais il suffira d'examiner les figures ci-contre pour en tirer toutes les conclusions qu'elles comportent.

Fig. 147.— Résultat obtenu avec la suture de Frey après 2 jours.

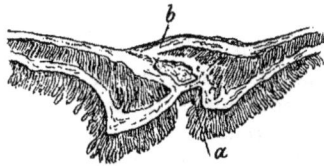

Fig. 148. — Résultat obtenu après 8 jours.

Elles représentent des coupes d'intestins de chien suturés par le procédé de Frey : deux jours (*Fig.* 147), huit jours (*Fig.* 148), trois semaines (*Fig.* 149) et enfin deux mois (*Fig.* 150), après l'opération. Sans entrer dans des détails histologiques , je ferai remarquer que la suture de Frey aboutit, sans produire à aucun moment de rétrécissement, à la reconstitution complète de la paroi intestinale.

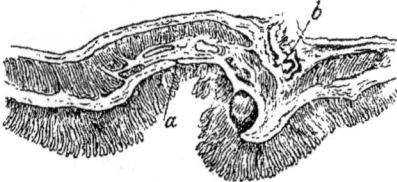

Fig. 149. — Résultat après trois semaines.

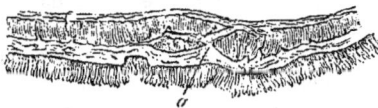

Fig. 150. — Résultat au bout de deux mois et demi.

11° PROCÉDÉ DE DOYEN. — Doyen (1895), sous le non d'*entérorraphie circulaire par double invagination*, préconise un procédé

dont il dit le plus grand bien. En quinze ou vingt minutes, on réu-
nirait les deux bouts de l'intestin grêle réséqué! Voici la description et les figures de l'auteur : « Le bout supérieur est invaginé en
lui-même sur une longueur de deux à trois centimètres », c'est-à-
dire qu'on le retrousse comme on retrousse sa manche, la muqueuse du segment retroussé se trouvant ainsi en dehors (*Fig.* 151).
« Les séreuses sont fixées dans cette situation par deux ou trois
points de suture entrecoupés (*Fig.* 151, 1 et 2). « Le bout supé-

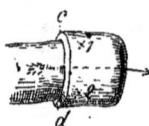

Fig.151.— Entérorraphie par invagination
de Doyen. — 1ᵉʳ temps.

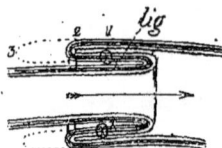

Fig. 152. — Entérorraphie de Doyen. —
2ᵉ et 3ᵉ temps.

rieur ainsi préparé est introduit dans le bout inférieur, jusqu'à ce
que le bord muqueux de la partie retroussée affleure la tranche
du bout inférieur, c'est-à-dire à une profondeur égale à la hauteur
du retroussis. « Les quatre tuniques sont réunies circulairement
par un surjet à points passés (*Fig.*152).
Le bout inférieur est invaginé à son
tour en engageant plus avant dans son
calibre le bout supérieur. Un premier
plan séro-séreux circulaire (surjet à
points passés) est appliqué (*Fig.*152),
après désinfection parfaite du champ
opératoire. « Le bout supérieur
est alors ponssé de nouveau de dix
à quinze millimètres dans l'inférieur et un deuxième plan séro-
séreux (*Fig.* 153, 3) complète cette double invagination et fixe
définitivement les deux cylindres intestinaux. Quelques sutures
mésentériques assurent la coaptation en ce point. »

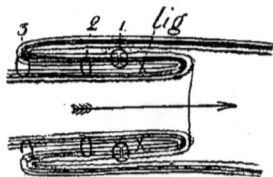

Fig. 153. — Entérorraphie de Doyen
terminée.

Ce procédé a cela de très remarquable qu'il enferme dans l'intestin toutes les sutures qui réunissent les sections, de telle manière
qu'en cas d'échec de l'un des points de ces sutures, aucun épanchement n'est possible dans le péritoine. Mais n'est-il pas à craindre
que cette longue invagination des deux intestins, mésentères compris, l'un dans l'autre, n'aboutisse, comme cela arrive dans les cas
pathologiques, au sphacèle et à la perforation du bout engainant,
distendu par son contenu. Les invaginations spontanées de cette

longueur seront toujours des lésions graves dont la solution spontanée est exceptionnelle. Pourquoi cette invagination chirurgicale,
longue de dix à quinze centimètres, serait-elle bénigne ? N'est-ce
pas jouer avec le feu que d'adopter un pareil procédé ? En tous
cas, quant à moi, je demande des expériences.

Tels sont les procédés de *suture par invagination*. On voit qu'ils
se distinguent d'abord en deux catégories, à savoir : 1º Ceux où le
chirurgien n'introduit dans l'intestin aucun moule, aucun instrument destiné à soutenir l'invagination : ce sont les procédés de
Ramdohr, de Jobert, de Moreau-Boutard, de Casati, de Maunsell,
de Harris, de Briggs, de Frey, de Doyen ; 2º ceux où le chirurgien
introduit un moule dans l'intestion pour soutenir et calibrer l'invagination : ce sont les procédés de Ritsch et de ses imitateurs,
de Hohenhausen, de Senn, de Paul, de Robinson.

II. **Procédés d'entérorraphie circulaire par liga-
ture**. — **Entérodèse**. — Encouragés par les expériences de Trèves
et de Jobert sur les effets de la ligature de l'intestin sain ou malade,
Amussat (1834 ?) avait proposé un procédé d'entérorraphie par la
ligature, dans lequel, après avoir introduit dans le bout supérieur
un bouchon de liège percé suivant sa longueur et portant en son
milieu un sillon transversal profond, il invaginait le bout supérieur et le cylindre dans le bout inférieur et liait fortement les
deux intestins sur le cylindre. La ligature coupait, tombait dans le
tube digestif et était évacuée. Au lieu d'un bouchon, Choisy (1837)
avait repris l'antique bout de trachée artère des Quatre Maîtres.
Béclard avait simplement lié directement, sans rien y introduire,
les deux intestins invaginés ; mais le succès n'avait point couronné
les essais de ces expérimentateurs, je n'ose dire de ces chirurgiens ;
car, à ma connaissance au moins, aucune opération de ce genre ne
fut tentée sur l'homme, et le procédé tomba dans l'oubli. Neuber,
en 1884, essaya de l'en retirer.

1º Procédé de Neuber. — Neuber prépare un cylindre creux en
os décalcifié, d'environ quatre à six centimètres de long, sur deux centimètres
de diamètre. Ce cylindre est muni en
son milieu d'une rainure transversale
assez profonde (*Fig.* 154).

Après la résection, on suture la demi-
circonférence postérieure à la manière
de Wölfler (suture séro-séreuse, ou plus

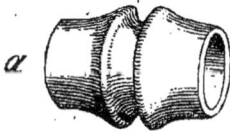

Fig. 154. — Procédé de Neuber.
— Cylindre creux en os décalcifié.

exactement séro-musculeuse, puis muco-muqueuse) ; on introduit

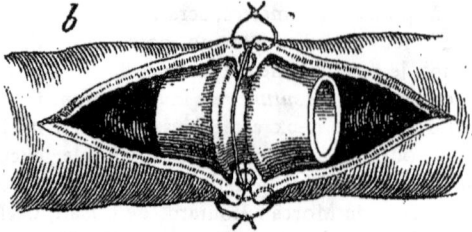

Fig. 155. — Suture de l'intestin sur le cylindre.

le cylindre, en couchant la région suturée dans la rainure : on complète l'entérorraphie par une suture muco-muqueuse et séro-séreuse, qui est couchée également dans la rainure. On traverse alors le mésentère avec un fil de catgut qui entoure l'intestin au niveau de la suture et de la rainure de l'os décalcifié; on noue en serrant : l'intestin est ainsi lié sur l'os. Par dessus la ligature, on place un étage séroséreux qui réunit les séreuses des deux bouts (*Fig.* 155 et 156).

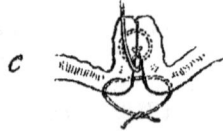

Fig. 156. — Schéma de la suture de Neuber.

Neuber opéra sur l'homme et réussit. Frey a étudié expérimentalement le procédé de Neuber. D'après la figure qu'il donne (*Fig.* 157), et que je reproduis ici), on voit que cette suture laisse ou risque de laisser dans l'intestin un lambeau valvulaire flottant qui rétrécit et encombre le calibre intestinal. La figure représente l'intestin deux jours après la ligature.

Fig. 157. — Résultat de la suture après deux jours : *a*, lambeau valvulaire (d'après Frey).

D'ailleurs ce furent surtout Assaki, Duplay et Cazin, qui s'efforcèrent de régénérer et de vulgariser la méthode des ligatures.

2° PROCÉDÉ DE DUPLAY ET CAZIN. — ENTÉRODÈSE (ἔντερον, intestin; δέσις, ligature). — Reprenant les expériences de Travers et de Jobert sur la ligature, Duplay et Assaki (1885) ont montré que, si l'on fait la ligature avec un fil simple, l'animal meurt le plus souvent, avant que la migration du lien à travers la paroi soit achevée, c'est-à-dire du deuxième au troisième jour ; mais que, si l'on emploie un fil double, tout marche à souhait.

Sur un chien, après avoir réséqué quelques centimètres d'intestin, on invagine le bout supérieur, mésentère compris, dans le bout inférieur. On traverse alors de part en part diamétralement les deux conduits invaginés, avec une aiguille armée d'un fil double ; on coupe l'anse du fil et on lie chacune des moitiés d'intestin avec l'anse correspondante, traversant le mésentère pour l'anse infé- rieure ; on traite en somme l'invagination comme un pédicule d'ovariotomie par la ligature double, sans qu'il soit besoin de croiser les fils en chaîne. Sous l'influence de la ligature, l'intestin est froncé au niveau du lien et les séreuses des deux bouts tendent à se rapprocher. Elles arriveraient au contact, si la portion du bout inférieur invaginant, comprise entre la ligature et la tranche, ne se redressait en collerette. Mais il est aisé d'ébarber au ciseau cette collerette, dont la muqueuse ectropiée forme la masse principale. Il est bon de placer au-dessus de la ligature quelques points séro-séreux. L'animal survit constamment. Vient-on à le sacrifier, on constate au bout de 12 jours que « la continuité du canal intestinal est parfaite. Il ne reste plus trace du bout invaginé. Au niveau de la ligne de réunion des deux bouts, l'épiploon entoure circulairement l'intestin en lui adhérant d'une façon intime, au point de figurer une véritable virole externe. A l'intérieur, les muqueuses des deux bouts sont séparées par un sillon linéaire ; les bords qui limitent ce sillon font une légère saillie de un à deux millimètres dans la lumière de l'intestin ».

Les trois inconvénients de ce procédé, qui du reste n'a jamais été appliqué que sur les animaux, sont les suivants : 1° Il faut distin- guer le bout supérieur de l'intestin du bout inférieur pour invagi- ner celui-là dans celui-ci ; 2° La muqueuse gêne la réunion et ris- que d'infecter la zône péritonéale opérée ; 3° Enfin, il n'est guère de chirurgien qui se résignerait à placer ainsi chez l'homme une ligature créant une obstruction avec étranglement, quelqu'encou- rageantes que soient toutes les expériences, surtout s'il peut faire autrement. Or la nécessité d'invaginer le bout supérieur dans l'in- férieur n'est pas absolue, et maintes fois le chirurgien ou l'expé- rimentateur a pris l'un pour l'autre, sans qu'il s'en soit suivi d'inconvénient. Quant à la muqueuse, Duplay et Cazin imaginè- rent de s'en débarrasser par la résection ou l'abrasion dans toute l'étendue de la suture ou de l'invagination. Mais, malgré cette précaution, le succès de la ligature restait encore problématique et inconstant, même chez le chien, en raison justement de l'obstruction qu'elle produit. C'est pourquoi s'inspirant des résultats obtenus par Murphy et ses devanciers, les Quatre Maîtres, Duverger, Ritsch, etc., etc., Duplay et Cazin ont construit un bouton, permettant la double ligature tout en évitant l'obstruction, puisqu'il maintient aussi large que possible la lumière de l'intestin.

Le bouton de Duplay et Cazin est un cylindre à double paroi sans aucune soudure et pouvant, par conséquent, être stérilisé dans les étuves sèches à hautes températures. Les deux parois sont séparées par un intervalle de deux millimètres de hauteur.

Au milieu de la hauteur du cylindre, dont les bords sont arrondis sur la face externe, est une dépression circulaire de deux millimètres de profondeur sur un demi centimètre de largeur, qui se répète en saillie sur la face interne du cylindre. Il s'ensuit une rainure et un canal circulaire. Aux extrémités d'un même diamètre s'ouvrent, sur la face externe dans la rainure, deux orifices mettant en communication le canal avec l'extérieur.

Les dimensions de la pièce, construite pour l'intestin grêle de l'homme, sont, d'après les auteurs, les suivantes :

Hauteur.	21 millimètres
Diamètre extérieur	22 —
Diamètre intérieur	18 —
Poids	13 grammes.

Or il y a là une erreur. Au niveau de la saillie intérieure de la gouttière, celle-ci mesurant deux millimètres, le diamètre intérieur n'est plus que de 18 — 4 = 12 millimètres, ce qui, à la vérité, est bien suffisant.

Le mode d'emploi est le suivant :

1º **Armement de la pièce.** — Il doit être fait avant le début de l'opération, de telle sorte que le chirurgien ait à sa disposition le bouton tout armé. Introduisez par l'un des orifices de la rainure un fil de soie d'une solidité éprouvée, long de 0ᵐ 50 au moins, et conduisez-le, par exemple par la moitié droite du canal, jusqu'à ce qu'il sorte par l'orifice opposé. Tirez le fil et enfilez le à une aiguille courbe ; réintroduisez le bout du fil enfilé par l'orifice d'où il émerge et, le faisant cheminer cette fois dans la moitié gauche du canal, obtenez qu'il sorte par le premier orifice. Nouez les deux bouts du fil après l'avoir enfilé à une seconde aiguille courbe. Si vous préférez vous servir d'une aiguille de Reverdin, n'enfilez aucune aiguille. Le bouton se trouve ainsi compris dans un fil circulaire, armé ou non de deux aiguilles, et circulant dans son canal

médian. Egalisez par traction les moitiés de fil émergeant de chaque côté du bouton et faites filer le nœud dans le canal pour l'y
perdre. L'appareil est prêt (*Fig.* 158).

2º **Application du bouton.** — Le ventre est ouvert ; la résection est
faite ; il ne reste plus qu'à rétablir la continuité de l'intestin.

1ᵉʳ TEMPS. — A un centimètre de distance de la section, perforez
de dedans en dehors, c'est-à-dire en piquant d'abord la muqueuse,
le bout de l'intestin qui doit être invaginé ; l'une des aiguilles traversant l'intestin au niveau du bord mésentérique, l'autre en un
point diamétralement opposé ; chaque aiguille entraînant une des
boucles qui l'enfilent. Si vous vous servez d'une aiguille de Rever-

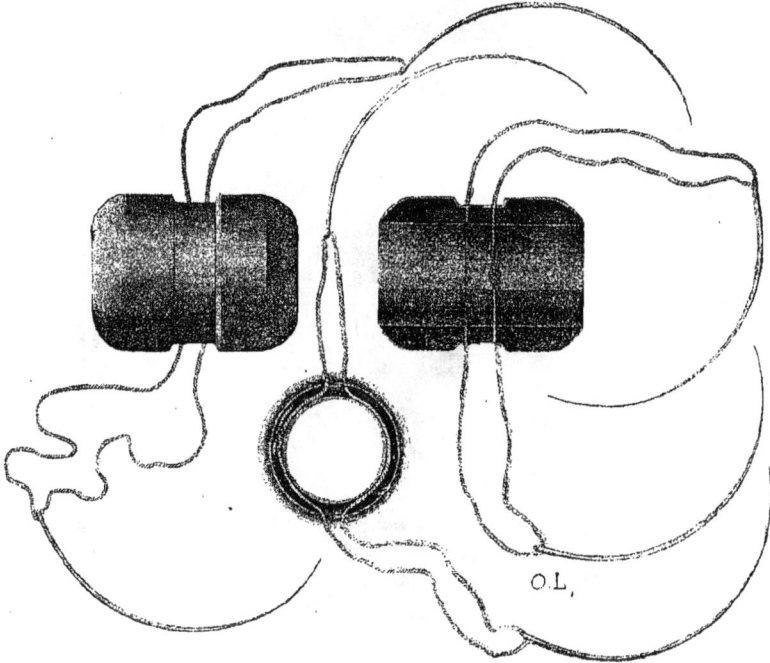

Fig. 158.—Bouton de Cazin et Duplay pour suture intestinale. — A gauche, bouton armé
entier ; à droite, coupe du bouton armé ; au milieu, coupe de l'intestin et du bouton en
place, perpendiculaire à l'axe.

din, agissez de même, mais en perforant de dehors en dedans pour
ramener les boucles, de dedans en dehors.

Dans les deux cas tirez également sur les anses et introduisez le
cylindre métallique dans l'intérieur du bout à invaginer. Celui-ci

se présente alors garni extérieurement des deux boucles armées de leurs aiguilles, ou non armées, si vous vous servez d'une aiguille de Reverdin.

2ᵐᵉ Temps. — Abrasez au ciseau la muqueuse du bout invaginant, dans toute l'étendue probable de l'invagination future, c'est-

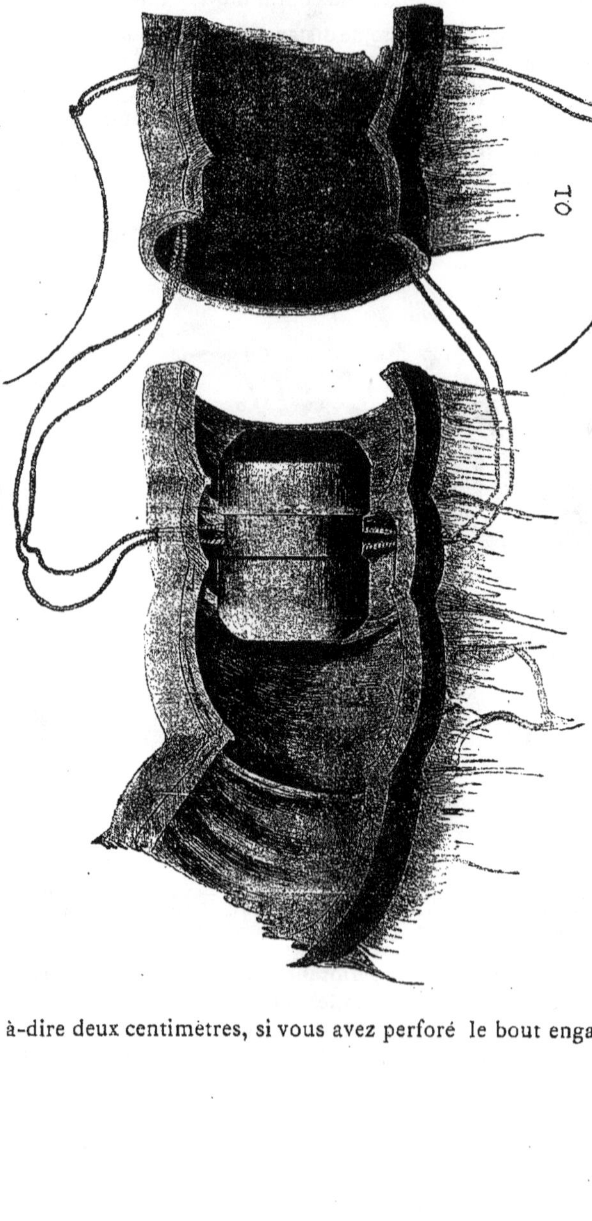

Fig.150. — Suture intestinale par le procédé de Cazin et Duplay. — Le bouton est fixé dans le bout à engainer; les fils sont passés dans le bout engainant; l'invagination va être opérée et liée.

à-dire deux centimètres, si vous avez perforé le bout engainé à un

centimètre. A *un centimètre* de la section, au milieu par conséquent de la surface abrasée, répétez avec chacune des aiguilles la
même manœuvre de perforation que ci-dessus. Chacune des anses
de fil émerge alors de la surface séreuse des deux intestins à un
centimètre de la section (*Fig.* 159).

Vous avez, en somme, placé un point de Ramdohr, modifié par
Ritsch et Desault. Procédez à l'invagination, en tirant sur les fils et
veillant à ce que le bout engainé ne se retrousse pas, mais reste
exactement appliqué sur le cylindre, en pénétrant dans le bout
engainant, de telle sorte que la surface séreuse engainée soit partout
adossée ou affrontée avec toute l'étendue de la surface abrasée.

Tendez les fils ; égalisez-les en dessus et en dessous ; coupez les
anses et liez les chefs deux à deux, de telle sorte que le nœud se
trouve sur la demi-circonférence intestinale opposée à la moitié du
canal où le fil circule dans le cylindre. Naturellement les ligatures
se trouvent dans la rainure du cylindre et y enfoncent, en les fronçant, les parois intestinales invaginées.

Or, de ce froncement, il résulte que toute la portion du bout
engainant situé entre le fil et la section s'érige et se redresse en collerette ; réséquez donc toute la portion saillante, jusqu'au voisinage
du fil, mais sans risquer de compromettre la continuité de la ligature.

La séreuse du bout engainant affronte dès lors la séreuse du
bout engainé ; assurez cet affrontement par quelques points séro-
séreux. L'opération est faite. Elle dure quinze minutes chez le chien.

Trois jours après, toujours chez le chien, les fils ont coupé ; la
réunion intestinale est solide ; la pièce métallique est éliminée.
Onze expériences ont été faites (huit par Cazin et Duplay, trois par
Mayoux, Thèse 1896); elles ont donné onze succès.

Chez l'homme, un avenir prochain sans doute dira si l'on obtient
les mêmes résultats ; mais aucune application n'a encore été faite.

De l'aveu de Mayoux (Thèse, 1896), l'une des difficultés principales
consiste à éviter que le bout engainé ne se retrousse au moment où
l'on procède à l'invagination. Mais un artifice simple permet d'éviter cet inconvénient. Une fois le bouton introduit dans le bout à
invaginer, on peut tendre et retenir la section intestinale au devant
de la lumière du bouton, soit en passant deux fils en croix, soit en
ourlant la section avec un surjet que l'on serre assez pour rétrécir,
mais pas assez pour fermer l'intestin au devant du bouton.
Le fil à employer ici sera du catgut que l'on choisira assez fort
pour résister à la traction excercée sur l'intestin pendant l'invagination, mais aussi assez fin pour pouvoir être rapidement digéré
dans l'intestin.

Pour remédier au même inconvénient, Mayoux propose un bouton portant deux rainures : l'une centrale, avec les deux orifices ouvrant dans le canal circulaire ; l'autre, à l'une des extrémités, servirait à lier et à fixer la collerette de l'intestin à engainer. Je pense que le simple surjet de catgut est plus simple et très suffisant.

D'après Duplay et Cazin, sur l'intestin d'un chien sacrifié deux ou trois mois après l'opération, on ne trouve à l'extérieur, comme trace de la ligature, qu'une sorte de cravate de péritoine un peu épaissi. A l'intérieur, la muqueuse régénérée présente seulement un petit sillon.

Il n'y a aucune trace, aucune apparence de rétrécissement ; à peine, dans une expérience, a-t-on pu constater un léger bourrelet. Au microscope, on constate la reconstitution intégrale de l'intestin avec sa structure normale, sauf pour le tissu musculaire, qui présente une solution de continuité (section du fil), comblée par du tissu fibreux.

3° BAGUE DE HAGOPOFF (1896). —La bague de Hagopoff, imaginée par son auteur pour la gastro-entérostomie, peut servir pour l'entérorraphie circulaire. D'ailleurs le procédé est un procédé de ligature et se rapproche beaucoup plus de celui de Duplay et de Cazin que de celui de Murphy.

Qu'on en juge au moins d'après le rapport de Chaput à la Société de Chirurgie.

Le bouton de Hagopoff est une bague dont la surface exté-

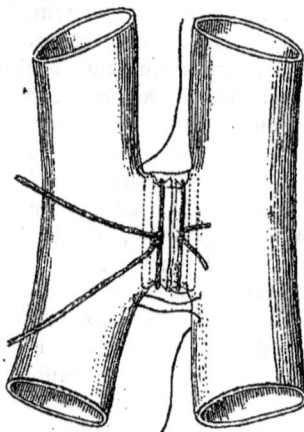

Fig. 160.— Bague de Hagopoff.

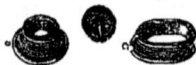

Fig. 161. — Bague de Hagopoff appliquée.

rieure présente en son milieu une gouttière circulaire large, pourvue de stries parallèles, mais peu profonde ; son diamètre est un peu inférieur à celui de l'intestin (*Fig.* 160).

Pour l'appliquer, on introduit la bague dans le bout supérieur et on l'y fixe au moyen d'une ligature en masse passée autour de l'intestin sur la gouttière. On engage le bout supérieur lié sur la bague dans le bout inférieur et on place sur celui-ci une nouvelle ligature fortement serrée. On excise aux ciseaux toute la collerette intestinale qui dépasse la ligature : puis on exécute un étage de suture séro-séreuse (*Fig.* 161).

L'instrument de Hagopoff est une copie du bouton de Sachs et ressemble à celui de Chaput. Le procédé de réunion est celui d'Amussat, perfectionné par Duplay et Cazin. D'ailleurs Hagopoff n'a opéré que sur les animaux.

4° PROCÉDÉ D'EMERICH ULMANN. — Le procédé d'Emerich Ulmann (1896) n'est autre que celui de Maunsell, dans lequel, au lieu de suturer les deux sections intestinales invaginées et herniées hors de l'incision longitudinale, on les réunit par une ligature sur une carotte percée. C'est encore la ligature d'Amussat, combinée à l'invagination et pratiquée au moyen du procédé de Maunsell.

L'auteur le décrit de la façon suivante. Sur le bord opposé à l'insertion mésentérique du bout inférieur, huit ou dix centimètres au delà de la section, faites une incision de cinq ou six centimètres (*Fig.* 162). A travers cette incision, introduisez deux pinces à pression à griffes ou deux fines pinces de Museux et allez saisir, près de l'insertion mésentérique et au niveau du pôle opposé, la tranche du même bout ; invaginez la en elle même d'abord; puis, à travers la susdite

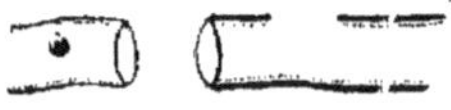

Fig. 162.— Suture intestinale, d'après Emerich Ulmann. — Incision sur le bout inférieur.

incision, faites en paraître au moins trois ou quatre centimètres, muqueuse en dehors séreuse, en dedans. A l'aide de deux nouvelles pinces introduites dans le canal invaginé, allez chercher et invaginez le bout supérieur; attirez-le jusqu'à ce que les

Fig. 163. — Invagination des deux bouts l'un dans l'autre et à travers l'incision longitudinale réalisée.

deux tranches soient de niveau. Celui-ci se trouve séreuse en dehors, muqueuse en dedans; les séreuses des deux bouts sont donc en contact (*Fig.* 163).

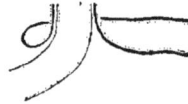

Introduisez alors dans la lumière du bout supérieur un petit cylindre, ayant la dimension de la cavité intestinale, taillé dans une carotte, un navet, une pomme de terre ou un os décalcifié. Ce cylindre est foré d'un canal central, au moyen d'un trocart ; il porte sur sa surface un sillon circulaire (*Fig.* 164). Liez les deux bouts intestinaux sur le cylindre, au niveau du susdit sillon; comme fil, un bon catgut ou une bonne soie, peu importe, puisque le fil est dans l'intestin, étant serré sur la muqueuse du bout inférieur. Réduisez l'invagination liée, en tirant sur le bout supérieur. Fermez l'incision longitudinale par une entérorraphie latérale (*Fig.* 165). La carotte est digérée au bout de huit jours ; mais

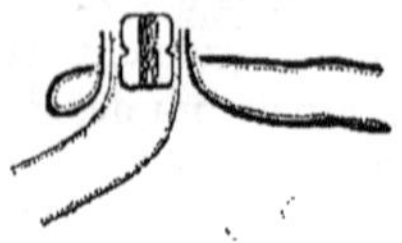

Fig. 164. — Carotte en place, au moment de la ligature.

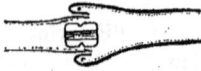

Fig. 165. — Procédé d'Emerich Ulmann. — Résultat obtenu.

alors la réunion est parfaite, dit l'auteur; c'est possible, mais pendant près de huit jours la circulation intestinale ne se fait que par l'étroit canal dont est percé la carotte, ce qui est dangereux. En outre, ce procédé possède tous les inconvénients qui ont empêché le procédé de Maunsell d'être généralement adopté, c'est-à-dire la complication de l'incision longitudinale, et le danger d'inoculation de la surface séreuse par la muqueuse extériorisée et herniée du bout inférieur. Ulmann cependant l'a appliqué deux fois avec succès, une fois pour la cure d'un anus contre nature, une autre fois pour une résection iléo-cæcale.

B. **Procédés par adossement.** — Les procédés par adossement des séreuses datent tous de la découverte de Jobert et du point de suture de Lembert. Ils se divisent en deux familles, suivant qu'ils réalisent l'adossement par la suture exclusivement, ou qu'ils l'obtiennent au moyen d'un instrument spécial, qui a reçu le nom de bouton anastomotique, la suture demeurant alors un simple complément de l'opération.

I. **Procédé d'adossement par la suture exclusivement.**—On peut employer, pour faire l'entérorraphie circulaire, tous les procédés de suture que j'ai décrits dans le chapitre des généralités, consacré à l'étude technique de la suture en général. Je conseille nettement d'abandonner les points perforants quels qu'ils soient, et de mettre au moins deux étages de suture. La suture de Wölfler à deux étages, l'un muco-muqueux et l'autre séro-musculaire, me paraît préférable à toutes. La suture de Gussenbauer, celle de Czerny, et, *a fortiori* la suture à trois étages que Chaput attribue, à tort je crois, à Wölfler, dans laquelle on ajoute un plan muco-muqueux aux deux plans de Czerny, la suture à deux étages, séro-muqueux et séro-séreux de Chaput, ferment assurément très-bien l'intestin et adossent parfaitement les séreuses sur une large surface ; mais justement parce que cette surface est large, le rétrécissement de l'intestin est alors quasi assuré dans l'entérorraphie circulaire. Il faut par conséquent, pour l'éviter, exagérer les précautions que j'ai indiquées plus haut. Avec les sutures de Wölfler, à deux étages, l'adossement est suffisant et le rétrécissement peu à craindre.

Quelle que soit la suture choisie, la meilleure manière de procéder est bien, du reste, celle que préconise Wölfler. Les bouts d'intestin à réunir se présentent à l'opérateur, qui les tient, de manière à lui offrir une face antérieure, celle qui est la plus proche de lui et qui lui montre sa séreuse, et une face postérieure, celle qui est la plus éloignée de lui et qui lui montre sa muqueuse. Il faut commencer par la face postérieure et placer d'abord le plan le plus profond, je veux dire le plus éloigné, par exemple, le plan séro-musculaire (Wölfler).

1° Procédé classique. — Donc suspendez, soit avec une fine pince érigne, soit avec une anse de fil provisoire, chacun des deux bouts de l'intestin aux deux extrémités de la demi circonférence qui limite la face postérieure.

Rapprochez l'une de l'autre, en les étalant au moyen des instruments suspenseurs, les deux faces à suturer, et, commençant au niveau de celle de ces deux extrémités qui vous est le plus commode, faites la suture séro-séreuse ou séro-musculaire en surjet ou à points entrecoupés, à votre choix, et quand vous serez arrivé à l'autre extrémité de la circonférence, faites le second plan de suture ou muco-muqueux (Wölfler) (*Fig.* 166). Sans relâcher la suspension ni la tension, mais en changeant la direction, continuez sur la demi circonférence antérieure le plan profond muco-muqueux avec le même fil, si vous faites un surjet à points passés.

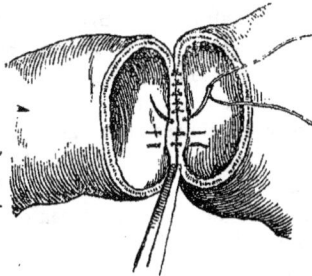
Fig. 166.— Procédé de suture intestinale par adossement (Wölfler).

Arrêtez-vous lorsque vous serez arrivé au point de départ. Continuez de la même manière le plan séro-musculaire. Vous rencontrerez sans aucun doute au passage, en exécutant la suture séro-musculaire, l'insertion mésentérique ; vous aurez à soigner là, tout particulièrement, la suture et à vous assurer de l'exactitude de l'affrontement des séreuses ; vous ferez même bien d'y placer quelques points séro-séreux complémentaires.

2° PROCÉDÉ DE BIER. — Bier, assistant de König (1895) donne pour l'exécution de la suture, des conseils un peu différents ; il ne place qu'un plan de suture séro-musculaire et procède de la façon suivante au moyen de points entrecoupés en commençant sur le mésentère lui-même de chaque côté. L'intestin est-il mobile de tous les côtés ? le chirurgien place d'abord un point sur le côté opposé à l'insertion mésentérique et divise progressivement en deux moitiés par un point de suture chacun des bords de la plaie non encore suturée. On est sûr de réunir ainsi des portions d'intestin qui s'accordent et, dans le cas d'inégalité des calibres, de réduire le plus gros à la proportion du plus petit.

Les bouts intestinaux sont-ils au contraire immobiles et la paroi postérieure d'un accès difficile ? Bier suture comme Wölfler cette paroi postérieure et procède comme ci-dessus pour l'antérieure. Quant à la suture elle-même, il pique l'aiguille sur le premier bout d'intestin à 5 ou 6 millimètres de la tranche et il la conduit vers la tranche pour lui faire subir le même chemin en sens inverse sur l'autre bout. Pour le dernier point, cela n'est pas possible ; il faudrait retrousser et mettre en lumière la tranche déjà invaginée et adossée. Bier place alors d'un seul coup un point séro-séreux. Il faut piquer jusqu'à la sous-muqueuse ; avec de l'habitude on évite de perforer la muqueuse. L'avantage, d'après Bier, serait la rapidité d'exécution de cette suture qui rétrécit moins que la suture de Lembert et qui est en somme une suture de Wysler.

3° PROCÉDÉ DE JABOULAY ET BRIAU. — Jaboulay et Briau (1896), perfectionnant une technique déjà proposée par Jaboulay en 1892 conseillent le procédé suivant. Ces chirurgiens cherchent à remédier surtout à la difficulté de maniement des parois intestinales flasques et glissantes. Deux fils séro-musculaires sont passés, sur chaque flanc de l'intestin un peu au-dessous de la mi-hauteur, c'est-à-dire un peu plus près de l'insertion mésentérique M (*Fig.* 167) que du pôle opposé. Les deux chefs de chacun de ces deux fils sont saisis dans une pince hémostatique. Une traction légère est exercée en sens contraire sur chacun d'eux ; les lèvres du plus court des deux arcs, compris entre les fils du côté du mésentère, se tendent aussitôt et s'accolent formant un bourrelet vers la muqueuse (*Fig.* 168). Placez alors sur ces lèvres (*Fig.* 168), de l'intérieur à l'extérieur, un premier surjet séro-musculaire, puis un deuxième, purement muqueux avec le même fil (*Fig.* 169). Suturez enfin le reste de la section au moyen d'un double surjet, muqueux d'abord

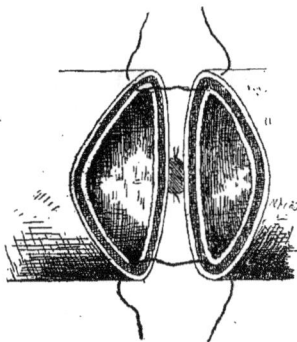

Fig. 167. — Procédé de Jaboulay et Briau. — Passage des fils suspenseurs.

Fig. 168. — Même procédé. — Accolement des deux demi-circonférences postérieures.

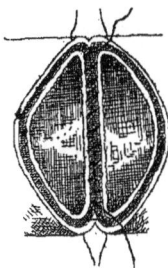

Fig. 169. — Même procédé. — Surjet séro-musculaire postérieur.

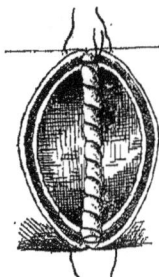

Fig. 170. — Même procédé. — Surjet muco-muqueux postérieur.

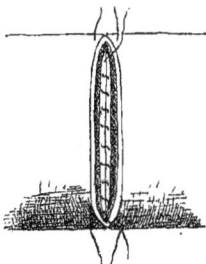

Fig. 171. — Même procédé. — Surjet muco-muqueux antérieur.

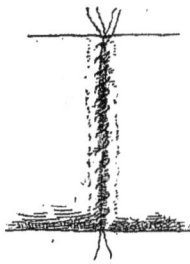

Fig. 172. — Même procédé. — Surjet séro-musculaire antérieur; fils suspenseurs noués; opération terminée.

à l'aller (Fig. 170), séro-musculaire au retour (Fig. 172); nouez les deux fils suspenseurs et sectionnez les fils. Jaboulay et Briau ont expérimenté avec succès leur procédé sur le chien, mais point encore chez l'homme, au moins au jour de la publication du *Lyon Médical*, où il se trouve décrit et figuré.

Il n'y a du reste aucune raison pour que chez l'homme les résultats ne soient pas aussi parfaits que chez les animaux. Un perfectionnement de détail consisterait, à mon avis, à faire les surjets entrecoupés du type Doyen.

4° PROCÉDÉ DE HALLSTED. — Hallsted propose d'employer son point de suture de la façon suivante dans les entérectomies. Avant la résection, deux ou trois millimètres en deçà ou au delà de la zone d'intestin où doit exactement porter la section, placez de chaque côté 5 ou 7 demi-points de Hallsted, c'est-à-dire 5 ou 7 anses de fils séro-séreuses comme le montre la figure 173 ; saisissez les chefs de chaque paire de fil dans une pince à pression. Faites la résection ; nouez les paires de fil deux à deux comme dans la suture à deux fils de Chaput : placez enfin un deuxième

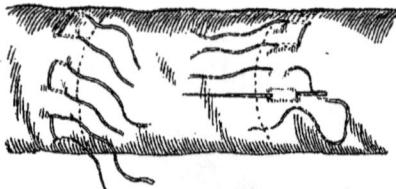

Fig. 173. — Suture intestinale de Hallsted.

étage de points de Hallsted complets. Inutile d'insister pour montrer combien, au cours de la résection, les fils des demi-points risquent d'être salis pour le plus grand danger de la suture et de l'opéré.

5° PROCÉDÉ DE KOCHER (1878). — Le procédé de Kocher, consiste à faire la coprostase avec des pinces, à exécuter la résection en désinsérant le mésentère de chaque côté, jusque immédiatement au delà des pinces coprostatiques et sectionnamt l'intestin, bien entendu, entre les pinces et la lésion. Cela fait, on dispose les fils d'un premier plan de suture de Lembert à points entrecoupés ; sans serrer les points, on sectionne

Fig. 174. — Suture intestinale de Kocher.

l'intestin au ras des pinces, entre celles-ci et la suture ; on serre et on noue les points ; enfin on place un deuxième étage de points séro-séreux (*Fig.* 174). En réalité les pinces coprostatiques ont servi à la fois à faire la coprostase et à suspendre et à étaler l'intestin pour la suture. Les points de Lembert n'étant pas perforants, ne sauraient s'inoculer, bien qu'ils soient placés au delà de la région coprostasiée. Le procédé de Kocher me paraît très bon ; il est simple et rapide ;

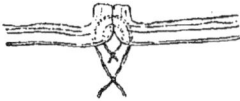

Fig. 175. — Suture d'après Kocher.

mais il faut prendre garde au rétrécissement et faire une section très oblique.

Je citerai enfin, pour être complet, les procédés de suture spéciaux à l'entérorraphie circulaire proposés par Connell, Bishop, Frank, Sachs et enfin Kümmer, parmi lesquels le dernier est particulièrement original et recommandable.

6° SUTURE DE CONNELL. — Elle est composée de deux surjets de points de matelassier perforants, faits

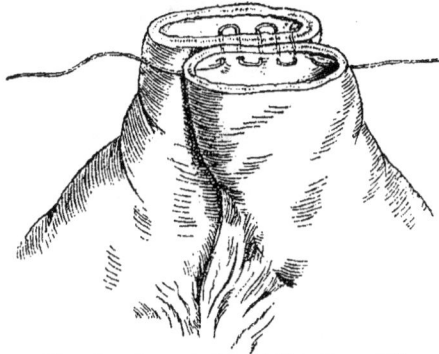

Fig. 176. — Suture de Connell (Première moitié).

avec deux fils différents : l'un sur une moitié, l'autre sur l'autre moitié de la circonférence de l'intestin. Cette suture est mauvaise, puisqu'elle est perforante (*Fig.* 176 et 177).

7° SUTURE DE BISHOP. — Une aiguille est armée d'un fil double ; les deux bouts d'intestin à suturer sont

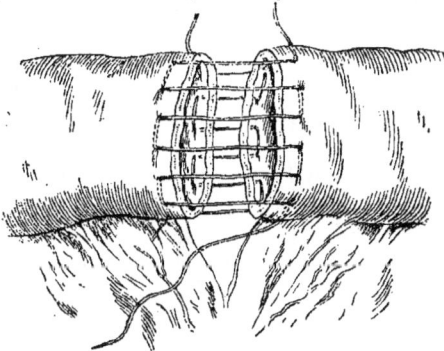

Fig. 177. — Suture de Connell (Deuxième moitié).

placés parallèlement, les deux sections bord à bord. On commence alors une suture de matelassier qui perfore les quatre parois de chacun des bouts. Le fil double forme alternativement deux anses de chaque côté de la suture. On coupe l'une de ces anses, et l'on noue deux à deux, en serrant le point, les deux chefs de fil ainsi

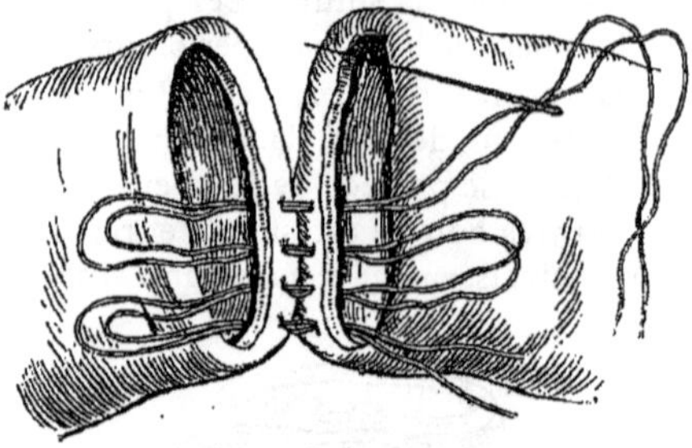

Fig. 178. — Suture de Bishop. 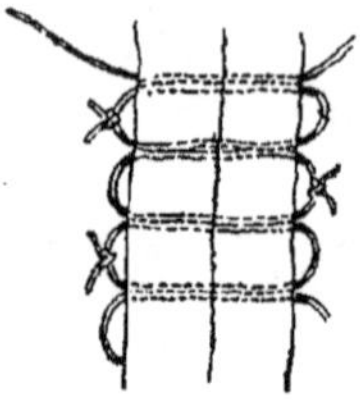   *Fig.*179. — Suture de Bishop.—
                                                Résultat obtenu.

obtenus. Les nœuds se trouvent de la sorte, tantôt d'un côté, tantôt de l'autre et toujours sur la muqueuse (*Fig.* 178 et 179). Toute la zone intestinale située entre la section et la suture se nécrose et tombe. Cette suture est perforante, donc elle est mauvaise; le fil s'inocule au contact de la muqueuse.

8° Suture de Frank. — Frank, élève d'Albert, fait pour l'entérorraphie circulaire une suture (*Fig.* 180) qui se compose, en somme, d'une première série de points perforants comprenant la muqueuse, la musculeuse et la séreuse, dont le nœud est vers la muqueuse, pour la première moitié de la circonférence intestinale et vers la séreuse, pour la seconde moitié, et d'une deuxième série de points séro-séreux placés à la façon de Malgaigne. D'après Frank cette

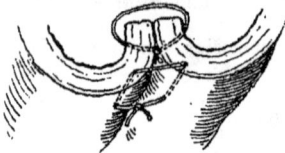

Fig. 180. — Suture intestinale
de Frank.

suture a l'avantage de la simplicité, de la rapidité, et de la solidité.

9° Suture de Sachs. — Sachs (1890) pose d'abord une série de points séro-musculaires de Wysler à la manière accoutumée; puis il commence sur l'une des faces du mésentère un surjet séro-séreux qu'il continue sur le flanc correspondant de l'intestin jusqu'au pôle opposé à l'insertion mésentérique. Il procède de même de l'autre côté du mésentère et de l'intestin et noue au niveau du pôle les chefs des deux surjets.

10° Procédé de suture de Kümmer. — Kümmer [1891], sous le

nom de résection intestinale sous-muqueuse, décrit un procédé de
suture destiné à prévenir le rétrécissement de l'intestin et tous ses
inconvénients proches et tardifs : c'est la suture par abrasion de
Chaput (première manière) perfectionnée en ce sens qu'on y fait
l'*inflexion*.

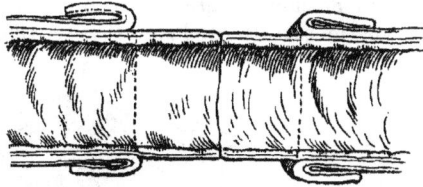

Fig. 181. — Procédé de Kümmer. — Dissection et retroussement des manchettes
musculo-séreuses.

Sur chacun des bouts de l'intestin réséqué, saisissez avec une
pince, d'une part la muqueuse et la sous-muqueuse, d'autre part la
musculeuse et la séreuse et, soit avec l'ongle, soit avec les ciseaux

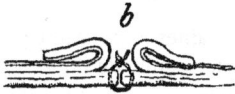

Fig. 182. — Procédé de Kümmer. —
Muqueuse réséquée ; points muco-muqueux.

fermés, disséquez la musculo-séreuse et
retroussez-la sous forme de manchette
(*Fig.* 181), dans une étendue de un centimètre et demi de chaque côté. Réséquez toute la muqueuse ainsi isolée à la
base du lambeau musculo-séreux et placez une première série de points muco-
muqueux (*Fig.* 182). Repliez les lambeaux musculo-séreux, en
adossant leur séreuse, et placez une deuxième série de points séro-
séreux (*Fig.* 183). Il en résulte que le bourrelet de la suture, au
lieu de faire saillie dans la lumière in-
testinale, comme cela se produit dans la
suture de Lembert, fait saillie vers la
cavité péritonéale et que, par conséquent, tout rétrécissement est impossible,
d'autant plus que la suture muco-muqueuse assure la réunion régulière de la
muqueuse. Cette suture muco-muqueuse
n'est pas seulement indispensable à ce
point de vue ; elle a en outre le grand
avantage de protéger la suture séro-séreuse contre les inondations d'origine
intestinale. Certaines expériences de
Kümmer lui ont montré que, sans cette

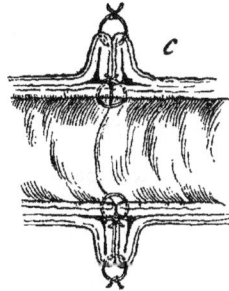

Fig. 183. — Procédé de Kümmer.—
Inflexion et suture des lambeaux
musculo-séreux ; résultat obtenu.

suture, on risquait de dangereux abcès pariétaux sous-musculeux,

D'ailleurs rien à craindre en ce qui concerne le lambeau séro-musculaire replié sur lui-même pour obtenir l'adossement des séreuses ; sa vitalité est sûre, l'observation clinique et des expériences d'injections vasculaires l'ont également démontré. Frey donne, dans son mémoire, deux figures représentant, l'une la coupe d'un intestin de chien suturé par le procédé de Kümmer, quatre mois avant le sacrifice de l'animal (*Fig.* 185), l'autre la

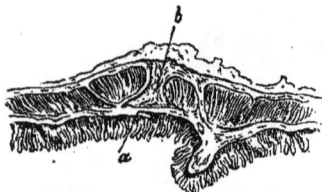

Fig. 184. — Suture de Kümmer, datant de 19 jours.

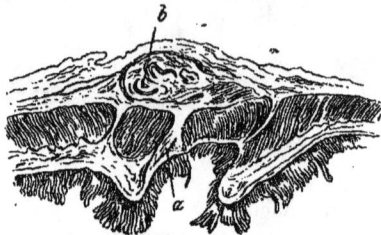

Fig. 185. — Suture de Kümmer, datant de 4 mois.

coupe d'un intestin de chien suturé trois semaines auparavant par le procédé de Czerny (*Fig.* 186) ; il est remarquable de constater combien ces figures se ressemblent. Dans l'une et l'autre, on constate les deux mêmes bourrelets de la muqueuse et les mêmes épaississements de la séreuse, la même irrégularité dans la cicatrice de la paroi. Les avantages de la suture par le procédé de Kümmer seraient-ils donc plus théoriques que réels ?

Fig. 186. — Suture intestinale, d'après Lembert-Czerny, datant de 8 semaines.

Dans tous les procédés que je viens de décrire, la suture est faite sans soutien, sans instrument servant de tuteur, ou de protecteur à la paroi intestinale, ou destiné à maintenir ouverte la lumière du canal. Voici maintenant une série de procédés dont les auteurs cherchent à réhabiliter la pratique des Quatre Maîtres, de Duverger et Ritsch. Ce sont d'une part les procédés de Matas et de Brokaw ; puis ceux de Mayo-Robson, Lebesgue, Landerer et même Souligoux.

11° PROCÉDÉ DE MATAS ET PROCÉDÉ DE BROKAW. — Chacun de leur côté, Matas et Brokaw (1889) proposèrent un procédé à peu près identique. Matas fait deux anneaux en corde à violon roulée et les fixe par un tube de caoutchouc (*Fig.* 187) ; Brokaw

Fig. 187. — Anneaux en corde à violon roulée
de Matas.

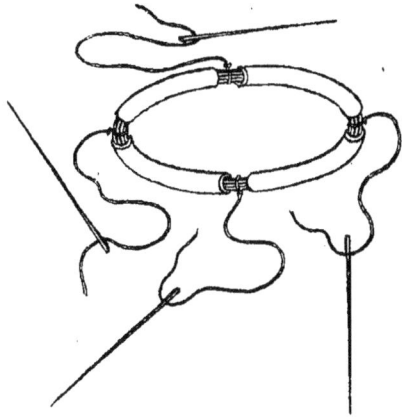

Fig. 188. — Anneaux faits avec des rouleaux de
catgut et des bouts de caoutchouc de Brokaw.

fait deux anneaux avec des rouleaux de catgut et quatre bouts de
tube de caoutchouc (*Fig.* 188). Quatre fils enfilés à quatre aiguilles

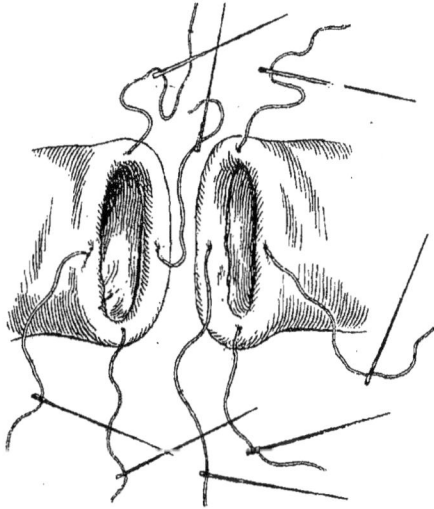

Fig. 189. — Suture intestinale de Matas et de Brokaw.

sont attachés aux extrémités de deux diamètres en croix à chacun
des anneaux (*Fig.* 189). Ils servent à fixer les deux anneaux dans les

bouts de l'intestin réséqué et à réaliser l'affrontement à la manière de Senn (Voir *entéro-anastomose*).

12° PROCÉDÉ DE MAYO-ROBSON (1892). — Mayo-Robson prépare une bobine en os décalcifié, ayant la forme d'une bobine de fil ordinaire qu'il introduit dans chacun des bouts de l'intestin, et sur laquelle il fait, au niveau de la concavité, une suture muco-muqueuse et une suture séro-séreuse à la manière de Wölfler, sauf qu'il

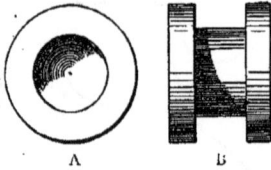

Fig. 190. — Bobine en os décalcifié de Robson.—*A*, Face supérieure; *B*, vue de côté.

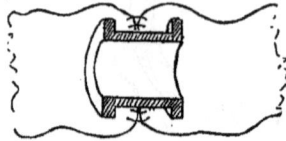

Fig. 191. — Suture intestinale de Robson.— Coupe de l'intestin montrant la position de la bobine.

emploie un surjet simple pour la suture muco-muqueuse et un surjet de Cushing pour la suture séro-séreuse. La bobine sert exclusivement de calibre et de soutien ; elle ne joue aucun rôle dans la

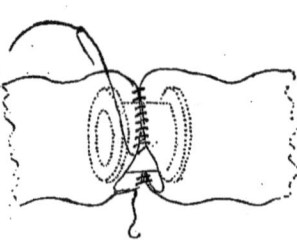

Fig. 192. — Procédé de Robson. — Suture muco-muqueuse.

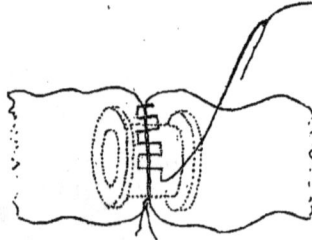

Fig. 193. — Procédé de Robson. — Suture séro-séreuse.

coaptation. Mayo-Robson prétend par sa bobine éviter le rétrécissement ; c'est pure illusion, car celui-ci dépend uniquement de la façon dont est faite la suture. (*Fig.* 190, 191, 192, 193).

13° PROCÉDÉ DE LEBESGUE. — Lebesgue (1895) se préoccupe surtout de la juxtaposition exacte des deux bouts de l'intestin réséqué et croit trouver la solution dans le soutien et dans la suture. Il construit des cylindres en os décalcifié, longs de trois centimètres, d'un diamètre variable et d'un millimètre d'épaisseur : il utilise également des artères de bœuf, déjà essayées par Gallet, de Bruxelles. Si le cylindre préparé est trop volumineux, on peut immédiatement en réduire le diamètre en excisant une tranche longitudinale plus ou moins large, et suturant au catgut les bords de la perte de substance. Le cylindre aseptisé est conservé dans une solution d'iodoforme, dans l'éther ou la glycérine. Le cylindre est muni de quatre anses de fil de soie n° o, qui sont passées parallèlement à l'axe longitudinal, aux quatre pôles de la circonférence mé-diane (*Fig.* 194). Une fois la résection opérée, voici, d'après l'auteur lui-même, la manière de procéder : le cylindre est introduit sans violence, une extrémité dans le bout supérieur, l'autre dans le bout inférieur jusqu'à affrontement des sections. Un aide maintient les segments intestinaux affrontés sur le cylindre. A l'aide des quatre anses disposées sur le cylindre, on fait quatre sutures muscu-lo-muqueuses aux quatre pôles de la circonférence intestinale et on noue. (*Fig.* 195).

Fig. 194. — Cylindre armé de Lebesgue.

On achève ensuite le premier étage musculo-muqueux avec de

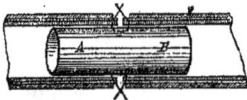

Fig. 195. — Suture musculo-muqueuse (1er plan) du procédé de Lebesgue.

Fig. 196. — Suture séro-séreuse (2e plan) du procédé de Lebesgue.

nouveaux points entrecoupés. On place enfin un deuxième étage de suture séro-séreuse (*Fig.* 196).

14° PROCÉDÉ DE LANDERER. — Le procédé de Landerer ne diffère de celui de Mayo-Robson que par la qualité de la substance dont est faite le cylindre et par le mode de suture.

Le cylindre ou bouton de Mayo-Robson est en os décalcifié, celui de Landerer est sculpté dans une pomme de terre, un navet, une betterave ou une carotte, bref dans un végétal capable d'être digéré.

Il peut être fabriqué extemporané ment. Prenez une pomme de terre, sculptez-y avec un canif quelconque un

Fig. 197. — Bouton de Landerer pour suture intestinale.

ovoïde de quatre ou cinq centimètres de longueur, et de 3 ou 4 cen-timètres de diamètre maximum. Le diamètre doit être égal à celui de la lumière de l'intestin à suturer. Au milieu de la hauteur,

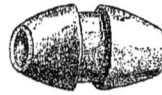

creusez une rainure circulaire large de 7 millimètres, profonde
de 3 ou 4 millimètres. Trouez l'ovoïde, suivant son grand axe,
d'un canal d'un centimètre de diamètre au moins. Tel est l'instrument. (*Fig.* 197).

Ourlez chacune des tranches de l'intestin, avec un surjet qui
commence et finit sur l'intestin, de manière que le nœud ne soit
pas au niveau du mésentère pour y gêner la réunion toujours
moins facile en cet endroit. (*Fig.* 198). Introduisez l'une des extrémités du bouton dans l'un des intestins jusqu'à la rainure inclusivement et serrez l'ourlet; faites de même pour l'autre intestin.

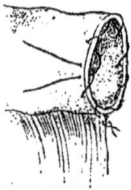

Fig. 198. — Ourlet d'une tranche d'intestin   Fig. 199. — Suture intestinale de Landerer.
avec un surjet (Landerer).

Les deux tranches sont ainsi serrées dans la rainure du bouton,
l'une en face de l'autre, en contact l'une avec l'autre par leur
séreuse. Assurez l'exactitude de ce contact par quelques points de
Lembert (*Fig* 199).

Landerer, qui n'a expérimenté que sur des animaux, affirme que
le bouton reste intact pendant cinq à six jours et a disparu le
dixième jour au plus tard. Il n'a jamais constaté de rétrécissement.
Lewis Stimson (1897) a employé ce procédé trois fois : la première
fois, il s'agissait d'une entérectomie pour plaies multiples de l'intestin ; la deuxième fois d'une résection pour cancer; les deux
opérés succombèrent quelques heures après l'opération. Le troisième opéré, entérectomie pour hernie étranglée et sphacélée, guérit.
Une semblable statistique ne permet guère de porter un jugement,
et en vérité, Lewis Stimson se montre un peu vite enthousiaste du
procédé de Landerer.

15° Tubes de Souligoux. — Dans le même but, c'est-à-dire pour
servir de soutien à la suture dans l'entérorraphie circulaire, Souligoux (1897) propose des tubes de calibre varié, faits en sucre et
gomme adragante. Ces tubes sont résorbables et peuvent être por-
tés à une température de 150° sans être altérés. L'auteur n'indique
d'ailleurs aucun procédé particulier de suture. Evidemment les

tubes de Souligoux, étant résorbables, sont supérieurs à tous les moules intestinaux qui n'ont pas cette qualité. Sont-ils meilleurs que les tubes en os décalcifié ou en substance végétale ? je ne saurais me prononcer à ce sujet. Ils partagent cependant avec ceux qui sont en os décalcifié l'inconvénient de ne pouvoir être fabriqués extemporanément. On n'en trouve pas partout, tandis qu'on trouve partout une carotte, une pomme de terre, un navet ou une betterave.

On verra plus loin pourquoi je refuse de ranger les procédés de Matas, Brokaw, Mayo-Robson, Lebesgue, Landerer, Souligoux, au nombre des procédés d'adossement au moyen de boutons anas. tomotiques ; aucun d'eux n'en possède en effet le caractère spécifique. Ce n'est pas à dire, bien entendu, que je condamne ces procédés ; je pense au contraire que le retour à la pratique des Quatre-Maîtres a du bon et qu'il est certainement utile de soutenir la suture et de calibrer l'intestin à son niveau, ne fût-ce que pour y éviter la stagnation des matières intestinales ; j'ajouterai même que la simplicité du procédé de Landerer est séduisante et que je regrette à son passif la statistique de Stimson ; il est vrai qu'elle est si courte !

Je termine enfin cette énumération en décrivant deux procédés nouveaux.

16° Procédé de Chaput. Ligature, cautérisation et entérorraphie. — Chaput (1896) a eu l'idée assez extraordinaire de combiner la ligature, la cautérisation et l'entérorraphie pour suturer les deux bouts après l'entérectomie. Il lie en masse l'extrémité des deux bouts réséqués, chacun pour son compte. Il excise au ciseau le champignon exubérant au-delà de la ligature. Avec une pince chauffée au rouge, il saisit chaque bout perpendiculairement au grand axe de l'organe en plaçant la pince à quelques millimètres en deçà de la ligature en masse. Il dispose ensuite une couronne séroséreuse au-delà des limites des deux eschares.

J'avoue ne point comprendre les avantages de cette méthode si compliquée, copiée il est vrai sur le procédé d'entéro-anastomose de Souligoux, et dont le moindre défaut est de créer une obstruction intestinale aiguë pendant 48 heures, car les eschares ne tombent pas avant 48 heures.

17° Nouveau procédé de Doyen. — Doyen vient de communiquer au XIme Congrès de Chirurgie (1897) un procédé d'entérorraphie, permettant de pratiquer tous les modes d'abouchement d'une façon absolument aseptique, qu'il décrit en ces termes.

« Pour faire une entérorraphie circulaire après une résection de l'intestin, j'emploie une pince spéciale développant une force considérable (*Fig.* 200), dans le but d'écraser, en amont et en aval de la tumeur à enlever, les tuniques moyenne et interne de l'intestin, qui se trouve alors réduit à une mince paroi que j'étreins dans deux solides ligatures de soie (1). A deux centimètres de ces ligatures, du côté de la tumeur, le calibre de l'intestin est fermé avec deux pinces longues (*Fig.* 201), à mors très-élastiques.

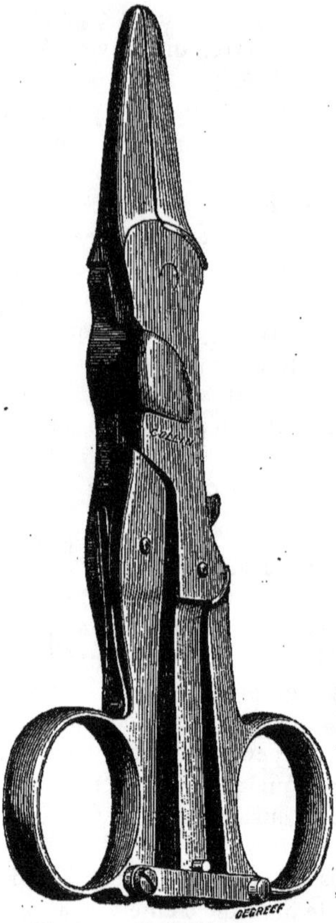

Fig. 200. — Pince à écrasement de Doyen.

Je sectionne alors l'intestin à 8 ou 10 millimètres des deux ligatures, entre elles et chacune des pinces qui isolent le tronçon à réséquer. Les petites portions de muqueuse, qui peuvent persister, sont détruites au thermo-cautère et le segment malade est isolé, après ligature des vaisseaux mésentériques qui viennent à donner du sang. L'hémostase du mésentère terminée, le champ opératoire est parfaitement aseptique. Il est alors loisible soit de fermer définitivement les bouts supérieur et inférieur par un double fil en cordon de bourse, rejetant plus profondément le fil de soie primitif qui a été coupé au ras des nœuds, et d'exécuter une entéro-anastomose ou une implantation latérale, ou encore une entérorraphie circulaire.

Lorsque la suture doit être faite bout à bout, je détache le mésentère de l'intestin sur une petite étendue et je réunis les deux extrémités, qui devront communiquer à plein canal, par deux plans superposés, qui affrontent d'abord les deux demi-circonférences correspondant à l'insertion mésentérique. Chacun de ces plans de

(1) Voir la description et la théorie de la pince de Doyen dans son beau livre « Technique chirurgicale », 1897, 1ᵉʳ volume, page 199.

suture peut être ainsi exécuté avec le plus grand soin au niveau du mésentère. Je termine alors, sur les demi-circonférences antérieures, restées libres, le surjet profond.

Mais avant de clore définitivement l'intestin, j'attire au dehors

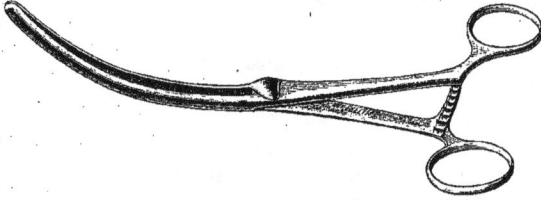

Fig. 201. — Pince longue à mors élastiques.

les deux ligatures qui ferment l'intestin et je les coupe. Lorsque le surjet profond est terminé, les pinces élastiques sont enlevées, et je complète le plan séro-musculaire superficiel. »

Le nouveau procédé de Doyen ne se distingue en réalité des procédés connus que par la perfection de la coprostase, qu'il obtient au moyen de pinces spéciales et d'une ligature.

Evidemment, c'est un avantage considérable; c'est même une nécessité que d'obtenir au moyen d'une excellente coprostase un champ opératoire parfaitement aseptique.

Evidemment encore la vigoureuse pince de Doyen, qui écrase l'intestin et en réduit les parois à un mince feuillet, capable d'être facilement étreint par une ligature, est un bon instrument, qui remplit parfaitement son rôle. Mais tout cet appareil est-il bien nécessaire ? La pince spéciale a le défaut de l'être et n'existera jamais dans toutes les trousses. En vérité, on peut s'en passer et obtenir cependant la meilleure des coprostases.

Un détail encore. Pourquoi, lorsqu'on réunit bout à bout, ce décollement de l'insertion mésentérique sur une petite étendue ? Doyen ne le dit pas. Mais c'est, assurément, pour isoler et vouer au sphacèle la zone ligaturée, dont la nutrition est compromise, et au delà de laquelle doivent être appliqués les surjets sur un intestin intact et bien nourri !

II. **Procédés d'adossement au moyen des boutons anastomotiques avec ou sans sutures complémentaires.** — Nous avons vu que pour mouler et coapter l'invagination, ou bien pour servir d'appui à la ligature, tout en maintenant ouverte la lumière du tube intestinal, Ritsch, à l'imitation des Quatre Maîtres, Hohen-

hausen, Senn, Paul, Robinson, d'une part, Amussat, Choisy, Neuber, et, longtemps après eux, Duplay et Cazin, d'autre part, avaient
introduit dans l'intestin des cylindres creux, destinés à être digérés
ou éliminés une fois la soudure intestinale obtenue. Le cylindre
introduit dans le tube intestinal par ces opérateurs était un moule
ou un soutien; ce n'était pas un instrument de suture, c'est-à-dire
de coaptation des lèvres des plaies intestinales.

L'idée géniale de se servir d'un même instrument pour calibrer
l'intestin et pour coapter les lèvres de la plaie n'est pas neuve; elle
appartient à un chirurgien français, à Denans, de Marseille (1826).
Denans a-t-il bien deviné tout l'avenir de la méthode qu'il inau-
gurait? A-t-il même compris le mécanisme de la réunion par l'appareil qu'il proposait? Je ne le crois pas. Mais il n'en est pas moins
vrai qu'avec l'appareil primitif et compliqué de Denans, la réunion
devait se faire par le même processus qu'avec le meilleur bouton
anastomotique, c'est-à-dire par le mécanisme du sphacèle des lèvres
infléchies de la plaie de résection.

Il existe en effet, entre la méthode de réunion par la suture et la
méthode de réunion au moyen d'instruments spéciaux, une différence fondamentale. Tandis que la réunion par la suture s'efforce
d'obtenir l'adhésion entière, totale, des surfaces séreuses adossées, en
ménageant avec le plus grand soin la vitalité des lambeaux ou des
lèvres intestinales recourbés dans l'intestin pour être affrontés,
à tel point que tout procédé de suture qui menace la vitalité de ces
lambeaux doit être rejeté, la réunion au moyen d'instruments spéciaux, pinces ou boutons anastomotiques, provoque le sphacèle des
lambeaux adossés et obtient la soudure intestinale par un mécanisme analogue à celui par lequel il obtient la ligature. C'est dans les
lambeaux affrontés eux-mêmes que se passe le processus biologique
d'où va résulter la sou-
dure à la suite de la su-
ture; c'est à la limite de
ces lambeaux, aux dé-
pens des séreuses inflé-
chies, mais non saisies,
que va évoluer le même
processus à la suite de
l'application des bou-
tons, absolument, je le

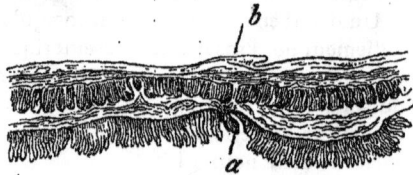

Fig. 202. — Coupe d'intestin réuni à l'aide du bouton
de Murphy. — Aspect après dix jours.

répète, comme pour la ligature. Les lambeaux sont pincés, saisis
dans toute leur étendue, régulièrement; l'adaptation des séreuses en
deçà de la zone saisie sera donc aussi exacte et régulière que le

pincement lui-même. Mais s'il y a là un avantage, n'y a-t-il pas aussi un danger? Ne doit-on pas craindre que le sphacèle ne dépasse la zone saisie pour envahir la portion d'intestin voisine destinée à faire tous les frais de la réunion? En fait, on a apporté,

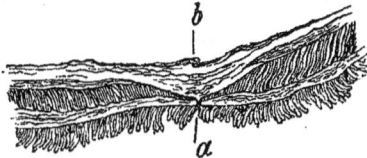

Fig. 203.— Coupe d'intestin réuni à l'aide du bouton de Murphy. — Aspect après trois semaines.

à la suite de Demons (1894), plusieurs observations d'entérorraphie circulaire par le bouton de Murphy où, en dehors de toute faute dans l'application de l'instrument, la paroi intestinale se serait sphacélée au niveau du bouton (Chaput, 1894). Mais, en y regardant de près, on voit que, lorsque l'application avait été régulière et le bouton employé de volume convenable, s'il y a eu sphacèle, c'est que

l'intestin était antérieurement malade au niveau des points où avait porté l'entérectomie. Avec un intestin sain, le sphacèle se limite toujours à la portion saisie et comprimée.

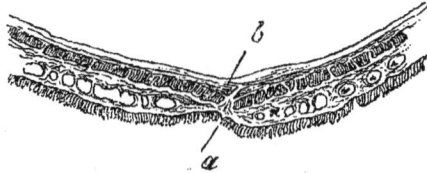

Fig. 204. — Coupe d'intestin réuni à l'aide du bouton de Murphy. — Après deux mois.

La régularité de l'adaptation n'est pas le seul avantage de la réunion instrumentale; la destruction du bourrelet, formé par les lambeaux adossés, supprime en outre, au moins dans l'entérorraphie circulaire, toute cause de ré-

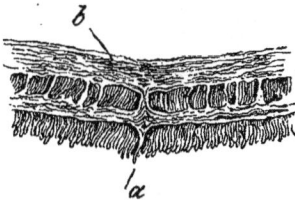

Fig. 205.— Coupe d'intestin réuni à l'aide du bouton de Murphy. Après trois mois et demi.

trécissement; il n'est pas besoin de plaider longuement pour le démontrer. Il suffit, pour s'en convaincre, de considérer les figures ci-contre, empruntées au mémoire de Frey (1895), et qui représentent des coupes d'intestins réunis au moyen du bouton de Murphy, dix jours (Fig. 202), trois semaines (Fig. 203), deux mois (Fig. 204), trois mois et demi (Fig. 205), après l'opération. Sur aucune de ces coupes, il n'existe de saillie du côté de la cavité intestinale; sur toutes, mais principalement dans les Fig. 202, 204, 205, on constate la parfaite reconstitution de la paroi intestinale.

1° PROCÉDÉ DE DENANS. — C'est en 1826 que Denans proposa son appareil, dans une communication à la *Société de Médecine* de Marseille. En 1838, il le présenta à l'Académie de Médecine. Emery fut chargé d'un rapport, qui ne fut pas fait. (Le *Bulletin de l'Académie* écrit Donans, au lieu de Denans).

L'appareil de Denans était composé de trois anneaux. Deux avaient environ un centimètre de largeur et le diamètre de l'intestin. Le troisième avait une largeur double de celle des deux premiers;

Fig. 206.— Appareil de Denans pour la suture intestinale.

il était fait d'une lame d'acier faisant ressort, de telle sorte qu'en le saisissant entre les mors d'une pince spéciale, sorte de tenaille, on enroulait le ressort ou l'anneau sur lui-même pour en réduire le diamètre (*Fig.*206).

Le mode d'application bien représenté dans la figure ci-contre (*Fig.*207) était le suivant. Sur chacun des petits anneaux introduits dans les bout d'intestin, on repliait en dedans l'intestin sur une hauteur de sept ou huit millimètres, de telle sorte que les deux intestins rapprochés pussent se toucher par leur séreuse. Le troisième anneau était introduit à fond dans le bout supérieur d'abord, puis dans le bout inférieur, de la manière suivante : on saisissait l'anneau par son milieu avec la pince tenaille, en pressant sur les manches de celle-ci assez, pour que l'anneau, réduit de volume, pénétrât facilement dans la lumière des bouts de l'intestin garnissant les petits anneaux. Puis, lorsque le grand anneau était en place, on lâchait la pince. Aussitôt l'anneau faisant ressort se distendait et comprimait

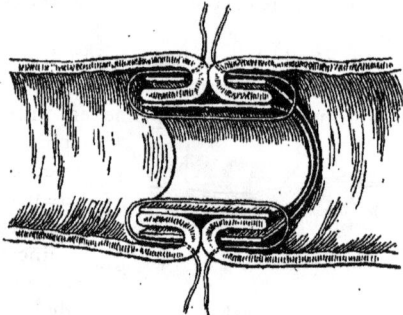

Fig. 207. — Suture intestinale, d'après Denans.

entre sa paroi externe et la paroi interne des petits anneaux, les segments d'intestin repliés sur ceux-ci.

Pour fixer tout le système, deux sutures perforantes étaient placées. Le fil assez fort entrait dans l'intestin par la face externe ou séreuse, au point exact où celui-ci s'infléchissait pour recouvrir le

petit anneau. Il contournait la face externe et le bord libre de celui-ci, contournait également le bord correspondant du grand
anneau pour en traverser toute la lumière et faire de l'autre côté le
même chemin en sens inverse. En nouant et serrant fortement les
deux chefs du fil, on rapprochait ainsi les deux petits anneaux l'un
contre l'autre par leur bord interne, et par conséquent aussi les
deux segments d'intestin replié ; on fixait en même temps l'anneau
interne, dont l'élasticité excentrique comprimait de dedans en
dehors la portion d'intestin saisie. Denans remplaça plus tard par
des ressorts les deux ligatures si malaisées, du reste, à bien placer.
Le dessein de l'opérateur était d'obtenir le sphacèle et l'élimination de toute la portion d'intestin saisie entre les anneaux, tandis
que des adhérences entre les séreuses s'établiraient en-dessus de
la zone comprimée. Mais, avec des fils et même des ressorts, comment obtenir une pression régulière et suffisante et comment aussi
espérer la libération de l'appareil, puisque les fils saisissaient une
portion d'intestin au-dessus du sphacèle ?

Sur huit expériences sur le chien, Denans réussit six fois. Jamais
il n'y eut d'application sur l'homme et en vérité le système était si
compliqué qu'il n'était guère fait pour inspirer confiance.

2° Procédé de Baudens. — Baudens semble être le seul chirurgien
de l'époque qui ait cherché à imiter Denans, mais peut être sans
bien comprendre le mécanisme de la réunion par les anneaux de
Denans, assurément sans soupçonner l'avenir de la méthode. En
réalité, Baudens faisait l'invagination sans suture. Il employait deux
anneaux, tous les deux du diamètre de l'intestin, l'un en caoutchouc,
élastique, l'autre métallique, rigide, en forme de gouttière sur sa
face externe. L'anneau élastique (*Fig.* 208) était engagé dans le
bout inférieur, dont les lèvres étaient renversées en dedans, de manière que l'anneau fût placé dans l'angle résultant de la plicature.
De même l'anneau métallique était introduit dans le bout supérieur sans qu'il fût nécessaire d'opérer de plicature. Le bout supérieur, avec son anneau métallique, était engagé dans le bout inférieur, et son anneau élastique, jusqu'à ce que celui-ci fût couché
dans la gouttière de l'anneau métallique. L'élasticité de l'anneau du
bout inférieur, légèrement distendu, suffisait à maintenir la coaptation. En somme l'intestin, saisi entre les deux anneaux, était
comprimé par l'élasticité de l'anneau du bout inférieur. Le sphacèle
et l'élimination des anneaux s'en suivaient. — C'était, on doit le reconnaître, très ingénieux, mais peu solide et peu sûr. Il aurait fallu,
en effet, un anneau élastique puissant, logé dans une profonde

gouttière sur l'anneau métallique, pour éviter tout glissement des deux pièces de l'appareil l'une sur l'autre ; et, afin d'y parvenir, il eut été nécessaire d'employer des anneaux trop volumineux pour être logés dans l'intestin sans le distendre et par conséquent sans menacer sa vitalité (*Fig.* 209).

Fig. 208. — Procédé de Baudens. — Avant l'adaptation des bouts.

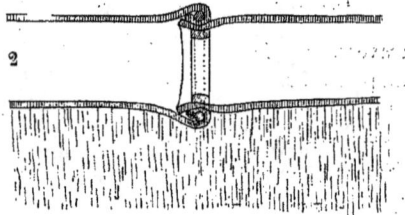

Le procédé de Baudens ne fut pas appliqué et n'acquit aucune faveur. Cependant, quelque temps après, Henroz reprit le procédé de Denans, et, cherchant à le perfectionner, arriva à proposer un appareil très analogue à celui que nous verrons produire comme une nouveauté par Ramaugé en 1893.

Fig. 209. — Procédé de Baudens. — Intestins adaptés.

3° PROCÉDÉ D'HENROZ. — Henroz introduisait dans chaque bout d'intestin deux anneaux métalliques, à la manière de Denans. Les lèvres de la plaie de chaque bout intestinal étant repliées sur chacun des anneaux, on obtenait la réunion par le simple rapprochement des anneaux coiffés d'intestin. L'un des anneaux portait des dards à crochets qui s'engageaient à travers les replis de l'intestin, dans un orifice de l'anneau opposé. La totalité des replis d'intestin saisis entre les deux anneaux se sphacélait et était éliminée avec les anneaux.

4° CYLINDRE DE BONNIER. — J'ai décrit, au chapitre de l'entérorraphie latérale, l'appareil de Bérenger-Féraud et celui de Bonnier, deux frères jumeaux. Bonnier (1869) a été plus hardi que Bérenger-Féraud (c'est pourquoi, peut-être, ce dernier est resté chirurgien, tandis que le premier est devenu Préfet!). Il a façonné son appareil, de manière à pouvoir l'appliquer à l'entérorraphie circulaire.

Deux petits cylindres de 8 millimètres de hauteur, 2 millimètres d'épaisseur, et de 10, 12 ou 14 millimètres de diamètre intérieur,

sont garnis sur l'un de leurs bords d'une bande de liège de 2 millimètres de hauteur, ce qui porte la hauteur de chaque cylindre à
un centimètre. Dans chacune des bandes de liège sont implantées
des épingles, à pointe en forme d'hameçon ; ces épingles traversent
toute la bande de liège, et sont fixées dans le bois du cylindre ; elles
dépassent uniformément le bord de la bande de liège d'environ

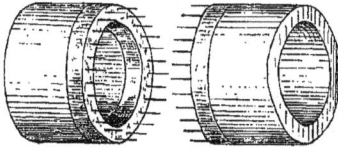

Fig. 210. — Cylindre de Bonnier.

2 millimètres et cette bande
forme ainsi sur chaque cylindre une couronne hérissée
de pointes (*Fig.* 210).

L'application de l'appareil
est facile à comprendre. Dans
le bout supérieur, on introduit
un des cylindres en faisant

traverser par les pointes la paroi intestinale à quelques millimètres
du pourtour de la section, et en repliant la paroi vers l'axe du cylindre. On traite de même le deuxième cylindre et le deuxième bout
d'intestin. Prenant alors dans chaque main un des cylindres recouvert de son intestin, on les juxtapose, en enfonçant fermement les
hameçons de l'un dans le
liège de l'autre (*Fig.* 211). La
manœuvre me paraît plus simple à comprendre qu'à exécuter ; je crains qu'il ne soit très
difficile de piquer bien également tout le pourtour de l'intestin sur son cylindre ; or, il
importe, pour la régularité de

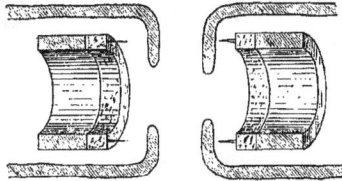

Fig. 211. — Suture intestinale de Bonnier.

l'adaptation, que les piqûres soient à même distance de la section.
Evidemment, on pourrait diminuer le nombre des pointes, quatre
ou cinq suffiraient ; on pourrait, avant d'engager les cylindres,
faufiler une coulisse sur la section à la manière de Murphy (voir
plus loin) ; cela faciliterait sûrement la manœuvre, en tendant l'intestin devant les pointes. Cependant, pour ingénieux qu'il soit,
l'appareil de Bonnier, qui n'a jamais été appliqué sur l'homme, ne
sera, je pense, jamais adopté, au moins tel qu'il est. Combien, en
effet, il doit être difficile de presser régulièrement et également
les deux cylindres l'un contre l'autre ! De plus, qui osera confier
à des pointes métalliques, oxydables, fragiles, le soin de maintenir
la réunion ? Enfin, qu'arriverait-il si, ce qui est fort à redouter, une
fois la réunion accomplie et l'appareil libre, les deux pièces ve-
naient à se détacher l'une de l'autre ! Elles ratisseraient de leurs

pointes l'intestin, et risqueraient fort de le transpercer ! Il faut, en vérité, un enthousiasme quelque peu aveugle et pas du tout clinique pour préférer, comme cela s'est vu, l'appareil Bonnier au bouton de Murphy.

5º ENTÉROPLEXIE DE RAMAUGÉ. — Ramaugé (1893) semble ignorer ce qui a été fait avant lui ; car il pose cette question : Peut-on obtenir la réunion intestinale sans aiguille ni fil ? Et il y répond catégoriquement oui, grâce à l'*entéroplexie* qu'il a imaginée. L'*entéroplexie* rend l'entérorraphie simple, rapide, facile, et par conséquent, bénigne. L'*entéroplexe* est en aluminium, métal léger, résistant, et sans danger pour les tissus. Il consiste en deux anneaux à bords mousses. Aux extrémités d'un même diamètre, sur le bord interne, se trouvent deux petites tiges qui dépassent la surface des anneaux d'un seul côté. Sur l'un des anneaux les tiges sont creusées et cannelées en crémaillère femelle, sur l'autre, elles sont dentelées en crémaillère mâle ; la crémaillère de ces dernières tiges fait ressort. Une fois accouplés, les anneaux forment un système fixe au centre duquel est la lumière des anneaux. Le diamètre de ceux-ci est exactement égal au diamètre intérieur de l'intestin : il faut donc un jeu d'entéroplexes à diamètres variés (*Fig.* 212, 213 et 214).

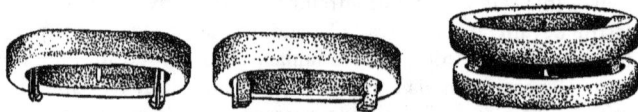

Fig. 212. — Entéroplexe. — Anneaux séparés.
(Vue de face).

Le mode d'emploi est le suivant. — 1er *temps*. Introduction des anneaux dans chacun des bouts d'intestin réséqué. — 2e *temps*. De chaque côté, repliage des lèvres de la plaie circulaire de l'intestin sur la face de l'anneau où les tiges font saillie, de manière à ce que l'in-

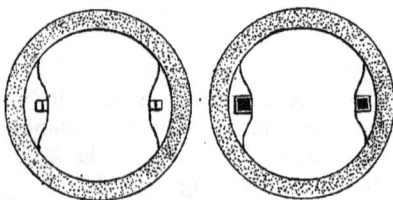

Fig. 213. — Entéroplexe. — Anneaux séparés.
(Vue de profil).

Fig. 214. — Entéroplexe. —
Anneaux accouplés.

testin qui coiffe l'anneau, présente sa face séreuse au dehors. Fixation de l'intestin en cette position au moyen de 4 points, à la soie ou au catgut, engagés à travers le repli de l'intestin, dans des petits

trous ménagés à cet effet dans les anneaux. — 3ᵉ *temps*. Accouplement des anneaux.

. C'est, on le voit, le procédé et l'instrument d'Henroz améliorés,
mais conservant le défaut de ne saisir qu'un court lambeau intestinal, et de le saisir mal (*Fig.* 215).

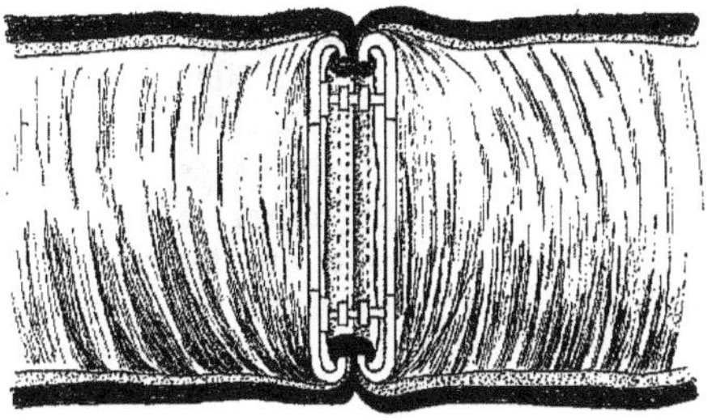

Fig. 215. — Suture intestinale ou entéroplexie de Ramaugé.

Appréciant les procédés de Denans et de ses imitateurs, Kœnig,
dans une vieille édition de son *Traité de Chirurgie*, dit que « *Tout
cela n'est rien plus, en partie du moins, que des joujoux inventés
non sans imagination.* » « Alle diese sind nichts mehr als, zum
Theil allerdings, nicht ohne Geist ersonnene Spielerein ». Encore,
en 1893, Leudesdorf, qui avait, sans doute, bien mal lu le très intéressant travail de Ramaugé, ne trouvait rien de plus à dire dans le
Centralblatt für Chirurgie. C'était montrer d'autant moins de
perspicacité et de sens clinique, que déjà Murphy, en 1892, avait
publié in *Medical Record* son premier travail sur le bouton qui
porte son nom.

6° BOUTON DE MURPHY. — Le bouton de Murphy est composé de
deux pièces métalliques, l'une mâle, l'autre femelle, ressemblant
toutes les deux à un petit champignon. Le chapeau du champignon, bien arrondi, forme parapluie, de telle sorte qu'il existe une
large et profonde gouttière entre sa face interne et le pédicule ; il
est percé de quatre trous sur sa face supérieure ; les bords recourbés du chapeau sont arrondis. Le pédicule est creux dans toute sa
hauteur ; le chapeau, au niveau de l'insertion, est lui-même perforé
d'un large orifice dont le diamètre égale celui de la cavité du pédicule.

Le canal du pédicule de la branche femelle est creusé d'un pas de
vis dans toute sa hauteur (*Fig.* 216). Le pédicule de la branche mâle,
plus étroit que celui de sa congénère, est percé sur le flanc, près de
son extrémité libre, de deux trous placés sur un même diamètre, à

travers lesquels font saillie les griffes de deux petits ressorts situés dans la cavité du pédicule (*Fig.* 217). Les griffes de ces deux ressorts sont faits de deux lames en biseau formant crochets aplatis à concavité, regardant la concavité du chapeau. L'inclinaison des filets du pas de vis du pédicule femelle et celle du biseau des griffes à ressort du pédicule mâle est telle que, lorsque l'on introduit le pédicule, mâle dans le pédicule femelle, les griffes à ressort de celui-là appuyant, par leur face externe biseautée, sur les filets du pas de vis de celui-ci, sont déprimées et disparaissent dans la cavité du pédicule qui s'engage directement et sans difficulté dans son congénère ; mais, en revanche, lorsque l'on veut retirer le pédicule mâle engagé dans le pédicule femelle, les griffes mordent dans le pas de vis, et les deux pièces ne peuvent plus être séparées qu'en dévissant.

En outre, le chapeau de la pièce mâle est fait de deux capsules engainées, l'une fixe, attachée au pédicule, l'autre logée dans la concavité et y reposant sur un ressort à boudin qui en fait saillir le bord mousse et le coussinet, de telle manière que la compression des tissus engagés entre les deux bords mousses des chapeaux, lors-

Fig. 216. — Bouton de Murphy.
Branche femelle.

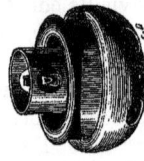

Fig. 217. — Bouton de Murphy.
Branche mâle.

que les deux pièces sont accouplées, soit adoucie et même égalisée par l'élasticité du ressort).

Murphy a fait fabriquer trois modèles de son bouton ; le modèle n° 2 est le seul qui soit applicable à l'intestin grêle. Il mesure :

Diamètre du chapeau...................... 23 millimètres
Hauteur du chapeau .... 8 —
Diamètre intérieur du pédicule........... 12 —
Hauteur de tout l'appareil................ 15 —
Circonférence............................ 74 —

Je prends ces chiffres dans le mémoire original de Murphy. On fabrique d'ailleurs actuellement des modèles de toutes dimensions, au choix du chirurgien.

L'application se fait de la façon suivante. En commençant par le pôle opposé à l'insertion mésentérique sur le bord de l'un des bouts de l'intestin réséqué, avec une aiguille enfilée d'un fil de soie solide (n° 1), faufilez un ourlet à larges points, mais mordant tout au plus deux ou trois millimètres des trois tuniques ; arrivé à l'insertion mésentérique, faites un point circulaire sur le mésentère, c'est-à-dire franchissant la coupe, piquez la face du mésentère opposée à celle qui regarde le côté de l'intestin où vous avez commencé l'ourlet, traversez le mésentère et reprenez votre ourlet pour arriver au point de départ. Vous avez passé ainsi autour de la tranche intestinale un véritable cordon de bourse (*Fig.* 218). Prenez alors, avec une pince à pression, l'une des branches des deux pièces du bouton, en la saisissant par le pédicule. Introduisez le chapeau dans la cavité de l'intestin, placez l'appareil dans l'axe longitudinal du tube digestif, de manière que le bord mousse du chapeau affleure la tranche de l'intestin (*Fig.* 219). Serrez alors à fond la coulisse de la suture en bourse que vous avez ourlée, jusqu'à ce que, le chapeau

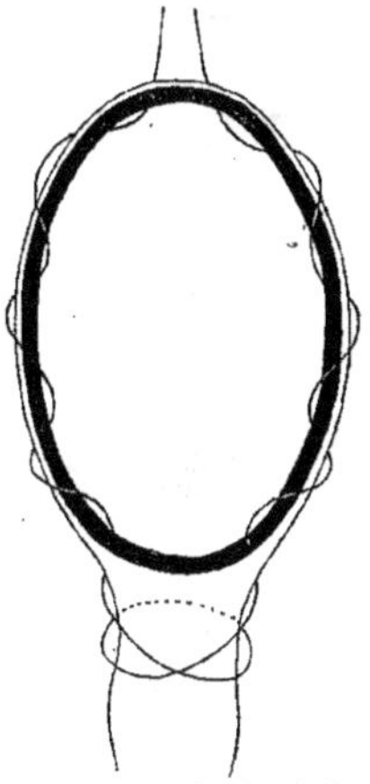

Fig. 218.—Application du Bouton de Murphy.—Manière de passer le fil pour ourler le bord de la plaie intestinale.

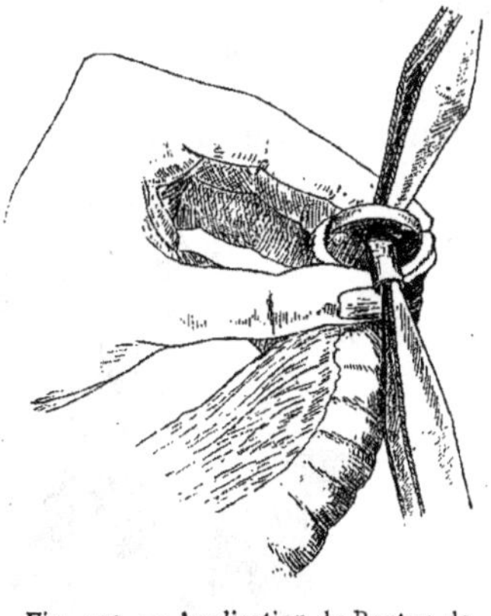

étant complètement enfermé, le pédicule soit saisi à sa base ; nouez et coupez les fils. Si c'est la branche mâle que vous avez placée, ayez soin d'engager et de cacher aussi profondément que possible, dans la concavité du chapeau, le collet intestinal serré par la coulisse contre le pédicule, de manière à dégager et à faire saillir la plus grande étendue possible de la face externe du pédicule mâle. Soignez surtout l'engagement au niveau du mésentère. Procédez de même avec la branche femelle pour le deuxième bout d'intestin ; mais, ici, il n'est pas aussi nécessaire d'engager le collet coulissé de la bourse intestinale dans la concavité du chapeau ;

Fig. 219. — Application du Bouton de Murphy. — Introduction de l'une des pièces dans l'un des bouts de l'intestin.

ayez seulement grand soin du mésentère, qui doit dépasser nettement le bord du chapeau et toucher le pédicule. Les deux moitiés du bouton étant ainsi logées et fixées dans chacun des segments de l'intestin réséqué (*Fig.* 220), enlevez les pinces à pression qui

Fig. 220. — Application du Bouton de Murphy. — Coulissage des deux bouts d'intestin sur chacune des pièces.

Fig. 221. — Application du Bouton de Murphy. — Les deux pièces sont en place ; les ourlets sont serrés.

tenaient les branches, saisissez, à travers l'intestin, chacun des chapeaux, l'un avec la main droite, l'autre avec la main gauche, et accouplez les pédicules par pression, sans torsion, ni mouvement de vis, en serrant ferme les deux chapeaux l'un contre l'autre, pour coapter exactement les deux surfaces intestinales repliées (*Fig.* 221 et 222).

Fig. 222. — Application du Bouton Murphy. — L'accouplement est fait. Résultat obtenu ; vue extérieure.

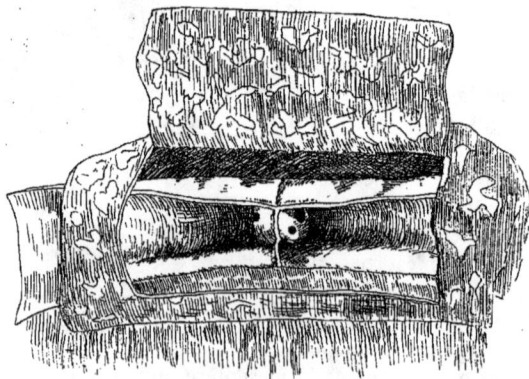

Pour Murphy, l'opération est ainsi terminée ; il est beaucoup plus prudent de placer une couronne de points séro-séreux, surtout au niveau du mésentère et dans les endroits où la coaptation

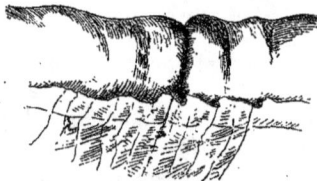

Fig. 223. — Application du Bouton de Murphy. — Vue du Bouton en place ; coupe de l'intestin.

semble suspecte. En réalité, la réunion est obtenue après l'application du bouton de Murphy, principalement aux dépens des adhérences qui vont s'établir en dehors de la zone intestinale saisie par le bouton, au niveau du point où les séreuses sont simplement en contact. Ces adhérences s'établiront d'autant plus vite, que la compression exercée sur les lambeaux infléchis et saisis dans le bouton, a pour conséquence forcée une hypérémie active et passive de toute la région opérée (*Fig.* 223).

D'ailleurs, les lambeaux intestinaux infléchis et saisis par le bouton, fixent celui-ci, mais ils sont voués au sphacèle. Ils se détacheront donc et, dès lors, le bouton libre de tout lien, sera entraîné et expulsé comme un bol fécal. Du reste, les trous dont sont perforés les chapeaux et le large canal ouvert dans les pédicules assurent, alors que le bouton est fixé aussi bien que lorsqu'il est libre, la facile circulation des matières et des gaz.

En vérité, voici le joujou de König, qui est devenu un merveilleux instrument! Ce n'est pas d'ailleurs que la venue au monde chirurgical du bouton de Murphy n'ait rencontré des obstacles accumulés, surtout par les inventeurs de points de suture. On a discuté, expérimenté, raisonné, pour montrer que, sur le cadavre ou le chien, le bouton trop gros ne pouvait circuler dans l'intestin, devait comprimer, sphacéler, obstruer, etc. ; on a produit des mesures de l'intestin à toutes ses hauteurs, et des mesures plus ou moins exactes des modèles courants des boutons en vente. En résumé, tous ces pénibles travaux, en particulier ceux de Chaput et Lenoble, ont prouvé combien le bouton de Murphy révolutionnait la chirurgie intestinale et les chirurgiens spécialistes; et combien c'était une ingénieuse invention, puisque le grand critique, Chaput lui-même, s'est aussitôt attelé à la découverte d'un modèle perfectionné et original. C'est que la meilleure des expérimentations, l'expérimentation clinique, se faisait aussi et démontrait à la fois l'excellence du procédé et les perfectionnements à introduire dans la fabrication de l'instrument et la technique de son application.

Plusieurs observations avaient été produites, en particulier par Demons, où l'on avait observé le sphacèle de l'intestin au niveau de la zone opérée et par conséquent la perforation et ses suites : c'était capital. Mais il fut vite reconnu que pour éviter ce terrible accident, il suffisait : 1° d'opérer sur un intestin absolument sain, c'est-à-dire d'une vitalité sûre; 2° d'employer un bouton d'un calibre tel, que le diamètre extérieur du chapeau soit d'un ou deux millimètres inférieur au diamètre de l'intestin opéré, de manière à éviter la distension de l'intestin par le bouton. D'autres faits avaient été

publiés, montrant que la soudure ne s'était pas faite entre les deux
intestins coaptés. Mais il fut aisé de montrer que la cause de ces
échecs était la mauvaise coaptation. Le chirurgien avait craint de
serrer à fond et fortement les deux chapeaux l'un contre l'autre ;
ou bien, au niveau du mésentère ou ailleurs, un pli de mésentère ou
d'intestin avait permis une fissure ; ou bien encore la coulisse avait
été mal serrée et l'intestin inégalement saisi. Le remède fut facile à
trouver. Il fallait donc veiller avec un soin minutieux au coulissage
et à l'engagement régulier de la bourse intestinale dans la concavité du chapeau. Il fallait assurer la coaptation et fermer les fissures
par des points de Lembert bien placés. Il fallait enfin serrer droit,
également dans tout leur pourtour, et fortement les deux branches
l'une contre l'autre. C'est alors que certains chirurgiens s'imaginèrent que le double chapeau avec coussinet de la branche mâle était
inutile, qu'il pouvait rendre la compression inégale ou insuffisante
et le supprimèrent ; c'est alors aussi que l'on constata que parfois
les griffes du bouton de Murphy pouvaient déraper et surtout pouvaient enrayer le pas de vis, en mauvaise position, du bouton, principalement dans les introductions un peu obliques du pédicule
mâle dans le pédicule femelle.

En réalité, les critiques les plus exactes que l'on ait faites du
bouton de Murphy, portent sur certains détails de sa construction,
d'où résultent la difficulté de le nettoyer et l'impossibilité de le stériliser à la chaleur sèche. En effet, il n'est pas aisé d'enlever sur un
bouton qui a servi, les débris de matières fécales qui se cachent
dans le ressort et sous la cupule mobile de la branche mâle ; en
outre, les griffes à ressort sont soudées à l'étain et la soudure
fond dans l'étuve Poupinel. Mais ce sont là défauts faciles à corriger et les constructeurs n'y ont pas manqué. D'ailleurs difficulté
n'est pas impossibilité : le nettoyage du bouton se fait en réalité
lentement, mais bien, sous un courant d'eau, et quant à la stérilisation, la chaleur humide suffit à la procurer.

Pour obvier à ces inconvénients et pour apporter aussi à l'instrument certains perfectionnements de détail, Villard, de Lyon
(1894), fit construire un modèle de bouton qui porte son nom,
bien que ce ne soit qu'une imitation du bouton de Murphy.

7° BOUTON DE VILLARD, MODÈLE 1896. — Il est composé et bâti comme le bouton de Murphy avec les différences suivantes. Le diamètre du canal central des pédicules est de quinze millimètres pour
la branche mâle. Les trous dont sont percés les chapeaux sont sur
le flanc de ceux-ci et beaucoup plus grands, étant elliptiques.

Le double chapeau et le ressort sont supprimés dans la pièce mâle. Le pas de vis du pédicule femelle est plus large. Le pédicule mâle est fait, non plus d'un cylindre plein, perforé pour laisser émerger les griffes de deux ressorts, mais d'une couronne de huit languettes ressorts portant une saillie circulaire représentant un pas de vis mâle ayant le même biseau que les griffes du bouton de Murphy. Il s'ensuit qu'au lieu de deux griffes, il y en a huit. Or il résulte de ce dispositif que l'engagement à faux des deux pédicules l'un dans l'autre est, sinon impossible du moins fort difficile (*Fig.* 224).

Il existe pour l'intestin grêle plusieurs modèles du bouton de

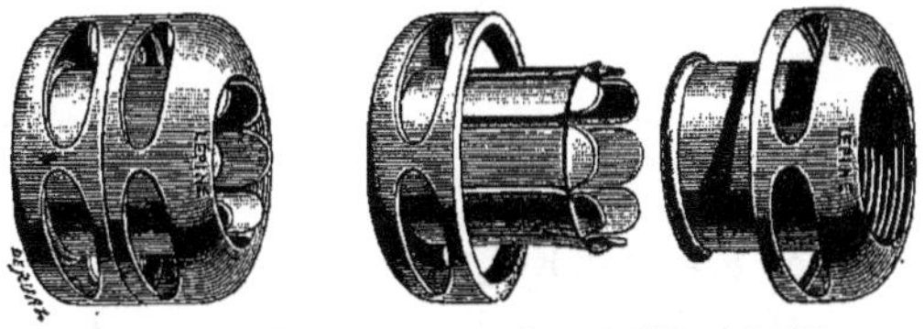

Fig. 224. — Bouton anastomotique de Villard (1896).

Villard, un de quinze millimètres de diamètre, un autre de vingt et un troisième de vingt-trois millimètres. Le modèle de vingt-trois millimètres est d'un usage courant pour les résections intestinales.

Les perfectionnements, apportés par Villard, consistent donc dans : 1° l'augmentation des dimensions des orifices et canaux destinés à assurer la circulation du contenu intestinal ; 2° l'amélioration de l'articulation entre les pédicules ; 3° enfin la suppression du coussinet. Villard insiste sur l'importance de cette suppression et la nécessité d'un serrage énergique. Avec juste raison, il montre qu'il est de toute utilité que la portion d'intestin saisie entre les mors de l'appareil soit mortifiée dans un délai rapide, « car c'est de cette mortification que dépend la libération de la pièce métallique et son expulsion au dehors. Si cette libération ne se produit pas, il va se faire au niveau du point anastomosé des ulcérations qui pourront parfaitement arriver à la perforation intestinale au bout d'un temps variable. » D'ailleurs, quelle que soit la pression, il faut toujours cinq jours au moins pour que la section des tuniques soit complète ; or ce temps est largement suffisant pour la constitution d'adhérences solides.

J'ai dit plus haut qu'après maintes expériences, recherches et critiques, Chaput, malgré ses prévisions de 1893 et 1894, avait fini par reconnaître la supériorité du bouton anastomotique sur les points de suture, et, trouvant à l'instrument de Murphy des défauts plus ou moins sérieux, s'était ingénié à découvrir un modèle original. De là est sorti le bouton qui porte son nom.

8° BOUTON ANASTOMOTIQUE DE CHAPUT (1896). — Le bouton de Chaput diffère absolument du bouton de Murphy. Mais, si l'instrument diffère, le but poursuivi et obtenu est le même, c'est toujours la suture par sphacèle. Le bouton a la forme d'un anneau ellipti-que, semblable à l'anneau en os décalcifié employé par Sachs, en 1890, pour l'entéro-anastomose. L'anneau est en étain; il est creusé sur son bord externe d'une gouttière large et profonde. Les bords de la gouttière sont des lames portant des inci-sures profondes (*Fig.*225). Etant en étain, les lames incisées sont

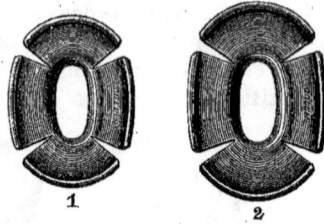

Fig. 225. — Bouton anastomotique de Chaput.

malléables; on peut donc, en les écartant ou les rapprochant l'une de l'autre, soit élargir, soit aplatir la gouttière.

Il existe cinq modèles de bouton. Les modèles propres aux opé-rations sur l'intestin grêle sont les numéros 1 et 2, suivant le calibre de l'intestin opéré.

Dimensions du n° 1 :

Diamètre de l'orifice	10 millimètres.
	5 —
Largeur de la gouttière	10 —
Profondeur de la gouttière.	6 —

Dimensions du n° 2.

Diamètre de l'orifice	10 millimètres.
	5 —
Largeur de la gouttière	10 —
Profondeur de la gouttière	7 —

Seule la profondeur de la gouttière varie.

Chaput propose deux modes d'application.

PREMIÈRE MANIÈRE. — 1ᵉʳ *Temps*. — Réunion des deux moitiés pos-térieures des sections intestinales par une suture en surjet; on laisse pendre un bout du fil en commençant la suture.

2ᵉ *Temps*. — On place la gorge postérieure du bouton à cheval sur la suture et on noue les deux chefs du fil qui a servi à faire le surjet sur la gorge antérieure. Le nœud doit être fait près du point

de départ du surjet : les fils sont coupés près du nœud. Le bouton
est ainsi fixé sur la suture (*Fig.* 226).

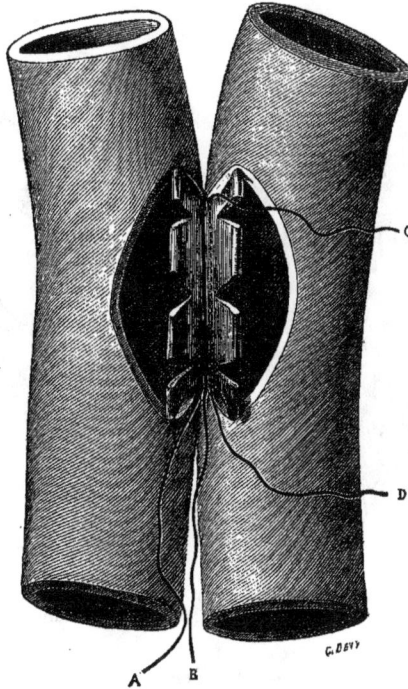

Fig.. 226. — Suture intestinale à l'aide du Bouton de Chaput (premier
et deuxième temps) (1).

3° *Temps.* — On rabat le bouton à gauche ou à droite de façon
à exposer sa gorge postérieure où on engage le plein d'un deuxième
fil. On remet le bouton en place.

4° *Temps.* — Avec l'un des chefs de ce deuxième fil, on fait un
surjet qui réunit les lèvres antérieures et les couche dans la gorge
antérieure du bouton : on arrête le surjet en nouant ses deux
chefs (*Fig.* 227 et 228).

5° *Temps.* — A travers les parois intestinales, on comprime les
lames incisées de la gouttière que l'on aplatit, pinçant ainsi dans

(1) Les trois figures qui suivent représentent l'application du bouton anastomotique de
Chaput dans l'entéro-anastomose. Pour l'entérorraphie circulaire, l'application est indiquée *Fig.* 229.

sa cavité les lèvres suturées. On place les points séro-séreux complémentaires qui paraissent nécessaires.

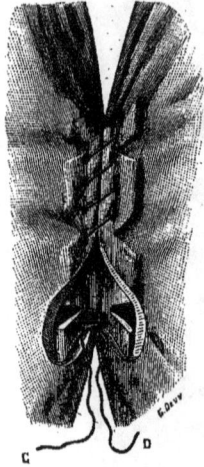

Fig. 227. — Bouton de Chaput (3e temps).

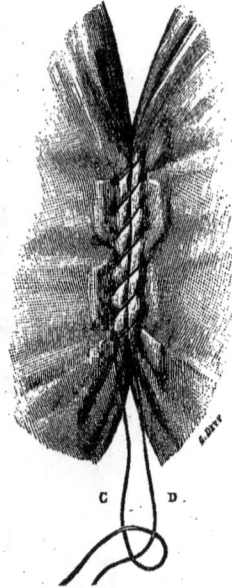

Fig. 228. — Bouton de Chaput. —
Les surjets sont terminés.

DEUXIÈME MANIÈRE. — 1er *Temps*. — Suture en bourse tout autour des deux sections à la manière de Murphy.

2e *Temps*. — Engagement du bouton dans l'un des bouts d'intestin et serrage de la coulisse de la bourse intestinale dans la gouttière du bouton.

3e *Temps*. — Même opération pour l'autre bout d'intestin.

4e *Temps*. — A travers les parois intestinales, aplatissement des bords de la gouttière et pincement des lèvres, y engagées, des deux sections intestinales coulissées.

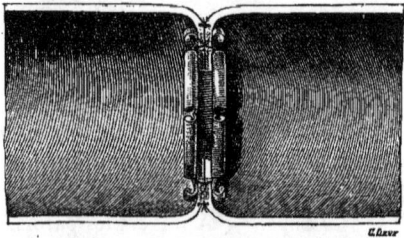

Fig. 229. — Application du Bouton de Chaput
dans l'entérorraphie circulaire.

5e *Temps*.— Points séro-séreux complémentaires.

- Chaput déclare avoir craint d'abord que la deuxième manière de faire, copiée sur la technique de Murphy, n'eût quelques inconvénients, mais que des observations ultérieures lui ont montré que ces craintes n'étaient pas fondées. Il trouve à son bouton les supériorités suivantes sur celui de Murphy : 1º Un moindre volume. Cela dépend du numéro. 2º Une plus grande largeur de l'orifice central. C'est vrai pour le bouton de Murphy, faux pour celui de Villard, dont Chaput ne parle point. 3º La possibilité d'avoir la notion exacte de la constriction opérée sur les lèvres saisies, et l'impossibilité de serrer trop fort, en raison même de la flexibilité des lames. Nous apprécierons plus loin. 4º La possibilité de desserrer les lames et de rectifier une position défectueuse. Cela est parfaitement vrai, et cet avantage n'existe ni dans le bouton de Murphy, ni dans celui de Villard. 5º La simplicité qui exclue la fragilité. C'est encore incontestable. 6º Enfin, d'après Chaput, son bouton ne sphacèlerait pas, ce serait son plus grand mérite et l'élimination se ferait par le mécanisme que voici. Je laisse parler l'auteur à la Société de Chirurgie. « Le serrage de la gouttière maintient l'intestin, mais ne le comprime pas très énergiquement; après avoir appliqué et serré un bouton, il est facile, en fendant l'intestin et en coupant les sutures en bourse, de constater qu'on peut, par des tractions légères, extraire l'intestin de la gouttière. Les sutures en bourse, qui appliquent les bords d'un grand orifice autour de l'orifice beaucoup plus petit du bouton, tiraillent fortement les tissus. Au bout de quelques jours, elles ont coupé ces tissus et la pression de la gouttière n'est pas suffisante pour empêcher les tissus de s'échapper, sollicités qu'ils sont par leur élasticité naturelle. L'orifice intestinal rétréci par la violence de la suture en bourse, tend donc à reprendre ses dimensions et il les reprend en s'échappant de la gouttière, aussitôt que la suture en bourse ne le contraint plus. »

Cette explication n'est pas, je l'avoue, sans me causer quelque surprise. D'abord si la suture en bourse coupe, elle détruit tous les tissus qu'elle saisit, puisqu'elle est faite en surjet et qu'elle est totale. En second lieu, n'est-il pas étonnant que Chaput ne tienne aucun compte des adhérences qui s'établissent sur la face externe, entre les surfaces péritonéales repliées et affrontées, adhérences solides, puisqu'elles sont la garantie, le facteur principal de la réunion, adhérences capables assurément de maintenir les lèvres repliées, de telle sorte, qu'elles ne puissent, en raison d'une élasticité dont l'exercice est impossible, s'échapper de la gouttière. Ma conviction est que le bouton de Chaput sphacèle et doit sphacéler comme les autres, sans quoi il ne s'échapperait pas et serait un mauvais instrument. S'il ne sphacélait pas, il n'éviterait pas le rétrécissement immédiat ou tardif, puisqu'il ne supprimerait pas le gros bourrelet intra-intestinal que nécessite son application. Chaput argue de deux observations suivies de mort où après 48 heures, et après dix jours, le bouton étant en place, les tissus pincés n'étaient pas sphacélés. Après 48 heures rien de surprenant ; mais au bout de dix jours, que le bouton soit en place et que les tissus pincés soient vivaces, je trouve que c'est une mauvaise note au passif de l'instrument, car cela prouve que le bouton n'a pas sphacélé, mais aussi qu'il se libère bien lentement et bien difficilement. Avec les boutons de Murphy et de Villard qui sphacèlent, on n'observe rien de semblable et les succès nombreux que l'on obtient sont bien la preuve de l'utilité et de l'innocuité du sphacèle.

Je conclus donc que, pour que le bouton de Chaput, d'ailleurs très ingénieux, fonctionne correctement, il faut qu'il sphacèle et par conséquent qu'il soit fortement serré. Au surplus, en 1896, Chaput ayant eu l'occasion de faire l'autopsie d'une opérée à qui il avait fait la gastro-entérostomie et l'entéro-anastomose avec son bouton, et se refusant toujours à admettre le mécanisme du sphacèle pour expliquer l'élimination, change de théorie : il suppose que les parties serrées dans la gouttière s'atrophient très lentement, en quelques semaines ! « La pression use, sectionne peu à peu le pédicule des tissus contenus dans la gouttière ». En vérité tout cela est bien théorique, mais si le bouton tombe si lentement, j'avoue que cela refroidit un peu mon enthousiasme en sa faveur. Il y a du reste encore si peu d'observations d'entérectomie par le bouton de Chaput et il y en a tant et de si belles par les boutons de Murphy et de Villard !

9° BOUTON DE MATHIEU (1896). — Mathieu, considérant avec raison du reste que lorsque le bouton de Murphy est en place, ou même lorsqu'il est devenu libre dans l'intestin, les orifices dont sont percés les chapeaux ne peuvent communiquer et servir à la circulation des gaz, parce que les lèvres intestinales serrées par la suture en bourse et pincées entre les deux pièces, interceptent comme un diaphragme la communication entre les deux chapeaux qui les compriment ; remarquant, d'autre part, que les susdits orifices, au nombre de quatre de chaque côté, sont uniquement des artifices de fabrication destinés à permettre la fixation dans la pièce mâle de la cupule mobile sur un ressort ; enfin, comprenant l'impossibilité absolue non seulement de la désinfection à cause des soudures, mais du nettoyage du bouton, à cause de la difficulté du démontage de cette pièce mâle avec sa double cupule et son ressort, Mathieu, dis-je, propose un bouton sans orifices, ce qui lui permet d'élargir le canal central, sans soudures, et par conséquent stérilisable par la chaleur sèche, les griffes à ressort de la pièce mâle étant taillées dans la paroi du tube-pédicule de cette pièce, enfin entièrement démontable et par suite facile à nettoyer. La double cupule et le ressort sont conservés, mais reportés sur la pièce femelle ; le démontage en est rendu facile par la simplification du moyen de fixation (*Fig.*230). Le pédicule de la pièce femelle porte deux pas de vis; l'un

sur sa face interne est destiné à l'articulation avec les griffes de la pièce mâle, l'autre sur sa face externe, reçoit une virole qui fixe ou maintient la cupule

Fig. 230. — Bouton de Mathieu ouvert et fermé.

mobile. Voici comment : dans la cavité du chapeau, du reste peu profonde de la pièce femelle, est logé un court ressort à boudin; sur ce ressort repose la cupule mobile dont l'orifice central est à peine plus large que le pédicule de la pièce ; la virole est alors vissée sur le pédicule. Si l'on se contente de visser celle-ci jusqu'à ce que son bord affleure le bord du pédicule, le ressort peut encore jouer et les amoureux de la cupule mobile formant coussinet ont toute satisfaction. Vient-on, au contraire, à

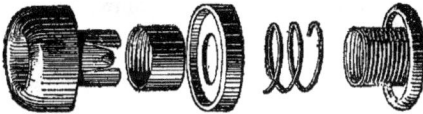

visser cette virole à fond, le ressort s'écrase, la cupule est immobilisée et les contempteurs du ressort et du coussinet n'ont rien à récla-

Fig. 231. — Bouton de Mathieu démonté.

mer (*Fig.* 231). Mathieu fabrique trois modèles de boutons mesurant 18, 22 et 25 millimètres de diamètre.

Il suffit d'y regarder de près et de regarder surtout un bouton qui vient d'être éliminé, pour se convaincre que les lambeaux d'intestin pincés et entraînés par les deux chapeaux, encombrent, en effet, le cylindre extérieur du bouton dans lequel s'ouvrent les orifices latéraux, et empêchent la circulation, gazeuse ou liquide de se faire entre les orifices de la pièce mâle et ceux de la pièce femelle : cela est évident. Mais les orifices latéraux du bouton de Murphy ou de Villard n'ont pas pour but d'assurer la circulation gazeuse dans ce sens, c'est-à-dire suivant l'axe du bouton ; le cylindre central y suffit : ils ont pour but principal d'assurer la circulation des gaz dans le cas possible où le bouton se placerait de champ dans la cavité de l'intestin, c'est-à-dire de telle sorte que l'axe du bouton soit perpendiculaire à l'axe de l'intestin. Dans cette position la circulation se fait, non pas entre les orifices des deux pièces, mais entre les orifices d'une même pièce. Je crois donc qu'il y a intérêt à conserver ces orifices, et Villard a montré qu'on pouvait, sans les supprimer, en les déplaçant, élargir le diamètre du cylindre central.

Il est d'ailleurs absolument évident que le bouton de Mathieu est stérilisable par la chaleur sèche en raison de l'absence de soudures, qu'il est facilement démontable et peut-être aisément nettoyé dans tous ses recoins. Ce sont là de précieuses qualités. C'est encore un avantage pour l'instrument, de permettre la mobilisation ou l'immobilisation de la cupule au gré du chirurgien. Mais je trouve au bouton de Mathieu deux défauts : le premier, c'est que la disposition de la cupule mobile de la pièce femelle est telle que la cavité du chapeau de cette pièce n'existe pour ainsi dire plus, et ne peut loger aisément le bord intestinal froncé en bourse contre le pédicule ; le deuxième, plus sérieux, c'est que les bords des chapeaux qui vont pincer l'intestin, pour arrondis qu'ils soient, sont cependant encore trop minces et risquent de couper prématurément l'intestin avant la formation des adhérences périphériques. C'est en effet une condition indispensable ; les bords des chapeaux qui saisissent l'intestin doivent être assez larges et arrondis pour ne point risquer de couper celui-ci.

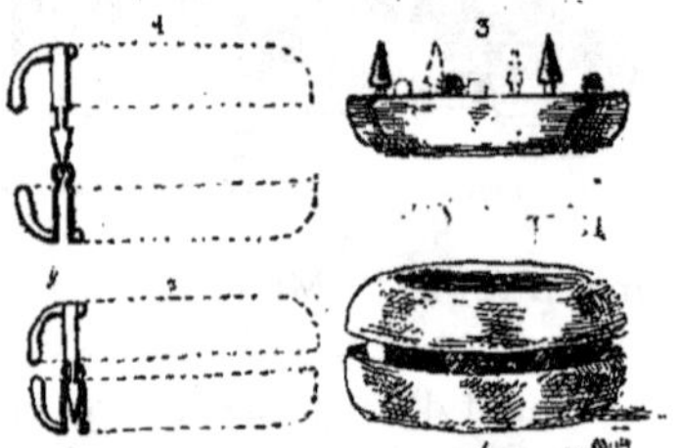

Tout récemment, au 10ᵐᵉ Congrès français de Chirurgie, les chirurgiens se sont divisés suivant l'expression imagée de Monprofit, en deux camps : les *suturistes* et les *boutonnistes*. Les premiers, parmi lesquels Doyen, Kocher, Roux, Delagénière, Hartmann, Monprofit, trouvent les boutons, quels qu'ils soient, inutiles ou mauvais. Doyen estime qu'on n'a aucun besoin

Fig. 232. — Bouton anastomotique de Destot, pour l'anastomose intestinale.— 1 et 2, coupes schématiques verticales; 3, une des pièces; 4, bouton fermé.

de recourir à ce genre d'appareils, lorsqu'on sait faire une suture ; Kocher est de son avis. Roux pense que les boutons valent mieux qu'une suture mal faite, mais beaucoup moins qu'une suture bien faite, ajoutant que la grande supériorité de la suture sur les boutons

anastomotiques consiste dans ce fait que, avec ces derniers, on
n'est jamais sûr, pendant les premiers jours, de la solidité de la
réunion et on n'ose pas alimenter les malades. Delagénière ayant
eu deux morts avec le bouton de Murphy, une mort et une fistule
avec celui de Chaput est bien décidé à ne plus employer aucun de
ces appareils qu'il condamne sans appel.

Les seconds, parmi lesquels Heydenreich, Chaput, et presque
tous les membres de la *Société de Chirurgie* ne contestent pas la
valeur d'une suture bien faite, mais reconnaissent ses difficultés et
ses lenteurs dangereuses et craignent le rétrécissement qu'elle produit ; ils apprécient les grosses qualités du bouton, la facilité, la
rapidité de son application, ne négligent pas ses échecs, mais en
recherchent et en trouvent les causes et parviennent à les éviter.

Je crois savoir faire une suture et je me range dans le camp des
boutonnistes. Le camp des suturistes exclusifs, il faut en convenir, ne
comptera jamais que les prestidigitateurs de la profession. Mais je
prie ces habiles de bien vouloir considérer qu'ils sont l'exception,
qu'ils ne peuvent avoir le monopole de la chirurgie intestinale et
qu'il n'est pas possible au commun des mortels de les aller quérir
pour leur demander d'escamoter une suture en 20 ou 25 minutes,
toutes les fois que se présente au nord ou au sud, à l'est ou à l'ouest,
un cas d'opération intestinale. Or, est-il contestable qu'il soit plus
facile à la moyenne des chirurgiens de bien appliquer un bouton
anastomotique que de bien faire une suture ? Et d'ailleurs, lorsque
les suturistes objectent aux boutonnistes leurs échecs, est-ce qu'ils
n'oublient pas les leurs ? Qui osera prétendre que la suture n'ait fait
et ne fasse plus de victimes que les boutons ?

2° **Entérorraphie longitudinale** — Cette méthode appartient
en entier à Chaput ; elle ne comprend qu'un procédé, celui de
Chaput (1890). C'est toujours la pensée d'éviter le rétrécissement
qui menace par l'entérorraphie circulaire, qui a inspiré l'invention
de la méthode ; c'est aussi, mais en seconde ligne, le désir de tour-
ner les difficultés de la suture de deux intestins de calibre inégal
et de la suture au niveau du mésentère. Le but à poursuivre c'est
de suturer les deux segments d'intestin en les accolant l'un à l'autre
et non plus en les aboutant.

PROCÉDÉ DE CHAPUT. — 1er *Temps*. — Les deux bouts encore
intacts sont placés côte à côte parallèlement. A égale distance du
mésentère et du bord convexe, on fait une première rangée de
sutures séro-séreuses qui réunit les deux bouts sur une hauteur
de 6 à 7 centimètres. La suture commence sur la section (*Fig.* 233).

Immédiatement au devant de ce plan de sutures, on en exécute un second identique.

2° *Temps*.— On pratique alors avec des ciseaux, sur chaque bout, une fente longitudinale de 5 à 6 centimètres, située immédiatement

Fig. 233.— Procédé d'entérorraphie longitudinale de Chaput (premier temps).

en avant du second plan de sutures, et dans le voisinage du bord convexe de l'intestin (*Fig.* 234).

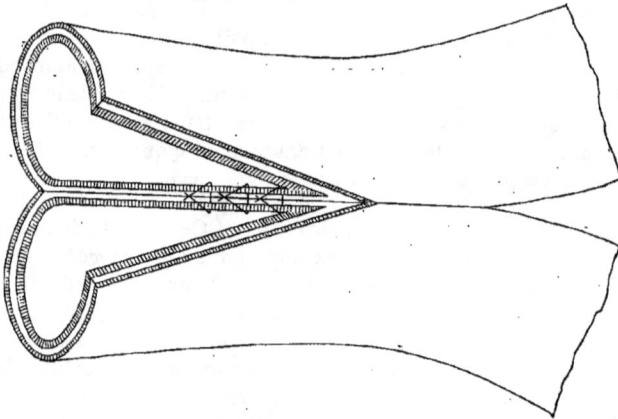

Fig. 234. — Entérorraphie longitudinale de Chaput (deuxième et troisième temps).

3° *Temps*.— Les deux fentes ainsi produites présentent deux lèvres postérieures et deux lèvres antérieures, qu'il s'agit de suturer ensemble. On fait sur les lèvres postérieures la suture muco-muqueuse de Wölfler à nœuds internes (*Fig.* 234) et on passe ensuite aux lèvres antérieures (nœuds externes) (*Fig.* 235).

4° *Temps.* — On fait sur les lèvres antérieures comme sur les postérieures deux plans séro-séreux, ou bien un plan séro-musculaire et un plan séro-séreux (*Fig.* 236).

5° *Temps.* — On ferme l'orifice terminal des deux bouts accolés, par

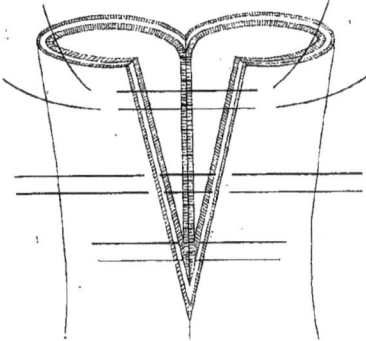

Fig. 235.— Entérorraphie longitudinale de Chaput (troisième et quatrième temps).

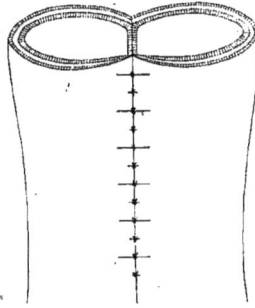

Fig. 236. — Entérorraphie longitudinale de Chaput (quatrième temps terminé).

un double plan de Lembert. Il importe de soigner et de multiplier les points de suture aux angles des fentes longitudinales. L'occlusion de l'orifice terminal se fait en ligne droite ; il y a deux angles à chaque extrémité dont la suture est très malaisée. Il y a aussi le point de contact de la suture de l'incision longitudinale avec la ligne de réunion de l'orifice terminal, au niveau duquel existe un croisement, où la suture correcte et hermétique est des plus difficiles (*Fig.* 237). Chaput le reconnaît bien lui-même, puisqu'il réserve son opération aux cas où le chirurgien a intérêt à conserver une fistule stercorale.

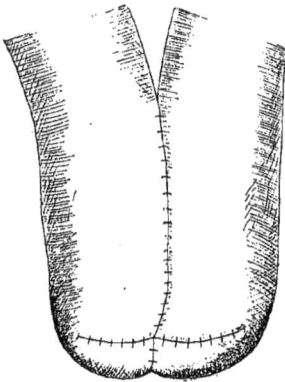

Fig. 237. — Entérorraphie longitudinale de Chaput (opération terminée).

3° **Entéro-anastomose.** — L'entéro-anastomose est une méthode opératoire applicable au traitement de plusieurs affections intestinales. Elle ne nécessite pas la résection, le plus souvent même elle l'évite ou la remplace ; mais quelques chirurgiens, par crainte des

rétrécissements menaçants à la suite de l'entérorraphie circulaire
faite par la suture, ont proposé de la substituer à cette dernière
opération, après l'entérectomie. La description isolée des procédés
spéciaux d'entéro-anastomose après résection ne saurait être utile,
ni même possible ; c'est pourquoi je renvoie le lecteur au chapitre
que je consacre à l'étude de cette opération en général ; il y trouvera tous les détails nécessaires sur la technique de l'entéro-
anastomose elle-même, et des compléments opératoires que nécessite l'entérectomie.

Résumé et appréciation. — L'entérorraphie circulaire,
l'entérorraphie longitudinale de Chaput et l'entéro-anastomose,
sont donc les trois opérations anaplastiques, applicables à la réparation de la plaie de résection. Elles ont chacune leurs indications.
L'entérorraphie circulaire restera l'opération de choix. L'entérorraphie longitudinale sera avantageusement choisie dans quelques
cas de résection pour anus contre nature ; mais, même pour ces cas
là, on lui préfèrera l'entéro-anastomose moins longue, et Chaput
la considère comme indiquée surtout dans les cas où l'on désire
conserver une fistule stercorale. Ces cas sont rares. Enfin les indications de l'entéro-anastomose ont été bien précisées par Braun ;
ce sont : 1° l'inégalité dans le calibre des bouts de l'intestin;
2° l'étroitesse de l'intestin (enfants) : encore fabrique-t-on des boutons appropriés ; 3° les résections pour anus contre nature, où des
adhérences empêchent de mobiliser les deux anses pour les abouter.

Mais l'entérorraphie circulaire s'exécute par de nombreux procédés de suture, parmi lesquels il faut choisir. Evidemment, en
pareille matière tout chirurgien a ses prédilections, sans aucun
doute justifiées ; et les conclusions que je vais formuler ici ne sauraient avoir rien d'absolu. Les voici.

En règle, l'entérorraphie circulaire devra être faite au moyen
d'un bouton anastomotique ; celui de Murphy, celui de Villard ont
fait leurs preuves : celui de Chaput les fera. Mais il peut ne pas être
possible d'employer un bouton anastomotique ; quelle suture choisir ? Je réserve la suture par abrasion et application au traitement
extra-péritonéal des anus contre nature ; je n'y vois pas d'avantage
pour l'entérectomie intrapéritonéale. Les sutures par invagination
ont deux gros défauts, elles exposent au rétrécissement et, qui pis
est, à l'invagination. Très facilement en effet l'invagination opératoire peut servir d'amorce à une invagination pathologique : des
faits ont été produits qui le démontrent à l'évidence. Si l'on voulait
cependant suturer par invagination, le procédé de Doyen me

semble sans contredit le meilleur, celui de Frey est recommandable. Les procédés par adossement à choisir sont nombreux : le meilleur est celui qui, tout en fermant hermétiquement, rétrécit le moins ; à côté des procédés de Czerny et de Wölfler, je placerai les procédés de Jaboulay et Briau et celui de Kümmer.

Suites opératoires. — Accidents possibles. — Les accidents possibles à le suite de l'entérectomie sont : 1° le choc, à peu près complètement supprimé lorsqu'on opère au moyen du bouton de Murphy, mais d'autant plus à redouter que l'on enlève une plus longue portion de l'intestin ; 2° la péritonite qui résulte soit d'une faute au cours de l'entérectomie, d'où s'est suivie la pollution du péritoine, soit de l'échec de la suture : la sévérité dans l'asepsie et l'antisepsie opératoires, la minutieuse rigueur technique dans l'exécution de la suture, sont les plus sûrs garants contre ce fatal accident ; 3° enfin les troubles de la nutrition consécutifs à l'extirpation d'une trop longue portion du tube intestinal.

Cette question de la longueur d'intestin grêle qu'il est permis de réséquer sans compromettre la nutrition de l'opéré préoccupe les chirurgiens, surtout depuis que la bénignité et la facilité de l'opération elle-même ont encouragé toutes les hardiesses. Où s'arrête la hardiesse ? où commence la témérité ? Senn (1888), M. R. Trzebicky (1894), Umberto Monari (1896), se sont plus spécialement occupés de la question. Senn fit des expériences qui l'amenèrent à conclure que la résection de plus d'un tiers de la longueur de l'intestin est une opération suivie de mort, tôt ou tard, dans le marasme. Trzebicky, après avoir discuté les observations publiées de résection étendue, institua des expériences et conclut qu'on peut aller jusqu'à enlever la moitié de l'intestin grêle chez les animaux. Umberto-Monari arrive aux mêmes conclusions que Trzebicky. Chez l'homme la longueur de l'intestin grêle variant entre 560 et 870 centimètres, on pourrait donc, à supposer applicables les conclusions expérimentales, réséquer sans témérité 280 centimètres. En fait Kocher en a réséqué 208, Kœberlé 205, et les opérés ont survécu.

Indications de l'entérectomie. — Elles sont fournies par les blessures irréparables, la gangrène de l'intestin, quelle qu'en soit la cause, étranglement ou thrombose des artères-mésentériques, l'anus contre nature et les diverses variétés de fistules stercorales et pyo-stercorales, les rétrécissements et les néoplasmes, l'invagination, en un mot, toutes les obstructions intestinales dont il n'est pas possible de supprimer autrement la cause.

CHAPITRE VI.

ENTÉRO-ANASTOMOSE.

Etymologie. — Εντερον, intestin; ανα, dans; στωμα, bouche : embouchure de l'intestin en lui-même.

Synonymie. — On nomme encore cette opération suivant les parties anastomosées : *Jéjuno-jéjunostomie; entéro-entérostomie; jéjuno-iléostomie; iléo-cæcostomie; iléo-colostomie.*

Définition. — L'entéro-anastomose est l'opération qui consiste à fixer l'une à l'autre deux anses intestinales plus ou moins indépendantes et distantes, et à créer entre elles un orifice de communication anormal.

Historique. — On pourrait trouver dans la thèse de Liotard, en 1819, la première idée de l'entéro-anastomose appliquée à la cure des anus contre nature. Ce chirurgien, en effet, proposa de perforer profondément l'éperon au moyen d'un instrument (pince à mors ovalaires) qui saisissait, rapprochait et écrasait l'anse efférente et l'anse afférente loin de l'orifice, de manière à y créer par sphacèle une véritable anastomose, tout en respectant l'éperon lui-même (*Fig.* 238). Liotard espérait ainsi permettre aux matières le passage du bout supérieur dans le bout inférieur, sans arriver à l'anus artificiel dont la guérison deviendrait alors facile. N'était-ce pas là, en vérité, pratiquer une véritable entéro-anastomose par une méthode extra-péritonéale ? On verra plus loin que, tout récemment, un jeune chirurgien, P. Derocque (1897), a repris pour son compte le procédé de Liotard et a inventé pour la circonstance une pince et un bouton anastomotiques.

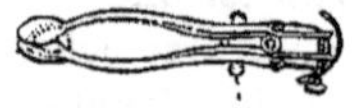

Fig. 238. — Entérotome de Liotard.

Bien qu'on trouve dans Gély (1844), comme je l'ai dit plus haut, l'idée de l'entéro-anastomose intra-péritonéale, on pourrait très justement nommer l'entéro-anastomose l'opération de Maisonneuve. C'est bien en effet ce chirurgien qui décrivit et pratiqua le premier (1854-1855) cette intéressante et importante opération. Il s'agissait d'anus contre nature ; les deux opérés moururent et la méthode ne fut pas appréciée par les chirurgiens de l'époque.

Pendant la guerre de Sécession des Etats-Unis (1860-1864), l'entéro-anastomose fut pratiquée par des chirurgiens militaires, qui traitèrent les plaies doubles de l'intestin par la greffe intestinale de Gély, qui n'est en somme qu'une entéro-anastomose de deux anses intestinales perforées par le traumatisme.

Fischer, à la même époque, dans sa *Chirurgie de Guerre*, conseilla la même pratique.

En 1863, Hacken et Adelmann instituèrent une série d'expériences, d'où ils conclurent que la portion d'intestin exclue de la circulation intestinale par l'anastomose, s'encombrait de matières, s'ulcérait et constituait un grave danger pour l'opéré.

Vingt ans plus tard, Wölfler, suivant la voie tracée par Maisonneuve, pratiqua la gastro-entérostomie. Peu après, Billroth (1882) exécuta une iléo-colostomie, pour terminer une opération de cure radicale d'une fistule de l'iléon, consécutive à un abcès péricæcal, au cours de laquelle l'iléon et le côlon, inclus dans des adhérences, avaient été déchirés. L'opéré mourut.

Cinq ans après, von Hacker (1887) pratiqua avec succès deux iléo-colostomies et formula les indications de l'entéro-anastomose simple.

Presque en même temps, Senn (1888) reprit l'étude expérimentale de l'entéro-anastomose, montra le mal fondé des conclusions de Hacken et Adelmann et imagina un procédé original qui porte son nom. Senn proposa même de substituer l'entéro-anastomose à l'entérorraphie circulaire, idée qui fut adoptée et défendue par Braun (1892).

Je citerai les travaux de Bardenheuer (1888), de Salzer (1891), Winiwarter (1891), Hochenegg (1892), von Eiselberg (1893), von Baracz (1894), Chaput (1894), Frey (1895) et Marwedel (1896), qui ont fait faire à l'entéro-anastomose les plus grands progrès et l'ont mise au rang des opérations classiques. Il n'est que juste de dire enfin que c'est le regretté Boiffin, qui le premier fit, en France, l'entéro-anastomose pour un rétrécissement du cæcum (1890).

Technique opératoire. — L'anesthésie, l'antisepsie préopératoire ou opératoire, les instruments, les aides sont identiquement les mêmes que pour l'entérectomie. De même la position de l'opéré et le lit d'opération.

Manuel opératoire. — On doit distinguer trois variétés d'entéro-anastomose, qu'indique bien Marwedel.

1° Anastomose simple ou opération de Maisonneuve.

2° Anastomose avec résection (Senn et Braun).

3° Anastomose avec isolement de la portion malade de l'intestin (Salzer, Hochenegg, von Eiselberg, von Baracz, etc).

I. — Entéro-anastomose simple.

L'entéro-anastomose simple est l'opération type ; l'acte opératoire et fondamental dans les deux autres variétés, l'anastomose
elle-même, constitue ici exclusivement toute l'opération. Une fois
les deux anses abouchées, tout est fini : il n'y a plus qu'à fermer le
ventre.

1° **Incision de la paroi abdominale.** — Deux conditions sont possibles, en pratique, suivant que le chirurgien opère avec un diagnostic précis et le ferme propos de faire une entéro-anastomose ;
ou qu'il décide l'entéro-anastomose au cours d'une opération entreprise, avec ou sans diagnostic précis, dans un but indéterminé ou
avec une détermination différente.

Dans le premier cas, l'incision la meilleure sera celle de la laparotomie médiane, si l'on projette une anastomose entre deux anses
grêles ; ce pourra être celle de Maisonneuve, dans la fosse iliaque
droite, si l'on projette une iléo-colostomie.

Dans le second cas, l'incision variera avec le diagnostic préopératoire : elle sera médiane, s'il n'y a pas de diagnostic posé.

2° **Recherche et choix des anses à anastomoser.** — La recherche
de la lésion, son examen, l'appréciation de ses limites se font suivant
les règles ordinaires de toute laparotomie exploratrice. L'inopéra-
bilité étant définitivement reconnue, il faut choisir les anses à anastomoser.

Tout en étant économe d'intestin, il importe d'éloigner assez
l'anastomose de la lésion pour être sûr qu'elle ne sera pas elle-
même prochainement envahie par la propagation du mal ; il convient de choisir l'anse efférente et l'anse afférente, de telle sorte qu'elles soient approchées sans tiraillement; il est nécessaire enfin de les
disposer de manière à éviter qu'il ne subsiste, entre la lésion et
l'anastomose, aucun anneau ou aucune fossette où puisse s'étrangler une anse intestinale.

Donc le ventre est ouvert ; la lésion est reconnue ; le chirurgien
choisit, pour les anastomoser, deux anses voisines de la lésion, mais
assez libres pour pouvoir être amenées hors du ventre. Il prend
alors toutes les précautions que j'ai indiquées pour la technique de
l'entérectomie, sans en rien excepter.

Dans quelques cas cependant, les conditions opératoires seront
telles que les anses à anastomoser ne seront pas mobilisables. Il
faut alors opérer sur place, dans la cavité abdominale, en réalisant

l'asepsie la plus sévère, malgré toutes les difficultés. La coprostase ne sera pas négligée : elle sera de préférence obtenue par des ligatures. Celles-ci sont en effet moins encombrantes que les doigts d'un aide ou un instrument quelconque. On la fera sur chacune des anses, au-dessus et au-dessous de la zone choisie pour l'anastomose, et on laissera au moins 20 centimètres entre les deux ligatures.

3° **Incision de l'intestin.** — L'incision de l'intestin sera longitudinale : la suture d'une incision transversale incomplète serait trop difficile, une entérorraphie circulaire complète serait plus simple et plus sûre. Puisqu'il faut suturer les deux anses l'une à l'autre, il est nécessaire de ménager, à droite et à gauche de l'incision, de l'étoffe intestinale, en quantité égale et suffisante pour un large affrontement ; c'est pourquoi l'incision sera faite de préférence sur le pôle opposé à l'insertion mésentérique.

La longueur de l'incision a une importance considérable, puisqu'elle mesure la dimension de l'orifice anastomotique futur.

Il faut compter sur un certain degré de rétraction cicatricielle qui diminuera le diamètre de l'orifice : mais il faut compter aussi sur la rétraction des fibres circulaires de l'intestin qui feront bailler l'incision.

Un orifice trop petit créerait un obstacle à la circulation intestinale ; un orifice trop grand pourrait être cause d'invagination.

L'expérience a appris qu'une incision de cinq ou six centimètres donne un orifice anastomotique qui fonctionne à souhait. Pour exécuter l'incision, on peut trancher d'un seul coup de bistouri toute la paroi ou inciser les tuniques couche par couche.

Pour trancher d'un seul coup, il faut faire à l'intestin un pli transversal de trois centimètres de haut, en prenant soin de bien isoler l'une de l'autre les parois intestinales et sectionner le pli, tenu par les mains d'un aide, dans toute sa hauteur. Assurément ce procédé est rapide, mais il est sanglant, car l'hémostase ne peut être faite au fur et à mesure que les vaisseaux sont ouverts : ce qui, du reste, n'est pas d'une importance capitale.

Pour inciser couche par couche, étalez l'intestin, tendez ses parois ; puis, avec un bistouri convexe, entamez couche par couche, méthodiquement, et faites progressivement l'hémostase de façon à ce qu'elle soit complète lorsque vous perforerez la muqueuse, car alors c'est l'antisepsie qui devra absorber toute votre attention.

Entre les deux procédés, le choix est affaire de tempérament chirurgical.

4° **Procédés de suture.** — Les procédés d'entéro-anastomose peuvent se diviser en quatre classes :

I... *Procédés par la suture.*
II.. *Procédés par les plaques.*
III. *Procédé par la pince.*
IV. *Procédés par les boutons anastomotiques.*

I. **Procédés par la suture.** — Les procédés d'entéro-anastomose par la suture se divisent en deux catégories, à savoir:

A. *Procédés par la suture en un temps.*
B. *Procédés par la suture en deux temps.*

A. **Procédés par la suture en un temps.** — Dans la même séance, le chirurgien accole et abouche les deux intestins.

1° Procédé de Maisonneuve. — Le voici tel qu'il est décrit par ce chirurgien.

« Le lieu le plus favorable à l'opération est la région iliaque droite, au niveau de la partie antérieure du cæcum, sur le trajet d'une ligne parallèle au ligament de Fallope, et dont le milieu croise la ligne bi-iliaque, à quatre centimètres au devant de l'épine iliaque antérieure et supérieure.

Dans ce point, en effet, il est facile de trouver les circonvolutions intestinales distendues ; on a moins de chance de rencontrer les anses voisines de l'estomac et l'on met à découvert le cæcum, avec lequel on peut faire avec avantage l'anastomose de l'anse intestinale placée au-dessus de l'obstacle. »

On voit que Maisonneuve suppose une obstruction intestinale et ouvre le ventre avec le ferme propos de créer une anastomose.

Opération. — 1° *Incision des parois abdominales.* — « Incision de dix centimètres environ. »

2° *Recherche des anses intestinales.* — La recherche de l'anse supérieure se fait comme pour toute obstruction intestinale. Quant à l'anse inférieure, nous avons dit que nous choisissions toujours le cæcum, que son volume, sa position fixe et sa structure, permettent de trouver et de reconnaître toujours sans grands tâtonnements. Il suffit, en effet, de porter le doigt dans la fosse iliaque et de le faire passer de bas en haut jusqu'à ce que l'on rencontre un repli péritonéal fixe. Ce repli est le méso-cæcum. On attire au dehors l'intestin que ses bosselures et son appendice ne permettent pas de méconnaître.

3° *Préparation des intestins à anastomoser.* — Dès que les deux

JEANNEL.   13

portions que l'on doit anastomoser ensemble sont mises à découvert, on les accole parallèlement dans une étendue de sept à
huit centimètres; on les maintient dans cette position au moyen
de deux fils qui traversent leurs parois, et que l'on place à six centimètres l'un de l'autre. On fait maintenir ces fils par un aide
pour tendre l'intestin, et on procède à l'incision.

4° *Incision.* — A l'aide d'un bistouri pointu on fait à l'une des
anses d'abord, puis à l'autre, une incision longitudinale longue de
cinq centimètres. Ces deux incisions, placées sur le pôle opposé
au mésentère, doivent être exactement de même longueur et parfaitement parallèles.

5° *Suture.* — On commence par coudre les deux lèvres internes
au moyen de la suture à points passés, simple ou à point
arrière, ou bien encore au moyen de la suture du cordonnier. Il
est bien important de prolonger cette suture au-delà des deux
extrémités de la plaie.

Quand les lèvres internes sont cousues, on rapproche les lèvres
externes au moyen de la suture ingénieuse de Gély (suture du matelassier); il est bon de serrer cette suture de deux en deux points
et de l'arrêter par un nœud, afin d'éviter que les bords de la plaie
ne se désunissent.

Dès que la suture est terminée on supprime les fils de tension
et l'on réduit l'intestin dans le ventre. »

Evidemment, la technique de la suture est défectueuse. Un
seul plan de suture est insuffisant. Quoi qu'il en soit, chez le chien,
sur huit expériences faites en 1844, Maisonneuve eut six succès et
deux morts. En 1854 et 1855, Maisonneuve exécuta deux fois
l'entéro-anastomose sur l'homme pour des anus contre nature;
les deux opérés moururent.

2° Procédé de von Hacker. — Von Hacker réunit et ouvre longitudinalement les deux anses intestinales à anastomoser, en suivant la technique proposée par Wölfler pour la gastro-entérostomie. Cette technique consiste : 1° à accoler les deux intestins l'un
contre l'autre et parallèlement ; 2° à les réunir d'abord par une
rangée de suture séro-séreuse, placée un peu au-dessus des insertions mésentériques, sur une longueur de sept à huit centimètres,
puis par une deuxième rangée de sutures de même espèce et de
même longueur, placée à la distance d'un centimètre de la première (*Fig.* 239); 3° à ouvrir les deux intestins par une incision
longitudinale de cinq centimètres faite sur chacun d'eux bien
symétriquement ; 4° à réunir les lèvres des deux incisions l'une à

l'autre, dans tout le pourtour de la plaie, par une suture muco-

Fig. 239. — Entéro-anastomose par le procédé de la suture. — Sutures postérieures, placées avant l'incision de l'intestin.

muqueuse (*Fig.* 240); 5° à continuer au-dessus des incisions réunies

Fig. 240. — Suture muco-muqueuse des lèvres postérieures.

la deuxième rangée de suture séro-séreuse d'abord, puis la première,

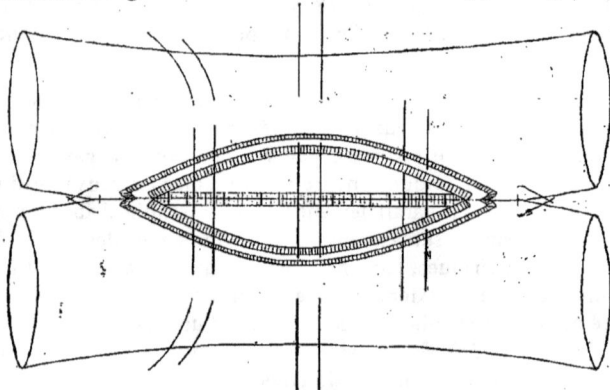

Fig. 241. — Suture des lèvres antérieures; à droite, suture muco-muqueuse; au milieu, suture séro-musculaire; à gauche, suture séro-séreuse.

de manière que la suture muco-muqueuse, qui réalise l'abouchement, soit exactement entourée par les deux rangées séro-séreuses concentriques. On peut remplacer la suture séro-séreuse profonde par une suture séro-musculaire (*Fig.* 241).

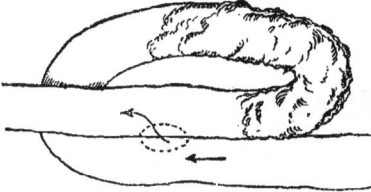

Fig. 242. — Procédé de Von Hacker.
— Entrecroisement des anses.

Von Hacker établit, et ce n'est pas la partie la moins importante de son travail, qu'il importe d'aboucher les deux anses, de telle manière que le péristaltisme de l'anse supérieure jette le contenu intestinal directement dans le bout anal de l'anse inférieure, où il y sera repris par les contractions de l'intestin, agissant dans la même direction. C'est la seule manière d'éviter l'encombrement de l'anse exclue et de faciliter la circulation intestinale, à travers l'orifice de dérivation. Pour obtenir ce résultat, il faut croiser les anses comme

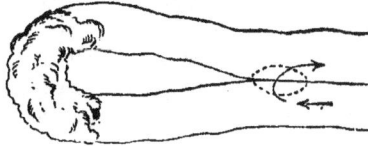

Fig. 243. — Entéro-anastomose. — Mauvaise disposition des anses.

l'indique la Figure 242. Il suffit en effet d'examiner comparativement les Figures 242 et 243, pour voir que, dans la première, la circulation intra-intestinale est facile, et qu'elle est au contraire difficile dans la seconde.

3° PROCÉDÉ DE BRAUN (1891). — Braun introduit une légère modification dans la technique de Wölfler. Il place d'abord le plan postérieur séro-séreux; puis, à 2 ou 3 millimètres en avant, il incise les deux intestins, mais incomplètement, c'est-à-dire que son incision intéresse seulement la séreuse et la musculeuse, mais respecte la muqueuse. Il exécute alors la suture séro-musculaire. Il incise les muqueuses, les suture, et complète les deux premiers plans.

4° PROCÉDÉ DE HALLSTED. — Hallsted réunit les deux bords mésentériques des anses à anastomoser au moyen de six points de suture (points de Hallsted bien entendu). Aux deux extrémités de cette ligne de suture, il met deux points un peu en avant, sur la paroi intestinale. Un peu au delà de ceux-ci, il place alors, parallèlement aux premiers, sur les parois intestinales, six nouveaux points qu'il ne noue qu'après avoir incisé les deux anses au milieu de l'espace ovalaire compris entre les points de suture (*Fig.* 244). Les sutures sont donc toutes en place avant l'ouverture

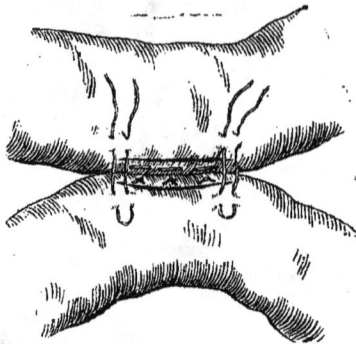

Fig. 244. — Entéro-anastomose par le procédé de Hallsted. — Pour que la figure soit plus claire, on n'a représenté que deux points antérieurs, au lieu de six.

de l'intestin. Les six points postérieurs sont noués ; il ne reste à serrer et à nouer que les six points antérieurs. Mais toute la suture est séro-séreuse ; il n'y a pas de plan muco-muqueux.

5° PROCÉDÉ DE CHAPUT (1884) : ANASTOMOSE VALVULAIRE. — Chaput, pour éviter le rétrécissement de l'orifice de communication, a proposé de faire sur chaque anse une incision en H ; chaque incision dessine ainsi, sur chaque intestin, deux lambeaux qui sont réunis deux à deux (*Fig.* 245). L'orifice ainsi obtenu est très large : il ne peut ni s'obstruer ni se rétrécir ; bien plus, les lambeaux eux-mêmes se rétractent à tel point

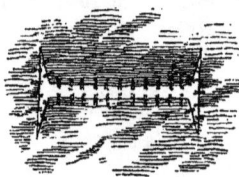

Fig. 245. — Procédé d'anastomose valvulaire de Chaput.

qu'il disparaissent, laissant un orifice à peu près rectangulaire.

Le procédé est bon : l'orifice obtenu est large; mais l'exécution en est minutieuse ; et, à vrai dire, en ourlant simplement par une suture muco-muqueuse les lèvres d'une incision longitudinale assez longue, on obtient, à moins de frais, un orifice qui rend les meilleurs et les plus durables services.

6° PROCÉDÉ DE DUBOURG. — Dubourg (de Bordeaux) proposa, en 1896, à la Société de Chirurgie, un procédé qui consiste à introduire un court tube de caoutchouc dans l'orifice anastomotique des deux intestins et à suturer les parois par dessus ce tube abandonné ainsi dans l'intérieur de l'intestin et servant de moule à la

suture. Dubourg fait fabriquer des tubes de six grandeurs différentes, pouvant convenir à tous les cas.

D'après Dubourg lui-même, le procédé n'a d'autre avantage que
de permettre de bâtir plus commodément la suture et d'assurer
une communication immédiate et d'un calibre déterminé à l'avance.

Le tube employé pour faciliter une anastomose gastro-intesti-
nale est un tube en caoutchouc muni d'un épaulement à l'une de ses
extrémités. Deux fils de catgut traversent sa paroi très près de
l'épaulement, en deux points diamétralement opposés. Ce tube peut
être remplacé par un gros bout de drain, sur lequel on taille deux
ailettes que l'on recourbe ensuite contre sa paroi externe. On
crée ainsi deux saillies qui remplacent très bien l'épaulement. Les
deux ailettes sont maintenues recourbées contre la paroi externe,
à l'aide de fils de soie.

L'application du tube se fait de la façon suivante.

L'estomac et l'intestin, ou les deux anses intestinales, étant amenés
au contact, faites une ligne de sutures séro-séreuses, incisez l'estomac et l'intestin ou les deux anses intestinales, et faites la suture
muco-muqueuse des lèvres postérieures des deux incisions (*Fig.* 246).

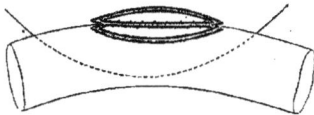

Fig. 246. — Entéro-anastomose de
Dubourg. — Incision des intestins
après suture des faces postérieures.

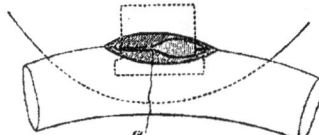

Fig. 247. — Procédé de Dubourg.
— Fil fixant le tube à la muqueuse.

Cela fait, prenez le tube et introduisez son extrémité renflée
dans l'intestin, l'autre extrémité dans l'estomac ou dans la seconde
anse intestinale. Les deux fils de catgut, dont il est muni servent à
le fixer de chaque côté à la muqueuse gastrique, ou à la muqueuse
de la seconde anse intestinale (*Fig.* 247). Si les incisions gastrique

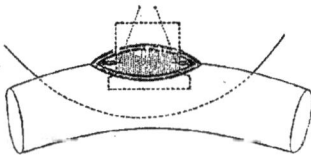

Fig. 248. — Procédé de Dubourg. —
Opération terminée.

ou intestinale sont trop grandes,
on les rétrécit avec un ou deux
points de suture de chaque côté.
Il ne reste plus qu'à faire les
sutures muco-muqueuses (*Fig.*
248) des lèvres antérieures, puis
les sutures séro-séreuses.

Le tube ne peut être refoulé
ni d'un côté, ni de l'autre, retenu qu'il est, soit par son épaulement,
soit par ses fils; son élimination ne sera possible qu'au bout de
quelques jours, lorsque le catgut aura été digéré.

Si le tube de caoutchouc paraît un peu long, il est facile de le raccourcir de quelques millimètres par un coup de ciseaux.

B. **Procédés par la suture en deux temps.** — Le danger de l'entérorraphie, quelle qu'elle soit, tient à l'échec possible de la suture séro-séreuse, en un mot, à la filtration entre les bords ou les surfaces réunies de quelques gouttes du contenu liquide et septique de l'intestin allant inonder le péritoine.

Les adhérences séro-séreuses sont, à la vérité, rapides, et la barrière qu'elles constituent s'élève en très peu de temps. Mais c'est au début une barrière d'autant plus fragile, qu'elle se trouve baignée de liquides septiques.

C'est pourquoi, la pensée est venue que ce serait réaliser un grand progrès dans la technique de l'entéro-anastomose, si l'on parvenait à n'ouvrir la communication entre les deux anses accolées, que lorsque des adhérences protectrices solides et inattaquables se seraient constituées autour de la place réservée au futur orifice.

C'est Bardenheuer (1888) qui, le premier, conçut le projet d'une pareille opération et qui le réalisa. Il fut imité par Graw (1891), puis par Postnikow (1892), et enfin par Souligoux (1896). Il existe quatre procédés d'entéro-anastomose en deux temps.

1° Le procédé de Bardenheuer, par la ligature élastique.

2° Le procédé de Postnikow, par excision séro-musculaire et ligature de la muqueuse.

3° Le procédé de Bastianelli, par excision séro-musculaire.

4° Le procédé de Souligoux, par l'écrasement et la cautérisation.

1° PROCÉDÉ DE BARDENHEUER PAR LA LIGATURE ÉLASTIQUE. — Bardenheuer (1888) réunit les deux parois des anses intestinales à anastomoser au moyen de trois ou quatre points de suture en chaîne fortement serrés, faits avec un fil de caoutchouc de un à un millimètre et demi de diamètre. La suture est placée sur une ligne parallèle à l'axe longitudinal des deux intestins. Chaque point est perforant pour les deux parois. Après avoir appliqué la chaîne élastique, Bardenheuer entoure la zone suturée d'un surjet séro-séreux. Au bout de deux jours les fils élastiques ont coupé et l'anastomose est faite.

A. Mc. Graw (1891), ignorant les tentatives de Bardenheuer, essaya de son côté la ligature élastique. Mais son procédé diffère de celui du chirurgien allemand. Graw emploie un ruban élastique large de deux millimètres ; il saisit sur chaque paroi, au moyen d'un point perforant, deux centimètres et demi de tissu dans l'anse élastique qu'il arrête, non par un nœud, mais par une ligature avec un fil de soie. Tout autour de la ligature élastique, il place une suture séro-séreuse en couronne. D'après les expériences de Graw, la ligature coupe en quatre jours.

Graw appliqua deux fois son procédé sur l'homme, une fois pour une cholécystentérostomie, une autre fois pour une entéro-anastomose. Le premier malade mourut de péritonite; le second survécut, mais l'anastomose s'obtura, dans la suite, presque complètement.

Graw finit par déconseiller lui-même son procédé.

2° PROCÉDÉ DE POSTNIKOW PAR EXCISION SÉRO-MUSCULAIRE ET LIGATURE DE LA MUQUEUSE. — Postnikow (1892) proposa le procédé suivant pour la gastro-entérostomie.

1° Suturez l'anse intestinale à la paroi stomacale par une demi-couronne séro-séreuse postérieure.

2° Excisez, en avant de ce premier plan de suture, un petit ovale séro-musculaire sur la paroi stomacale et sur la paroi intestinale; cet ovale doit avoir des dimensions un peu plus grandes que celles que vous souhaitez pour l'orifice anastomotique futur.

3° Exécutez, aux dépens des lèvres postérieures de cet ovale, une suture séro-musculaire.

4° Pincez, au centre de l'ovale, d'une part la muqueuse intestinale, et d'autre part la muqueuse stomacale; attirez-les le plus possible de façon à les faire glisser, et à en faire une sorte de pédicule, que vous liez à la base avec un fil de soie (*Fig.* 249).

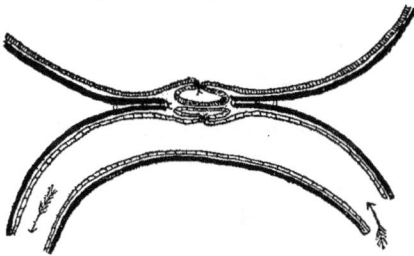

Fig. 249. — Entéro-anastomose de Postnikow. — Coupe montrant les ligatures des muqueuses.

5° Complétez sur les lèvres antérieures de l'ovale le plan séro-musculaire et le plan séro-séreux inter-entéro-gastrique.

C'est en somme le procédé de Braun, dans lequel on excise la séro-musculaire au lieu de l'inciser et dans lequel, au lieu d'inciser la muqueuse, on la lie pour en obtenir le sphacèle.

Celui-ci est en effet obtenu et l'anastomose est ouverte au bout de trois ou quatre jours.

Postnikow a exécuté son procédé sur dix-sept chiens avec succès; la durée de l'observation a varié entre quarante et cent jours; jamais il n'y eut d'accidents; on ne constata pas de rétrécissement et les fonctions digestives s'accomplirent bien.

Lauenstein a appliqué avec succès sur l'homme le procédé de Postnikow.

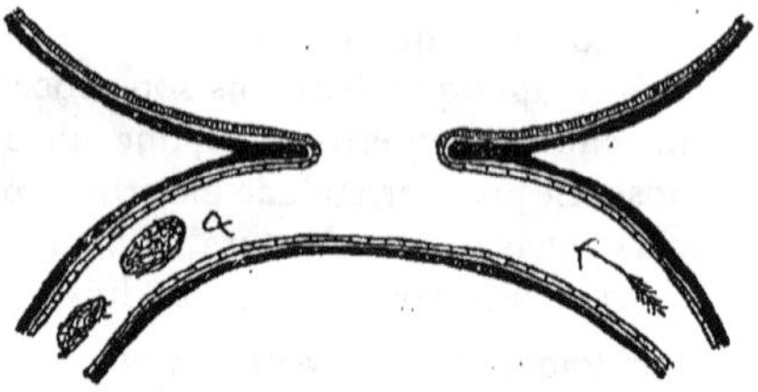

Chaput déclare *a priori* que le procédé du médecin de Moscou doit être rejeté, parce que les orifices ainsi obtenus sont très petits et notoirement insuffisants. Peut-être est-ce bien sévère ? La dimension des orifices dé-

Fig. 250. — Entéro-anastomose de Postnikow. — Anastomose réalisée.

pend en effet sûrement des dimensions de l'ovale excisé, et non pas incisé, comme le dit Chaput. Il n'y a donc qu'à exciser un ovale de suffisante grandeur. Cependant L. Ménière (1897), dans quatre expériences sur le chien, a eu quatre insuccès par oblitération de l'orifice.

3° PROCÉDÉ DE BASTIANELLI (1894). — Bastianelli établit d'abord que, si on détruit la séreuse et la musculeuse sur une partie, même limitée, de l'intestin, la muqueuse se gangrène.

Partant de là, il détruit au thermo-cautère la séreuse et la musculeuse, en respectant la muqueuse, des deux anses à anastomoser sur une étendue égale à celle de l'orifice désiré ; puis il réunit les bords de l'escarre par un double plan de suture.

Chez les chiens, l'opération a donné les meilleurs résultats. Sur l'homme, il a été fait par ce procédé cinq gastro-entérostomies par Mazzoni, Quattroccocchi et Ferraresi, plus deux entéro-anastomoses et une cholécystentérostomie par Mazzoni. Trois gastro-entérostomies eurent le résultat le plus heureux. Le 4me opéré mourut d'épuisement, le 8eme jour; à l'autopsie la muqueuse était encore intacte entre l'estomac et l'intestin. Le 5me opéré mourut de péritonite, le 3me jour. L'auteur ne donne pas d'autres détails, ni d'autres renseignements, sur les trois derniers opérés, et je n'en ai trouvé nulle part.

4° PROCÉDÉ DE SOULIGOUX.— Le procédé de Souligoux (1896) a cela d'original qu'on y escarifie les deux parois intestinales dans toute l'étendue des orifices futurs, avant de procéder à la suture des deux intestins. Les escarres tombent au bout de 48 heures et la communication entre les deux intestins s'ouvre, alors que la soudure intime des deux parois est réalisée.

Souligoux, pour combiner son procédé, s'est inspiré de deux

faits d'observation clinique : le premier, c'est que la contusion violente de l'intestin aboutit à la production d'une perforation, au bout d'un nombre d'heures suffisant pour que des adhérences protectrices aient eu le temps de se former ; le second, c'est que l'entéro-anastomose se réalise spontanément, dans certains cas pathologiques, par un processus bien connu : la muqueuse s'ulcère, la musculeuse et la séreuse s'enflamment et des adhérences fixent l'anse malade à une anse voisine, dont la paroi est envahie par le processus n flammatoire et destructeur.

Souligoux, par une série d'expériences, est enfin parvenu à démontrer que les caustiques chimiques alcalins, tels que la potasse caustique, ont une action plus pénétrante que diffusante, c'est-à-dire qu'ils agissent plutôt en profondeur qu'en surface.

Cela étant posé, Souligoux procède de la façon suivante.

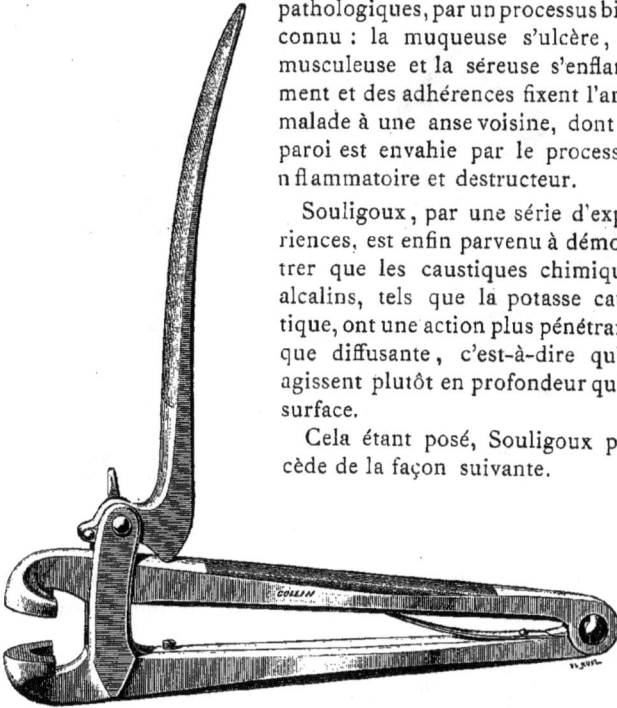

Fig. 251. — Pince spéciale de Souligoux pour l'intestin.

Avec une pince spéciale (*Fig.* 251), il écrase, parallèlement à l'axe et en des points symétriques, la paroi des anses intestinales à anastomoser. Pour y arriver, un aide aplatit l'intestin entre ses doigts et on présente le bord libre au chirurgien. Celui-ci engage ce bord entre les mors de la pince et serre de toutes ses forces sans crainte de couper ; il sent et entend les tissus s'écraser. Les deux parois intestinales ainsi traitées deviennent transparentes. La pince enlevée, l'intestin reprend sa forme. Les mêmes manœuvres sont faites sur la deuxième anse intestinale (*Fig.* 252).

Un surjet, commencé à deux millimètres environ des surfaces

écrasées en réunit les bords internes. A ce moment, avec un morceau de potasse caustique solide, le chirurgien touche toute l'étendue de l'intestin broyé.

L'aide éponge avec un tampon au fur et à mesure que la potasse a passé. Les surfaces touchées de-

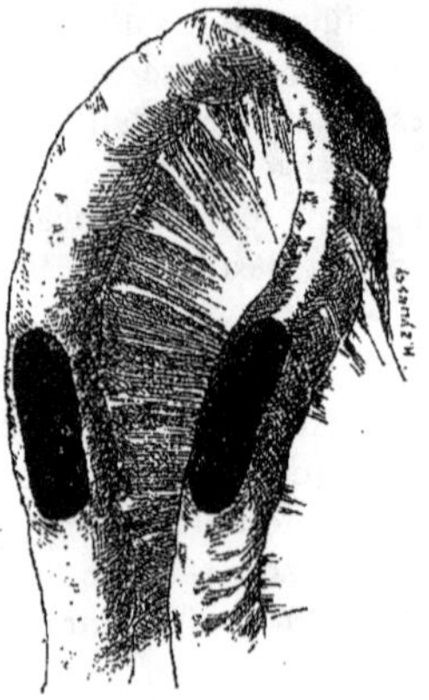

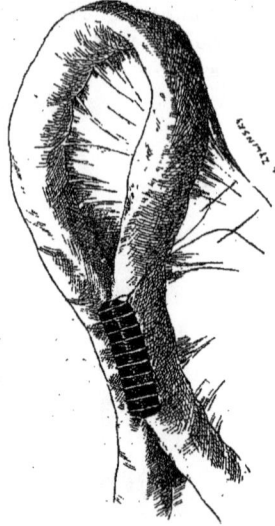

Fig. 252. — Entéro-anastomose par le pro-cédé de Souligoux : escarification des deux anses.

Fig. 253. — Entéro-anastomose par le pro-cédé de Souligoux : adossement des sur-faces (surjet).

viennent noires. La cautérisation finie, le surjet est repris et achevé (*Fig.* 253).

Il est bon de vérifier la suture, et si quelque point noir, coloré par la potasse, apparaît, il faut l'ensevelir sous un ou deux points de suture.

Souligoux a montré à la Société anatomique plusieurs pièces des plus probantes de l'excellence de son procédé; en outre il a pu, grâce à Picqué et Reclus, opérer sur l'homme et démontrer la facilité, la rapidité de l'opération et la perfection du résultat obtenu.

Au dixième Congrès de Chirurgie, tout le monde a vu les inté-ressantes pièces présentées par Souligoux et plusieurs chirurgiens ont assisté à de très démonstratives expériences faites sur le chien.

5º PROCÉDÉ DE CHAPUT (1896). — Chaput emprunte à Postnikow et à Souligoux une moitié de leurs procédés pour en constituer un à lui, qu'il décrit en ces termes (il s'agit de la gastro-entérostomie, mais l'analogie avec l'entéro-anastomose est trop grande pour que j'insiste sur les différences) : « L'estomac est posé à plat sur un plan résistant, et bien tendu avec la main gauche. Avec la main droite, je tiens le bistouri tout près de son extrémité, et, avec l'extrême pointe, j'incise la musculeuse stomacale, sans intéresser la muqueuse. Il est très facile de ne pas inciser trop profondément, car la musculeuse est résistante et la muqueuse ne l'est pas.

« L'incision circonscrit un ovale ; je fais en sorte que les extrémités de l'ovale soient incisées franchement ; puis, avec une pince à griffe et des ciseaux, je dissèque rapidement le lambeau ovalaire musculeux, et je l'enlève complètement.

« Même manœuvre sur l'intestin.

« Je réunis alors les lèvres postérieures des deux incisions stomacale et intestinale par des sutures séro-séreuses, et je procède à la cautérisation. »

On voit que tout ce qui précède, moins la cautérisation annoncée, appartient point pour point au procédé de Postnikow ; voici maintenant ce qui est emprunté au procédé de Souligoux :

« Je fais l'hémostase des incisions avec la pointe du thermo-cautère, car le sang diluant le caustique pourrait cautériser plus loin qu'on ne le désire.

« Je saisis alors un morceau de potasse caustique avec une pince à disséquer et je le promène sur la face interne de la muqueuse exposée. Cette muqueuse devient noire.

« Je termine par un étage séro-séreux sur les lèvres antérieures des incisions musculeuses stomacale et intestinale. »

La combinaison des procédés Postnikow et Souligoux, imaginée par Chaput, est-elle bonne ? Je crois volontiers qu'elle réalise une amélioration du procédé de Postnikow, mais qu'elle constitue en revanche une inutile complication du procédé de Souligoux, qui du reste a fait ses preuves sur les deux champs d'expérience, celui du laboratoire et celui de la clinique.

Dans ces derniers temps, Chaput a modifié son procédé primitif, pour adopter la cautérisation pure et simple au fer rouge sombre, avec ou sans excision préalable de la séro-musculeuse.

II. Procédés par les plaques résorbables ou non. — 1° PROCÉDÉ DE SUTURE MÉCANIQUE DE SENN. — Senn (1887) a proposé, au neuvième Congrès international des Sciences médicales de Washington, la méthode qui porte son nom, pour réaliser l'entéro-anastomose.

Comprenant bien qu'en matière d'opérations intestinales, toute économie de temps est une garantie contre le choc opératoire, il s'est efforcé de trouver un moyen°de réunion immédiate des deux anses intestinales à anastomoser, qui dispense de la longue exécution des sutures multiples. Bien que le procédé du chirurgien américain soit aujourd'hui presque généralement abandonné, ayant dû céder le pas à l'ingénieuse méthode de Murphy, je ne puis me dispenser de le décrire, vu son intérêt historique.

Deux disques ovales d'os décalcifié, conservés humides, d'un demi-centimètre d'épaisseur sur 2 à 4 centimètres de diamètre, sont percés au centre d'un orifice ovalaire large de un ou deux centimètres, et sur le disque ainsi respecté, de quatre petits orifices.

Fig. 254. — Procédé de Senn. — Disposition des fils et des aiguilles.

Le liquide acide, qui a servi à la décalcification, assure l'asepsie des disques. On enfile deux aiguilles ordinaires avec deux fils de soie longs de 60 centimètres chacun, et on noue les quatre extrémités deux à deux (*Fig.* 254).

Les aiguilles étant placées chacune à égale distance des nœuds,

Fig. 255. — Entéro-anastomose de Senn. — Rondelle et fils.

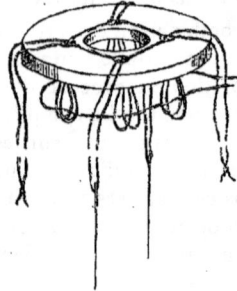

Fig. 256. — Entéro-anastomose de Senn. — Armement du disque par les fils.

on dispose les fils sur l'un des disques, de telle manière qu'ils figurent une sorte d'étoile à quatre branches dont le centre circonscrive et avoisine les quatre petits orifices, les aiguilles et les nœuds se trouvant aux extrémités des rayons (*Fig.* 255).

On engage alors, deux par deux, les anses de fil qui les avoisinent, dans chacun des orifices, de façon à les faire paraître sous forme d'anneaux, au nombre de huit sur la face inférieure du disque. Par ces anneaux on engage un fil, que l'on noue en serrant lâchement, de manière à retenir les anneaux lorsque l'on tirera les rayons de l'étoile (*Fig.* 256 et 257). On arme ainsi les deux disques.

Pour réaliser l'anastomose, on introduit chacune des rondelles à travers une incision longitudinale de l'intestin mesurant 2 ou 3 centimètres, de telle sorte que les chefs des fils sortent par la plaie, les chefs correspondants aux nœuds étant vers les angles de celle-ci (*Fig.* 258).

On traverse en leur milieu chacune des lèvres de la plaie avec chacune des aiguilles.

Pour assurer la formation des adhérences, Senn recommande de scarifier alors légèrement le péritoine des lèvres de la plaie.

Fig. 257. — Entéro-anastomose de Senn. — Disque armé.

Avant de nouer les fils, comme il va être dit, Senn place quelques points de Lembert sur les lèvres postérieures, c'est-à-dire les plus éloignées de l'opérateur. Puis il noue deux à deux les fils qui se correspondent, en serrant à fond ; il termine enfin, en plaçant aux angles et en avant quelques points de Lembert (*Fig.* 258 et 259).

Inutile de faire ressortir combien le procédé de Senn est compliqué et combien la présence des quatre nœuds résultant de la réunion

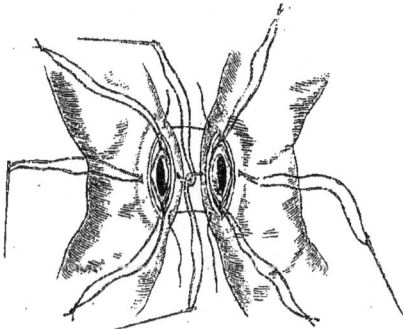

Fig. 258. — Entéro-anastomose de Senn. — Les disques sont dans les intestins; on noue les fils deux par deux.

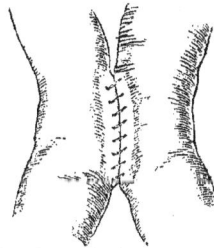

Fig. 259. — Entéro-anastomose de Senn. — Opération terminée.

des fils entre les deux rondelles, compromet l'affrontement exact des séreuses. En somme, ce sont les points dits complémentaires de Lembert qui sont les principaux.

Quoiqu'il en soit, le procédé de Senn eut une grande vogue et réalisa, en effet, un grand progrès dans la technique de l'entéro-anastomose, que Senn proposait de substituer, après la résection, à l'entérorraphie circulaire. C'était en effet un procédé relativement rapide.

Le procédé de Senn, ayant acquis la faveur chirurgicale, fut nécessairement vite modifié, amendé, perfectionné. Robinson remplaça les plaques d'os décalcifié par des plaques de cuir ; c'était une assez mauvaise idée : le cuir mouillé pour l'antisepsie étant trop souple et flasque.

2° Procédé de Littlewood.—Littlewood, pour simplifier le procédé et l'appareil de Senn, proposa deux rondelles, percées au centre d'un large trou, dans lequel s'engage à frottement, un cylindre, le tout en os décalcifié. Un fil est attaché aux extrémités d'un même diamètre du trou de chaque rondelle, de manière qu'il pende par le trou.

L'une des rondelles est d'avance munie du cylindre. On introduit les rondelles dans l'intestin, et l'on force le cylindre dans l'orifice de celle où il n'est pas, jusqu'à ce que les deux surfaces intestinales soient appliquées l'une sur l'autre. On noue les fils deux à deux. On termine par une couronne de points séro-séreux.

3° Procédé de Dawbarn. — Dès 1891, mais sans l'avoir publié, Dawbarn avait eu l'idée d'employer des plaques de substances végétales digestibles pour remplacer les rondelles d'os décalcifié de Senn. Il choisit, en 1893, des rondelles de pomme de terre d'un centimètre d'épaisseur et de 3 à 4 centimètres de diamètre, qu'il faisait tremper pendant une demi-heure dans l'eau bouillante. Elles étaient ainsi asepsiées et prenaient une consistance, qui leur permettait d'être digérées au bout de 12 heures. Un orifice était creusé au centre de la rondelle, armée de quatre fils, chacun pourvu d'une aiguille.

4° Procédé de Roman von Baracz. — Roman von Baracz (1894) propose d'employer une tranche de navet à la place d'os décalcifié, pour construire les plaques de Senn. Il fit ainsi avec succès, plusieurs fois, la gastro-entérostomie et l'iléo-colostomie chez l'homme. L'avantage serait dans la facilité de la mise en place et surtout dans l'élasticité, qui mettrait à l'abri de la gangrène facilement produite par la dure pression des plaques de Senn.

5° BOUTON DE SACHS. — Sachs, de Berne (1890), pour remplacer les deux rondelles de Senn, proposa un bouton également en os décalcifié. C'est un disque, perforé au centre d'un large trou et creusé sur le bord d'une profonde gouttière. L'auteur n'indique aucune dimension; il se borne à donner une figure de grandeur nature pour le lapin (*Fig.* 260).

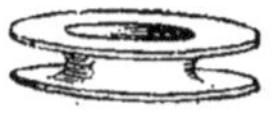

Fig. 260. — Bouton de Sachs.

On procède comme suit : Fixation préalable des deux intestins à anastomoser, par une suture séro-séreuse à la manière ordinaire.

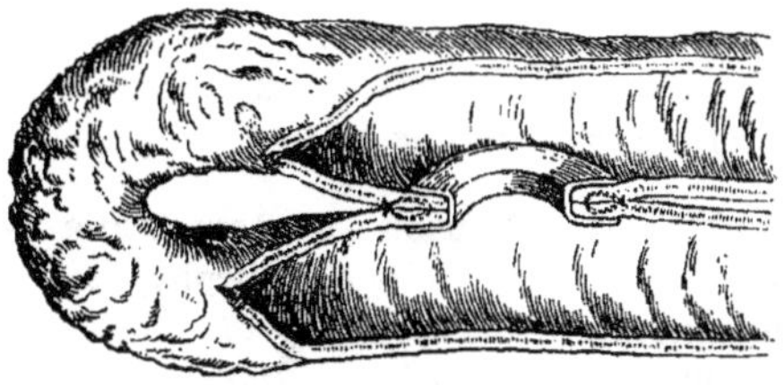

Fig. 261. — Entéro-anastomose de Sachs. — Bouton appliqué.

Incision des deux intestins au voisinage de la suture, sur une étendue égale au diamètre du bouton pris au fond de la gouttière. Introduction du bouton, dont on place la gouttière à cheval sur la suture (*Fig.* 261). Continuation de la suture séro-séreuse, en engageant les lèvres suturées dans le fond de la gouttière au fur et à mesure que l'on place un point.

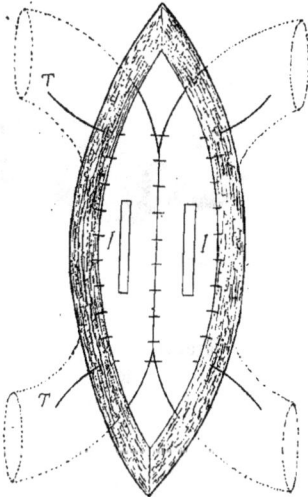

Le procédé de Senn et ses dérivés sont aujourd'hui presque complètement abandonnés : le bouton de Murphy et l'anastomose en deux temps de Souligoux l'ont très justement remplacé.

Fig. 262. — Entéro-anastomose par le procédé de la pince de Chaput.

III. **Procédé par la pince de Chaput** (1889). — On fait la laparotomie et on amène dans la plaie abdominale les deux anses à anastomoser, que l'on suture l'une à l'autre parallèlement à la plaie de la paroi abdominale, sur une étendue de cinq à six centimètres.

On les fixe ensuite toutes les deux aux lèvres du péritoine pariétal : on ferme le péritoine au-dessus et au-dessous, et on fait sur chaque intestin une incision longitudinale d'un centimètre. On introduit alors par les deux incisions les mors d'une pince entérotome avec laquelle on saisit la cloison formée par l'adossement des deux intestins. Lorsque l'entérotome tombe, la communication se trouve établie entre les deux anses (*Fig.* 262).

On pratique l'oblitération des orifices intestinaux ultérieurement.

Evidemment le procédé est bénin ; mais combien compliqué et pour quel bénéfice ! Ajoutez que le traitement curatif des deux fistules stercorales n'est ni simple, ni sûr, ni rapide.

IV. Procédés par le bouton anastomotique. — 1° Procédé de Murphy. — Le premier mémoire de Murphy, de 1892, est intitulé : « *Cholcysto-intestinal, gastro-intestinal, entero-intestinal anastomosis and approximation without sutures* ». Murphy avait donc appliqué son bouton aussi bien à l'entéro-anastomose qu'à l'entérorraphie circulaire, et il avait bien compris qu'il devait avoir la même supériorité sur la suture dans les deux opérations.

La technique de l'application des boutons anastomotiques pour l'entéro-anastomose est à peu de chose près la même que celle de l'entérorraphie : il y a uniquement en plus l'incision des parois. Mais ce n'est pas l'incision des parois qui mesure les dimensions de l'orifice futur ; c'est la largeur du bouton.

En fait, un bouton d'un diamètre suffisant pour obtenir une suture circulaire, conservant à l'intestin son diamètre normal, convient pour établir une communication latérale entre deux anses intestinales : c'est pourquoi le n° 2 du bouton de Murphy, d'un usage courant pour l'entérorraphie circulaire, est bon pour l'entéro-anastomose.

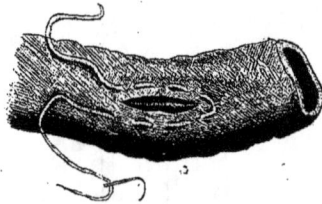

Fig. 263. — Entéro-anastomose. — Procédé de Murphy.

La technique de l'application du bouton de Murphy est la suivante.

Murphy faisait sur chaque anse une incision longitudinale égale en longueur au diamètre du bouton et faufilait un fil tout autour (*Fig.* 263). Une autre manière de faire est recommandée par

JEANNEL. 14

Quénu (1894). Mesurez sur le bord convexe d'une des anses à anastomoser, un cercle ayant les dimensions d'une pièce de cinq centimes. Servez-vous pour cela d'une de ces pièces soudée au bout d'un stylet, ou présentée sur l'intestin avec une pince hémostatique, bien entendu le tout étant stérilisé. A une petite distance, 1 ou 2 millimètres, circonscrivez votre sou avec un fil de soie faufilé, en mordant sûrement la paroi jusqu'à la sous-muqueuse.

Incisez alors toute la paroi suivant un des diamètres du cercle ; sur le milieu de chacune des lèvres de l'incision, faites encore deux petites incisures : vous avez une petite incision cruciale qui vous permettra très facilement d'introduire l'une des branches du bouton ; serrez alors le fil, et procédez comme vous savez le faire pour l'entérorraphie.

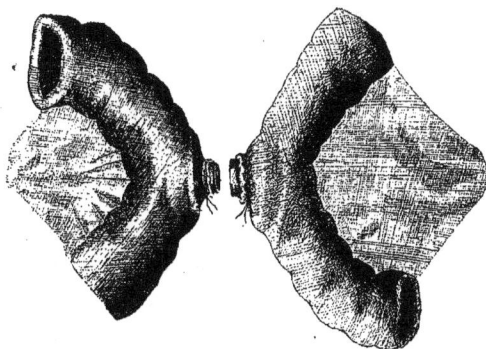

Fig. 264. — Entéro-anastomose. — Procédé de Murphy. — Accouplement des pièces.

Agissez de même pour la seconde anse intestinale et la seconde pièce du bouton. Accouplez les deux pièces (*Fig.* 264).

Faites une couronne de suture séro-séreuse complémentaire.

2° PROCÉDÉ DE JONNESCO. — Jonnesco (1896) a proposé un nouveau procédé pour l'application du bouton de Murphy.

La boutonnière intestinale, par laquelle, en suivant la technique de Murphy, on engage la pièce mâle ou femelle du bouton, est nécessairement trop large pour le pédicule ; c'est pourquoi il faut coulisser l'intestin sur celui-ci. Or ce coulissage fronce l'intestin et rend la coaptation imparfaite. En outre, l'exécution de l'ourlet destiné au coulissage oblige à la saisie de la tranche intestinale avec des pinces qui la contusionnent et en préparent le sphacèle. Pour remédier à ces défauts, contestables du reste, Jonnesco emploie le procédé suivant, qu'il décrit et figure en l'appliquant à la gastro-entérostomie, mais qu'il est aisé d'appliquer à l'entéro-anastomose.

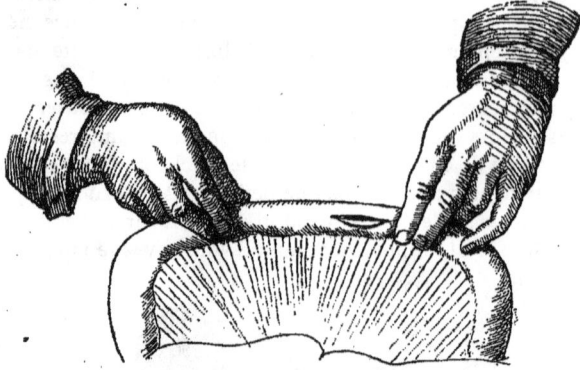

Fig. 265. — Procédé de Jonnesco. — Premier temps : boutonnière intestinale d'engagement

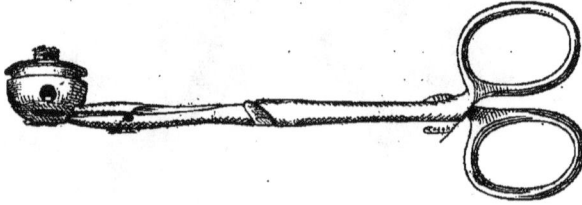

Fig. 266. — Procédé de Jonnesco. — Une pièce du bouton, tenue par une pince à forcipressure.

L'opération se fait en trois temps.

Sur l'une des anses intestinales, la coprostase étant obtenue, à

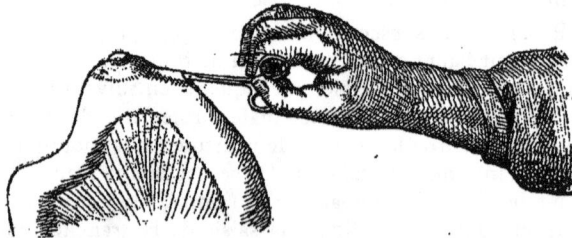

Fig. 267. — Procédé de Jonnesco. — Deuxième temps : pince et pièce engagées.

trois centimètres en deçà ou au delà du point choisi pour

l'anastomose, faites une incision de trois centimètres (*Fig.* 265).
Saisissez avec une pince à forcipressure l'une des pièces du bouton,
la pièce mâle par exemple (*Fig.* 266). Tenant la pince de la main
gauche, engagez la pièce dans l'intestin à travers la boutonnière.

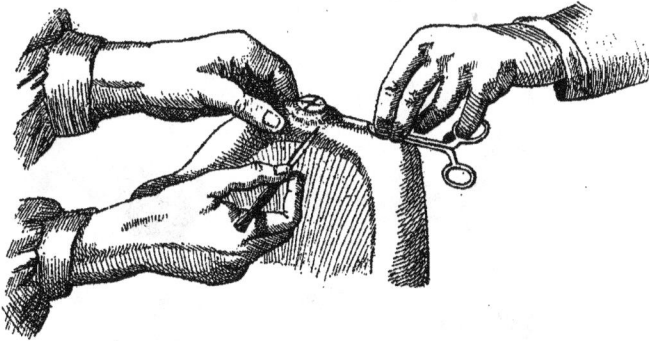

Fig. 268. — Procédé de Jonnesco. — Troisième temps : incision cruciale.

A trois centimètres de celle-ci, faites saillir le cylindre de la pièce
qui soulève la paroi intestinale (*Fig.* 267). Faites pincer par un
aide la boutonnière autour de la pince, et la paroi intestinale

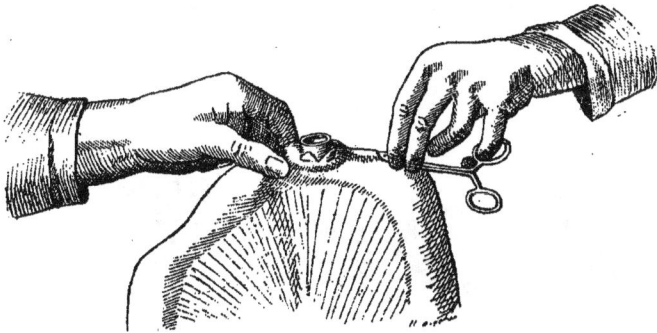

Fig. 269. — Procédé de Jonnesco. — Quatrième temps : hernie du cylindre.

autour de la pièce, et sur la lumière du cylindre saillant, faites
une incision cruciale de l'intestin (*Fig.* 268). A travers cette incision, faites sortir le cylindre par un mouvement de bascule de la
pince (*Fig.* 269). Fixez la boutonnière cruciale autour du cylindre

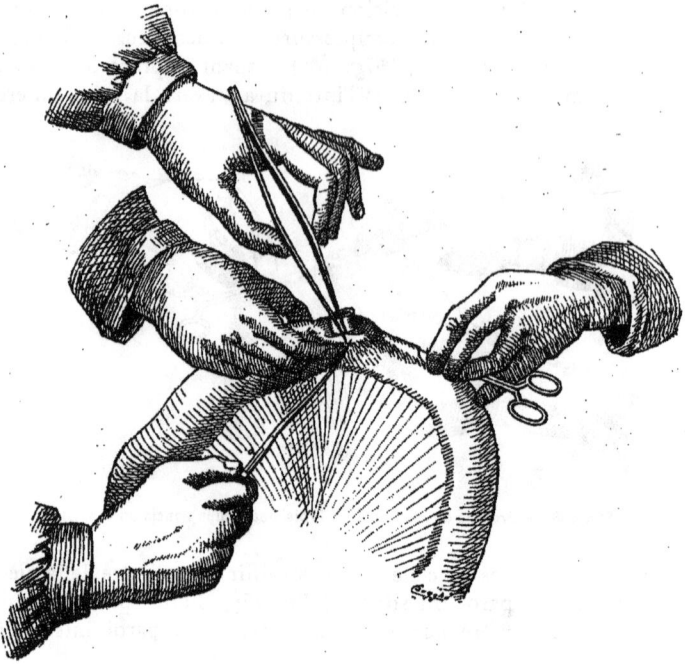

Fig. 270. — Procédé de Jonnesco. — Cinquième temps : suture en bourse.

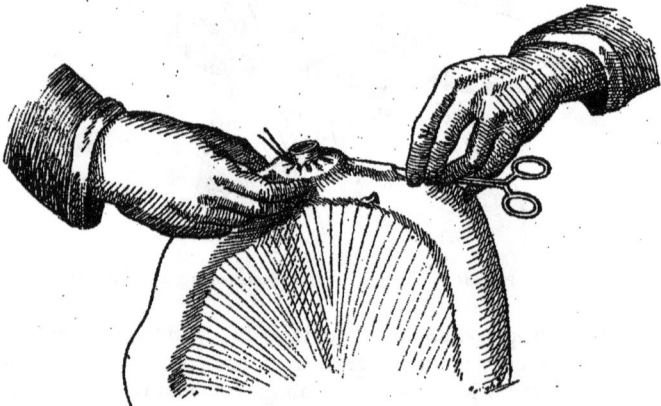

Fig. 271. — Procédé de Jonnesco. — Cinquième temps : suture en bourse.

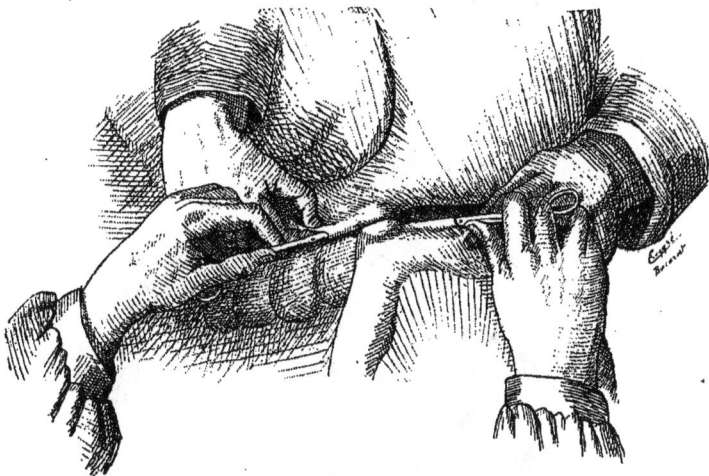

Fig. 272. — Procédé de Jonnesco. — Premier temps de la coaptation des deux
pièces à l'aide des pinces.

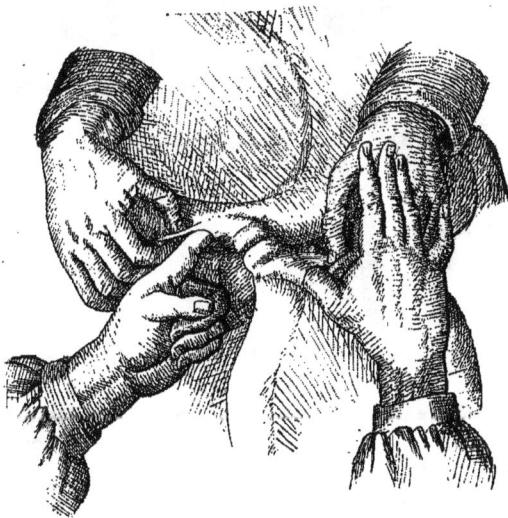

Fig. 273. — Procédé de Jonnesco. — Deuxième temps de la coaptation des pièces à l'aide
des doigts introduits par les boutonnières d'engagement.

(*Fig.* 270 et 271), soit au moyen d'un fil de suture en bourse passé à travers les quatre petits lambeaux, soit au moyen d'une simple ligature.

Faites la même opération sur la deuxième anse intestinale avec

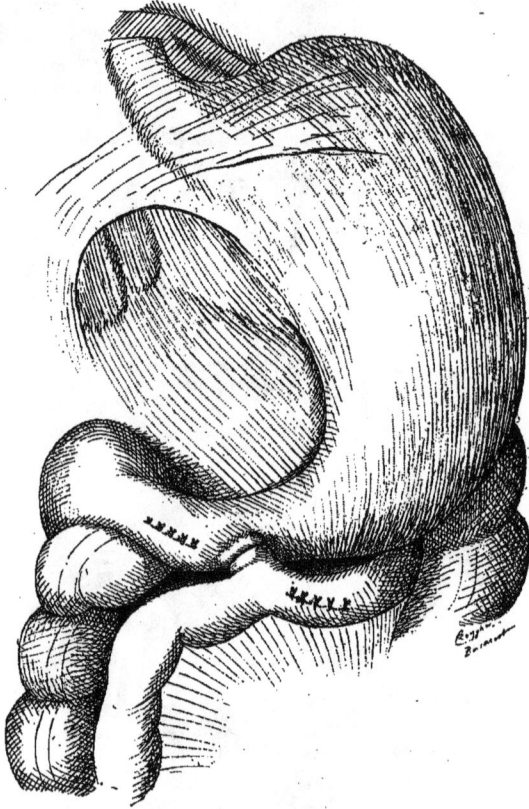

Fig. 274. — Gastro-entérostomie. — Procédé de Jonnesco : suture des boutonnières d'engagement.

la deuxième pièce du bouton. Coaptez les deux pièces tenues dans l'intestin et manœuvrées à l'aide des pinces (*Fig.* 272). Retirez les pinces ; introduisez dans chaque intestin, un doigt par chaque incision d'engagement, l'index d'un côté, le pouce de l'autre : touchez les deux pièces et serrez-les en rapprochant les doigts (*Fig.* 273).

Enfin fermez les boutonnières d'engagement par une suture
(*Fig.* 274).

Jonnesco a pratiqué la gastro-entérostomie par cette méthode sur
vingt chiens avec les meilleurs résultats. L'opération a duré dix à
quinze minutes.

L'opération de Jonnesco peut être très élégante; mais elle
ne me séduit pas. Je n'aime pas la complication des incisions d'engagement. Pourquoi ne pas s'en servir pour l'anastomose, en les
rétrécissant par une suture sur le bouton? Au surplus, du moment
qu'on incise et qu'on suture, pourquoi employer le bouton, et ne
pas s'en tenir à l'anastomose ordinaire ?

Et l'asepsie! N'est-elle pas dangereusement menacée par les incisions d'abord, et par la manœuvre qui consiste, pour serrer les
pièces l'une contre l'autre, à introduire deux doigts dans l'intestin !

3° PROCÉDÉ DE CHAPUT. — Chaput construit un modèle spécial de son

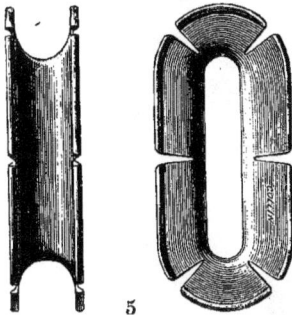

Fig. 275. — Bouton anastomotique de
Chaput N° 5, vu de face et de profil.

bouton pour la gastro et pour l'entéro-anastomose ; c'est le n° 5 de la série (*Fig.* 275). Les dimensions sont :

Orifice : 30 millimètres sur 5 millimètres.

Gouttière : 7 millimètres sur 10
millimètres.

En somme c'est une longue ellipse, et le bouton, une fois détaché,
est destiné à cheminer dans l'intestin grêle, en long, c'est-à-dire ayant
son grand axe dans l'axe de l'organe. Evidemment il est bon d'obtenir un large orifice : mais n'est-ce
pas ici au prix d'une circulation difficile du bouton dans le tube
digestif ?

La technique de l'application du bouton de Chaput est, dans ses
deux manières, beaucoup plus compliquée que celle du bouton de
Murphy.

La première manière est la suivante d'après l'auteur lui-même:

1er temps. — Les deux anses ayant été incisées, nous réunis-
sons les lèvres postérieures des deux incisions par une suture en
surjet.

2e temps. — Nous plaçons la gorge postérieure du bouton à cheval sur le surjet précédent ; nous rabattons le chef supérieur du fil

dans la gorge antérieure et nous nouons les deux chefs, non pas
pas sur le milieu de la gouttière, mais à son extrémité (*Fig.* 276).

3ᵉ *temps.* — Nous rabattons le bouton à gauche (ou à droite) de
façon à rendre accessible sa gorge postérieure.

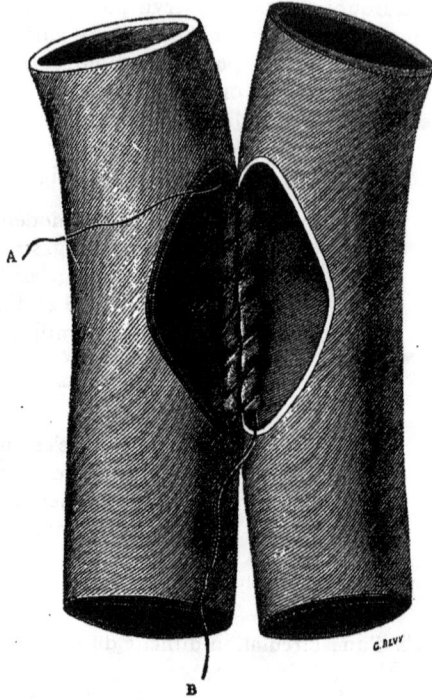

Fig. 276. — Procédé de Chaput. — Première manière. — Exécution d'un surjet A B, sur
les lèvres postérieures de l'anastomose.

Dans cette gorge, nous engageons le milieu d'un fil CD. Nous
replaçons ensuite le bouton dans sa position primitive (*Fig.*
277).

4ᵉ *temps.* — Avec le chef supérieur C du fil CD nous faisons
un surjet sur les lèvres antérieures de l'orifice intestinal.

Ce surjet n'est pas encore terminé sur le dessin de gauche (*Fig.*
278) ; il est terminé sur la figure de droite (*Fig.* 279).

On noue enfin les chefs C et D.

5° temps. — Déprimant alors avec une sonde cannelée la suture

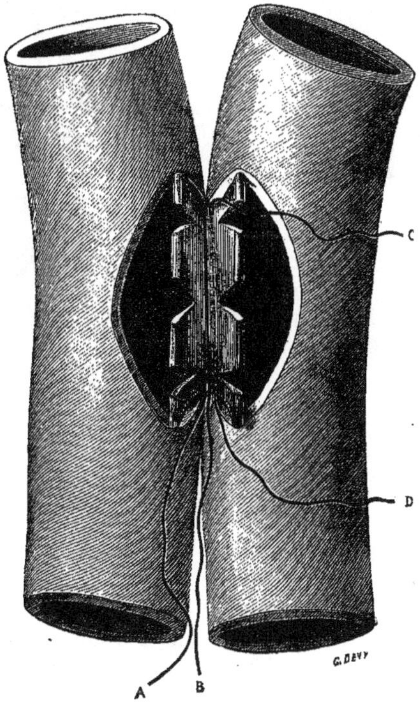

Fig. 277. — Procédé de Chaput. — Première manière. — Les deux chefs du surjet A B ont
été noués sur la gouttière. — On a engagé le milieu du fil C D dans la gorge postérieure de la gouttière.

antérieure, nous serrons avec les doigts les bords de la gouttière
à travers les parois intestinales.

Si l'affrontement est parfait, les sutures complémentaires sont
inutiles ; en cas contraire on complètera la réunion au moyen de
sutures séro-séreuses espacées les unes des autres d'un centimètre
environ.

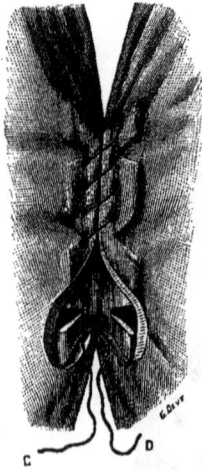

Fig. 278.— Procédé de Chaput.— Le surjet,   *Fig.* 279. — Procédé de Chaput. — Surjet
fait avec le chef C, n'est pas terminé.   terminé.

La seconde manière se rapproche beaucoup plus de la technique
de Murphy : mais la longueur du bouton rend nécessaire une incision trop longue qu'il faut combler par une suture, d'où il résulte
que le procédé perd de sa pureté, et devient un mélange d'anastomose instrumentale et d'entérorraphie par la suture.

1er temps. — On fait, sur la première anse intestinale, une incision suffisante pour les dimensions du bouton.

2e temps. — On borde les lèvres de l'orifice avec une suture en
bourse.

La suture en bourse ne doit pas comprendre toute la longueur
de l'orifice intestinal ; elle doit permettre seulement d'entourer
complètement l'orifice central, autrement dit le fond de la gouttière du bouton qui y est engagé (*Fig.* 280) ; on noue les chefs *a, b*

au fond de la gouttière du bouton et on ferme, par deux étages
de sutures à points séparés, le reste de l'orifice.

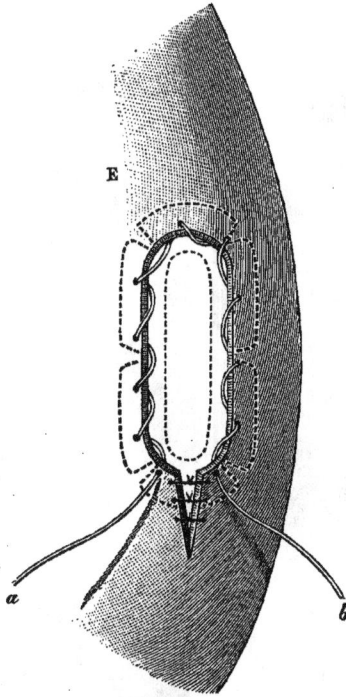

Fig. 280 . — Procédé de Chaput. — Deuxième manière. — E, intestin ; *a*, *b*, chefs de la
suture en bourse placés sur l'incision intestinale. Le bouton anastomotique est figuré
en pointillé. — La suture en bourse ne comprend qu'une partie de l'ouverture intestinale, juste suffisante pour entourer l'orifice central du bouton. — Le reste de l'ouverture intestinale est fermé par des sutures à points séparés.

3e temps. — On fait sur la deuxième anse intestinale une incision d'une longueur égale à celle qui a été faite sur la première
anse ; on borde cette ouverture d'une suture en bourse juste suffisante pour entourer l'orifice central du bouton ; on introduit dans
l'intestin la portion de bouton qui émerge de la première anse ; on
noue les chefs *c*, *d* au fond de la gouttière du bouton (*Fig.* 281),
et on ferme le reste de l'ouverture intestinale par deux étages de
sutures à points séparés.

4e temps. — A travers les parois intestinales on rapproche les bords de la gouttière.

5e temps. — On place quelques points séro-séreux très espacés pour parfaire l'affrontement.

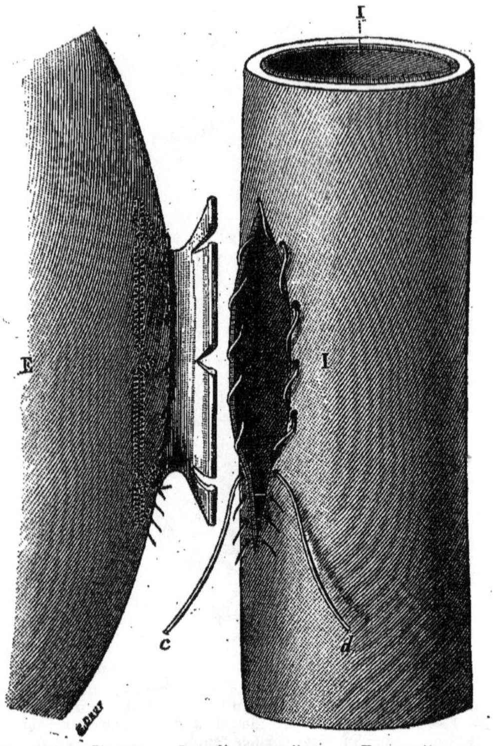

Fig. 281. — Procédé de Chaput. — Deuxième manière. — E, première anse intestinale; I, deuxième anse intestinale. — Le bouton est appliqué sur la première anse. — L'opération est préparée sur la deuxième. — La suture en bourse *c*, *d*, ne comprend qu'une partie de l'ouverture intestinale juste suffisante pour entourer l'orifice central du bouton. Le reste de l'ouverture intestinale est fermé par des sutures à points séparés.

Appréciation. — Dans l'état actuel de la science, l'appréciation des procédés d'entéro-anastomose est simple; il n'y en a que trois de possibles : 1° la suture en un temps par le procédé de Wölfler plus ou moins modifié, par von Hacker ou par Braun, car tous les autres modes de suture offrent moins de garantie; 2° le procédé de suture en deux temps de Souligoux, car la ligature élastique de Bardenheuer perfore l'intestin et par conséquent n'est pas hermétique; le procédé de Bastianelli est douteux, celui de Postnikow plus compliqué est moins sûr, et enfin ceux de Chaput sont des combinaisons plus ou moins heureuses ; 3° les boutons anastomotiques.

Entre les trois procédés, faudrait-il choisir ? Eh bien, tout en gardant aux boutons ma sympathie, je leur préfère encore le procédé en deux temps, parce qu'il est plus sûrement aseptique. Mais, il faut le reconnaître, le procédé en deux temps n'est pas applicable à tous les cas. Il retarde l'anastomose vraie d'au moins 48 heures; il ne saurait par conséquent être employé lorsqu'en cas d'obstruction aiguë ou d'étranglement il faut rétablir d'urgence le cours des matières.

La querelle des *suturistes* et des *boutonnistes* subsiste d'ailleurs ici encore tout aussi vive. Elle se complique même, car *suturistes* et *boutonnistes* ne manquent pas de s'allier pour critiquer le procédé de Souligoux et trouver enfantine la crainte de l'inoculation par les matières intestinales. Hélas, en chirurgie comme en toutes choses, les passions humaines interviennent, faussent les jugements et poussent à apprécier souvent les inventions, non pas d'après leur valeur, mais d'après l'école de leur auteur. Nier les avantages du procédé de Souligoux est, à mon avis, nier l'évidence ou refuser de parti pris la simplification opératoire. Et contester qu'il soit plus rapide, plus facile et plus sûr de boutonner, que de suturer une entéro-anastomose, c'est encore discuter l'indiscutable.

II. — Entéro-anastomose après résection intestinale.

C'est, comme je l'ai dit, Senn qui, considérant les difficultés techniques et les dangers de l'entérorraphie circulaire, d'une part, la facilité relative et la bénignité de l'entéro-anastomose pratiquée d'après son procédé des plaques, d'autre part; considérant en outre, que la meilleure entérorraphie circulaire, par les procédés de suture alors connus (1887) exposait toujours au rétrécissement, proposa de remplacer l'entérorraphie circulaire après l'entérectomie par l'entéro-anastomose, avec occlusion en cul-de-sac des bouts réséqués. C'est dans ce but qu'il conçut et exécuta le procédé par les rondelles d'os décalcifié qui porte son nom.

Braun adopta son idée et, à sa suite, plusieurs chirurgiens allemands et anglais, si bien que même en 1895, les boutons anastomotiques ayant fait leurs preuves, on peut encore voir Frey, après une excellente étude sur la technique de la suture intestinale proclamer que « l'entéro-anastomose est, à l'heure actuelle, après l'entérectomie, la plus sûre et la meilleure méthode de réunion de l'intestin. » Et pour appuyer son dire, Frey publie deux figures (*Fig.* 282 et 283) représentant l'intestin de deux lapins sacrifiés six mois après une opération d'entéro-anastomose après résection : or,

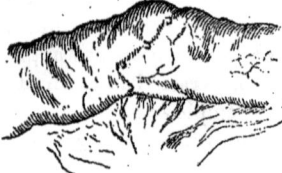

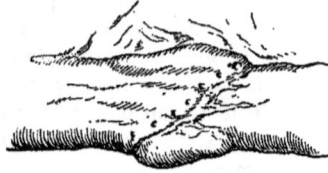

Fig. 282. —   *Fig.* 283. —

Résultat d'une entéro-anastomose, après résection, six mois après l'opération.

qui n'est pas prévenu, jurerait avoir sous les yeux une pièce d'entérorraphie non pas circulaire, mais oblique.

La méthode compte donc de chauds partisans et mérite d'être étudiée de très près.

Technique opératoire. — Les préparatifs et les soins généraux ne diffèrent en rien de ceux de l'entérectomie.

Manuel opératoire. — La résection intestinale est faite; il convient de rechercher ce que l'opération peut maintenant avoir de spécial :

1º *En ce qui concerne l'entéro-anastomose elle-même ;*

2º *En ce qui concerne le traitement des bouts de l'intestin réséqué.*

1º **Entéro-anastomose**. — Deux choses sont à considérer en ce qui concerne la technique de l'anastomose elle même.

a) La direction à donner aux segments d'intestin.

b) Les procédés d'anastomose.

a) **Direction à donner aux segments d'intestins**. — Senn accolait les deux anses réséquées à anastomoser, en canon de fusil, goulot contre goulot, comme elles le sont dans un anus contre nature, de telle sorte que, poussées par le mouvement péristaltique, les matières intestinales arrivaient par le bout supérieur dans une direction opposée à celle qu'elles devaient prendre dans le bout inférieur.

Braun (1892), imitant du reste en cela von Hacker (1888), conseilla d'accoler les anses réséquées à anastomoser parallèlement, dans le prolongement l'une de l'autre, de manière que la direction à suivre par le contenu intestinal poussé par le péristaltisme soit directe et non pas anguleuse.

Il n'est pas douteux que le conseil de Braun ne soit excellent.

b) **Procédés d'anastomose.** — Il faut en distinguer deux variétés, à savoir :

1º *Les procédés d'entéro-anastomose proprement dite ;*
2º *Les procédés par implantation latérale.*

I. **Entéro-anastomose proprement dite.** — Tous les procédés employés pour l'anastomose simple sont ici applicables.

Je ne vois que trois chirurgiens qui aient proposé une technique spéciale : Dawbarn, Horace Grant et P. Derocque.

1. Procédé de Dawbarn. — Dawbarn (1893) adopte la méthode de Senn; mais il remplace les plaques d'os décalcifié par les rondelles de pomme de terre que j'ai déjà décrites : ces rondelles sont trouées d'un large orifice au centre.

Pour réaliser l'entéro-anastomose après la résection intestinale, on traverse de dedans en dehors la paroi de chacun des bouts d'intestin avec les quatre aiguilles d'une rondelle, à 3 ou 4 centimètres de la section, symétriquement pour chaque intestin et de façon que l'espace circonscrit sur l'intestin par les quatre perforations représente l'espace circonscrit par l'insertion des quatre fils sur la rondelle.

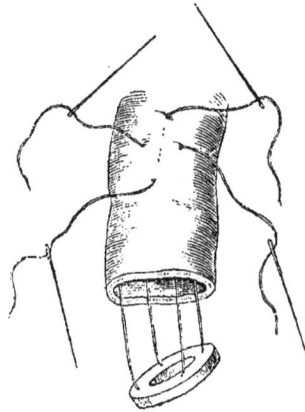

Fig. 284. — Entéro-anastomose de Dawbarn.

En tirant les fils, on introduit la rondelle dans l'intestin et on l'applique contre sa paroi muqueuse.

Cela étant fait sur les deux bouts, on désinfecte les quatre fils en les lavant ; d'un coup de ciseau on perfore l'intestin au centre de chaque rondelle. On noue fortement les fils qui se font vis à vis d'un intestin à l'autre. On entoure le tout d'une couronne de points séro-séreux. Enfin on ferme chaque bout par invagination.

2. PROCÉDÉ D'HORACE-GRANT (1896). — Horace Grant emploie un instrument de son invention, sorte d'entérotome coupant, pour inciser les deux parois, tout en les fixant pour la suture.

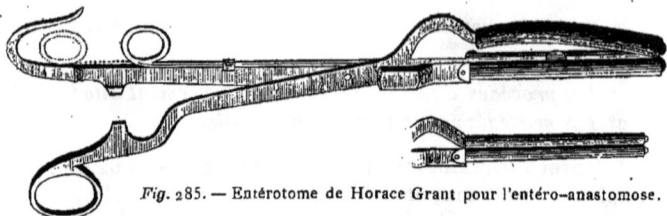

Fig. 285. — Entérotome de Horace Grant pour l'entéro-anastomose.

Cet instrument n'est autre qu'une pince entérotome, qui ne comprime que par les trois quarts extrêmes de la longueur de ses mors. Au voisinage de l'articulation, l'un des mors s'écarte en demi-cercle, pour ménager un espace où les tissus ne pourront être écrasés par la pression des mors (*Fig.* 285).

L'un des mors porte une gouttière longitudinale; l'autre est muni d'un couteau demi-circulaire, analogue au couteau de l'uréthrotome de Maisonneuve, qui, grâce à un mécanisme contenu dans le manche, peut courir dans toute la longueur du mors et est reçu dans la gouttière sus-indiquée.

Lorsque la résection est faite, le chirurgien introduit chacun des mors de la pince dans chacun des bouts d'intestin, de façon à les sai-

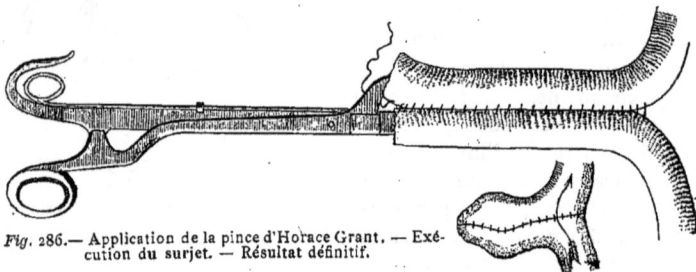

Fig. 286.— Application de la pince d'Horace Grant. — Exécution du surjet. — Résultat définitif.

sir et à les appliquer l'un contre l'autre par leur face opposée à l'insertion mésentérique, mais de façon aussi que le bord libre, c'est-à-dire les tranches des deux intestins, soient dans le cercle d'écartement des mors, et ne soient pas saisis sur une hauteur d'environ 2 centimètres.

La pince, qui suspend l'intestin hors la plaie, est confiée à un aide. Le chirurgien place, en avant et en arrière des zones saisies, un premier plan de sutures, pour éviter le renversement des lèvres de la

future section. Il fait manœuvrer le couteau qui incise les parties
saisies et ouvre les deux parois accolées. Un deuxième plan séro-
séreux est exécuté jusqu'au mésentère, tant en avant qu'en arrière,
sur toute la hauteur des parties intestinales tenues par la pince.
La pince est retirée ; enfin les orifices terminaux sont obturés par
le procédé usuel (*Fig.* 286).

L'anastomose ainsi obtenue est large et à peu près directe; mais
elle laisse une sorte de cæcum diverticulaire, au moins inutile.

3. Procédé de Derocque. — L'anastomose peut assurément encore

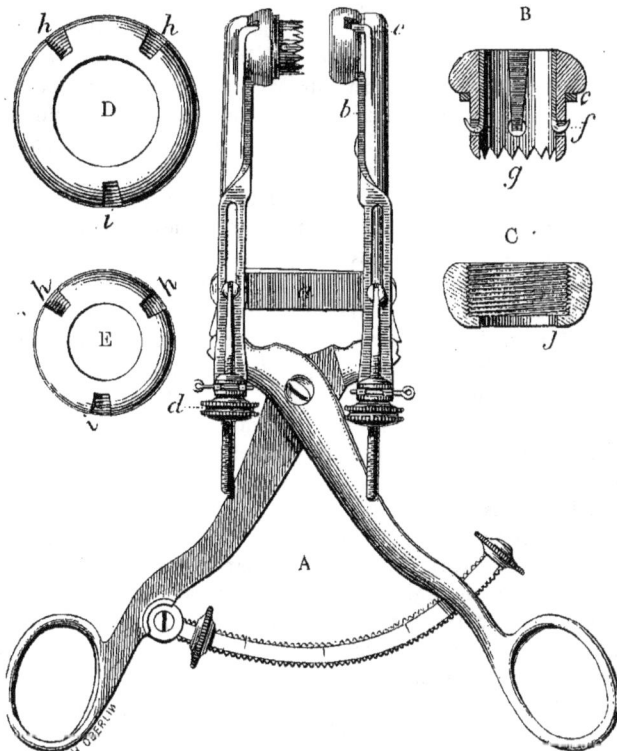

Fig. 287.— Procédé de Derocque.— Bouton entérotome et pince porte-bouton. — *A*, pince
munie du bouton : *a*, guides servant à maintenir le parallélisme des mors; *b*, coulisse à
l'extrémité de laquelle se trouve le crampon mobile; *c*, crampon fixe; *d*, vis commandant la
coulisse. — *B*, pièce mâle du bouton; *c*, anneau en caoutchouc; *f*, ressort; *g*, dents du
couteau. — *C*, pièce femelle. — *D*, bouton de 29 mm. — *E*, bouton de 22 mm; *h, h, i*, encoches.

être faite au moyen d'un bouton anastomotique quelconque; ce
serait même ici tout particulièrement, le cas d'employer le procédé

de Jonnesco, les sections intestinales servant pour le mieux de boutonnières d'engagement. Derocque (1897), cherchant à simplifier,
a imaginé un bouton nouveau dont l'application nécessite une
pince spéciale (*Fig.* 287, A).

Comme le bouton de Murphy, celui de Derocque se compose de
deux parties, mâle et femelle, mais la partie mâle est destinée à faire
emporte-pièce. Cette pièce mâle comprend une tête et un cylindre,
dont l'extrémité libre est rendue coupante et perforante, étant
taillée en biseau aux dépens de la face externe et présentant une série
de dents analogues à celles d'une couronne de trépan (*Fig.* 287, B).

Aux deux extrémités de deux diamètres perpendiculaires, sont
ménagées deux petites fenêtres, par lesquelles passent les crochets
de ressorts analogues à ceux du Murphy, qui sont à la fois soudés
et rivés. Cette partie cylindrique, devant agir comme emporte-pièce,
est en acier, d'une épaisseur de un demi-millimètre environ et
d'une résistance considérable. La tête du bouton est en cuivre et
est relativement petite, par rapport au diamètre du cylindre. Sur la
face convexe de cette tête sont trois encoches dans lesquelles peuvent s'engager trois griffes de la pince spéciale, sur laquelle le
bouton doit être monté. L'ensemble de toute la partie mâle, cylindre
et tête, est creusé d'un canal permettant la circulation des matières
intestinales. Enfin, pour éviter l'écrasement des parois intestinales,
la partie mâle du bouton est garnie d'une rondelle de caoutchouc
qui la coussine.

La pièce femelle est formée seulement d'un anneau, ayant à peu
près les mêmes dimensions que l'ensemble de la pièce mâle, et dont
la paroi interne est creusée d'un pas de vis destiné à recevoir les
crochets à ressort de la pièce mâle. A l'une des extrémités du canal
central est une sorte d'épaulement, qui limite la pénétration du
cylindre de la pièce mâle, introduite par l'autre extrémité. La hauteur
du canal femelle égale la hauteur du cylindre mâle. Sur la face de
l'anneau qui correspond à cet épaulement existent trois encoches,
qui recevront encore trois griffes de la pince. La pièce femelle est
soit en métal, soit en ébonite (*Fig.* 287, C).

Le bouton est monté sur une pince à anneaux, où la pression
des mors est rendue parallèle par un artifice de construction, qu'il
serait trop long et qu'il est d'ailleurs inutile de décrire ici.

A l'extrémité de chacun des mors, se trouvent trois crampons :
deux sont fixes et viennent s'engager dans deux des encoches du
bouton ; le troisième, mobile sur la face interne des mors et com-
mandé par une vis située au niveau de l'articulation de la pince,
s'engage dans la troisième encoche. Le mécanisme est tel que le

chirurgien peut, à volonté et très facilement, dégager chacune des pièces du bouton des mors de la pince qui la tient.

La manœuvre de l'instrument est simple. La résection est faite; les lèvres de chaque orifice intestinal sont saisies entre les mors de quatre pinces hémostatiques, au moyen desquelles un aide maintient ces orifices bien béants. La pince spéciale étant armée

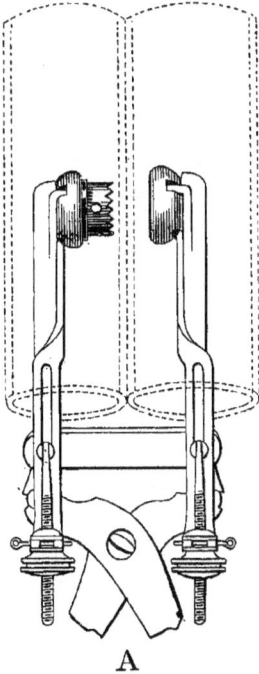

Fig. 288. — Procédé de Derocque. — A, le bouton est dans l'intestin, mais non encore placé.

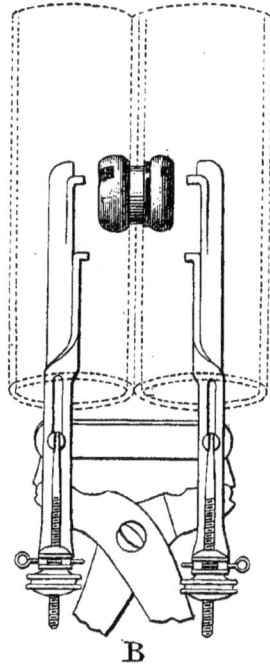

Fig. 289. — Procédé de Derocque. — B, le bouton est en place et dégagé des mors de la pince.

des pièces du bouton, chacun des mors est introduit dans chacun des bouts d'intestin. La pince est serrée à fond et accouple les pièces du bouton, à travers les deux parois intestinales, qui sont trouées par les dents de la pièce mâle (*Fig.* 288). La pince lâche le bouton, grâce à la manœuvre des vis qui commandent les crampons mobiles (*Fig.* 289); elle est retirée. Le bouton reste en place et tient sans aucune suture, par le seul fait de la pression qu'il exerce.

Il ne reste plus qu'à fermer les deux sections intestinales de résection.

Pour ingénieux qu'il soit, le procédé de Derocque n'en a pas moins deux défauts originels graves : 1° il nécessite une instrumentation très spéciale et très compliquée, et j'entends par là, non seulement le bouton, mais surtout la pince porte-bouton ; 2° il méconnaît le précepte de von Hacker et de Braun, qui veut que l'on accole les deux anses à anastomoser dans le prolongement l'une de l'autre, et aboutit, comme le procédé d'Horace Grant, à la production d'un cæcum définitif où les matières stagnent et s'accumulent. Enfin, Derocque le reconnaît lui-même, l'intestin risque d'être refoulé et non pas troué par la pièce mâle qui, malgré ses pointes, s'en coiffe en doigt de gant, dans la pièce femelle. Pour éviter cet inconvénient grave, Derocque remplit la pièce femelle de beurre de cacao, qui sert de point d'appui à l'intestin sous la pression de la pièce mâle, et qui fond lorsque, le bouton étant en place, l'intestin est replacé dans l'abdomen.

Je n'ai trouvé, dans la thèse de Derocque, aucune observation d'application du nouveau procédé sur l'homme ; mais j'ai trouvé la relation de huit expériences sur le chien, avec six guérisons et deux morts par péritonite !

Tels sont les procédés spéciaux d'anastomose après résection.

J'en aurai dit assez en ajoutant que, quel que soit le procédé employé, il importe que l'anastomose soit faite aussi près que possible des sections de l'intestin, soit trois ou quatre centimètres, afin d'éviter la formation de cæcums, où les matières intestinales pourraient s'entasser, séjourner et fermenter, et qui risqueraient ainsi d'être le siège de véritables typhlites.

II. **Implantation latérale.**—L'implantation latérale est un procédé d'entéro-anastomose, uniquement applicable après section ou résection de l'intestin, dans lequel on insère et on soude l'extrémité du bout supérieur de l'intestin réséqué dans une plaie longitudinale de la paroi du bout inférieur ; l'orifice terminal de celui-ci est, ou bien obturé, ou bien lui-même anastomosé.

C'est bien Jessett(1889-91), qui, le premier, chez l'homme, a pratiqué cette opération sur l'intestin grêle, pour faire l'iléo-cæcostomie, après une résection de l'extrémité inférieure de l'iléon ; mais déjà Senn (1887) avait fait la même opération sur des chiens. C'était aussi du reste une implantation latérale que faisait Billroth (1879), lorsqu'à la suite de la pylorectomie, il implantait le duodénum dans une portion de l'incision stomacale (Procédé primitif de Billroth). Kocher (1893) fait encore une implantation latérale du duodénum, lorsqu'il pratique la pylorectomie, suivie de gastro-duodénostosmie. Roux, de Lausanne (1893), fait également

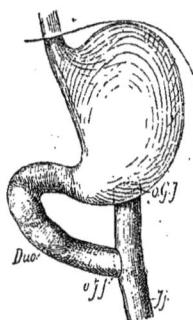

Fig. 290. — Gastro-entérosto-mie par implantation par le pro-cédé de Roux.

une implantation latérale double, lors-que, pour exécuter la gastro-entérosto-mie, il implante le bout inférieur du jéjunum sectionné dans l'estomac et le bout supérieur dans le jéjunum lui-même (*Fig.* 290). Mais, avant ces deux chirurgiens, Murphy (1892), sans con-naître l'opération de Jessett, dont il ne parle pas, avait, reprenant les expériences de Senn, pratiqué par deux fois, à deux chiens, l'implantation latérale sur le jéju-num, d'abord du bout inférieur dans le bout supérieur, et en second lieu, du bout supérieur dans le bout inférieur , au moyen de son bouton anastomotique.

1° PROCÉDÉ DE SENN-JESSETT. — Le bout inférieur de l'intestin réséqué est obturé par invagination.

Un anneau en caoutchouc est introduit dans le bout supérieur suivant le procédé d'invagination de Senn (*Fig.* 291).

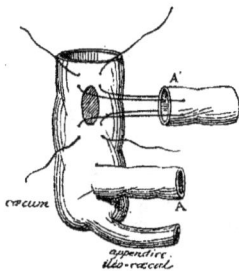

Fig. 291. — Procédé d'implantation de Jessett. — Exécution de la suture.

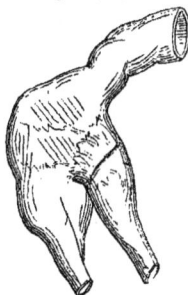

Fig. 292. — Procédé d'implantation de Jessett. — Pièce anatomique.

A deux centimètres du bord libre de ce bout et sur chaque face latérale, on passe deux fils de soie sous-séreux transversalement et sur une étendue de un centimètre.

Une incision ouvre alors le bord convexe du bout inférieur obturé, le côlon dans le cas de Jessett ; puis, de chaque côté de l'incision, près des angles, chacun des quatre chefs accroche la paroi par un point sous-séreux.

Le bout intestinal est alors invaginé dans l'incision ; les fils sont tirés et liés deux à deux. Une couronne de points séro-séreux est soigneusement exécutée au pourtour de l'implantation, principalement au niveau du mésentère. Une greffe épiploïque double le tout.

L'opéré de Jessett mourut d'épuisement le quatorzième jour. L'autopsie montra que la suture était hermétique (*Fig.* 292).

Quoiqu'il en soit, ainsi pratiquée, l'implantation latérale réunit une surface et un bord par un simple plan de suture, ce qui est au moins chanceux.

2° PROCÉDÉ DE ROUX, DE LAUSANNE. — Roux, de Lausanne, n'introduit pas d'anneau de caoutchouc; mais il fait une incision ayant une longueur égale au diamètre de l'intestin aplati et réunit les deux organes par trois plans de suture, sans invagination : un plan séro-musculaire et deux séro-séreux.

3° PROCÉDÉ DE MURPHY. — Murphy emploie son bouton et le place d'une part, sur une des sections, comme après l'entérectomie, d'autre part, sur une des parois, comme pour l'entéro-anastomose.

Les procédés d'implantation latérale par la suture sont tous d'une exécution lente et difficile, parce que, même en multipliant les plans, la coaptation de deux surfaces implantées l'une sur l'autre à angle droit, est malaisée et facilement irrégulière ; l'implantation par le procédé de Murphy est bien évidemment supérieure, d'autant plus qu'on y affronte toujours deux surfaces.

Mais l'implantation latérale elle-même jouit-elle donc d'une véritable supériorité sur les procédés ordinaires d'entéro-anastomose après résection? En vérité, je ne le pense pas. Doyen a bien montré que, pour la gastro-entérostomie, elle est au moins inutile, tout en restant dangereuse; et, pour les résections intestinales, il n'est pas douteux que l'entéro-anastomose classique ne soit plus simple et plus sûre. Ajoutez à cela que l'implantation latérale expose à un accident tardif des plus graves, l'invagination, que Senna observée sur l'un de ses animaux en expérience.

C'est d'ailleurs pour éviter cet accident que Senn conseille l'implantation du bout inférieur dans le supérieur : mais alors l'opération perd son plus précieux avantage, celui de faciliter la circulation du bout supérieur dans l'inférieur.

2° **Traitement des bouts de l'intestin réséqué.** — Comment convient-il d'obturer les sections de l'intestin réséqué ?

Les procédés sont multiples.

1° PROCÉDÉ CLASSIQUE : SUTURE DE LEMBERT. — Après avoir replié le bout intestinal en lui-même, exécuter simplement un double étage de suture séro-séreuse : l'occlusion obtenue ainsi est sûre et bonne, mais l'opération est longue et minutieuse; de plus la ligne

dé sutures est droite, comme le fond d'un sac, et l'occlusion des
angles est particulièrement difficile; c'est pourtant le procédé le
plus généralement employé.

A la suture de Lembert, Derocque (1897) préfère une suture séro-
séreuse de Gély dont chaque point est noué ; il en place deux étages;
l'avantage est douteux.

2° PROCÉDÉ DE BARDENHEUER (1888) : LIGATURE. — Bardenheuer
détruit la muqueuse du bout à fermer et y place une ligature en
masse. Ce chirurgien affirme obtenir ainsi les meilleurs résultats.
Cependant cette occlusion de l'intestin, confiée à l'affrontement par
ligature de deux surfaces avivées, il est vrai, mais froncées, puis
cette chute nécessaire du pédicule lié et nécrosé dans le péritoine,
ne sont pas faites pour inspirer confiance.

3° PROCÉDÉ DE WINIWARTER (1891) : INVAGINATION. — Winiwarter
invagine chacun des bouts en lui-même. Pour y arriver, autour de
la section, il faufile, sur la séreuse, un fil qu'il serre et noue. Il
s'ensuit une sorte de ligature en bourse, qui réalise déjà un certain
degré d'occlusion. Le fil de cette ligature est laissé long et enfilé à
une longue aiguille. Celle-ci est insinuée dans l'intestin par le centre, par l'ombilic de la ligature et sort dans l'incision de l'entéro-
anastomose, qui n'est pas encore suturée. En tirant sur ce fil, on
obtient une invagination parfaite du bout lié; après quoi on coupe
le fil. On complète au besoin l'occlusion, en fixant l'invagination
par quelques points séro-séreux.

4° PROCÉDÉ DE FREY (1895) : INVAGINATION ET LIGATURE. — Frey
combine l'invagination de Winiwarter à la ligature en masse de
Bardenheuer. Il fait l'incision pariétale destinée à l'entéro-anasto-

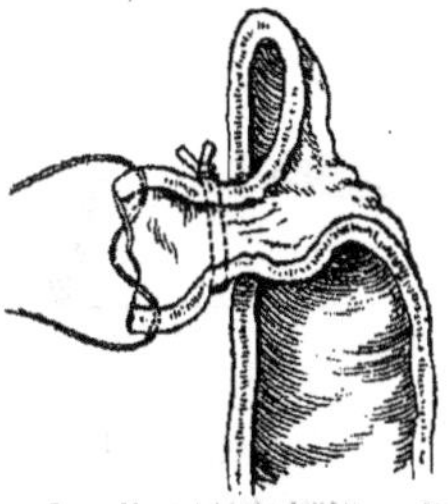

Fig. 293. — Procédé de Frey. — 1ᵉʳ temps. 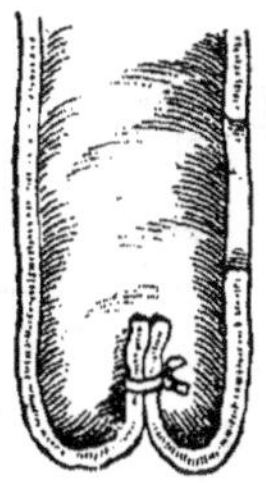   Fig. 294. — Procédé de Frey. — 2ᵉ temps.

mose. Il ourle largement le bord de la plaie de résection avec un
fil, dont il va chercher les chefs avec une pince introduite par l'incision d'anastomose (*Fig.* 293). Tirant sur ces fils, il invagine le

bout intestinal en lui-même jusqu'à l'amener hors de l'incision pariétale, dans une étendue suffisante pour qu'il soit facile d'y placer, au-dessus de l'ourlet, une forte ligature, qui se trouve ainsi nouée sur la muqueuse, dans la cavité de l'intestin, et non plus sur la séreuse, dans la cavité péritonéale, comme par le procédé de Bardenheuer. Enfin, coupant les fils de l'ourlet et de la ligature, il repousse dans l'intestin le cæcum ainsi obtenu (*Fig.* 294).

Le procédé de Winiwarter et celui de Frey sont rapides, ingénieux, et donnent une occlusion parfaite; mais ils partagent, avec tous les procédés de suture par invagination, le défaut d'exposer à l'invagination complète du cul-de-sac obturé. Cette invagination, commencée par l'opérateur, peut en effet se continuer spontanément. J'ignore, en vérité, si la clinique en a fourni des exemples; en tout cas, il est certain que l'accident est possible et serait grave, puisqu'il aurait pour conséquence, non seulement l'étranglement de l'intestin invaginé, mais encore l'obstruction de l'orifice d'anastomose. Je pense donc qu'il vaut mieux prévoir l'accident et le prévenir; j'estime que quelques points de suture, fixant le cul-de-sac à l'intestin lui-même ou au mésentère de l'intestin où il est accolé, peuvent y suffire.

5° PROCÉDÉ DE CHAPUT — Enfin Chaput a conseillé un procédé d'une simplicité extrême. Il consiste à lier les deux bouts avec une lanière de gaze iodoformée (*Fig.* 295). Chaput ne dit point de quelle

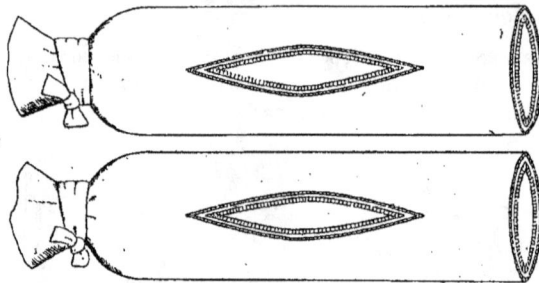

Fig. 295. — Procédé de Chaput.

manière il traite le bout intestinal avant la ligature; il me paraît sous entendu cependant que la muqueuse doit y être détruite par abrasion ou cautérisation; mais alors le procédé de Chaput est bien près d'être le procédé de Bardenheuer: il n'y a que la nature du lien qui diffère. J'aimerais à connaître les avantages d'une lanière de gaze, qui paraît *a priori* plus difficile à lier qu'un fil de soie.

III. — Entéro-anastomose avec isolement de la portion malade de l'intestin.

C'est une méthode intermédiaire entre les deux autres, l'entéro-anastomose simple et l'entéro-anastomose après résection. Ici, ou bien on crée, par rétrécissement ou adhérences, un obstacle à la circulation intestinale suffisant pour l'interrompre ; ou bien on procède comme si on voulait faire la résection : on sectionne l'intestin et le mésentère au-dessus et au-dessous de la lésion ; mais on n'enlève pas l'anse malade: on l'isole, on la ferme et on l'abandonne dans la cavité abdominale, tandis que l'on réunit le bout supérieur au bout inférieur, par l'un ou l'autre des procédés d'entérorraphie circulaire ou d'entéro-anastomose que j'ai décrits.

Pour éviter, après l'entéro-anastomose simple, que les matières ne continuent, en partie au moins, à s'engager dans l'anse malade au-dessus de l'anastomose, au lieu de passer en totalité par l'orifice anastomotique, plusieurs chirurgiens avaient déjà imaginé des artifices plus ou moins ingénieux et efficaces.

Ainsi von Hacker avait proposé de faire sur l'anse intestinale, au-dessus de l'anastomose, un pli transversal qui forme valvule et oppose un obstacle à la circulation des matières. Le Dentu avait fait un pli longitudinal ; mais ni l'un ni l'autre de ces procédés ne paraît avoir donné le résultat cherché.

Tout récemment encore, Chaput, après avoir critiqué les procédés de section, dont je parlerai plus loin, a conseillé de fermer les anses intactes, au-dessus de l'anastomose, au moyen de la ligature en masse à la gaze iodoformée. C'est reprendre les essais de Travers et de Jobert. Mais Travers, Jobert, et après eux Béclard, et plus tard encore Assaki, Duplay et Cazin, ont montré que la ligature coupe l'intestin, le traverse et s'élimine, sans que la lumière du canal disparaisse, ni même se rétrécisse pour cela.

La technique de Chaput est extrêmement simple. Elle consiste à ne pas trop serrer la ligature, pour éviter le sphacèle rapide de la paroi, et à ne pas nouer la lanière de gaze, mais à l'arrêter par un fil noué sur ses deux chefs. La constriction ainsi obtenue est si modérée que, comme il est dit en propres termes dans l'observation de Chaput (1896), les matières passent tout de même en petite quantité. La gaze est éliminée, comme la compresse oubliée dans le ventre par Pilate ou par Michaux. Quant à un rétrécissement, je ne vois nulle part la preuve qu'il soit obtenu.

Aussi bien, peut-on espérer un rétrécissement ou une occlusion dans ces conditions ? Tout ce que j'ai dit plus haut, à propos de la ligature, porte à affirmer que non. Mais en serait-il de même si, avant de placer la ligature, au moyen d'une curette introduite par l'incision d'anastomose, on détruisait la muqueuse? Je ne le pense pas, et je crois qu'il y a là un procédé efficace d'occlusion chirurgicale ; la ligature affronterait ainsi des surfaces cruentées capables d'adhésion, et elle réussirait, comme elle réussit à obturer, dans les mêmes conditions, les bouts de l'intestin, dans l'entéro-anastomose après résection.

Un excellent procédé est celui qu'emploie Mosetig-Moorhof pour la colostomie ; il consiste à faire, avec un fil de soie, une ligature serrée, au point que la lumière de l'intestin soit réduite aux dimensions d'un crayon ordinaire, puis à fixer l'une à l'autre les parois de l'intestin, au-dessus et au-dessous du pli, par deux rangées de sutures. On constitue ainsi dans l'intestin une valvule

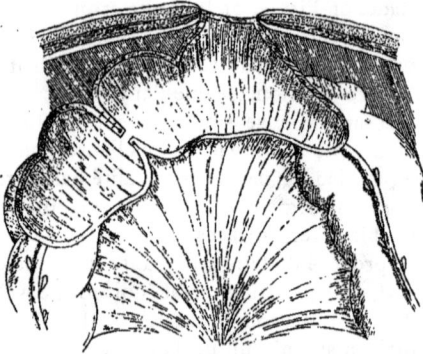

Fig. 296. — Procédé de Mosetig-Moorhof pour créer une occlusion incomplète de l'intestin.

définitive, qui s'oppose très suffisamment à la circulation des matières liquides ou solides, tout en permettant aux gaz de passer. (*Fig.* 296).

Von Hacker, Le Dentu, Chaput, ni Mosetig-Moorhof ne sectionnent l'intestin. Voici trois autres procédés, dans lesquel on traite l'intestin comme pour la résection, c'est-à-dire qu'on le sectionne complètement au-dessus et au-dessous de la lésion ; mais on n'enlève pas l'anse malade : on l'*isole*. Les bouts supérieur et inférieur de l'intestin, deux fois sectionnés, sont anastomosés, comme de coutume, par entérorraphie circulaire ou par entéro-anastomose ; quant à l'anse malade : 1º ou bien on l'isole complètement, c'est-à-dire que l'on ferme ses deux extrémités par suture ou ligature, et on l'abandonne dans le ventre ; c'est l'isolement complet : *Totale Darmsschaltung* des Allemands ; 2º ou bien on ferme l'une des extrémités, et on fixe l'autre à la peau : *Partielle Darmsschaltung*, l'extrémité à fixer à la peau étant celle qui correspond au bout inférieur ; 3º ou bien, enfin, on fixe à la peau les deux extrémités de l'anse isolée.

Il n'y a pas lieu, je pense, de décrire la technique de ces différentes manœuvres ; le lecteur doit la connaître ou la

deviner, après tout ce que j'ai écrit sur l'entérostomie et sur le traitement des bouts de l'intestin dans l'entéro-anastomose après résection ; mais il importera d'en préciser les indications et c'est ce
que je ferai, en discutant les indications de l'entéro-anastomose et
de ses trois méthodes.

Accidents de l'entéro-anastomose : suites opératoires. —
Sans parler du choc et de la péritonite, qui peut résulter de l'é-
chec de la suture, l'entéro-anastomose peut être suivie d'accidents
ayant pour origine, soit l'orifice anastomotique lui-même, soit
l'anse malade.

1° Les accidents, ayant pour origine l'orifice anastomotique, sont
le rétrécissement et l'invagination. Le rétrécissement peut aller
jusqu'à l'occlusion, avec les procédés où on ne fait pas la suture
muco-muqueuse ; il se borne à produire la gêne de la circulation
fécale, lorsque l'incision ayant été trop petite, l'orifice cicatrisé est
trop étroit. L'échec thérapeutique de l'opération est évidemment la
plus grave conséquence du rétrécissement.

L'invagination, facile après l'implantation latérale, s'observe
surtout avec un orifice anastomotique trop large. Il suffit de signaler
les causes de ces accidents pour en prévoir le remède.

2° Les accidents, ayant pour origine l'anse malade, sont des plus
intéressants à connaître; mais leur étude doit être confondue avec
celles des indications.

**Indications de l'entéro-anastomose et de ses trois métho-
des.** — J'ai déjà dit ma façon de penser sur la valeur comparative
et les indications de l'entérorraphie circulaire et de l'entéro-anastomose après résection; je n'y reviendrai pas; je m'occupe uniquement ici de l'entéro-anastomose simple ou de l'entéro-anastomose
avec isolement.

L'entéro-anastomose est indiquée, en général, dans tous les cas où
la résection est impossible, ou serait trop grave; or, ces cas peuvent
être divisés en deux catégories : 1° ceux où il existe une fistule intestinale (anus contre nature, fistule pyo-stercorale ou fistule
stercorale, fistule vésico ou vagino-intestinale). 2° ceux où il
existe une lésion intestinale sans fistule, c'est-à-dire, soit des rétrécissements non néoplasiques, mais multiples, soit des rétrécissements néoplasiques inopérables, soit des lésions tuberculeuses, soit
enfin une invagination chronique inextirpable, ou une invagination aiguë.

Mais quelle est alors la valeur de l'entéro-anastomose, simple, et
quelles sont les indications relatives des différents procédés d'a-
nastomose avec isolement?

Quelle que soit la lésion pour laquelle on opère, le but cherché par l'entéro-anastomose est de détourner le cours des matières, qu'il s'agisse de tarir une fistule, d'éviter et d'annihiler un obstacle, ou enfin d'arrêter la marche aiguë d'un néoplasme irrité par le contact des matières fécales. Pour que l'opération donne tout le bénéfice voulu et mérité, il faut que le cours des matières soit supprimé totalement dans l'anse malade ; sans quoi la fistule donne moins, mais donne, et l'intestin rétréci ou néoplasié continue à être irrité et révolté : donc résultat médiocre et inapprécié du patient.

Or, avec l'entéro-anastomose simple, même en croisant les anses pour obtenir la continuité de direction dans le péristaltisme, il est à peu près impossible que des matières ne s'engagent pas dans l'anse malade ; l'observation clinique et le raisonnement sont d'accord pour le démontrer. Il y avait donc mieux à faire que l'entéro-anastomose simple ; c'est pourquoi l'*entéro-anastomose avec isole-ment* a été inventée.

Mais dans quelles limites est-il permis d'abandonner dans le ventre une anse intestinale ainsi isolée ? Il appartient aux chirurgiens allemands, et en particulier à Salzer (1891) et à Roman von Baracz (1897), d'avoir mis cette question au point.

L'*isolement absolu* d'une anse intestinale peut-elle, comme Hacken et Adelmann l'ont soutenu en 1863, avoir des conséquences graves ? Les liquides intestinaux septiques, plus ou moins fécaloïdes, contenus dans l'anse isolée, qui souvent elle-même est déjà le siège d'ulcérations néoplasiques ou autres, sont dans les meilleures conditions pour fermenter ; cette fermentation a-t-elle chance d'aboutir à la production de ptomaïnes qui vont empoisonner l'opéré, ou à l'inoculation de la paroi, d'où résulteront des ulcérations nouvelles, des suppurations, des perforations avec toute leurs fatales conséquences ? En un mot, la rétention des liquides dans une anse complètement isolée, offre-t-elle de sérieux dangers ? Tels sont les problèmes que Salzer a cherché à résoudre expérimentalement.

Or les expériences de Salzer sont, il faut le reconnaître, assez contradictoires, et il est difficile d'en dégager une conclusion bien nette. En effet après avoir écrit que, d'après ses expériences sur des animaux en bonne santé, l'isolement total avec occlusion complète des orifices intestinaux, dans la partie inférieure de l'iléon et la région cæcale, peut donner de bons résultats, parce que la sécrétion intestinale devient très rare dans l'anse isolée, et parce que la septicité du contenu n'est pas nécessairement cause d'accidents locaux, Salzer, sans avoir le courage de l'opinion qui parait se dégager de ses expériences, reste cependant partisan de l'isolement partiel et ne conseille pas l'isolement total; les conclusions pratiques, qui semblent se dégager de son travail, étant que :

1° Lorsqu'il existe une fistule intestinale, on fermera les deux bouts de l'anse isolée. La fistule servira de soupape de sûreté suffisante.

2° Lorsqu'il n'existe pas de fistule, on fera l'isolement partiel, en fermant le bout supérieur et en suturant le bout inférieur à la peau ; on suturera les deux orifices à la peau, lorsque la lésion intestinale créera une occlusion absolue du canal, car il faut pouvoir laver l'intestin.

Les conclusions de Salzer, que le travail de Klecki (1893), aboutissant à démontrer la supériorité de l'anastomose simple, n'avait pas modifiées, semblaient admises par tous les chirurgiens, et en particulier par Hochenegg, Frank, von Eiselberg, Körte, Obalinski, qui pratiquèrent l'isolement partiel, lorsque Roman von Baracz et Obalinski, en 1894, Funke, en 1895, osèrent tenter sur l'homme l'isolement total; le premier dans un cas d'invagination chronique iléo-cæcale, le second dans un cas de typhlite tuberculeuse, le troisième dans un cas de carcinome du cæcum. Ils obtinrent tous les trois le meilleur succès et s'en autorisèrent pour lever l'excommunication majeure prononcée contre l'isolement total.

La question en était là. Friele et Wiesinger avaient même publié à leur tour chacun une nouvelle observation heureuse d'exclusion totale, lorsque le promoteur lui-même de l'opération, Roman von Baracz, gardant des doutes (1897), entreprit sur quinze chiens une nouvelle série d'expériences. Les résultats furent désastreux ; deux animaux seulement survécurent, si bien qu'au Congrès de Moscou von Baracz formula les conclusions suivantes, qui peuvent aujourd'hui être considérées comme définitives : 1° L'exclusion intestinale totale, avec occlusion, est un procédé beaucoup plus compliqué que l'exclusion, sans occlusion, parce que l'anse à exclure doit être désinfectée, ce qui est extrêmement difficile, sinon impossible ; 2° l'anse exclue peut produire une grande quantité de matières fécaloïdes contenant de nombreux coli-bacilles, justement parce que sa désinfection est incomplète ; 3° des ulcérations naissent sur la muqueuse de l'anse exclue ; l'inoculation de la séreuse par imbibition, si ce n'est par perforation, en résulte ; 4° l'exclusion totale, très dangereuse chez le chien, ne doit pas être pratiquée chez l'homme.

CHAPITRE VII.

TRAITEMENT DE L'ANUS CONTRE NATURE ET DES FISTULES STERCORALES.

J'étudierai dans ce chapitre les opérations destinées à obtenir la cure radicale :

1° De l'*anus contre nature* ;
2° Des *fistules stercorales intestino-cutanées* ;
3° Des *fistules pyo-stercorales* ;
4° Des *fistules stercorales intestino-viscérales*.
5° Des *fistules intestinales congénitales*.

I. — Anus contre nature.

Synonymie. — *Anus artificiel*. — Le terme d'*anus contre-nature* s'applique plus exactement aux *anus accidentels*, et celui d'*anus artificiel* aux *anus chirurgicaux* ; mais la distinction offre peu d'importance au point de vue thérapeutique. Ne pas confondre d'ailleurs l'*anus contre-nature* et les *fistules stercorales*.

Historique. — C'est à Dupuytren (1824) qu'appartient l'honneur d'avoir fait faire à la clinique les plus grands progrès dans la cure chirurgicale des anus contre-nature. En insistant sur le rôle de l'éperon et en inventant l'entérotomie et l'entérotome, Dupuytren a créé, en effet, presque à l'état parfait, la méthode de traitement extra-péritonéal de l'anus contre-nature.

Avant Dupuytren, Desault avait cherché à déprimer l'éperon au moyen d'un tamponnement ; Schmalkalden (1798) d'une part, et Physick (1813) de l'autre, avaient aussi imaginé d'attaquer l'éperon par la ligature ; mais c'est bien incontestablement le chirurgien de l'Hôtel-Dieu de Paris qui étudia le mieux la question et sut la mettre, à peu de chose près, au point.

Dupuytren, ignorant des travaux de Schmalkalden et de Physick, imagina d'abord de traverser l'éperon au moyen d'une aiguille armée d'un fil, auquel il substituait une mèche de plus en plus grosse, pour dilater l'orifice primitif jusqu'à permettre le passage du bol fécal. Il fit sur le chien des expériences démontrant la possibilité de traverser l'intestin par un fil, et, mieux encore, de le lier partiellement. Il sembla même réaliser une véritable entéro-anastomose par ligature dans la curieuse expérience suivante : « Pour mettre l'intestin dans un état plus analogue à celui où il se trouve dans l'anus contre-nature, j'attirai hors du ventre une anse intestinale, j'en traversai la base, formée de deux parties d'intestin exactement adossées, avec une aiguille et un fil. J'arrêtai celui-ci à l'aide de nœuds accumulés sur ses extrémités, le plus près possible de l'intestin, et je réduisis le tout dans le ventre : l'animal survécut, et je constatai, au bout de trois semaines, que le fil avait été entraîné, malgré la résistance des nœuds faits à ses extrémités ; que les deux bouts d'intestin adhéraient entr'eux par leurs surfaces correspondantes, à l'endroit où ils avaient été traversés, et qu'ils adhéraient en outre, avec les parties voisines, par plusieurs points de leur circonférence. »

En 1813, Dupuytren traita, en s'inspirant de ces expériences, un malade à qui, après une kélotomie pour hernie sphacélée, il avait ouvert un anus artificiel. Il obtint la perforation de l'éperon et le passage des matières du bout supérieur dans le bout inférieur. Il sectionna même peu à peu, au ciseau, toute la hauteur d'éperon située entre la perforation et l'anus ; mais ayant voulu agrandir la communication, en sectionnant l'éperon plus loin vers l'abdomen, il ouvrit le péritoine et produisit une péritonite par perforation.

C'est alors que, redoutant les difficultés qu'il y aurait à traverser l'éperon haut dans le ventre et loin de l'anus artificiel, pour obtenir une plus large communication, il imagina l'entérotomie.

Plus tard, la technique de l'entérorraphie se perfectionnant, on apprit à mieux fermer l'orifice que Dupuytren traitait par la compression, et que Jobert traitait par l'autoplastie (1849) : Velpeau, puis Nélaton, Denonvilliers, Gosselin, Malgaigne, et ultérieurement Chaput, imaginèrent différents procédés de suture.

De plus en plus, d'ailleurs, sûrs de leur asepsie, les chirurgiens s'enhardirent. Les uns osèrent traiter l'anus artificiel par l'incision de l'éperon et l'entérorraphie *intra-péritonéale* ; d'autres conseillèrent l'entérectomie ou l'entéro-anastomose.

Technique opératoire. — 1. L'Anesthésie, inutile pour la simple entérotomie, est nécessaire pour toutes les autres opérations.

2. Il n'est pas besoin d'aides pour l'entérotomie ; pour les autres opérations, il en faut, comme de coutume, au moins deux.

3. Antisepsie. — Les précautions antiseptiques doivent être prises avec une sévérité rigoureuse ; cependant, pour l'entérotomie de Dupuytren, elles sont à la vérité moins indispensables. Il faut toujours prévoir que, même alors qu'on projette d'opérer par l'un des procédés

de la méthode extra-péritonéale, l'ouverture et l'inoculation accidentelle du péritoine sont possibles. Donc, il faudra toujours opérer sur un intestin vide et désinfecté.

La peau qui environne l'anus est d'ordinaire érythémateuse, sinon excoriée. Il importe, avant d'entreprendre la cure radicale, d'en réduire les lésions au minimum. Ces lésions résultent non pas tant de l'écoulement stercoral lui-même que de l'écoulement stercoral diarrhéique. Plus il y a d'entérite des anses qui constituent l'anus, plus la peau est malade, à telles enseignes qu'avec un intestin sain un anus proprement tenu doit être entouré d'une peau saine.

La propreté la plus absolue d'abord, obtenue simplement par de fréquents lavages, le traitement de l'entérite ensuite, s'il y a de la diarrhée, au moyen des médications appropriées, suffiront à prévenir les lésions cutanées, ou parviendront à en procurer la guérison. Que si, d'ailleurs, l'entérite ne cède pas à un traitement persévérant, j'estime qu'il y a contre-indication à la cure radicale, et cela pour trois raisons: d'abord, parce que l'antisepsie est impossible; ensuite, parce que l'attaque chirurgicale d'un intestin, d'ores et déjà malade, est dangereuse; enfin, parce qu'il est fort à craindre qu'il s'agisse, en pareil cas, d'une entérite tuberculeuse.

Je ne conseille ni pommades, ni glycérolés, pour la peau; tout au plus le saupoudrage avec de l'acide borique porphyrisé; mais le mieux est encore, je le répète, de faire de fréquents lavages à l'eau chaude.

4. **Lit.** — Il importe, surtout pour le traitement par la méthode intra-péritonéale, que le malade soit couché sur un lit à renversement.

Il existe deux méthodes de traitement des anus artificiels :
1° *La Méthode extra-péritonéale;*
2° *La Méthode intra-péritonéale.*

I. — Méthode extra-péritonéale.

Elle exige deux actes opératoires, qui doivent être exécutés en deux séances.

Premier acte : *Destruction de l'éperon : entérotomie.*
Deuxième acte : *Oblitération de l'orifice.*

I. — ENTÉROTOMIE.

Etymologie. — Εντερον, intestin; τεμνω, je coupe.

Synonymie. — *Section de l'éperon.* Le terme *entérotomie* est évidemment mauvais, car il prête à confusion ; la taille intestinale

est une entérotomie, et pourtant elle n'a rien de commun avec l'opération qui nous occupe. Puisque le terme éperon a une signification précise, il vaudrait mieux dire *plectrotomie* (πληκτρον, éperon ;
τεμνω, je coupe).

Définition. — L'entérotomie est l'opération qui consiste à
détruire l'éperon des anus contre nature, de manière à rendre directe
et large la communication entre le bout supérieur et le bout inférieur.

Que l'anus artificiel ait été établi accidentellement ou chirurgi-
calement, par le procédé ancien en un temps ou par le procédé
moderne en deux temps, l'éperon y existe toujours, primitivement
ou secondairement, et doit être détruit.

Deux procédés permettent cette destruction : le procédé de
Dupuytren, où l'on écrase; le procédé de Richelot, où l'on coupe
l'éperon.

1° PROCÉDÉ DE DUPUYTREN.— Après avoir essayé de refouler l'éperon, au moyen d'un croissant d'ivoire ou d'ébène, d'y créer un orifice au moyen d'une ligature ou d'un séton, et de le sectionner après
y avoir provoqué des adhérences, Dupuytren imagina de le détruire
par compression au moyen d'une pince spéciale laissée à demeure :
cette pince s'appelle un *entérotome*.

Instruments. — Il existe plusieurs modèles d'entérotomes, dont

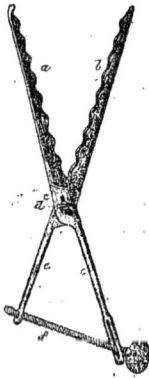

les principaux sont : l'entérotome de Dupuytren (*Fig.* 297),
l'entérotome de Charrière, à
branches parallèles (*Fig.* 298);
celui de Delpech et celui de
Blandin, dont les mors étaient
larges, convexes, ou celui de
Bourgery (*Fig.* 299), à mors
changeants; celui de Panas, à
mors étroits et à branches courtes, avec articulation de forceps
(*Fig.* 300); celui de Laugier, dont
les branches portent une rainure
où l'on coule un caustique (*Fig.*

Fig. 297. — Entérotome de Dupuytren.   301), et qui est justement aban-

donné ; celui de Sédillot (*Fig.* 302), qui permet de respecter une
partie de l'éperon; celui de Richet, à branches parallèles (*Fig.*
303); celui de Bruns, qui fait l'électrolyse; enfin l'entérotome de

Collin (*Fig.* 304), celui de Verneuil et celui de Chaput (*Fig.* 305); et j'en oublie sûrement.

Je ne décrirai pas tous ces instruments, dont les uns sont aban-

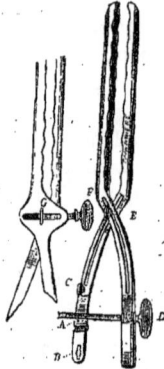

Fig. 298. — Entérotome à branches parallèles de Rey-bard (Charrière).

Fig. 299. — Entérotome de Bourgery.

donnés et dont les autres ne sont pas indispensables. Evidemment les entérotomes de Collin et de Chaput sont excellents, parce qu'ils sont légers et que leurs mors cannelés saisissent bien l'intestin ; mais on peut s'en passer ; une pince hémostatique à mors plats les remplace très bien, de même une pince clamp, surtout si elle a une articulation démontable.

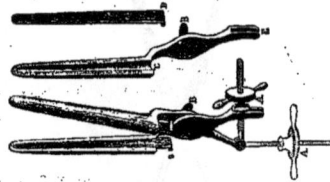

Fig. 300. — Entérotome de Panas.

Fig. 301. — Entérotome porte caustique de Laugier.

Chaput (1890) a étudié le mode d'action de l'entérotome, et pré-tend qu'il agit en coupant à la manière des ciseaux, c'est-à-dire de telle manière que la section s'opère de l'articulation à la pointe.

Il affirme qu'il n'y a pas de sphacèle, mais une véritable section qui se cicatrise au fur et à mesure qu'elle s'opère. Il part de là pour condamner les instruments à mors parallèles, et établir la supério-rité des pinces à mors divergents. Cette discussion est bien subtile ;

en fait, tous les entérotomes sont bons; le meilleur est le moins encombrant et le plus léger et il y a tout lieu de penser que l'entérotome agit, bien qu'en ait dit Chaput, par sphacèle, à la manière du bouton de Murphy.

Manuel opératoire. — Ce n'est pas l'instrument, c'est la façon dont il est appliqué, qui importe. Il s'agit de pincer l'éperon dans toute son étendue ; le pincer n'est pas difficile, mais le pincer largement est beaucoup moins aisé.

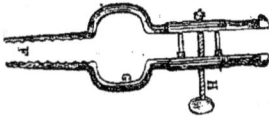

Fig. 3o2. — Entérotome de Sédillot.

Théoriquement la technique est simple : le malade, bien purgé, est couché horizontalement et non anesthésié. Par le toucher, reconnaissez l'éperon; appréciez sa hauteur et sa direction; puis, sur un doigt introduit dans une des anses, faites glisser et pénétrer le plus loin possible l'une des branches de la pince démontée; usez-en de même avec la deuxième anse et la deuxième branche.

Mais ici une remarque importante : il faut que les mors de la pince en place soient aussi exactement que possible appliqués parallèlement à l'axe longitudinal de l'intestin, sans quoi l'application sera oblique sur l'éperon; la section se fera en largeur et non pas en longueur (*Fig.* 3o6); elle manquera le but : il faudra recommencer. Or, il n'est pas si aisé que cela, même avec le doigt intro-

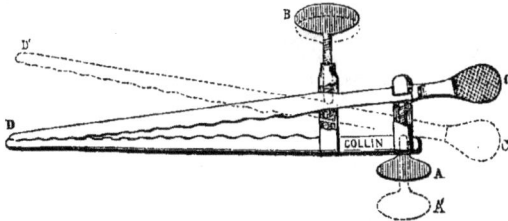

Fig. 3o3. — Entérotome de Richet.

duit dans le tube mou et sinueux qui représente l'intestin, souvent habité par des matières fécales, malgré la purgation préalable, de reconnaître la direction réelle de l'axe longitudinal. Il y faut mettre beaucoup d'attention et de soin; fréquemment, entre l'éperon et l'orifice, existe déjà un vestibule infundibulaire; il ne faut pas s'y perdre. Donc touchez l'éperon et son bord libre en forme de croissant ; au centre du croissant, glissez le doigt en serpentant contre l'éperon lui-même; prenez garde de dévier l'anse en appuyant d'un côté ou de l'autre; votre doigt doit reconnaître le chemin et sa direction : il ne doit pas se frayer une route.

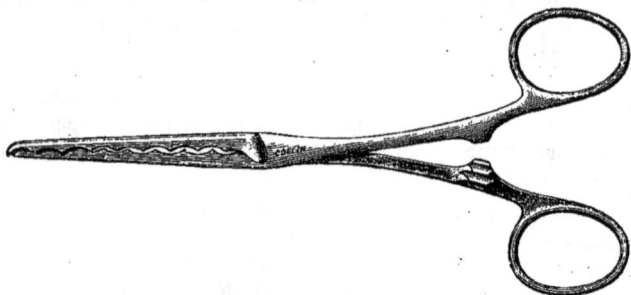

Fig. 304. — Pince entérotome de Collin.

Les deux branches de la pince sont en place ; vous articulez.

Cela vous sera très facile, si la pince est munie d'une articulation de forceps, un peu moins commode, mais cependant très possible,

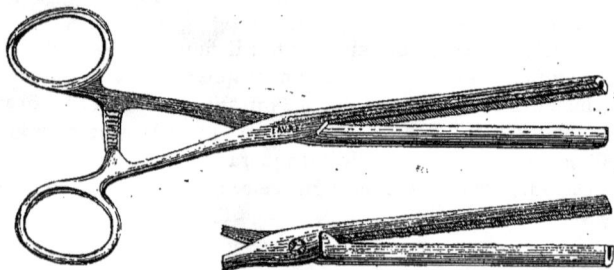

Fig. 305. — Pince entérotome de Chaput.

si la pince possède l'une des articulations démontable à la mode actuelle. Vous allez alors serrer la pince et vous êtes en droit de penser qu'ayant introduit les mors, très loin dans l'intestin, vous saisirez une longue étendue d'éperon. C'est une illusion; l'éperon échappe; il fuit devant les mors qui se rapprochent de l'articulation à l'extrémité; et vous n'avez le plus souvent pincé que deux ou trois centimètres de l'éperon avec une pince beaucoup plus longue. Evidemment vous obtiendrez un meilleur résultat, soit avec l'entérotome à mors parallèles de Richet, soit avec une pince à mors élastiques et cintrés, se rapprochant d'abord par leurs extrémités, comme est la pince clamp de Doyen; mais l'entérotome de Richet est lourd, peu maniable (défauts dont on devrait le corriger), si bien qu'une fois en place, il est difficile à supporter; et, quant à la pince de Doyen, ses branches, trop longues, sont très gênantes, et elle glisse comme les autres.

Evidemment aussi, vous atténuerez les inconvénients de la fuite de l'éperon si, en même temps que vous serrez la pince, vous la poussez, pour l'introduire davantage dans l'intestin, puisque vous suivrez l'éperon dans sa fuite. Mais, quoi que vous fassiez, il y aura fuite et vous saisirez moins de tissu que vous n'y comptiez.

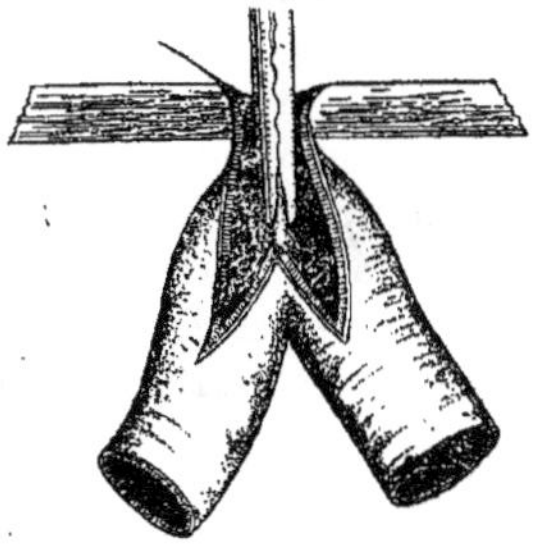

Fig. 306. — Application de l'entérotome sur l'éperon.

Il y a cependant un procédé pour éviter les inconvénients de la fuite, tout en se passant d'un instrument lourd ou encombrant; ce procédé, indiqué par Verneuil (1888), consiste à fixer l'éperon avant de le pincer, en le saisissant avec deux pinces hémostatiques, ou, ce qui est préférable, avec deux pinces érignes, ou deux fils suspenseurs; pinces ou fils étant placés, soit avant l'introduction, soit avant le serrage de l'entérotome. Grâce à cet expédient, l'opération de l'entérotomie, sans n'être, bien certainement, pas aussi simple qu'on pourrait se l'imaginer *a priori*, s'améliore, et donne tout ce qu'elle est capable de donner.

J'ai toujours serré la pince fortement, sans avoir jamais observé d'accidents graves. Presque toujours cependant l'opéré souffre; il pâlit, a des nausées et de violentes coliques; mais une seule injection sous-cutanée de morphine procure un calme suffisant.

La chute de l'entérotome se fait ordinairement au bout de huit jours. Pendant tout ce temps, il faut l'abandonner, en l'enveloppant dans un pansement qui le soutienne et l'empêche de ballotter; donc le pansement est naturellement pollué de matières fécales; il faut le renouveler une ou deux fois par jour.

Il importe d'ailleurs d'être persuadé que, pour être efficace, pour rendre possible les opérations autoplastiques futures, il faut que l'entérotomie, c'est-à-dire la destruction de l'éperon, soit large et complète. Il faut qu'après la chute de l'entérotome l'éperon ait disparu en entier et que l'on trouve à sa place un vaste infundibulum, où s'ouvrent presque directement les deux anses.

Est-il nécessaire de dire que si, une première application n'a donné qu'un résultat insuffisant, il faut en faire une seconde, et même une troisième : dans ce cas, je crois sage d'accorder au patient au moins huit jours de repos entre chaque application.

2° PROCÉDÉ DE RICHELOT. — Pour activer l'opération, partant de ce fait qu'au bout de 48 heures la pression de l'entérotome avait certainement escharifié les parois de l'éperon et déterminé de solides adhérences entre les deux anses, Jobert enlevait l'instrument à la fin du deuxième jour et incisait l'eschare au bistouri. C'était dangereux et difficile, car il n'est point commode de voir, de trouver, ni même de sentir l'eschare dans la profondeur de l'anus, et le chirurgien avait toute chance d'inciser à côté, et par conséquent de pénétrer dans l'abdomen !

Reybard (de Lyon) avait imaginé un entérotome spécial pour atteindre le même but. Cet instrument se compose de deux mors, longs de dix centimètres et fenêtrés dans toute leur longueur, réunis par l'une de leurs extrémités au moyen d'un ressort circulaire. Entre le ressort et les mors, est une vis de rappel qui permet de rapprocher et de serrer les mors. La manœuvre consistait à introduire l'instrument comme un entérotome ordinaire et à le serrer; cela fait, un bistouri introduit dans la fenêtre de l'un des mors, sectionnait la cloison. Au bout de 48 heures, la pince était enlevée (*Fig.* 3o7).

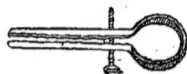

Fig. 3o7. — Entérotome de Reybard.

Le méthode de Reybard était ingénieuse ; toutefois les mors de la pince fenêtrée étaient trop étroits et les lèvres de l'intestin incisé risquaient fort de les fuir, après l'incision; d'autre part, c'était un peu trop se presser que de retirer l'entérotome au bout de 48 heures. Quoiqu'il en soit, c'était un premier pas dans la voie qui conduisait à l'entérotomie par incision et suture de Richelot.

Le procédé de Richelot n'est qu'une résurrection, avec perfectionnement, du procédé de Jobert, ou plus exactement encore d'un procédé de Rayé (de Vilvorde). Richelot nous dit que ce dernier, dans un seul cas il est vrai, avait tout simplement enlevé l'éperon, avec ou sans sutures (?), et guéri son malade : *Audaces fortuna juvat.* Richelot, en chirurgien consommé, n'a fait que régler l'opération de Rayé. Voici comment.

Après anesthésie, saisir l'éperon avec deux pinces hémostatiques dont les mors un peu longs, en convergeant vers l'abdomen, circonscrivent un V à base supérieure (c'est l'entérotome de Reybard dédoublé). Avec des ciseaux, exciser la double paroi ainsi délimitée, en sectionnant à un demi-centimètre au moins des pinces. Exécuter avec de la soie une suture à points rapprochés, sur toute la ligne de section, en rasant les pinces. Cette suture adosse les deux parois intestinales et ferme la cavité péritonéale. Enlever les pinces et appliquer un pansement.

Vingt jours après, le chirurgien entreprend la fermeture de l'anus.

Ce n'est pas tant, à la vérité, la diminution de la durée du traitement, puisque le chirurgien mit vingt jours d'intervalle entre les deux actes opératoires, qui constituerait la supériorité du procédé de Richelot, que la sûreté de l'entérotomie, c'est-à-dire de la destruction de la totalité de l'éperon. Evidemment, c'est une supériorité; mais combien l'acte opératoire est plus compliqué et moins sûr qu'avec l'entérotome ! Combien cette résection et cette suture offriraient de difficultés opératoires, chez certains malades porteurs d'anus étroits et d'éperons rigides, qu'il serait quasi impossible d'amener à l'extérieur au moment de la suture !

Je crois que l'entérotomie de Richelot doit être réservée à certains cas faciles, où il est possible d'attirer l'éperon hors du ventre, de manière à opérer à ciel ouvert, mais qu'elle doit être rejetée dans tous les autres cas.

II. — OBLITÉRATION DE L'ANUS.

Lorsque l'éperon est détruit, le cours des matières se rétablit du bout supérieur vers le bout inférieur, à travers l'espèce de vestibule, *infundibulum*, qui résulte de la destruction de l'éperon et où s'ouvrent les deux anses intestinales et l'anus.

Les matières ne passant plus ou passant peu, par l'anus, celui-ci se rétracte et s'atrophie, et on a même cité des cas où il s'était spontanément oblitéré.

Ces cas sont exceptionnels; il ne faut pas y compter. Presque toujours, il persiste un orifice plus ou moins large et une intervention chirurgicale est nécessaire. Il est bon de ne pas se presser, d'observer l'anus, et de voir, avant de prendre le bistouri, jusqu'à quel point il a tendance à se rétrécir. Le plus souvent, il est vrai, le patient a hâte d'être débarrassé de son infirmité et le chirurgien se trouve poussé à agir plus tôt qu'il ne voudrait, avant que la nature ait accompli toute son œuvre curative. En fait, l'inconvénient est relatif; l'opération sera un peu plus étendue, mais voilà tout.

Je crois qu'au bout de vingt jours environ après l'entérotomie, surtout si l'anus n'a pas bougé, l'intervention est permise ; mais c'est un terme en deçà et au delà duquel je me suis moi-même bien souvent placé.

La cure de l'anus artificiel n'est entrée dans une période vraiment scientifique que du jour où l'on s'est rendu un compte exact de la constitution anatomique de l'orifice à fermer.

Je parle de l'anus artificiel, que j'ai défini ailleurs (*Cliniques chirurgicales*) par ce caractère que l'intestin y est ouvert directement à la peau, sans trajet intermédiaire. Donc, dans l'anus artificiel, la muqueuse, ou tout au moins l'une des parois de l'intestin, se continue directement avec la peau.

Or, l'orifice est constitué différemment, suivant que l'anus est accidentel (hernie sphacélée) ou chirurgical.

Lorsque l'anus est accidentel, l'intestin, en règle générale, est soudé aux couches profondes de la paroi abdominale et l'épiderme s'invagine plus ou moins dans le trajet pariétal, pour aller à la rencontre de la muqueuse.

Au contraire, dans le cas d'anus chirurgical, l'intestin ayant été suturé à la peau, remplit et tapisse le trajet pariétal.

Dans le premier cas, l'anus est donc constitué par une sorte d'entonnoir pariétal épidermisé, au fond duquel on trouve : 1° la muqueuse, plus ou moins boursouflée; 2° la musculeuse, hypertrophiée; 3° la séreuse viscérale et une couronne d'adhérences, d'épaisseur et d'étendue très variables, unissant l'intestin à la paroi.

Dans le second cas, on trouve : 1° un bourrelet muqueux, plus ou moins exubérant au-dessus de la peau et tapissant l'orifice; 2° la couche musculeuse hypertrophiée, dans toute la partie du trajet anal qui correspond à la paroi abdominale; 3° la séreuse viscérale, qui soude le trajet anal à la paroi abdominale, sur toute son épaisseur et qui réunit, par une couronne d'adhérences, l'intestin lui-même à la paroi abdominale (*Fig.* 3o8).

Fig. 3o8. — Schéma d'un anus contre nature chirurgical.

Pour oblitérer l'orifice anal, la compression, la cautérisation, l'autoplastie par la méthode indienne (Collier) ou autre (Jobert, Malgaigne, Velpeau), ont d'abord été essayées sans succès. Cinq procédés autoplastiques restent recommandables, ayant donné des succès; ce sont les procédés de Velpeau, de Nélaton, de Malgaigne, de Chaput et de Jeannel; je décrirai en outre, à leur date, pour être complet, les procédés de Denonvilliers, de Gosselin et de Reybard, bien qu'ils n'aient qu'un intérêt historique.

1º PROCÉDÉ DE VELPEAU (1836). — Il est applicable dans le cas d'anus accidentel, avec trajet anal épidermisé.

Circonscrivez tout le pourtour de l'anus par deux incisions elliptiques, menées à un ou deux centimètres du pourtour cutané, de façon à inciser en tissu sain (*Fig.* 309). Creusez vos incisions en entonnoir, de manière à les terminer au niveau de l'insertion de la muqueuse, à la face profonde de la paroi ; cette insertion doit à peine être entamée. Vous enlevez ainsi tout le trajet pariétal cicatriciel : il importe que tout le tissu inodulaire soit supprimé ; mais prenez garde d'attaquer les adhérences péritonéales profondes, de peur d'ouvrir le péritoine !

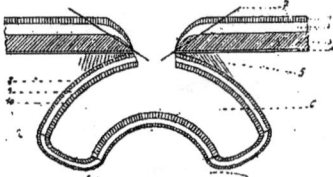

Fig. 309. — Schéma du procédé dé Velpeau. — 1, peau; 2, tissu graisseux sous-cutané; 3, couche musculo-aponévrotique; 4, fascia sous-péritonéal; 5, adhérences péritonéales; 6, intestin; 7, tracé de l'incision.

Réunissez la plaie en entonnoir par des points de suture qui, pénétrant par la peau, traversent obliquement la paroi, à l'aller et au retour, pour n'être visibles dans la plaie qu'aux limites de l'insertion de l'intestin, qu'ils ne doivent pas intéresser (*Fig.* 310).

Pour empêcher toute tension des points de suture, faites, à envi-

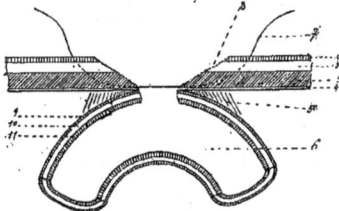

Fig. 310. — Schéma du procédé de Velpeau. — 1, peau; 2, fascia sous-cutané; 3, couche musculo-aponévrotique; 4, fascia sous-péritonéal; 5, adhérences péritonéales; 6, intestin; 7, trajet de la suture; 8, incision.

ron 3 ou 4 centimètres de la suture et de chaque côté, une incision libératrice de 7 à 8 centimètres de longueur.

2º PROCÉDÉ DE NÉLATON (1849). — Il est applicable quel que soit l'anus. Circonscrivez l'orifice par une incision circulaire, pratiquée à un centimètre du bord cutané et menée en profondeur, presque jusqu'au péritoine exclusivement. (*Fig.* 311 et 312). Renversez le ruban pariéto-intestinal ainsi circonscrit, de dedans en dehors. Faites une autoplastie à lambeau, en taillant à droite ou à gauche un point cutané, que vous ramenez et suturez sur l'orifice (*Fig.* 313). Ce procédé, mauvais tel qu'il est, parce qu'on n'y fait pas de sutures profondes et que les matières, en cas d'échec, s'infiltrent dangereu-

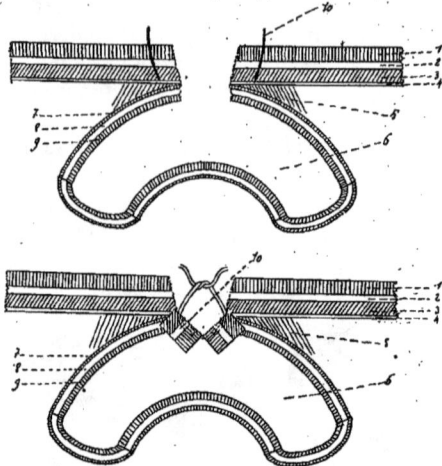

Fig. 311 et 312. — Schémas du procédé de Nélaton. — 1, peau ; 2, fascia sous-cutané; 3, muscles ; 4, fascia sous-péritonéal ; 5, adhérences; 6, intestin; 7, 8, 9, couches intestinales ; 10, incision et lambeaux circonscrits par l'incision.

sement sous le lambeau cutané, méritait cependant d'être amélioré.

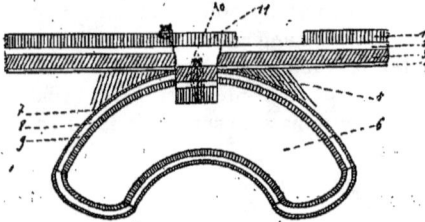

Fig. 313. — Schéma du procédé de Nélaton. — 1, 2, 3, 4, 5, 6, 7, 8, 9, ut supra; 10, lambeaux invaginés et suturés ; 11, lambeau autoplastique superficiel.

3° Procédé de Denonvilliers. — Denonvilliers (1852), ayant eu à traiter un anus avec muqueuse exubérante sans trajet cutané, décolla la muqueuse seule : ce qui aviva le trajet anal dans toute sa hauteur; puis il fit une suture muco-muqueuse, invaginée dans l'intestin; enfin, il réunit les lèvres avivées de l'anus par la compres-

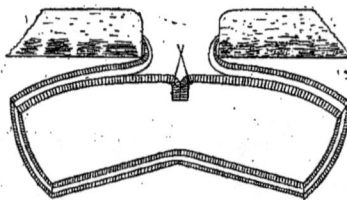

Fig. 314. — Procédé de Denonvilliers.

sion (Fig. 314). L'opération de Denonvilliers mérite à peine le nom de procédé, outre qu'elle fut faite par hasard, sans projet réglé d'avance. La fermeture de l'orifice, par une simple suture muco-muqueuse, est en vérité trop aléatoire.

4° PROCÉDÉ DE GOSSELIN. — Gosselin (1856) a, au moins trois fois, appliqué le procédé suivant (Foucher, thèse, 1857).

1° Avivement de la muqueuse intestinale aussi loin que possible; 2° avivement du trajet anal épidermisé, par excision de ses parois dans toute leur hauteur; 3° suture enchevillée profonde et superficielle; 4° incisions libératrices à la manière de Velpeau.

Au lieu des incisions libératrices et de la suture enchevillée, Gosselin, après avoir disposé des sutures profondes qui rapprochaient les lèvres avivées de l'intestin, a aussi comblé l'orifice, au moyen d'un lambeau autoplastique, disséqué dans le voisinage et tordu sur son pédicule.

Le procédé de Gosselin semble donc plus particulièrement approprié aux anus accidentels à trajets épidermisés.

5° PROCÉDÉ DE REYBARD. — On trouve, dans la thèse de Foucher (1857), la description suivante d'une opération de Reybard, faite dans un cas d'anus avec bourrelet muqueux exubérant. Le bourrelet muqueux (*Fig.* 315) fut saisi avec une pince érigne et fut attiré au dehors aussi loin que possible. Une ligature en masse fut serrée à sa base (*Fig.* 316)

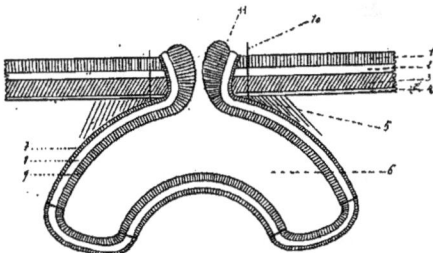

Fig. 315. — Schéma du procédé de Reybard.

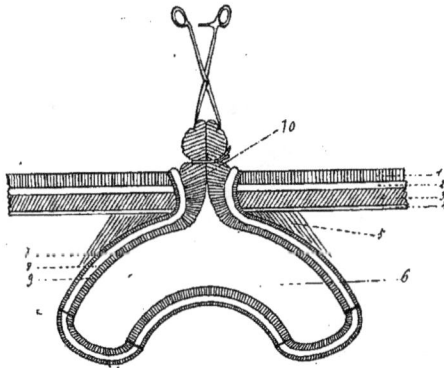

Fig. 316. — Schéma du procédé de Reybard. — 1, 2, 3, 4, 5, 6, 7, 8, 9, ut supra; 10, muqueuse exubérante ligaturée.

et le moignon fut invaginé et repoussé vers la cavité intestinale, qui se trouva ainsi obturée. Un point de suture fixa l'invagination (*Fig.* 317).

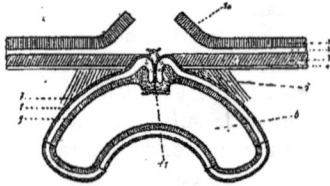

Fig. 317. — Schéma du procédé de Reybard. —1, 2, 3, 4, 5, 6, 7, 8, 9, ut supra; 10, lambeaux cutanés ; 11, lambeaux intestinaux suturés.

Aux limites de l'insertion de la muqueuse à la peau, celle-ci fut disséquée circulairement, sur une étendue de trois centimètres environ. La peau ainsi décollée, formait deux lambeaux, qui furent

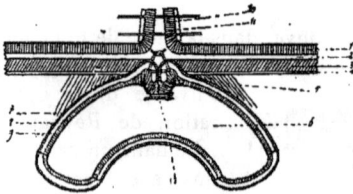

Fig. 318. — Schéma du procédé de Reybard. — 1, 2, 3, 4, 5, 6, 7, 8, 9, 10, 11, ut supra; 12, suture enchevillée sur deux attelles métalliques.

disposés pour être affrontés par leur face profonde, au moyen d'un double plan de suture, l'un profond et l'autre superficiel, les deux enchevillés sur deux petites attelles métalliques percées de deux séries de trous, par où passaient les fils (*Fig.* 318).

6° PROCÉDÉ DE MALGAIGNE. — Malgaigne (1861) osa s'attaquer aux

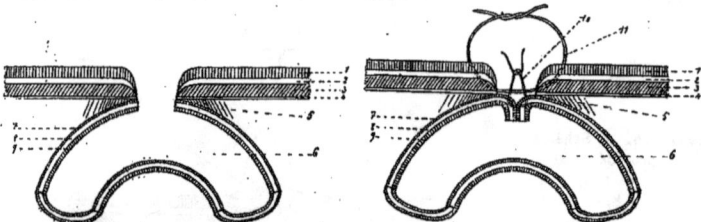

Fig. 319 et 320. — Schémas du procédé de Malgaigne. — 1, 2, 3, 4, 5, 6, 7, 8, 9, ut supra; 10, suture de l'intestin invaginé et décollé ; 11, suture superficielle de la totalité de la paroi.

adhérences péritonéales elles-mêmes. Il les décolla sur une étendue d'un demi-centimètre, ferma l'intestin par une suture séro-séreuse et réunit la paroi abdominale, d'ailleurs avivée, par une suture isolée (*Fig.* 319 et 320).

Le procédé de Malgaigne n'est assurément pas applicable à tous les cas ; il doit être réservé aux cas d'anus accidentels étroits, avec trajet épidermisé et muqueuse non prolabée. Ainsi restreint à ces indications précises, il constituait un réel progrès.

7° PROCÉDÉ DE CHAPUT. — **Ligature en masse.** — Chaput (1889) a communiqué au quatrième Congrès de Chirurgie un procédé qu'il dit lui être personnel, et qui n'est qu'une amélioralion du procédé de Reybard. Il dissèque le trajet anal sur une longueur de trois centimètres, place une ligature en masse au catgut, excise la partie exubérante du moignon, qu'il repousse vers le ventre, pour aviver et suturer ensuite la paroi.

Il faut croire que Chaput n'a pas eu lieu d'être satisfait de ce procédé, dont il ne parle plus dans ses ouvrages ultérieurs.

8° PROCÉDÉ DE CHAPUT. — **Suture par abrasion.** — C'est à l'oblitération de l'orifice de l'anus artificiel que la suture par abrasion de Chaput est le mieux appropriée ; mais encore n'est-elle applicable qu'au cas où l'intestin tapisse le trajet anal, dans toute sa hauteur et peut être largement disséqué, sans risque d'ouvrir le péritoine.

Aux limites de l'insertion de l'intestin à la peau, tracez une incision circulaire qui isole l'intestin en totalité, séreuse comprise, sur une étendue de deux centimètres environ. Cela fait, décollez la muqueuse de la musculeuse sur une étendue d'un centimètre, et invaginez-la dans l'intestin (*Fig.* 321).

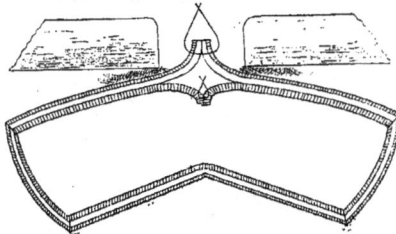

Fig. 321. — Schéma du 2ᵉ procédé de Chaput.

Faites alors une suture muco-muqueuse, d'abord en excisant les parties exubérantes, puis une suture qui affronte les musculeuses cruentées l'une contre l'autre.

Il est bon, dit Chaput, de ne pas faire la suture intestinale hermétique ; on laissera une fistule qui servira de soupape de sûreté ! On placera un drain et on suturera la plaie pariétale. La fistule se fermera d'elle-même.

Le procédé de Chaput a rendu des services ; toutefois il n'est pas douteux que la dissection de l'intestin sur une étendue de deux centimètres, n'expose à l'ouverture du péritoine.

9° PROCÉDÉ DE JEANNEL. — J'ai, paraît-il, imaginé un procédé original ; en vérité, à la manière de M. Jourdain, sans le savoir, et ce procédé m'a réussi quatre fois. Je me suis inspiré de tous les procédés ci-dessus décrits, mais principalement de celui de Nélaton, et de la pratique ordinaire de la suture après laparotomie.

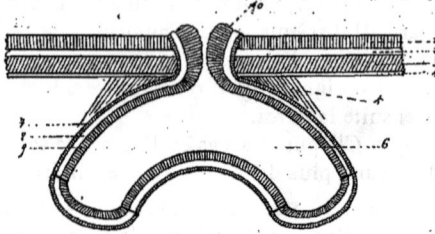

Fig. 322. — Schéma du procédé de Jeannel ; numéros ut supra.

Donc, après avoir fermé l'anus par une suture en bourse provisoire, je circonscris l'anus par une incision circulaire, tracée à un centimètre de l'orifice et pénétrant, parallèlement aux parois de cet orifice, jusqu'au péritoine exclusivement (Fig. 322) ; il m'est arrivé d'ouvrir, par cette dissection du trajet anal, la cavité péritonéale ; je me suis contenté de fermer le pertuis par un point de suture.

J'invagine le trajet anal en lui même, sans en rien réséquer, et j'en adosse les surfaces cruentées, qu'elles soient ou non séreuses,

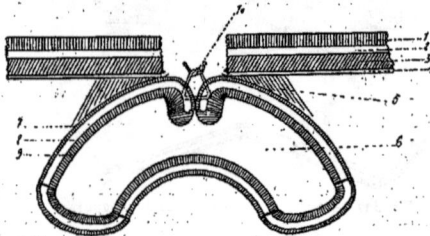

Fig. 323. — Schéma du procédé de Jeannel. — 1, 2, 3, 4, 5, 6, 7, 8, 9, ut supra ; 10, trajet anal disséqué, invaginé et suturé.

par un double plan de suture de Lembert (Fig. 323). Je ferme ainsi l'anus *aussi hermétiquement que possible*, au moyen des parois disséquées et retroussées du trajet anal.

Cela fait, sur la couche pariétale, j'extirpe le tissu inodulaire, de manière à découvrir pour le mieux les couches normales de la

paroi: couche sous-péritonéale, couche musculaire, couche aponévrotique et peau. Pour y aboutir, il faut, par excision ou dissection, dédoubler, pour ainsi dire, la paroi au niveau de la couche
musculaire, sans réséquer la peau; on a l'avantage précieux de multiplier ainsi les surfaces cruentées à suturer.

Lorsque les trois couches de la paroi sont bien reconnaissables,
je les suture méthodiquement, au moyen de trois plans : deux surjets profonds de catgut sur la couche musculaire et sur l'aponévrose, un plan superficiel de points entrecoupés au crin de Florence sur la peau (*Fig.* 324).

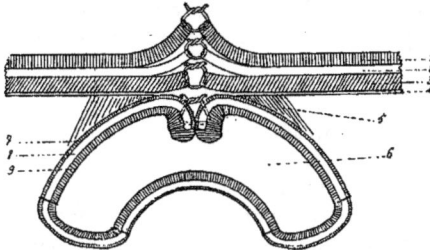

Fig. 324. — Schéma du procédé de Jeannel. — Opération terminée.

Mais ici une précaution importante est à prendre : il faut très
largement affronter les tranches de la couche musculaire et de la
couche aponévrotique, afin de réunir des surfaces et non des bords ;
il faut, pour la même raison, faire faire une moue en dehors à la
suture cutanée. Il est bon de drainer.

J'ai employé quatre fois ce procédé pour oblitérer, après entérotomie, quatre anus iliaques. J'ai obtenu quatre succès ; trois fois, il
est vrai, au prix d'une fistulette, qui s'est rapidement fermée. J'ai
la conviction qu'il est de toute importance d'édifier les quatre
plans de suture : intestin, muscle, aponévrose et peau, avec la régularité la plus parfaite.

De tous les procédés que je viens de décrire, deux me paraissent
devoir être maintenus, n'étant du reste, chacun pour leur part, que
la synthèse des autres procédés plus anciens, à savoir le procédé
de Chaput et le mien. Au surplus, chacun des procédés anciens
peut aussi bien donner un succès, si l'on a soin de ne pas en chan-
ger la destination, c'est-à-dire de ne l'employer que pour oblitérer
un anus de la variété qu'avaient en vue les chirurgiens qui les ont
conçus. Il faut se persuader que les variétés d'anus contre nature
sont nombreuses et ne pas vouloir appliquer à toutes un procédé
unique.

Il y aura toujours des anus artificiels chirurgicaux, dont la cure ne devra être cherchée que par l'entérotomie et l'autoplastie. J'ai en vue, en écrivant ces lignes, les anus de la côlopexotomie qu'il faut absolument fermer par autoplastie et non par résection, sous peine de détruire les résultats obtenus par l'opération principale. Donc, les procédés que je viens de décrire, resteront en chirurgie. Mais, il faut en convenir, la cure par la méthode extra-péritonéale (entérotomie et autoplastie) est parfois impossible; c'est pourquoi, lorsqu'elle ne s'impose pas, les chirurgiens tendent tous les jours davantage à lui préférer la cure par la méthode intra-péritonéale, c'est-à-dire par l'entéro-anastomose ou par la résection qui, pour hardie qu'elle soit, n'en est pas moins sûre et rapide.

II. — Méthode intra-péritonéale.

Il existe quatre procédés de traitement intra-péritonéal de l'anus contre nature.

Si l'on voulait les étudier par ordre d'ancienneté, il faudrait commencer par l'entéro-anastomose puisque, dès 1856, Maisonneuve pratiqua cette opération pour un anus contre nature. Mais il est préférable de les étudier en les classant par ordre d'importance; c'est pourquoi je les décrirai dans l'ordre suivant :

1° *Entérorraphie latérale*;

2°. *Entérectomie* ;

3° *Entéro-anastomose*;

4° *Entérotomie intra-péritonéale (Chaput)*.

1° **Entérorraphie latérale**. — Circonscrire l'insertion de l'intestin à la paroi, pour décoller celui-ci, déchirer les adhérences péritonéales dans toute leur étendue, et oblitérer l'orifice intestinal par une entérorraphie latérale ; fermer ou laisser ouvert l'orifice pariétal. Mauvais pour l'anus artificiel vrai, parce qu'il mange trop d'étoffe intestinale et risque d'aboutir à un rétrécissement, ce procédé doit être réservé à la cure des fistules stercorales.

Il est bien évident d'ailleurs, qu'il faudrait encore ici commencer par une large entérotomie. Cependant pour certains anus, en particulier ceux qui sont ouverts sur le cœcum, où il n'existe pas d'éperon, ou pourra trouver occasion de l'appliquer.

D'ailleurs les procédés d'incision de la paroi abdominale sont les mêmes que pour l'entérectomie suivie d'entérorraphie circulaire.

2° **Entérectomie**. — Extirper l'anus, en réséquant toute la portion d'intestin qui le compose, telle est l'œuvre hardie à accomplir. Plusieurs procédés ont été proposés pour y parvenir.

JEANNEL.   17

a) Premier procédé de Billroth. — Par une incision oblique, en tissu sain au voisinage de l'anus (*Fig.* 325), Billroth ouvre la cavité abdominale, détache l'intestin de ses adhérences à la paroi ou aux anses voisines (*Fig.* 326), soit avec un instrument mousse, soit avec un instrument tranchant, en manœuvrant par la face profonde ; puis il attire le paquet intestinal, et fait les entérorraphies nécessaires (*Fig.*327). Billroth opérait ainsi sur le cæcum et Salzer (1892), qui a rédigé un travail sur ses opérations, est très avare de détails.

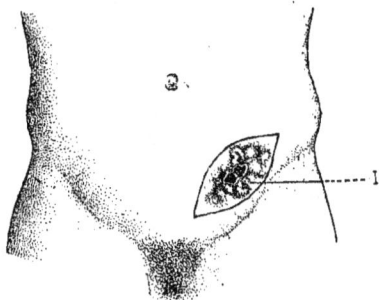

Fig. 325. — Opération pour anus contre nature (Billroth). — Plaque calleuse I, entourant l'orifice intestinal. — Tracé de l'incision.

b) Deuxième procédé de Billroth. — On commence par suturer l'orifice anal pour le clore. On incise alors la peau tout autour de

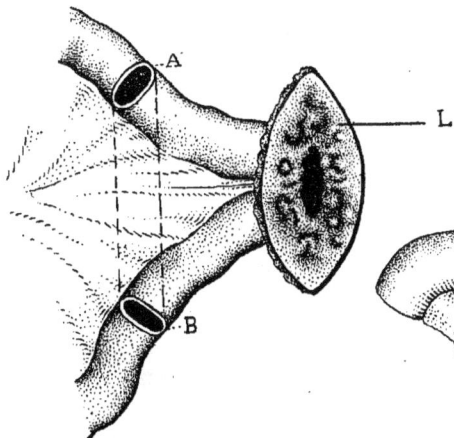

Fig. 326. — Opération pour anus contre nature. — Résection intestinale. — Schéma de la portion intestinale réséquée. — L, incision ; A,B, points où l'intestin a été réséqué.

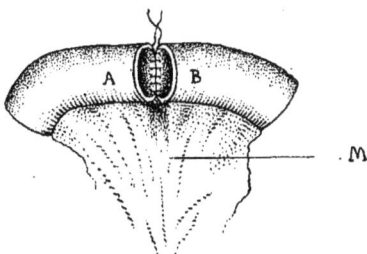

Fig. 327 — Schéma de l'entérorrhaphie circulaire ; plan des sutures séro-muqueuses. — A, B, bords antérieurs des sections intestinales (Clichés Doyen).

l'anus en tissu sain, et l'on ouvre le péritoine. Tout le paquet intestinal, qui compose l'anus est attiré hors du ventre, débrouillé, réséqué, suturé et réduit (Salzer, 1892).

c) Procédé de Baracz (1891). — Baracz, pour un anus consécutif à une hernie crurale gangrenée, conduisit d'abord une incision
de 8 centimètres, allant de l'anus en dehors et en haut, vers l'épine
iliaque antérieure et supérieure, intéressant toute la paroi jusqu'au
péritoine. Une deuxième incision d'environ 4 centimètres, alla
en dedans, de l'anus à l'épine du pubis. Après destruction de la
muqueuse exubérante avec une cuiller tranchante, il mena une
troisième incision verticale en haut de l'anus vers l'ombilic, qui sectionna le ligament de Poupart et ouvrit le ventre. Le cordon fut
récliné. L'épiploon adhérent à l'anus fut détaché, lié avec un fil de
soie et réséqué. Les deux anses, ainsi rendues visibles, furent saisies
par deux pinces coprostatiques.

En détachant des adhérences pour libérer les anses, on trouva un
abcès qui fut curetté. Après bien des difficultés, au prix de plusieurs déchirures de la séreuse intestinale, la résection put enfin
être opérée, emportant 23 centimètres de l'anse afférente et 12 de
l'anse efférente. Le malade mourut.

d) Procédé de Hahn. — C'est un dérivé d'une méthode assez
originale employée par ce chirurgien pour la résection de l'intestin
étranglé et sphacélé dans une hernie.

Pour éviter de faire l'entérorraphie, en laissant l'intestin dans la
plaie de kélotomie qui risque d'être infectée, Hahn, après la kélotomie et la résection, enveloppe les deux bouts prêts à être suturés
dans des compresses stériles, tout en maintenant la coprostase ; puis
il fait une laparotomie médiane, va, par le ventre, chercher le paquet des deux anses à suturer, et exécute l'entérorraphie dans la
plaie de laparotomie.

Pour la cure de l'anus contre nature, la laparotomie médiane n'est
pas nécessaire, parce que la plaie n'est pas infectée. Hahn conduit
une incision, qui part de l'anus contre nature et se dirige vers l'ombilic, en circonscrivant l'anus. Celui-ci est extirpé et les deux anses
suturées sont fixées au voisinage de l'ombilic. Hahn considère qu'en
cas d'échec de la réunion intestinale, l'écoulement stercoral se fera
ainsi plus facilement au dehors ?

Becker (1894) admet que l'on puisse exécuter le procédé primitif
de Hahn pour la cure de l'anus ; mais il semble ne l'admettre que
pour pouvoir montrer les dangers et l'inutilité de la manœuvre
qui consiste à faire voyager dans le ventre l'anus excisé et emballé,
afin de le transporter dans la plaie de laparotomie médiane.

e) Procédé de Trendelenburg. — Trendelenburg (1894) fait, parallèlement au ligament de Poupart et 4 à 6 centimètres au-dessus, une

incision bien en dehors de la peau eczémateuse, qui entoure d'ordinaire l'orifice. Trendelenburg suppose donc que la peau est encore malade.

Cette incision ouvre la cavité péritonéale ; elle montre les anses composantes de l'anus.

Sur l'anse afférente et sur l'anse efférente attirées hors du ventre, faites la coprostase digitale ; sectionnez l'une et l'autre successivement en tissu sain ; empaquetez dans de la gaze chacun des deux bouts adhérents à la paroi et maintenez-les hors du ventre ; exécutez l'entérorraphie circulaire.

S'il existe des adhérences entre les anses composantes de l'anus et les anses voisines, qu'un aide sacrifié uniquement à cette œuvre, introduise son doigt par l'anus dans chacune des anses composantes, pour bien les distinguer et empêcher toute confusion avec les anses voisines.

Une fois l'entérorraphie terminée et l'intestin suturé réduit dans le ventre, extirpez l'anus et les anses qui le composent. Pour cela, invaginez en elles-mêmes les deux anses, en les retournant comme un doigt de gant; pour y parvenir, procédez comme il a été indiqué plus haut, lorsque vous faites l'oblitération par invagination des deux bouts de l'intestin réséqué, au cours d'une entéro-anastomose (procédé de Frey). Détachant alors les adhérences péritonéales à la paroi de dedans en dehors, c'est-à-dire en commençant par la face péritonéale, que vous atteignez en soulevant et renversant le côté de l'incision qui correspond à l'anus, vous extirpez l'anus et ses anses.

Becker, assistant de Trendelenburg, vante beaucoup le procédé de son maître, à l'aide duquel il soutient qu'il est impossible d'inoculer le péritoine ! Cependant cette invagination des deux anses qui extériorise la muqueuse et exige des manipulations intra et extra-péritonéales, me paraît être une manœuvre bien difficile, bien compliquée et bien menaçante pour l'asepsie.

f) Procédé de Gangolphe (1896). — Gangolphe a employé trois fois avec succès un procédé, qui ressemble du reste singulièrement au deuxième procédé de Billroth et qu'il décrit ainsi :

1er *Temps.* — Incision de la paroi abdominale, jusqu'au péritoine exclusivement. L'incision doit avoir une forme ovalaire ou losangique; les deux extrémités en sont prolongées en queue. Elle circonscrit ainsi l'anus, en se tenant à un centimètre ou deux de ses bords, toujours en tissu sain. L'incision comprend seulement la peau et le tissu cellulaire sous-cutané.

2° *Temps*. — Incision péritonéale. Exploration digitale. Libération. — A la partie supérieure, l'incision est poussée jusqu'à la
séreuse inclusivement. L'index introduit dans cette boutonnière,
contourne à droite et à gauche le pédicule formé par l'intestin adhérent à la paroi ; le chirurgien se rend compte rapidement de
l'étendue des adhérences. Puis sur ce doigt conducteur, dont la
pulpe suit la séreuse pariétale, il fait glisser la branche mousse de
ciseaux courbes et il coupe tous les tissus, en suivant l'incision
superficielle. Il libère ainsi toute la partie de la paroi abdominale
adhérente à l'intestin, c'est-à-dire l'anus artificiel, plus une couronne cutanée d'étendue variable.

3ᵉ *Temps*. — Entérorraphie latérale ou circulaire. — Le paquet
formé par les anses plus ou moins nombreuses et adhérentes, est
isolé par des compresses stérilisées. La plaie est rétrécie au moyen
de pinces ou de points de suture provisoires. Gangolphe considère
alors trois hypothèses possibles :

1ᵉʳ *cas* : l'orifice anal est petit et l'intestin large, et il n'y a pas
d'éperon : faites une entérorraphie latérale ; mais le cas est exceptionnel.

2ᵉ *cas* : l'orifice est large, il y a un éperon : faites l'entérorraphie
circulaire après résection, en ayant bien soin d'isoler les anses
composantes, tout en respectant leur mésentère.

3ᵉ *cas* : les adhérences sont nombreuses entre l'intestin, la paroi
et d'autres anses intestinales. Il faut détacher les adhérences, exciser les lambeaux flottants, réséquer et suturer les anses.

On ne voit pas très bien la différence entre le deuxième et
le troisième cas ; l'opération est ici plus difficile et voilà tout ; peut-
être sont-ce là des cas à entéro-anastomose ?

4ᵉ *temps*. — Suture de la paroi abdominale. — Réduire l'intestin
et fermer la paroi abdominale par la suture classique.

3° **Entéro-anastomose**. — Toutes les fois que les adhérences
seront tellement étendues que la dissection en serait dangereuse,
risquant de déchirer l'intestin ; toutes les fois que l'anus est compliqué de suppurations intra ou extra-péritonéales, l'entérectomie
est contr'indiquée et l'indication de l'entéro-anastomose existe.

Je n'ai rien à ajouter ici à tout ce que j'ai dit plus haut sur cette
opération.

4° **Entérotomie intra-péritonéale de Chaput**. — Chaput a
proposé sous ce nom une opération, qui n'est autre qu'une entéro-
anastomose, suivie d'oblitération de l'orifice anal.

1ᵉʳ *Temps*. — Incision de la paroi. — Faire à deux travers de doigt au-dessus de l'anus contre-nature, une incision parallèle à l'arcade crurale. Reconnaître les deux anses composantes. Se donner au besoin le jour nécessaire par une deuxième incision perpendiculaire.

2ᵉ *Temps*. — Entérotomie intra-péritonéale. — Réunir les deux anses par anastomose à deux ou trois travers de doigt de l'anus.

3ᵉ *Temps*. — Oblitération de l'anus.— Oblitérer l'anus au moyen de la suture par abrasion.

Evidemment le procédé est bon ; mais, dans les cas simples, il est plus compliqué que l'entérotomie ordinaire suivie d'oblitération, plus compliqué aussi que l'entérectomie ; et, dans les cas compliqués, il est inexécutable, s'il y a des adhérences étendues et ne vaut alors ni l'entérectomie, ni l'entéro-anastomose.

Accidents et suites opératoires. — Certains malades nerveux ne supportent pas l'entérotome ; dès l'application, ils sont sujets à des accidents graves, vomissements, météorisme, collapsus, anurie, etc., simulant la péritonite. L'opium est le meilleur remède : il reste parfois inefficace ; il faut alors renoncer à l'entérotomie.

Les accidents de l'entérotomie sont nuls, lorsque cette opération est faite dans des cas appropriés. La perforation de l'intestin, par l'extrémité des mors, est possible, lorsque les deux anses divergent rapidement à partir de l'anus. L'ouverture d'une anse voisine, par écrasement et sphacèle, est possible, lorsqu'une anse, engagée entre les deux anses composantes, a été saisie par la pince. Mais, dans ces deux cas, l'entérotomie est contr'indiquée.

Un accident grave, le sphacèle des anses composantes, peut être observé, lorsque l'entérotome saisit l'une des anses ou les deux, au niveau de son insertion mésentérique. Cet accident, heureusement rare, en raison de la disposition habituelle du mésentère des anses composantes, qui se trouve ordinairement en arrière et en dedans, ne peut guère être prévu, si ce n'est en prenant soin de porter l'entérotome un peu en avant, vers la paroi abdominale.

L'entérotomie par section rapide et suture (procédé Richelot) expose à des hémorragies quelquefois mortelles. La laparotomie et la résection seraient alors indiquées.

Les accidents de l'oblitération de la fistule sont, pendant l'opération, l'ouverture et l'inoculation du péritoine ; après l'opération, l'échec de la suture, avec épanchement stercoral et phlegmon stercoral, le rétrécissement de l'intestin par une suture maladroite.

Les accidents de l'entérectomie et de l'entéro-anastomose n'ont ici rien de spécial ; ils sont pourtant plus redoutables, en raison de la septicité du champ opératoire.

Indications. — La méthode extra-péritonéale est contre-indiquée, lorsque l'entérotomie est impossible, c'est-à-dire lorsque les anses composantes sont divergentes, lorsque l'entérotome n'est pas supporté lorsque, pour des raisons sérieuses, il faut réussir vite, lorsque l'oblitération de l'anus échoue, quoiqu'on fasse, lorsque le bout inférieur est rétréci ou oblitéré.

La méthode intra-péritonéale est contr'indiquée, lorsqu'il s'agit de fermer un anus ouvert au cours d'une pexie intestinale. L'entérectomie en est le procédé de choix ; l'entéro-anastomose, le procédé de nécessité.

II. — Fistules stercorales intestino-cutanées simples.

Les fistules stercorales intestino-cutanées simples se différencient des anus contre nature par la petitesse de l'orifice et par l'existence fréquente, entre l'orifice cutané et l'orifice intestinal unique, d'un trajet plus ou moins long, mais direct, c'est-à-dire sans interposition de foyer de suppuration. Le plus souvent, les fistules stercorales sont de simples pertuis pariétaux sans coudure de l'intestin et, par conséquent, sans éperon.

Tous les procédés de cure radicale de l'anus contre nature sont applicables à la cure des fistules intestino-cutanées ; mais bien entendu l'entérotomie est alors inutile, puisque, au moins dans la très grande majorité des cas, il n'y a pas d'éperon.

Donc, la cautérisation actuelle ou potentielle, l'autoplastie, la suture, comme méthode extra-péritonéale ; l'excision et l'entérorraphie latérale, et au besoin l'entérectomie, comme méthode intra-péritonéale, peuvent et doivent procurer la guérison des fistules stercorales intestino-cutanées. Cependant certaines fistules sont particulièrement rebelles ; on les traitera alors comme les fistules pyo-stercorales.

III. — Fistules pyo-stercorales.

L'existence d'un foyer purulent ou de trajets fistuleux multiples et sinueux, entre l'orifice cutané ou viscéral et l'orifice intestinal, la multiplicité fréquente des orifices intestinaux, sont les deux caractéristiques de ces fistules graves et intéressantes.

Historique. — Verneuil (1874) propose de traiter les fistules pyo-stercorales par le large débridement des trajets et de l'abcès, l'exposition et la cautérisation des orifices intestinaux ; Max Schede et Esmarch (1879) font la résection intestinale et l'entérorraphie ; Julliard (1881) fait la laparotomie et l'entérorraphie; Trélat (1888) débride l'abcès largement et fait l'entérorraphie. L'entéro-anastomose a été conseillée également en pareil cas.

Technique opératoire. — Il existe donc deux méthodes de traitement des fistules pyo-stercorales :

1° *La méthode extra-péritoneale;*
2° *La méthode intra-péritonéale.*

1° **Méthode extra-péritonéale.** — Elle comprend un seul procédé : le procédé de Verneuil.

PROCÉDÉ DE VERNEUIL. — Verneuil considère que la permanence des fistules de cette espèce a une double cause, à savoir : la rétention des matières dans la cavité intermédiaire, rétention produite par l'étroitesse des orifices et la sinuosité des trajets ; l'épidermisation de l'orifice intestino-cavitaire.

En conséquence l'éminent chirurgien conseille l'ouverture large de la cavité purulente puis des trajets et la destruction de la couche épithéliale qui tapisse l'orifice intestinal, afin d'en rendre possible la cicatrisation.

Toute l'opération est faite soit avec les ciseaux, soit avec le thermo-cautère.

Le procédé de Verneuil donne d'excellents résultats lorsque, tout le foyer étant bien extériorisé, on atteint par la cautérisation tous les orifices intestinaux; encore faut-il que ces orifices soient de petite dimension..

2° **Méthode intra-péritonéale.** — Elle compte quatre procédés :

1° *Entérorraphie latérale dans le foyer* (Trélat, Julliard) ;
2° *Entérorraphie latérale, après laparotomie;*
3° *Entérectomie et entérorraphie circulaire* (Max Schede et Esmarch);
4° *Entéro-anastomose.*

1° ENTÉRORRAPHIE LATÉRALE DANS LE FOYER. — Trélat (1888), attaquant une fistule pyo-stercorale par le procédé de Verneuil, ouvrit le péritoine. Il détacha alors l'intestin de ses adhérences, l'amena dans la plaie, fit l'entérorraphie latérale sur l'orifice, lava, réduisit et ferma incomplètement sur un drain la plaie pariétale.

Evidemment cette manipulation et cette suture de l'intestin, exécutée dans une plaie infectée (le foyer débridé), est dangereuse, et l'exemple de Trélat n'est pas à suivre.

Le procédé de Julliard n'est pas meilleur. Julliard (1881) fait au-dessus et au-dessous de la fistule cutanée, deux incisions parallèles, que joignent une incision passant par la fistule et ouvrant le foyer, et par cette incision en ⊓, il dissèque, attire et suture l'intestin.

Je préfère le procédé suivant que j'ai employé sur un malade.

2º LAPAROTOMIE ET ENTÉRORRAPHIE LATÉRALE.— Au-dessus des orifices cutanés, préalablement asepsiés par cautérisation, et proté-tégés par une compresse aseptique, en fuyant les trajets fistuleux, reconnus et même désignés par un stylet, qu'un aide y maintient, faites en peau saine une laparotomie qui ouvre le ventre et vous permet de voir et d'attaquer les adhérences péritonéales par la ca-vité abdominale. Détachez les adhérences, en vous préoccupant de boucher les orifices intestinaux et pariétaux, par un pincement ou un tamponnement provisoire, au fur et à mesure que vous les ou-vrez. Attirez l'intestin détaché dans la plaie de laparotomie, et faites soit l'entérorraphie latérale, soit l'entérectomie. Traitez séparément les trajets fistuleux après avoir introduit dans le ventre, par la plaie de laparotomie, une compresse protectrice. Faites le débridement, la cautérisation ou l'extirpation.

3º et 4º Le même procédé doit être employé pour faire l'entérec-tomie ou l'entéro-anastomose.

Accidents et suites opératoires. — Ce sont les acci-dents et les suites habituels, après les opérations pour anus contre nature.

Toutefois la récidive s'observe bien fréquemment, même après les opérations les plus larges, lorsque l'abcès est d'origine tuberculeuse.

Le pus du foyer purulent de certaines fistules pyo-stercorales est particulièrement virulent: l'auto-inoculation, au cours du débri-dement, est alors fort à redouter pour le malade, de même l'hétéro-inoculation pour le chirurgien.

Indications. — Je les crois précises et les formulerai ainsi :
Orifice intestinal unique et petit : procédé de Verneuil, et, en cas d'échec, laparotomie et entérorraphie latérale.

Orifice intestinal unique, mais large : laparotomie et entérorra-phie latérale.

Orifices intestinaux multiples, adhérences intestinales faciles à détacher : laparotomie et entérorraphie latérale ou entérectomie large, suivant le nombre et la dimension des orifices.

Orifices intestinaux multiples, adhérences intimes difficiles et dangereuses à détacher : entéro-anastomose.

IV.—Fistules stercorales intestino-viscérales.

Je désigne ainsi les fistules intestinales qui font communiquer l'intestin, soit avec la vessie, soit avec le vagin, soit avec l'utérus.

La pathogénie de ces fistules est variable. Tantôt il s'agit d'une escharre qui, après avoir provoqué des adhérences entre le vagin et l'intestin, est tombée et a laissé une fistule ouverte, tantôt il s'agit d'un processus semblable à celui qui préside à la formation des fistules pyo-stercorales cutanées, c'est-à-dire, qu'une inflammation suppurative (périentérite, paramétrite, périmétrite, péricystite), a provoqué des adhérences péritonéales entre l'intestin, d'une part, la vessie ou le vagin ou l'utérus, d'autre part, au sein desquelles adhérences un abcès s'est développé, pour s'ouvrir à la fois dans l'intestin, et dans la vessie ou le vagin ou l'utérus.

Presque toutes les fistules intestino-vésicales et intestino-utérines sont pyo-stercorales; il existe des fistules intestino-vaginales simples et des fistules intestino-vaginales pyo-stercorales.

1° **Fistules simples intestino-vaginales.** — La fistule siège constamment dans le cul-de-sac de Douglas. Deux cas sont à distinguer : *fistules sans éperon*, *fistules avec éperon*.

a) **Fistules sans éperon.** — On peut alors obtenir l'oblitération de l'orifice :

1° *Par la cautérisation.* — Le thermo-cautère, l'acide nitrique, l'acide sulfurique, le chlorure de zinc, sont les caustiques généralement employés.

2° *Par l'autoplastie.* — Tous les procédés autoplastiques, recommandés pour la cure des fistules recto-vaginales, sont applicables ici; ils n'y sont pas meilleurs.

3° *Par l'entérorraphie latérale.* — On opérera alors soit par le vagin, ce qui est difficile, soit en atteignant l'intestin au moyen d'une large colpotomie verticale postérieure, ou au moyen du dédoublement de la cloison recto-vaginale, comme dans le procédé employé par Segond, pour la cure des fistules recto-vaginales élevées.

On peut encore, ou bien faire la laparotomie médiane, dans la position renversée, ou bien suivre la voie sacrée, que Terrier a suivie pour une fistule recto-vaginale très élevée, et alors, d'une part, détacher l'anse fistuleuse adhérente, la suturer ou la réséquer ;

exciser d'autre part et suturer, ou bien cautériser et drainer l'orifice vaginal.

4° *Par l'entérectomie ou l'entéro-anastomose.* — Une laparotomie ouvre le ventre sur la ligne médiame. L'anse fistuleuse est découverte et isolée. Vous pouvez alors :

1° Ou bien, faire au-dessus de la fistule, que vous respectez, une entéro-anastomose simple ou avec exclusion de l'anse fistuleuse, en suivant l'un ou l'autre des procédés sus décrits.

2° Ou bien, détacher l'intestin adhérent, après coprostase au-dessus et au-dessous de la fistule, puis réséquer la zone d'intestin sur laquelle siège la fistule et faire une entérorraphie circulaire, traitant ensuite l'orifice vaginal par la suture ou par le drainage.

3° Vous pouvez encore : réséquer l'intestin sur place largement, autour ou au-dessus et au-dessous de la fistule; faire l'entérorraphie circulaire; puis invaginer en elle-même dans le vagin, à travers la fistule la portion intestinale laissée adhérente; on obtient ainsi l'oblitération de la fistule; une suture ou une ligature fixe, bien entendu, l'invagination.

5° *Par l'entéro-anastomose ilio-rectale.* — Cette opération peut être exécutée par la voie extra-péritonéale, ou par la voie intra péritonéale.

La voie intra-péritonéale est ouverte par une laparotomie médiane dans la position renversée : l'entéro-anastomose ilio-rectale s'exécute suivant les règles habituelles. La voie extra-péritonéale peut être suivie par plusieurs procédés.

1° PROCÉDÉ DE CASAMAYOR. — Casamayor avait fait construire une sorte de grand entérotome, sur le principe de celui de Liotard. Les mors courbes saisissaient la paroi de l'intestestin grêle et la paroi du rectum : l'un était introduit, par le vagin et l'anus anormal, dans l'intestin grêle, l'autre pénétrait dans le rectum, par l'anus normal. En serrant les mors, on réalisait une entérotomie ilio-rectale.

11° PROCÉDÉ DE VERNEUIL. — Ligature élastique. — Introduisez un trocart courbe à travers la cloison recto-vaginale dans le rectum et qu'il sorte par l'anus normal, pour ramener le bout d'un tube de caoutchouc ; reintroduisez le trocart par l'anus vaginal dans l'iléon ; perforez la cloison ilio-rectale; sortez par l'anus normal et ramenez l'autre bout du tube. Liez par le vagin les deux bouts du tube bien tendu. La ligature élastique coupe et obtient une fistule iléo-recto-vaginale, dont l'orifice vaginal se rétrécira, s'il ne s'oblitère pas.

III° PROCÉDÉ DE CHAPUT. — Au moyen d'une sonde d'homme introduite dans la fistule, déprimez la paroi de l'intestin vers le rectum. Saisissez le pli iléo-rectal entre les mors d'une pince, qui fera l'office d'un entérotome.

On peut opérer en sens inverse, c'est-à-dire déprimer par le rectum et saisir par le vagin et l'intestin grêle (*Fig.* 328).

Ce procédé est des plus simples et des plus ingénieux.

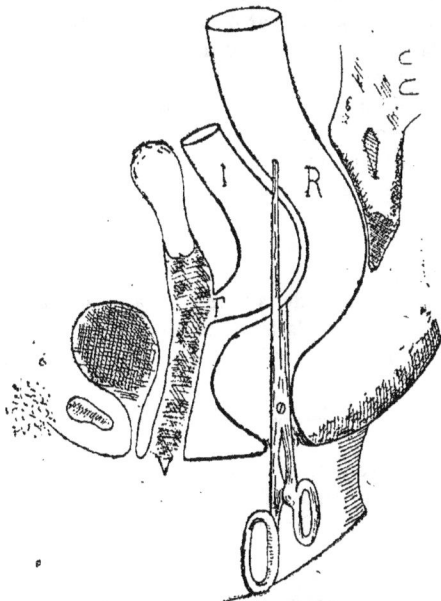

Fig. 328. — Entéro-anastomose iléo-rectale. — Procédé de Chaput.

L'orifice vaginal sera ultérieurement traité par la suture, s'il ne s'oblitère pas spontanément.

b) **Fistule avec éperon.** — S'il existe un éperon, il faut le détruire par l'entérotomie. Le conseil est plus facile à donner que l'opération n'est aisée à exécuter. Aller, en effet, au fond du vagin, à travers un orifice plus ou moins étroit, mesurer, saisir l'éperon et le pincer entre les mors d'un entérotome, ne sera jamais une œuvre commode, On n'y verra rien ; il faudra aller à bout de doigts, bref à l'aveugle.

J'estime que l'entérorraphie, l'entérectomie ou l'entéro-anastomose au moyen d'une laparotomie dans la position renversée sera beaucoup plus simple, plus sûre, plus rapide, et tout aussi bénigne. En résumé :

1° Si l'orifice est petit, et qu'il n'y ait pas d'éperon, on en cherchera l'oblitération par la cautérisation ou la suture; si l'on échoue, il faudra choisir entre l'entéro-anastomose iléo-rectale et l'entérorraphie, l'entérectomie ou l'entéro-anastomose. Or, l'entéro-anastomose iléo-rectale supprime fonctionnellement non seulement tout le côlon, mais encore une portion d'intestin grêle de longueur inconnue, car on ignore presque toujours à quel niveau siège la fistule; on sait par expérience qu'elle siège sur l'iléon, mais c'est tout.

C'est pourquoi mes préférences seraient pour l'entérorraphie ou l'entérectomie ou l'entéro-anastomose. Mais par quel procédé? Voie vaginale, périnéotomie, voie sacrée ou laparotomie ?

Tout ce qu'il est permis de dire, c'est que la voie vaginale et la laparotomie ont fait leurs preuves, tandis que les deux autres procédés n'ont encore que des qualités théoriques, mais point d'états de service.

On pourra donc essayer de la voie vaginale, si la fistule n'est pas trop haute; on préfèrera la laparotomie, si la fistule est difficile à atteindre. L'avenir dira ce qu'il faut penser de la périnéotomie et de la voie sacrée.

2° Si la fistule est large, l'entérorraphie ou l'entérectomie s'imposent.

3° S'il y a un éperon, on essaiera l'entérotomie; mais on retournera rapidement à la laparotomie, pour peu que l'application de l'entérotome offre des difficultés; car en pareil cas les difficultés sont des dangers.

2° **Fistules pyo-stercorales intestino-utérines, intestino-vaginales et intestino-vésicales.** — La guérison spontanée de certaines de ces fistules s'observe; c'est pourquoi le chirurgien ne doit pas se hâter d'intervenir. Je considère comme des guérisons spontanées, celles qui ont été obtenues, soit par le curettage, pour l'utérus, soit par la sonde à demeure, pour la vessie.

1° *Fistules intestino-vaginales.* — Elles ont pour origine une suppuration pelvienne. La guérison doit en être obtenue par le traitement chirurgical de la suppuration pelvienne.

2° *Fistules intestino-utérines.* — Elles sont causées, soit par une périmétrite, soit par une périentérite. Dans le premier cas, l'hystérectomie vaginale avec ou sans entérorraphie, suivant que la fistule porte sur une anse intestinale libre, ou noyée dans une masse d'adhérences ; dans le second cas, la laparotomie et l'entérorraphie sont les opérations de choix.

3º *Fistules intestino-vésicales*. — Trois opérations ont été proposées et exécutées :

a) La taille hypogastrique avec suture de l'orifice vésical. Cette opération n'aurait chance de réussir, que si la péricystite était absolument éteinte, et s'il n'y avait pas de foyer purulent ou de trajets sinueux entre la vessie et l'intestin, c'est-à-dire si la fistule n'était pas pyo-stercorale.

b) La laparotomie, suivie d'entérectomie, d'entéro-anastomose ou d'entérorraphie latérale, d'après l'état de l'intestin. C'est l'opération la plus rationnelle et la plus sûre, puisque, seule, elle permet de voir et de traiter les lésions intermédiaires entre la vessie et l'intestin. On se bornera à l'entérorraphie, si l'orifice intestinal est unique et petit; on fera l'entérectomie, si l'orifice est grand ou si il y en a plusieurs; on choisira l'entéro-anastomose, si les adhérences sont étendues, dures et dangereuses à détacher.

Dans les deux premiers cas, on excisera les adhérences et les trajets fistuleux; on suturera, après avivement, l'orifice vésical; on drainera et on mettra une sonde à demeure.

Dans le troisième cas, on mettra une sonde à demeure : il sera naturellement inutile de drainer.

c) L'entérostomie a été proposée par Duménil, de Rouen (1883). Elle échange une infirmité contre une autre, c'est vrai; mais elle peut permettre l'oblitération spontanée de la fistule, et lorsque celle-ci est obtenue, la cure de l'anus artificiel s'impose.

V. — Fistules intestinales congénitales.

Elles sont ouvertes à l'ombilic et témoignent de la persistance du canal omphalo-mésentérique, c'est-à-dire du diverticule de Meckel resté adhérent et ouvert à l'ombilic. C'est une affection rare; j'en ai opéré un cas en 1893.

L'orifice ombilical est constitué par une tumeur, ou plutôt un bourrelet plus ou moins saillant, fait de la muqueuse intestinale prolabée. Je conseille de stériliser d'abord ce bourrelet par un attouchement au thermo, puis de le saisir, pour l'obturer, avec une pince à cadre ou autre, ou encore d'en fermer l'orifice par une suture provisoire en bourse.

Cela fait, il faut circonscrire le bourrelet, véritable petit anus artificiel, par une incision qui, le plus souvent, entourera l'ombilic et sera prolongée par une queue, au-dessus et au-dessous, sur la ligne blanche ; ouvrir ainsi le ventre et tirer le diverticule au dehors jusqu'à ce que l'insertion intestinale apparaisse ; le plus souvent c'est facile. Le mieux alors est de hernier l'intestin, de faire la co-prostase, au-dessus et au-dessous de l'insertion, de réséquer le diverticule et de fermer la plaie intestinale par une entérorraphie latérale.

Après cela, lever la coprostase, réduire, fermer le ventre comme après l'omphalectomie.

CHAPITRE VIII.

OPÉRATIONS POUR OBSTRUCTION INTESTINALE.
LAPAROTOMIE EXPLORATRICE.

Quand un chirurgien a décidé d'intervenir sur un malade atteint d'obstruction intestinale, il a le choix entre deux méthodes opératoires : la *méthode palliative* et la *méthode radicale*.

La méthode palliative comprend une seule opération : l'entérostomie.

La méthode radicale comprend tous les actes opératoires destinés à la découverte et à la levée de l'obstacle, c'est-à-dire au traitement de la lésion intestino-péritonéale qui cause l'obstruction.

Il arrive d'ailleurs fréquemment, on pourrait dire trop fréquemment, que le chirurgien entreprend l'opération avec la ferme intention d'employer la méthode radicale, mais qu'il se trouve obligé de se résigner à la méthode palliative, c'est-à-dire à l'entérostomie.

Historique. — Sans parler des tentatives opératoires faites par les anciens chirurgiens, Praxagoras de Cos, Léonidès d'Alexandrie, Paul Barbette, etc., la chirurgie de l'obstruction intestinale ne commença à entrer dans une ère vraiment scientifique que du jour où Nélaton (1840) et Maisonneuve (1844) eurent précisé les indications et fixé les règles de l'entérostomie. Cette opération resta pendant de longues années l'unique ressource, malgré quelques tentatives de laparotomie du reste malheureuses. Ce ne fut qu'à dater de l'époque où l'antisepsie rendit bénignes les opérations sur le péritoine et l'intestin que la laparotomie prit le premier rang et relégua l'entérostomie au second. Du reste, si la règle n'est plus aujourd'hui de faire d'emblée l'entérostomie, s'il faut toujours commencer par une laparotomie exploratrice, l'entérostomie reste encore, non plus comme opération de choix, mais comme opération de nécessité, un excellent expédient.

1° **Méthode palliative. — Entérostomie.** — J'ai décrit plus haut l'entérostomie avec tous les détails nécessaires. Qu'il me suffise de dire, qu'en cas d'obstruction intestinale, l'anus contre nature doit être ouvert aussi près que possible et, naturellement, au-dessus de l'obstacle; et que d'ailleurs, la méthode n'est admissible, qu'en cas d'obstruction siégeant sur le cæcum ou sur l'extrémité inférieure de l'iléon. En effet, ouvrir un anus sur le jéjunum, c'est vouer l'opéré à l'inanition.

Donc, l'entérostomie d'emblée sera faite au moyen d'une incision qui découvre l'extrémité inférieure de l'iléon, celle de la cæcostomie ou de la ligature de l'iliaque externe droite, et le chirurgien choisira une anse grêle qui soit aussi proche que possible du cæcum.

2° **Méthode radicale.** — Toute opération pour obstruction intestinale comprend deux temps :

1° *Laparotomie exploratrice pour découvrir l'obstacle.*

2° *Opérations intestino-péritonéales pour lever l'obstacle ou traiter la lésion intestino-péritonéale qui cause l'obstruction.*

1. Laparotomie exploratrice. — **Technique opératoire.** — *a*) Anesthésie. — L'anesthésie générale s'impose, étant données l'importance des manœuvres et la nécessité de la résolution musculaire.

b) Antisepsie, aides, instruments. — Comme de coutume. Il faut être prêt à tout. Le lavage de l'estomac peut être bon ; il arrête les vomissements pendant l'opération.

c) Lit. — Le lit à renversement est très utile.

Manuel opératoire. — Il existe deux variétés de laparotomie exploratrice : 1° *la laparotomie intra-péritonéale*, au cours de laquelle on ouvre le péritoine, de façon à explorer l'intestin directement ; 2° *la laparotomie sous-péritonéale*, où l'on n'ouvre pas le péritoine ; on le décolle pour explorer les viscères indirectement, à travers la séreuse intacte.

1° Laparotomie intra-péritonéale. — Si le diagnostic du siège de l'obstacle pouvait être fait, il faudrait inciser sur l'obstacle, de manière à l'atteindre le plus directement possible. Mais, le plus souvent, le chirurgien ne possède aucune donnée précise ; il a devant lui un ventre uniformément ballonné ; qu'il ouvre donc alors au milieu, sur la ligne blanche, au voisinage de l'ombilic.

Cependant, dans certains cas, un signe précieux existe : il n'y a pas, ou il y a peu de ballonnement ; il n'y a pas de vomissements fécaloïdes ! C'est que l'obstacle siège sur le jéjunum ; en pareille occurence, l'incision sera sus-ombilicale, tout en restant médiane.

L'incision et la recherche de l'obstacle peuvent être faites suivant deux procédés : 1° *le procédé classique* ; 2° *le procédé de Kümmell ou éviscération.*

JEANNEL.   18

1° Procédé classique. — L'incision sous-ombilicale mesure à la peau 10 à 12 centimètres, un peu moins dans les couches profondes ; elle doit permettre l'introduction de la main.

Le ventre est ballonné ; redoublez donc de précautions, lorsque vous arrivez sur le péritoine, et incisez celui-ci avec prudence, pour ne pas blesser l'intestin distendu et impatient de s'épandre ; vous ferez bien de saisir un pli du péritoine, en le pinçant avec les doigts ou une pince à disséquer, de couper le pli à sa base avec des ciseaux ; de prendre les lèvres du trou, ainsi obtenu, dans les mors de deux pinces hémostatiques, l'une à droite, l'autre à gauche, et d'engager dans le trou l'une des branches de ciseaux mousses, pendant que vous soulevez le péritoine au moyen des deux pinces servant de suspenseurs.

Le péritoine est ouvert : une anse se présente ; qu'une compresse ou une éponge la maintienne ; ou mieux hâtez-vous d'introduire la main droite dans le ventre : votre poignet bouchera l'orifice péritonéal, si l'incision a la mesure voulue.

C'est le moment d'aller en reconnaissance pour découvrir l'obstacle. Procédez méthodiquement. Allez d'abord à la recherche du promontoire. A droite est le cæcum, à gauche, le côlon descendant. Explorez en premier lieu le cæcum. Assurez-vous que c'est bien lui que vous tenez, en trouvant, si possible, l'appendice, et en sentant ses larges bandes musculaires, en contournant du doigt son bas-fond et constatant qu'il est libre de mésentère, et que celui-ci ne commence que sur le côlon ascendant.

C'est donc bien lui ! Est-il plein ? L'obstacle est au-dessous, sur le côlon ; allez alors immédiatement à gauche du promontoire, et trouvez le côlon descendant appliqué par son court méso contre la paroi abdominale et pourvu de ses appendices épiploïques ; si vous le préférez, portez les doigts sur l'S iliaque, que vous atteignez et ramenez dans l'incision où vous la voyez : est-elle pleine ? L'obstacle est au-dessous sur le rectum : cherchez plus bas. Est-elle vide ? L'obstacle est entre le rectum et le cæcum : cherchez plus haut.

Mais le cæcum est vide ! Donc l'obstacle est au-dessus, sur l'iléon ou le jéjunum.

Si vous pouvez, à partir du cæcum, saisir l'iléon et l'amener dans la plaie, ce sera heureux ; mais ce n'est pas toujours facile, car la main se perd dans la foule des anses distendues. Dévidez alors l'intestin grêle de bas en haut, en l'amenant dans la plaie, pour le dérouler, l'inspecter et le réduire, au fur et à mesure, jusqu'à ce que vous ayez trouvé l'obstacle.

Mais l'iléon vide, implanté sur le cæcum vide, n'est pas toujours découvert.

Après avoir promené la main dans le ventre, en haut, en bas, à droite, à gauche, dans l'espérance d'y rencontrer l'obstacle, si vous n'avez rien découvert, retirez-la. Saisissant alors dans la plaie la première anse venue, dévidez et inspectez l'intestin, sans vous lasser, jusqu'à ce que vous ayez trouvé l'obstacle. Mais il importe alors, pour ne pas s'égarer, de marquer un point de repère sur l'intestin, au niveau du point où vous commencez à dévider. Retenir l'anse dans la plaie est incommode et encombrant: il vaut mieux passer un long fil à travers le mésentère, sous l'intestin, et en nouer les deux chefs; ceux-ci seront retenus par une pince, hors de l'abdomen.

Il faut considérer que la lésion peut siéger dans et sur l'intestin lui-même: volvulus, invagination, corps étranger, rétrécissement néoplasique ou non; ou bien qu'il peut résulter de l'étranglement d'une anse engagée, soit dans un orifice de la paroi, soit dans un orifice du mésentère, soit sous une bride ou un diverticule adhérent à la paroi ou au mésentère. C'est pourquoi je conseille, avant d'entreprendre le dévidage, qui constitue une manipulation traumatisante d'une longue étendue d'intestin, et par conséquent dangereuse, je conseille, dis-je, l'exploration méthodique de la paroi abdominale et de ses orifices, par leur face profonde. Nombre d'obstructions sont causées par l'étranglement d'une anse dans un pertuis de la paroi abdominale situé, soit sur la ligne blanche, soit en dehors de la ligne blanche, soit au voisinage des anneaux, ombilical, crural et inguinal, véritables hernies pariétales, absolument impossibles à reconnaître à l'extérieur par l'inspection simple ou même la palpation de la paroi abdominale: j'en ai opéré au moins deux de ce genre. Dans ces pertuis, ou bien c'est une anse qui s'engage et s'étrangle; ou bien c'est l'épiploon qui se fixe et alors, sur ou sous l'épiploon formant bride, l'intestin s'étrangle.

Or, aucune variété d'étranglement interne n'est plus facile à reconnaître par la main qui, introduite dans l'abdomen, pour palper la face profonde de la paroi, en suit les contours et accroche forcément l'épiploon ou l'intestin engagé dans le pertuis.

Chez la femme, l'exploration du petit bassin s'impose nécessairement; la pelvi-péritonite, fréquente chez elle, a pu laisser des brides péritonéales qui seront facilement découvertes. Mais il ne suffit pas de découvrir une bride, il faut s'assurer qu'elle étrangle une anse intestinale, et par conséquent voir, libérer et traiter au besoin

cette anse. Chez une de mes opérées, il existait une bride entre
un fibrome et la paroi, mais point d'anse étranglée sur elle ; je
cherchai ailleurs et trouvai un gros calcul dans le jéjunum.

Il faut songer encore aux hernies rétro-péritonéales ou dans
l'hiatus de Winslow. Il faut, par conséquent, que la main explore les
fossettes péri-cæcales et péri-duodénales et enfin l'hiatus. Cependant, ce n'est pas tant l'exploration des fossettes et de l'hiatus qui
permet ici le diagnostic : c'est la constatation par le palper, si ce
n'est par la vue, d'une tumeur rétro-péritonéale élastique, soit derrière le cæcum à droite, soit derrière le duodénum à gauche, soit
enfin derrière l'estomac, à droite.

Quant aux étranglements dans un trou mésentérique ou sous un
diverticule adhérent au mésentère, et aux obstructions dont la
cause réside sur ou dans l'intestin lui-même, si la main plongée et
errante dans l'abdomen ne les découvre pas sous forme d'une
masse pelotonnée de consistance anormale, ou d'une anse immobilisée, c'est le dévidage de l'intestin qui permettra seul de les
reconnaître.

Mais je ne puis insister davantage, étudiant ici, non pas le diagnostic, mais les manœuvres opératoires propres à fournir le
diagnostic.

2° PROCÉDÉ DE KÜMMELL : ÉVISCÉRATION. — Kümmel (1886),
dans les cas où le siège de l'obstruction reste inconnu, fend le
ventre, de l'appendice xiphoïde au pubis, et reçoit l'intestin, qui
fait hernie en masse, dans des serviettes chaudes et aseptiques. Il
étale l'intestin autant que possible, voit, délimite, saisit, isole l'anse
où siège l'obstacle et la retient hors du ventre, pendant qu'il réduit
le reste de l'intestin hernié.

Dans une thèse récente (1897), Tixier, de Lyon, prend en main
la cause de l'éviscération et la plaide avec une chaleur que tempère
la prudence du clinicien. Une série de signes tirés de l'état général :
collapsus cardiaque, dyspnée, intoxication profonde ; de l'état du
péritoine : irritabilité, inflammation ; de l'état de l'intestin : ballon
nement, vomissements, doivent faire redouter l'éviscération. C'est
seulement dans l'intervention précoce qu'il faut l'accepter, et elle
ne doit toujours être qu'une manœuvre d'investigation, suivie de
manœuvres curatives, essentiellement simples et rapides.

Dans l'intervention tardive, elle doit être rejetée, dans les cas où
le diagnostic d'étranglement ou d'invagination aura été fermement
posé. Quant à la technique opératoire, Tixier la précise mieux
que personne.

1° *Soins préliminaires*. — Diminuer autant que possible le météorisme abdominal avant d'intervenir : ce qui est plus aisé à
conseiller qu'à obtenir ; envelopper le malade de linges chauds ;
faire le lavage de l'estomac, si les vomissements sont fréquents.

Opérer dans une salle chaude, 25° au minimum, dit Tixier.

Le lit à renversement est indispensable.

Préparer des serviettes chaudes et humides, dans lesquelles
l'intestin sera reçu. L'expérience a en effet démontré qu'au contact
des linges secs, la vaso-dilatation des anses intestinales est manifes-
tement plus considérable qu'au contact des linges humides. Il
s'ensuit une hyperémie et une stase veineuse des anses, qui se
traduit par une transsudation séreuse abondante et qui mène à la
syncope cardiaque.

Pour éviter le refroidissement par évaporation, inévitable avec
les serviettes mouillées, Olshausen emploie du papier à la gutta-
percha ; mais ce papier est froid. Tixier, dans le même but, double
les serviettes humides avec une feuille de gutta-percha laminée ;
mais l'asepsie de la feuille de gutta est bien difficile ! Le mieux est
encore de doubler les premières serviettes appliquées sur l'intestin
d'autres serviettes chaudes et sèches ; voire même de mouiller
constamment les premières serviettes avec de l'eau chaude ; mais
alors, c'est une inondation !

2° *Choix de l'incision*. — L'éviscération est rendue très facile,
mais la réintégration est plus malaisée, par l'incision médiane. C'est
le contraire pour les incisions latérales.

Quoiqu'il en soit, l'incision médiane reste préférable : elle doit
être large.

3° *Eviscération*. — En un seul temps, c'est-à-dire en une seule
prise, il faut prendre à pleine main la masse intestinale et la jeter
hors du ventre, sur les serviettes. Moins on multipliera les contacts
de l'intestin, mieux cela vaudra. Telle est l'éviscération classique.
Je me hâte d'ajouter que l'éviscération peut être partielle, c'est-à-
dire porter seulement sur une portion de l'intestin.

4° *Réintégration*. — Le siège de la lésion est reconnu ; l'anse
malade est isolément empaquetée ; le reste de la masse intestinale
doit être réintégré immédiatement. Moins l'éviscération sera prolongée, meilleur cela sera.

Pour obtenir la réintégration, le chirurgien peut employer deux
procédés.

1° Les lèvres de l'incision sont soulevées, soit par les doigts des
aides, soit au moyen de pinces ou de fils suspenseurs, de manière
à rendre la plaie aussi béante que possible et à agrandir la cavité

abdominale; l'intestin est alors précipité et mollement foulé en masse dans l'abdomen. C'est le *procédé classique*; mais il ne réussit pas toujours.

2° *Le procédé de la serviette*, attribué à Kümmell, consiste à emballer les anses herniées dans une serviette chaude et aseptique, dont les bords sont profondément engagés sous les lèvres de la large plaie pariétale, puis à faire le taxis sur ce sac d'un nouveau genre, dont on engage de plus en plus les bords dans le ventre, jusqu'à l'y faire pénétrer tout entier. Une suture provisoire diminue alors l'étendue de la plaie et permet de retirer sans danger la serviette devenue inutile.

Lorsque la réintégration est obtenue, il reste à traiter, comme il sied, la lésion d'où résulte l'obstruction, puis à fermer le ventre suivant la technique établie.

Qu'il emploie, pour découvrir l'obstacle, le procédé classique ou le procédé de Kümmell, l'opérateur est toujours gêné dans ses manœuvres par les anses distendues, ou bien encore la réduction de l'intestin hernié peut être rendue, par le ballonnement des anses, très difficile, sinon impossible. Dans les deux cas, l'évacuation du contenu gazeux ou liquide s'impose.

Rehn (1887), pour obtenir l'affaissement de l'intestin distendu, conseille le lavage de l'estomac au cours de l'opération ; il affirme que c'est là une pratique simple et très efficace. Evidemment c'est simple ; évidemment ce peut être efficace pour les premières portions du jéjunum; mais on ne conçoit pas qu'une sonde ou une pompe stomacale puisse parvenir à vider l'iléon ou le cæcum distendus.

Madelung (1887) préconise l'incision méthodique de l'intestin. Il fait une laparotomie médiane sous-ombilicale de quelques centimètres, choisit une anse grêle distendue quelconque, mais cependant aussi près que possible du cæcum, l'attire hors du ventre, l'incise pour vider l'intestin. Puis il place sur l'incision une suture temporaire et confie l'anse à un aide. Il va alors à la recherche de l'obstacle par le procédé ordinaire. S'il le trouve et qu'il puisse le lever, il fait l'entérorraphie latérale sur l'incision qu'il réduit. S'il ne le trouve pas, ou si l'obstacle est insurmontable, il fait l'entérostomie sur l'anse incisée.

J'estime, avec la grande majorité des chirurgiens, qu'il est inutile de faire d'emblée l'incision, comme Madelung; car les cas sont nombreux où l'obstacle a pu être découvert et levé sans cela. Mais je crois aussi qu'il ne faut pas hésiter à y avoir recours, pour peu que la distension des anses gêne les manœuvres de recherche, de traitement ou de réduction.

Reste la question du choix à faire entre le procédé de recherche classique et l'éviscération. S'il n'est pas douteux que l'éviscération conduise directement et vite au but, il est non moins certain qu'elle constitue une manœuvre absolument grave et choquante à l'excès. Le dévidage intra-péritonéal de l'intestin est assurément traumatisant, lent, difficile, et même dangereux, lorsqu'il doit être total, c'est-à-dire être fait d'un bout à l'autre du tube digestif; mais il est exceptionnel qu'il doive être total; le plus souvent l'exploration méthodique du ventre, telle que je l'ai décrite, donne de précieuses indications qui permettent de limiter les manipulations intestinales. Aussi bien, en fait, la réintégration de l'intestin après l'éviscération n'est le plus souvent obtenue qu'au prix d'un pétrissage de l'intestin, qui vaut bien le dévidage. En résumé, quant à moi, je cherche à éviter l'éviscération; mais je sais m'y résigner et la faire hardiment lorsqu'elle s'impose.

2° **Laparotomie sous-péritonéale de Bardenheuer.** — Bardenheuer a proposé une méthode de diagnostic des affections intra-abdominales, particulièrement applicable à l'obstruction intestinale.

Il incise la paroi abdominale jusqu'au péritoine exclusivement. Il décolle ce dernier sur une étendue plus ou moins considérable; puis il saisit, palpe et explore les viscères, à travers la séreuse pariétale, sans ouvrir la cavité péritonéale.

Bardenheuer conseille trois incisions types.

1° *Incision rénale.* — C'est celle dont l'emploi est le plus fréquent. Il y en a trois variétés, suivant la direction qu'on lui donne. Ce sont : l'*incision lombaire*, qui va de la onzième côte au milieu de la crête iliaque; l'*incision costale*, qui part du bord externe de la masse sacro-lombaire et marche parallèlement au rebord costal; l'*incision iliaque*, qui part du bord externe de la masse sacro-lombaire et marche parallèlement à la crête iliaque.

L'incision rénale sert à l'exploration des tumeurs rétro-péritonéales (hernies rétro-péritonéales), à la palpation du foie, de la tête du pancréas, du duodénum, du côlon, du cæcum, de la rate.

2° *Incision symphysienne.* — Elle est tracée transversalement au desssus de la symphyse et est prolongée, soit à gauche, soit à droite; mais elle n'est utilisable, pour l'exploration de l'intestin, que si on la combine à l'incision costale ou à l'incision iliaque.

3° De même *l'incision thoracique*, suivant les limites osseuses de la cage thoracique, qui a pour but l'exploration de la région sous-diaphragmatique.

Bardenheuer conseille de préférence l'incision rénale droite simple, ou combinée aux incisions costale ou iliaque, pour l'exploration de l'intestin, en cas d'obstruction intestinale, parce que les étranglements internes, déterminés par des anneaux, sont particulièrement accessibles par le côté droit, sauf la hernie intersigmoïde. Toutefois, si les symptômes y invitent, on incisera à gauche ou même au-dessus de la symphyse. L'incision doit être longue, pour découvrir une large surface de péritoine, et permettre une palpation ou une inspection étendue des viscères recouverts par la séreuse.

D'après Bardenheuer, les avantages du procédé sont les suivants : « 1° possibilité d'accomplir toute l'opération, sans ouvrir la cavité séreuse ; 2° possibilité de découvrir l'anse, le plus souvent périphérique, de l'intestin grêle, située au-dessus de l'obstacle; 3° possibilité de découvrir parfois l'obstacle et de faire alors la laparotomie, avec des indications certaines sur le siège et la nature de la lésion, en épargnant au malade les trop longues manipulations de l'intestin, que nécessitent autrement les recherches ».

La méthode d'exploration extra-péritonéale de Bardenheuer n'a pas conquis la faveur des chirurgiens; si même elle est encore employée, ce n'est qu'à titre d'exception. D'une part, en effet, l'exploration de la cavité péritonéale et des viscères y contenus, par le palper, à travers l'incision, sans décollement de la séreuse, reste absolument insuffisante, et, d'autre part, le large décollement de la séreuse, sous l'une ou l'autre des lèvres de l'incision pariétale, constitue un traumatisme important et hémorragique, assurément beaucoup plus sérieux que l'ouverture même du péritoine, faite aseptiquement.

D'ailleurs l'important est de diagnostiquer d'abord l'existence d'une lésion viscérale intra-péritonéale intestinale, par exemple. Or, pour ce diagnostic, l'exploration extra-péritonéale est inutile. Quant à la détermination du siège de la lésion diagnostiquée, n'est-il pas plus simple d'y arriver au moyen de la laparotomie classique, qui s'impose pour le traitement ?

Même pour le diagnostic des hernies rétro-péritonéales (péri-duodénales, péricæcales, intersigmoïdes ou dans l'hiatus), je ne vois point du tout les avantages de la méthode de Bardenheuer. A supposer en effet qu'une incision rénale, lombaire ou iliaque, aboutisse, par hasard, à découvrir dans le fond des lombes et permette de toucher l'anneau herniaire, le traitement de pareilles hernies est si difficile, si compliqué, qu'il faut y voir pour le parfaire et je doute que l'incision exploratrice puisse, à cet effet, remplacer la laparotomie.

Ce ne serait que dans les cas où la tumeur herniaire, au lieu de proéminer dans le ventre, comme d'ordinaire, ferait saillie dans l'une ou l'autre lombe et à la fosse iliaque, qu'il serait avantageux d'inciser sur elle. Mais alors ce ne serait plus une incision exploratrice, ce serait une incision de traitement.

II. Opérations intestino-péritonéales pour lever l'obstacle ou traiter la lésion intestino-péritonéale qui cause l'obstruction. — Il s'agit ici d'opérations variant le plus souvent, suivant les cas particuliers ; les règles que je vais énoncer seront donc très générales.

1º **Etranglement interne par brides.** — Les brides sont épiploïques ou péritonéales, ou bien ce sont des diverticules intestinaux.

1º **Brides péritonéales ou épiploïques.** — Il faut accrocher la bride avec le doigt, l'amener dans la plaie et la sectionner entre deux pinces, pour lever l'étranglement ; puis attirer l'anse étranglée dans la plaie et la traiter comme une anse étranglée d'une hernie ordinaire, suivant les lésions qu'elle possède. Je dis cela une fois pour toutes, pour n'avoir pas à y revenir, au sujet de tous les étranglements.

Une fois l'anse traitée, il faut lier la bride aussi près que possible de ses insertions, qu'elles soient pariétales, viscérales ou mésentériques, et la réséquer, pour se mettre à l'abri des récidives.

S'il existe une bride, il peut en exister deux ; il importe de s'en assurer sous peine d'opération incomplète.

S'il est impossible d'amener la bride dans la plaie, il faut la traiter sur place au fond du ventre. Les brides font quelquefois des nœuds très compliqués, qu'il importe de débrouiller ou de couper.

2º **Diverticules intestinaux.** — Ils s'abouchent le plus souvent à l'iléon et s'insèrent, soit à l'ombilic, soit au mésentère, quelquefois à la paroi ou à l'intestin lui-même. On a cité des faits et même opéré des cas (Roimski, 1888), dans lesquels le diverticule n'était autre que l'appendice considérablement allongé et adhérent par son extrémité. Le diverticule atrophié est parfois transformé en un cordon plein ; on le traitera dès lors comme une simple bride. Mais le plus souvent, le diverticule reste creux, sinon dans toute son étendue, au moins au voisinage de son insertion à l'iléon. Il

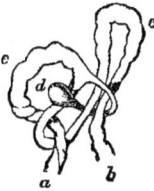

Fig. 329. — Etranglement par le diverticulum au moyen d'un double nœud.

faut alors, après libération de l'anse étranglée, pratiquer l'extirpation entière du diverticule, avec entérorraphie latérale au niveau de l'insertion intestinale.

En fait, c'est une véritable entérectomie qu'il faut faire; le chirurgien se conduira en conséquence, n'oubliant pas que la cavité du diverticule est souvent en large communication avec la cavité de l'iléon, et par conséquent est septique comme elle.

Quelquefois le diverticule très long, terminé en cul-de-sac et flottant, se jette et se noue comme un lazzo sur une anse voisine ou sur l'anse même qui le porte (*Fig.* 329 et 330). Le mieux alors est de dénouer le nœud avant de réséquer le diverticule. Mais ce peut être impossible; il faut alors faire une résection provisoire du diverticule entre deux pinces, asepsier les tranches, traiter l'anse étranglée, enfin réséquer définitivement le bout intestinal du diverticule.

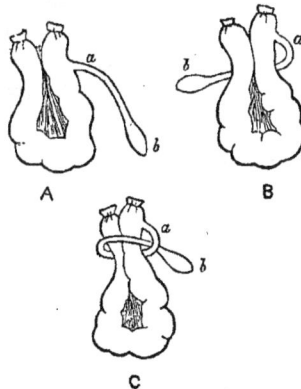

Fig. 330. — Un mode d'étranglement par le le diverticule (Regnault-Béclard).

2° **Etranglement par engagement dans un orifice.** — Les orifices, à travers lesquels l'intestin peut s'engager pour s'y étrangler, sont pariétaux, mésentériques ou épiploïques.

a) **Orifices pariétaux.** — Les orifices pariétaux sont, en dehors des anneaux classiques, les lacunes aponévrotiques qui donnent passage aux vaisseaux (hernies pariétales), les fossettes duodénales, péricæcales ou intersigmoïdes (hernies rétro-péritonéales); enfin les orifices diaphragmatiques.

1) **Hernies pariétales.** — Les hernies pariétales sont des pincements herniaires épiploïques ou intestinaux, qui ne sont ni visibles, ni sensibles par l'exploration extérieure. S'il s'agit d'un pincement intestinal, il faut dégager l'anse pincée, soit par simple traction, soit après débridement de l'orifice, l'examiner et la traiter suivant ses lésions. Le débridement sera fait avec toutes les précautions

voulues, pour ne blesser ni l'intestin pincé, ni les anses voisines;
il n'est point toujours facile, mais le plus souvent il n'est pas
nécessaire.

S'il s'agit d'un pincement épiploïque, on le traitera comme une
simple bride, en considérant que les accidents dépendent bien plus
souvent d'un étranglement, sur ou sous la bride, que du pincement
épiploïque lui-même, comme je l'ai moi-même observé.

Il faut enfin bien savoir que le pincement intestinal et le pincement épiploïque peuvent coexister.

Lorsque la hernie est libérée, il faut, pour éviter les récidives,
traiter l'orifice. C'est une cure radicale qui n'est point commode.
La suture de l'orifice par l'abdomen, en négligeant le petit sac, serait
ce qu'il y a de plus simple; elle est quelquefois tellement difficile,
en raison de la position de l'orifice, qu'elle en devient impossible.
Le mieux est alors d'inciser la paroi abdominale au niveau de la
hernie et de procéder à une cure radicale classique, par extirpation du petit sac.

2) **Hernies rétro-péritonéales.** — Jonnesco (1890) a, mieux que personne, étudié ce genre de hernie, très rare heureusement, car le
traitement en est fort difficile et aléatoire.

Deux cas peuvent se présenter :

a) Après ouverture du ventre sur la ligne médiane ou au niveau
même de la hernie, le chirurgien découvre une vaste poche péritonéale qui renferme l'intestin grêle. Il s'agit le plus souvent d'une
hernie duodénale complète. Or, l'incision directe de la paroi antérieure du sac, naturellement double à ce niveau (péritoine pariétal
postérieur et paroi du sac), est dangereuse, en raison des gros vaisseaux qu'on risque fort d'y rencontrer. Il vaut mieux déplacer le
sac, en le réclinant, ou au besoin, en le herniant en totalité à travers
l'incision pariétale suffisamment agrandie, et aller chercher l'orifice
herniaire qui se trouve en arrière, à droite ou à gauche de la colonne
vertébrale (hernie duodénale), contre la fosse iliaque droite, sous
le cæcum (hernie péricæcale), vers la fosse iliaque gauche, près du
promontoire (hernie intersigmoïde).

b) Après ouverture du ventre, le chirurgien ne découvre pas
de tumeurs rétro-péritonéales; ses recherches de la cause de l'obstruction sont infructueuses; il faut songer aux petites hernies rétro-
péritonéales et aller étudier les orifices. L'orifice des hernies duodénales sera cherché très haut, au-dessous de la racine du méso-
côlon transverse, à droite ou à gauche de la colonne vertébrale,
après avoir déplacé la masse de l'intestin grêle. En pinçant entre

les doigts la lèvre tranchante de l'orifice, on sentira battre les artères qui s'y trouvent (artère colique gauche ou artère mésentérique
supérieure à droite). L'orifice d'une hernie péricæcale sera cherché sous le cæcum, dans la fosse iliaque droite; celui d'une hernie
intersigmoïde, près du promontoire à gauche.

Quelquefois un simple déplacement de l'intestin coudé sur
l'orifice suffit pour libérer la hernie ; d'autres fois il existe un
étranglement serré: il faut débrider. Or, au moins pour les hernies
duodénales, la présence des artères que j'ai signalées plus haut,
rend ce débridement dangereux, sinon même impossible.

Bardenheuer pose des règles pour ces débridements ; elles comportent tant d'exceptions qu'elles n'existent plus. Il faut débrider
où on peut, en voyant ce qu'on fait, ou en coupant entre deux
pinces, s'il est possible. Il faut, au lieu de débrider, essayer de dilater. Quant au traitement de l'orifice, après réduction de la hernie,
il serait téméraire d'en conseiller la suture avec ou sans extirpation
du sac ; ce sont là des opérations à peu près irréalisables, au moins
dans la plupart des cas.

3) **Hernies diaphragmatiques**. — Les hernies diaphragmatiques sont
à rapprocher des hernies rétro-péritonéales. Congénitales ou trau-
matiques, elles se font toujours, si ce n'est dans le centre tendineux et à sa partie postérieure, du moins au voisinage de cette
région. C'est donc en arrière, vers le centre diaphragmatique, contre
la colonne vertébrale, que se trouve l'orifice à travers lequel passent
l'intestin et les viscères.

Pour atteindre une hernie diaphragmatique, on peut suivre deux
voies : la voie abdominale, conseillée par Laënnec; la voie thoracique, conseillée par Noorden, de Munich (1893).

En fait, mes recherches ne m'ont dévoilé que deux observations
où une intervention ait été faite, pour une hernie diaphragmatique
d'origine traumatique. C'est d'abord celle de Naumann (1888).
Ce chirurgien fit la laparotomie par le procédé de Kümmell,
constata la hernie constituée par le grand épiploon, le côlon et
la majeure partie de l'estomac, engagés dans un trou derrière le
centre tendineux ; mais il ne put réduire, malgré la dilatation de l'orifice. Le malade mourut. Naumann conseille de combiner la laparotomie à la thoracotomie, pour supprimer l'aspiration pleurale
sur le contenu de la hernie. C'est ensuite celle d'Abel (1893). Abel
posa le diagnostic, fit la laparotomie sus-ombilicale, réduisit du
côlon et de l'épiploon, ferma le ventre et perdit sa malade deux
heures après!

Quant à la voie thoracique transpleurale, qui a l'avantage, indiqué par Naumann, de supprimer l'aspiration thoracique sur le contenu herniaire, on conçoit qu'elle puisse permettre d'atteindre la hernie, de la réduire et de traiter l'orifice. On procéderait absolument comme s'il s'agissait d'un kyste hydatique supéro-postérieur du foie. Mais l'opération n'ayant rien de réglé, ce serait témérité que d'essayer de la décrire d'une façon précise. Conseiller d'inciser en arrière, à droite ou à gauche, suivant les signes qui permettraient de localiser la hernie d'un côté ou de l'autre, à la base du thorax; de réséquer dix à douze centimètres de la dixième et de la neuvième côte, d'ouvrir la plèvre (car la décoller serait trop difficile); de suivre la face supérieure du diaphragme, jusqu'à atteindre la hernie; de dilater l'anneau, mais non de le débrider (ce serait trop dangereux avec les respectables voisins qui règnent dans la région); de réduire, de réséquer le sac, de fermer l'orifice par la suture : c'est très bien, très facile à écrire, très séduisant même ; mais combien la pratique d'une pareille opération réserverait de désagréables surprises à l'opérateur ? C'est ce que le défaut d'expérience ne permet pas de préciser.

b) **Orifices mésentériques ou épiploïques.** — Les orifices mésentériques ou épiploïques sont normaux ou accidentels.

Les *hernies dans l'hiatus de Winslow* sont des hernies dans un orifice normal.

Pour rares qu'elles soient, on en observe cependant : Jonnesco (1890) en cite huit cas. Treves (1888) a tenté d'en opérer une : il fit la laparotomie, réduisit une anse grêle, mais ne put réduire le cæcum, le côlon ascendant et une portion du côlon transverse également engagés. Il abandonna l'opération et le malade mourut.

L'hiatus de Winslow est entouré en avant et en bas, par le canal cholédoque, par la veine porte, par l'artère hépatique et par l'artère gastro-duodénale droite, en arrière, par la veine cave inférieure (*Fig.* 331). On conçoit qu'un tel voisinage impose le respect au bistouri, surtout en cas de hernie et d'étranglement, alors que la tension de l'orifice en change les rapports et en rend l'accès difficile. C'est pourquoi, au lieu de débrider, il vaudrait bien mieux, je pense, chercher à dilater l'hiatus. Si toutefois la dilatation était impossible, il faudrait inciser avec les plus grandes précautions en bas et en dehors. Mais, si de ce côté on risque moins de couper le cholédoque, la veine porte et l'artère hépatique, les chances de blesser l'intestin ou un gros vaisseau seraient telles qu'il serait

préférable de créer une entéro-anastomose entre les deux chefs de
la hernie.

Les *hernies*, ou plus exactement les *étranglements dans des trous*
accidentels de l'*épiploon ou du mésentère*, sont plus communément
observées.

Au point de vue opératoire, il n'y a pas à ce sujet grand'chose à
dire. Il faut débrider l'orifice pour dégager l'intestin, en ayant soin

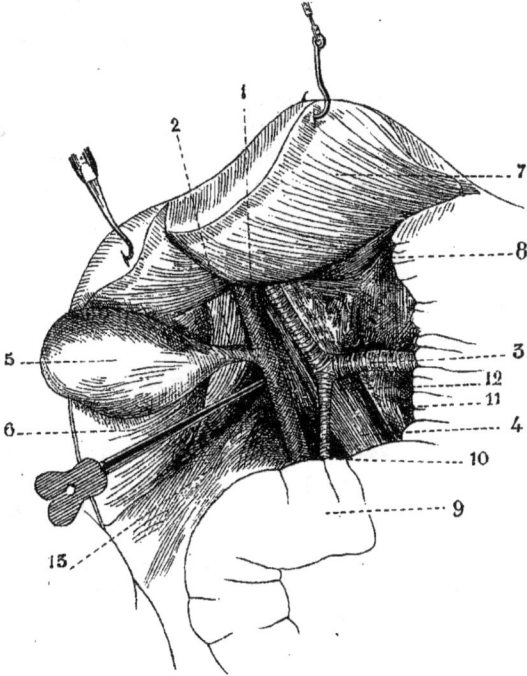

Fig. 331. — Rapports de l'hiatus de Winslow. — Le foie a été relevé ; la partie supérieure
du duodénum, abaissée ; le feuillet antérieur du petit épiploon ou épiploon gastro-hépa-
tique, enlevé.
Une sonde cannelée est engagée dans l'hiatus. — Derrière le pédicule vasculaire on aperçoit
le feuillet postérieur du petit épiploon. — 1, canal hépatique ; 2, canal cystique ; 3, artère
hépatique ; 4, veine porte ; 5, vésicule biliaire ; 6, lobe droit du foie ; 7, lobe gauche du
foie ; 8, lobule de Spiegel ; 9, duodénum ; 10, cholédoque ; 11, pancréas ; 12, artère gastro-
épiploïque droite ; 13, rein.

d'éviter les vaisseaux mésentériques ou épiploïques, qui peuvent
cheminer aux alentours. Toutefois, la blessure d'un de ces vaisseaux n'aurait en général qu'une médiocre importance, car il
serait facile de placer une pince et une ligature.

Au surplus, la section des vaisseaux n'est pas le seul écueil à éviter au cours du débridement, il y a aussi la blessure des anses voisines. Donc, pour opérer ce débridement, il importe d'y voir. Il faudra par conséquent, autant que possible, amener le mésentère ou l'épiploon perforé dans la plaie, afin d'opérer à ciel ouvert ; on débridera au bistouri ou mieux encore au ciseau.

D'ailleurs bien souvent, il s'agit là d'étranglement peu serré et la simple traction sans débridement suffit à dégager l'anse, qui est plutôt coudée sur le tranchant du bord de l'orifice que véritablement étranglée.

Quoiqu'il en soit, il est de toute nécessité, une fois l'anse dégagée, d'obturer l'orifice par une suture, pour se mettre à l'abri des récidives. Quant à l'anse étranglée, elle sera traitée comme toute anse étranglée ordinaire ; mais il faut savoir que l'étranglement peut être compliqué de volvulus, et agir en conséquence.

3° **Volvulus**. — Le volvulus est une des formes les plus graves de l'obstruction intestinale ; il importe donc d'agir contre lui avec décision et rapidité.

Les opérations conseillées pour réduire ou traiter le volvulus sont :

1. **Le lavement forcé**. — Treves a montré qu'il était plus nuisible qu'utile ; je ne crois pas devoir en indiquer la technique.

2. **Insufflation de gaz hydrogène**. — Senn déclare que c'est un procédé sans danger et qui, employé de bonne heure dans certains cas favorables, peut produire les meilleurs résultats. La technique consiste à vider par pression un ballon d'hydrogène, mis en communication avec l'intestin, au moyen d'une canule introduite par l'anus (Voir invagination, p. 290). En réalité, c'est un procédé peu pratique et peu efficace et dont le moindre défaut est d'augmenter le tympanisme.

3. **La laparotomie**. — Treves conseille la pratique suivante : laparotomie médiane ; découverte du volvulus, qui est attiré dans l'incision ; ponction de l'anse nouée. Quelquefois le volvulus se résoud spontanément : s'il n'en est pas ainsi, incision de l'anse au sommet du nœud, déploiement du volvulus et entérostomie au niveau de l'incision intestinale.

Je ne vois pas l'avantage de cette entérostomie sur une anse malade. Je pense qu'une fois le ventre ouvert et le volvulus en main, il faut chercher à dérouler l'intestin par de douces et méthodiques tractions au-dessus et au-dessous du nœud. Si on y parvient, on examinera de très près l'intestin pour y découvrir les lésions et les menaces de sphacèle, que l'on traitera suivant leur importance ; on fera l'entérorraphie latérale, si les lésions sont minimes ; l'entérectomie, si elles sont étendues. Certains volvulus se dénouent plus ou moins facilement, mais se reproduisent aisément ; on les reconnait à cela que, si l'intestin s'étale, le mésentère reste plissé, tordu, raide : il n'y a point à hésiter, il faut ici faire l'entérectomie, c'est-à-dire la résection de l'anse nouée, ou tout au moins l'entéro-anatomose. Si on ne parvient pas à dénouer le volvulus, la résection s'impose comme la seule et unique chance de salut.

Donc laparotomie. Volvulus réductible, et non récidivant, examiner et traiter l'anse comme une anse étranglée ordinaire ; volvulus réductible, mais récidivant, entérectomie ou entéro-anastomose ; volvulus irréductible, entérectomie.

Je ne saurais trop insister, en tout cas, sur ce fait, que, dans le traitement du volvulus, il faut considérer que la torsion aboutit à l'obstruction, en causant de l'étranglement, et que le traitement de l'obstruction par l'entérostomie ou l'entéro-anastomose ne suffit pas toujours à supprimer l'étranglement qui résulte de la torsion elle-même.

4° **Flexions et coudures.** — Elles sont produites par des adhérences qui fixent, en l'infléchissant, une anse à la paroi, ou qui accolent deux anses l'une à l'autre en canon de fusil.

La manœuvre opératoire consiste à détacher les adhérences ; cela n'est encore pas trop difficile ; mais il est moins aisé d'empêcher les récidives.

Il est démontré que les sections péritonéales, faites avec le thermo-cautère, aboutissent moins que toutes les autres à la formation d'adhérences ; il faudra donc, dans la mesure du possible, c'est-à-dire, sans risquer d'escharifier l'intestin, sectionner les adhérences au thermo, ou tout au moins toucher au thermo les plaies qui résulteront de la déchirure des adhérences.

Que si l'intestin, disséqué des adhérences qui le coudaient et l'infléchissaient, apparaît blessé au point que sa nutrition en soit forcément compromise, et, *a fortiori*, si l'intestin est déchiré, la résection s'impose.

Que si encore l'étendue des adhérences est si considérable, que la plaie intestinale, résultant de la dissection, apparaît comme étant forcément vouée à contracter de nouvelles adhérences, il faudrait réséquer.

A la vérité, ce sont là des cas qui ne sont simples qu'en apparence ;

certains péritoines, et je parle de ce que j'ai vu, fabriquent des adhérences, c'est-à-dire font de la péritonite plastique avec une désespérante facilité. Les manipulations même de la laparotomie suffisent à l'y inviter et deviennent la source de récidive des flexions et des coudures.

Pour éviter la récidive de certaines obstructions intestinales par coudures, du côlon en particulier, Villemin (1896) conseille de faire une opération qu'il nomme *entéropexie* et qui consiste à fixer l'intestin, sur une longue étendue, à la paroi abdominale, par des sutures appropriées.

J'ai eu sous les yeux le texte de l'observation présentée par Villemin à la Société de Chirurgie; la technique suivie par ce chirurgien est celle de la colopexie (Voir cette opération).

5° **Rétrécissements**. — Les rétrécissements sont cicatriciels ou néoplasiques.

Les rétrécissements cicatriciels doivent être traités par l'entérectomie ou par l'entéroplastie.

L'Entéroplastie est l'opération qui consiste à inciser longitudinalement l'intestin rétréci (rétrécissement cicatriciel), puis à suturer la plaie transversalement.

C'est l'application, aux rétrécissements de l'intestin grêle, de l'opération imaginée par Heinecke-Mikulicz (pyloroplastie), pour les rétrécissements du pylore.

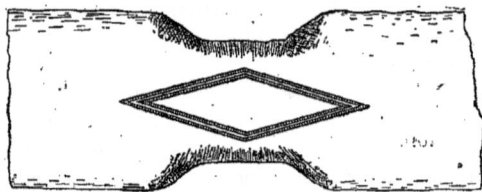

Fig. 332. — Résection losangique de l'intestin pour rétrécissement. — Entéroplastie.

A ma connaissance, Péan (1890) a bien pratiqué l'entéroplastie pour un rétrécissement de la valvule iléo-cæcale, mais non pas pour un rétrécissement de l'intestin grêle.

Quoiqu'il en soit, pour opérer, il faut inciser le rétrécissement dans toute sa longueur. On obtient ainsi une plaie losangique que l'on réunit transversalement (*Fig.* 332 et 333).

Il suffit d'y réfléchir, pour voir que l'entéroplastie n'est applicable qu'aux rétrécissements très courts. Plus le rétrécissement sera long plus il faudra, en effet, une incision longue. Or, plus l'incision sera longue, plus on coudera l'intestin en suturant transversalement.

Il pourra même se faire, lorsque l'incision sera plus longue que

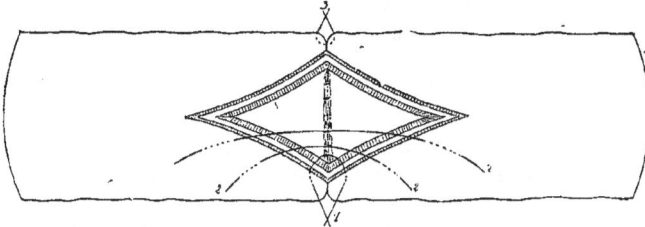

Fig. 333. — Suture de la fente. — 1, Suture muco-muqueuse; 2, 2, 3, Sutures séro-séreuses.

le diamètre de l'intestin normal, que la suture transversale devienne une mauvaise suture en croix.

Les rétrécissements néoplasiques sont opérables ou inopérables : l'entérectomie pour les opérables, l'entéro-anastomose pour les inopérables, sont les opérations de choix.

6° **Dilatation**. — C'est une lésion et une cause d'obstruction que l'on observe presque exclusivement sur le côlon ; l'entérostomie me paraît l'opération à faire.

7° **Corps étrangers**. — Taille intestinale.

8° **Invagination**. — Les opérations, pratiquées pour traiter les invaginations, sont :

1° *L'insufflation de gaz hydrogène par le rectum.*
2° *L'entérostomie.*
3° *La laparotomie.*

1° **L'insufflation d'hydrogène par le rectum** a été conseillée par Senn (1888). Le matériel nécessaire est un ballon de caoutchouc rempli d'hydrogène, dont le tube d'évacuation est muni d'une canule.

Le malade doit être anesthésié. La position varie : les uns conseillent le décubitus latéral, les cuisses et les jambes en demi-flexion, pour obtenir le relâchement complet de la paroi abdominale ; d'autres préfèrent, et je suis du nombre, le décubitus dorsal dans la position de la taille, le bassin relevé.

La canule est introduite profondément dans l'anus et, sur elle, la main d'un aide serre les fesses. Une pression douce et régulière est alors exercée sur le réservoir. Senn précise et dit que cette pression ne doit pas excéder un kilo par pouce carré. La difficulté est d'arriver en pratique à cette précision ; j'estime que, sans un gazomètre, c'est une impossibilité. Heureusement que ce n'est pas une nécessité ! Donc, pressez régulièrement et doucement sur le ballon ; le résultat obtenu sera satisfaisant.

La désinvagination résulte de la distension de l'étui invaginant ; le gaz s'insinue dans le cul-de-sac, où l'invaginant se continue avec l'invaginé, distend ce cul-de-sac, qui ne peut s'amplifier et s'étendre que grâce à la réduction de l'invagination, car l'invaginant est fixe, tandis que l'invaginé est mobile, puisqu'il s'est mobilisé pour s'invaginer.

La réduction est annoncée par la diminution brusque de la résistance dans le ballon ; mais la rupture de l'intestin peut produire le même effet. Toutefois, s'il s'agit d'une réduction, le ventre se distend graduellement et la matité hépatique persiste ; tandis que, s'il s'agit d'une rupture, l'abdomen se tympanise subitement et uniformément, et la matité hépatique disparaît.

En réalité, procédé *a priori* séduisant, mais aveugle et dangereux, car on ne sait jamais si l'intestin est en état de supporter la pression gazeuse, tandis que l'on sait bien que l'invagination aboutit vite au sphacèle et à la perforation, car c'est le pire des étranglements internes.

Au surplus, alors qu'il est souvent si difficile, pièces en mains, après laparotomie, d'obtenir la désinvagination par traction ou expression (voir plus loin), combien il y a peu de chances de réussir par un procédé si peu méthodique et si peu chirurgical !

2° **L'entérostomie.** — C'est un palliatif contre l'obstruction, mais point un traitement de l'invagination ; celle-ci n'est pas supprimée, et dans bien des cas elle a continué son œuvre, produisant le sphacèle, la perforation et la péritonite. Dans l'invagination, on peut dire que l'obstruction est un phénomène secondaire et de peu d'importance ; les troubles de nutrition de l'intestin sont autrement graves et menaçants et ils continuent d'évoluer, alors même que le bout supérieur est évacué.

L'indication de l'entérostomie est faite des contr'indications de deux autres opérations, à savoir : malade en collapsus ou très déprimée.

3° **La laparotomie.** — Elle doit être faite, en règle générale, sur la ligne médiane.

Elle permet trois opérations : 1° la *désinvagination;* 2° l'*entéro-anastomose;* 3° la *résection.*

1o **Désinvagination.** — La désinvagination se fait par *traction* ou *expression*.

a) TRACTION. — Le chirurgien, saisissant le bout invaginé au-dessus et le bout invaginant au-dessous de l'invagination, exerce en sens inverse de douces tractions pour dérouler l'invagination. Tel est le principe. Mais l'œdème résultant de la stase veineuse et de l'inflammation, surtout du côté du bout invaginé, constitue un premier obstacle. Pour lever cet obstacle, il est bon de faire précéder la traction d'une sorte de massage très doux, mais continu, de l'invagination.

Des adhérences peuvent encore s'être formées, qui unissent les deux bouts invaginés et s'opposent à la réduction. Rydygier (1887) conseilla de rompre ces adhérences, par l'introduction et la circumduction du doigt entre les deux cylindres ; mais il faut bien savoir que cette manœuvre expose à la rupture et qu'il importe de procéder avec la plus grande prudence. Quant à la traction elle-même elle doit être d'une extrême douceur et agir, plutôt par sa continuité que par sa vigueur, sous peine d'aboutir à la déchirure de l'intestin devenu extrêmement fragile.

b) EXPRESSION. — Je ne sais où j'ai vu conseiller ce moyen de désinvagination. Après avoir libéré les adhérences qui peuvent unir les deux intestins, au lieu de tirer sur les deux bouts, on fixe d'une main le bout invaginant, au-dessous de l'extrémité du bout invaginé ; puis on saisit et on comprime l'intestin de bas en haut, c'est-à-dire du sommet de l'invagination à sa base, faisant ainsi une sorte de taxis du bout invaginé, à travers l'invaginant. En réalité, c'est la combinaison du massage intestinal avec un mouvement d'expression.

Roser conseille, lorsque l'on a obtenu la désinvagination, de suturer toute la zone invaginée à la paroi abdominale, pour éviter les récidives ; mais la récidive est peu probable, et cette fixation d'une anse à la paroi risque fort d'aboutir à une coudure.

Senn préfère raccourcir le mésentère, en le ployant parallèlement à l'intestin. Mais ne risque-t-on pas ainsi de compromettre la circulation mésentérique et, par conséquent, la vitalité de l'intestin?

La désinvagination ne réussit pas toujours; deux ressources s'offrent alors au chirurgien : l'entéro-anastomose ; l'entérectomie.

La technique de ces deux interventions est connue du lecteur; je me bornerai donc à rappeler leurs indications respectives.

2° **Entéro-anastomose.** — L'entéro-anastomose serait l'opération de choix, si l'obstruction étant complète ou presque complète, il n'y avait pas à craindre de sphacèle et de perforation de l'intestin engainant ; mais c'est là l'exception.

3° **Entérectomie.** — L'entérectomie s'impose, s'il y a sphacèle et menace de perforation.

L'entérectomie peut être faite, et est faite le plus généralement, par le procédé classique. Cependant Maunsell propose, pour l'invagination chronique, le procédé suivant.

PROCÉDÉ DE MAUNSELL. — Sur l'intestin invaginant, à la limite de l'invagination, faites une incision longitudinale assez longue, c'est-à-dire de 8 à 10 cent.(*Fig.* 334). Allez chercher l'intestin invaginé, saisissez-le avec deux pinces érignes, attirez-le, herniez-le en tota-

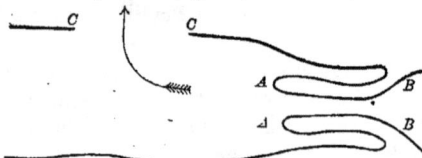

Fig. 334. — Schéma de sections longitudinales de l'intestin, montrant une invagination irréductible aiguë et sa méthode de traitement par le procédé de Maunsell. — C,C, ouverture longitudinale faite sur le bord supérieur de l'invaginante; A,A, sommet de l'invaginée ; B,B, col de l'invaginée.

lité hors de l'incision longitudinale, jusqu'à y entraîner le collet de l'invagination. Après avoir fixé l'intestin hernié par deux broches passées au ras de l'incision, réséquez-le et traitez les deux sections

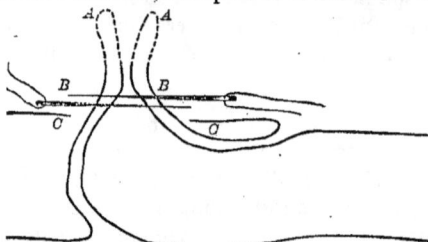

Fig. 335. — Méthode de traitement de l'invagination irréductible aiguë de Maunsell. — Suture. — Même légende que ci-dessus.

intestinales suivant le procédé d'entérorrhaphie circulaire de Maunsell. C'est-à-dire placez les 22 sutures, réduisez et fermez la plaie longitudinale (*Fig.* 335).

Le procédé est ingénieux, au moins pour les invaginations de petite longueur. Pour les invaginations longues, il serait difficile de hernier tout l'intestin malade à travers l'incision longitudinale; aussi l'entérectomie par le procédé classique me paraît-elle alors devoir être préférée.

9° **Opérations dans des cas sans diagnostic précis.** — Il est arrivé parfois que, par des manœuvres externes, le chirurgien a pu, sans diagnostic d'une précision scientifique, obtenir la disparition des accidents; il me paraît intéressant de signaler ici l'exemple suivant :

Baschinsky (1885), dans un cas qu'il dénomme « incarcération du côlon transverse dans la cavité rétro-utérine » et où il existait une tumeur du volume d'une pomme dans le cul-de-sac postérieur, réussit à faire cesser les accidents d'obstruction bien caractérisée, en introduisant la main dans le rectum, la malade étant dans la position genu-pectorale, et en repoussant la tumeur dans le ventre, après avoir fait des mouvements de massage des reins et du pubis au nombril.

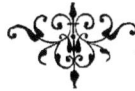

TROISIÈME PARTIE

OPÉRATIONS SUR LA RÉGION ILÉO-CÆCALE.

I. — GÉNÉRALITÉS.

Le cæcum, avec son appendice d'une part, l'extrémité inférieure de l'iléon, d'autre part, et enfin la valvule, qui sépare ces deux intestins, constituent, à la fois, une région anatomique et une région chirurgicale, distinguée, à juste titre, des régions voisines, en raison de l'originalité des affections qui se localisent, et des opérations qui se pratiquent sur ces organes.

II. — CONSIDÉRATIONS ANATOMIQUES.

Les limites anatomiques de la région iléo-cæcale sont peu précises. Du côté de l'iléon, on place arbitrairement la limite à cinq centimètres de la valvule. Du côté du cæcum, on convient en général que le cæcum finit, et que le côlon ascendant commence, là où le gros intestin prend un méso. D'après les recherches de Bardeleben (1849), de Luschka (1861), et surtout de Tuffier (1887), il est reconnu, en effet, que le cæcum est entouré de péritoine sur toutes ses faces et flotte librement dans la cavité abdominale. Il s'ensuit, puisque l'iléon a un méso et que ce méso se continue avec celui du côlon ascendant, que l'anastomose iléo-cæcale se fait à la limite supérieure du cæcum, et qu'en fait, lorsque le chirurgien pratique une résection iléo-cæcale, la section porte bien sur l'iléon, mais point sur le cæcum lui-même.

L'appendice, sans avoir de méso véritable, est souvent suivi, sur une étendue variable, par un repli péritonéal flottant, sur le bord duquel rampe l'artère appendiculaire.

La valvule iléo-cæcale est produite par l'invagination de l'iléon dans le cæcum. Elle apparaît sous forme d'un bourrelet transversal simulant une véritable bouche, avec lèvres saillantes et commissures. Je dois à mon ami et savant collègue Charpy l'excellent schéma ci-contre (*Fig*. 336), qui, mieux que toute description, représente la forme et l'apparence de la valvule sur laquelle on peut avoir à opérer. Le détail de la coupe de la valve supérieure grossie montre que les valves sont formées par une invagination des tuniques profondes de l'intestin grêle (muqueuse, sous-muqueuse et couche musculeuse circulaire), et que les tuniques superficielles n'y prennent pas part.

Il importe enfin de préciser la situation du cæcum dans l'abdomen. Le cæcum est situé dans la fosse iliaque droite qui lui sert de

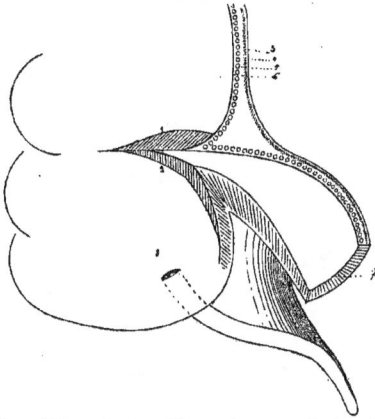

Fig. 336. — Région iléo-cæcale, coupe de la valvule : 1, lèvre supérieure de la valvule ; 2, lèvre inférieure de la valvule ; 3, séreuse ; 4, couche musculeuse longitudinale ; 5, couche musculeuse circulaire ; 6, muqueuse ; 7, iléon ; 8, cæcum.

nid; il y est couché, descendant jusqu'à l'arcade crurale, si bien qu'il remplit presque complètement la moitié supéro-externe du sinus de l'angle formé par la paroi abdominale et la fosse iliaque. Le cæcum est donc en rapport direct avec la fosse iliaque en arrière, la paroi abdominale en dehors et en avant, le muscle psoas et l'intestin grêle en dedans. Telle est la situation habituelle du cæcum ; je n'ai pas à tenir compte des exceptions.

Je décrirai dans ce chapitre les opérations qui se pratiquent :

1. Sur la région péri-cæcale : *Incision des abcès péri-cæcaux.* — 2. Sur le cæcum : *Cæcostomie; Résection du cæcum.* — 3. Sur l'appendice : *Résection de l'appendice.* — 4. Sur la valvule de Bauhin : *Résection de la valvule ; divulsion ; Entéroplastie.* — 5. Sur la région iléo-cæcale proprement dite : *Résection Iléo-cæcale ; iléocolostomie.*

I. — OPÉRATIONS SUR LA RÉGION PÉRI-CÆCALE.

CHAPITRE I.

INCISION DES ABCÈS PÉRI-CÆCAUX.

Si les abcès péri-cæcaux peuvent avoir pour origine une typhlite vraie, ils dépendent le plus souvent d'une appendicite. Mais si l'appendicite est la cause, c'est l'abcès qui constitue le danger, à telles enseignes qu'on peut se borner à traiter l'abcès, en respectant l'appendice malade. Il convient donc d'étudier à part l'ouverture des abcès péri-cæcaux d'abord, la résection de l'appendice ensuite.

A quelques rares exceptions près, les abcès péri-cæcaux ou péri-appendiculaires siègent dans la cavité péritonéale, où ils sont enkystés par des anses intestinales soudées au moyen d'adhéren-ces. Il faut donc ouvrir la cavité péritonéale pour atteindre ces abcès.

Technique opératoire. — 1. Anesthésie. — L'anesthé-sie locale par la cocaïne peut suffire. Cependant, l'immobilité et par conséquent la confiance de l'opéré, sont indispensables ; un faux mouvement risque de causer la rupture ou la déchirure d'adhéren-ces protectrices. En outre, la manipulation intestinale, nécessitée par la résection de l'appendice, qui est le complément habituel de l'ouverture des abcès, le lavage de la cavité purulente, comportent une douleur non cocaïnisable ; c'est pourquoi je préfère l'anes-thésie générale.

2. Antisepsie. — C'est l'antisepsie commune à toutes les opéra-tions. Il faut, en outre, prévoir le lavage de la cavité purulente au moyen de l'eau boriquée à 4 o/o ou de l'eau bouillie, voire même de la solution de permanganate à 1/1000.

3. Instruments. — Aucun instrument spécial n'est nécessaire.

4. Aides. — Aides habituels.

Manuel opératoire. — J'étudierai : 1° *le choix de l'incision;* 2° *le procédé d'évacuation du pus*.

1° Choix de l'incision. — 1. PROCÉDÉS DE GERSTER. — Gerster (1890) dans un mémoire bien connu, a montré que les abcès péri-cæcaux, évoluaient dans cinq directions :

1). *Evolution antéro-externe ou ilio-inguinale.*
2). *Evolution postérieure ou lombaire.*
3). *Evolution antérieure.*
4). *Evolution inférieure ou pelvienne ou encore rectale.*
5). *Evolution méso-cœliaque.*

On pourrait y ajouter : *l'évolution paradoxale*, c'est-à-dire à gauche, dans la fosse iliaque.

Pour chacune de ces évolutions, Gerster conseille une incision et même une opération spéciale.

Pour l'évolution ilio-inguinale, c'est l'incision classique, celle de la ligature de l'iliaque primitive.

Pour l'évolution antérieure, c'est l'incision, soit sur le bord extérieur du muscle droit, soit sur la ligne blanche, au voisinage de l'ombilic ; en réalité, sur la partie saillante de la tumeur. Mais Gerster remarque que dans les cas de ce genre, l'adhérence de l'abcès à la paroi étant parfois fort limitée, l'incision de laparotomie peut la manquer. Il conseille alors d'introduire la main dans le ventre par l'incision médiane, de chercher l'abcès, que l'on reconnaît à la masse pâteuse formée par l'intestin qui l'enkyste, d'appliquer et de fixer l'abcès contre la paroi, de le ponctionner (!) et d'inciser sur le trocart, à travers la paroi, bien en face de l'abcès.

Pour l'évolution postérieure ou lombaire, c'est l'incision parallèle à la crête iliaque ou encore l'incision lombaire, celle de la néphrotomie. Gerster conseille encore ici dans les cas difficiles de s'éclairer par une laparotomie médiane exploratrice.

Pour l'évolution inférieure ou rectale, ce serait l'incision rectale ou pararectale, c'est-à-dire à travers le rectum lui-même ou à droite du sacrum, le long du rectum.

Enfin pour l'évolution méso-cæliaque, où l'abcès se collecte et s'enkyste au sein des anses intestinales, sans relation avec la paroi, il faudrait faire la laparotomie médiane ou, en dehors du muscle droit, découvrir le paquet intestinal, au centre duquel est l'abcès, le dissocier, surprendre l'apparition d'une goutte de pus, tarir la collection par le pertuis et enfin l'ouvrir, l'assécher, l'asepsier, la drainer.

En vérité, Gerster a compliqué à plaisir la question. Il est très exact que les abcès péri-cæcaux évoluent en sens variable, et l'auteur américain a bien indiqué les caprices de leur orientation ; il est très exact encore que, lorsque l'abcès évolue en arrière, en avant ou dans la cavité pelvienne et y proémine, il faut ouvrir sur la tumeur, c'est un principe élémentaire en chirurgie. Mais s'ensuit-il qu'il faille inviter le chirurgien, non pas seulement à fouiller le diagnostic, souvent impossible, de cette évolution, mais encore à s'éclairer d'une laparotomie exploratrice pour déterminer le siège de l'incision ? Assurément non. Il y a là une exagération et un déplorable oubli de ce principe de saine chirurgie opératoire qui commande, par respect de l'opéré, la simplification *maxima* de l'opération. Est-il donc indifférent d'ouvrir le ventre d'un malade, qui suppure et d'aller manipuler son abcès enkysté dans des anses intestinales? N'y a-t-il là aucun risque de rompre les adhérences et d'inoculer le péritoine, jusqu'ici intact ? Quant à moi pareille intervention me répugne et je ne l'entreprendrai pas. Aussi bien l'expérience a heureusement appris qu'une seule incision, l'incision classique, suffit à tous les cas. Roux, de Lausanne, l'a parfaitement montré, et la technique qu'il conseille reste la meilleure.

2° PROCÉDÉ DE ROUX (1890). — Roux part de ce principe, que l'abcès siège autour de l'appendice « à l'extrémité du cæcum, dans l'angle formé en haut par cet intestin, en arrière et en dehors par la fosse iliaque. Cet espace est borné, en dedans, par les anses grêles, en avant, par le péritoine pariétal antérieur ou par des anses accolées, et par l'épiploon interposé. En pénétrant dans cette loge hypothétique par le bord externe de la fosse iliaque, on peut refouler en dedans tout ce qu'on rencontre (épiploon, anses soudées) et rester en dehors de la cavité péritonéale libre, pourvu qu'on ne prolonge pas trop les décollements en bas et en dedans ».

Pratiquez donc une incision de quinze à dix-huit centimètres parallèle au ligament de Fallope, à un travers de doigt en avant de l'épine iliaque, mi-partie au-dessus, mi-partie au-dessous de cette épine : pénétrez couche par couche jusqu'au fascia transversalis, sans vous laisser arrêter par l'infiltration et l'œdème des couches musculaires, car elles indiquent bien que vous marchez au foyer. Arrivé sur le péritoine, ouvrez-le dans la partie supéro-externe de la plaie; vous découvrez le cæcum. Souvent le pus jaillit; sinon, engagez le doigt entre la paroi abdominale et la face externe du cæcum et pénétrez derrière cet intestin : vous trouverez là le pus des abcès à évolution postérieure.

Si vous ne trouvez rien, agrandissez l'incision du péritoine par en bas et explorez la fosse iliaque, en respectant les adhérences antérieures ; cherchez à atteindre l'insertion cæcale de l'appendice ; suivez celui-ci jusqu'à son extrémité; quelle que soit l'évolution de l'abcès, vous ne pouvez manquer de le trouver ; n'oubliez pas que bien souvent il existe des fusées pelviennes.

Aidez-vous d'ailleurs, dans les cas difficiles à évolution antérieure ou méso-cæliaque, en appliquant une main sur la paroi abdominale ; elle fixera le paquet intestinal et l'abcès, et servira grandement vos recherches.

Par le procédé de Roux et l'incision ilio-inguinale, un chirurgien prudent et expérimenté parviendra toujours à découvrir et à ouvrir tous les abcès péri-cæcaux et péri-appendiculaires, quel que soit le sens de leur évolution. Il ne faut pas perdre de vue, en effet, que si l'abcès évolue, c'est-à-dire fuse en telle ou telle direction, le point de départ en est toujours le même, à savoir, le cæcum ou l'appendice. Or, en atteignant ces organes, on atteint l'abcès à son point de départ, ce qui est le principal ; la poursuite des fusées s'impose évidemment, mais elle devient alors simple et sûre, aussi bien que la poursuite d'un ruisseau, quand on est à sa source.

3° Procédé de Max Schuller. — Max Schüller (1889) préconise, pour tous les cas, l'incision sur le bord externe du muscle droit. C'est condamner à ouvrir la loge péritonéale intacte et en risquer l'inoculation dans tous les cas.

4° Procédé de Gaston. — Gaston (1888) adopte le procédé de Max Schüller dans des cas exceptionnels ; mais en règle, il n'incise pas : il ponctionne, aspire et draine. Ou bien cette pratique est aveugle et dangereuse au début de la maladie, alors que l'abcès n'est pas collecté ; ou bien elle est timide et insuffisante, lorsque l'abcès collecté soulève nettement la paroi.

5° Procédé de Jalaguier. — Préoccupé de prévenir les éventrations qui surviennent souvent après l'incision simple dans la fosse iliaque, d'après la technique de Roux, Jalaguier (1897) a imaginé le procédé suivant, surtout applicable à la résection à froid de l'appendice.

Sur le milieu de l'espace qui sépare l'épine iliaque antéro-supérieure de l'ombilic, on fait une incision de huit ou dix centimètres, parallèle au bord externe du muscle droit. On fend l'aponévrose du grand oblique dans toute la longueur de la plaie. La lèvre interne de l'incision tendino-aponévrotique est fortement réclinée en dedans pour découvrir la partie externe de la face antérieure du grand droit enfermé dans sa gaine. Cette gaine est incisée dans toute la longueur de la plaie, à un centimètre et demi en dedans du bord externe. La lèvre externe de cette incision est disséquée de dedans en dehors, jusqu'au bord externe du muscle ; on dégage le bord externe du muscle et on le refoule en dedans, où deux écarteurs le maintiennent, laissant voir la paroi postérieure de la gaine. Celle-ci (fascia transversalis) est incisée à un centimètre et demi en dedans du sommet de l'angle dièdre formé par sa réunion avec le feuillet antérieur. On fend en même temps le péritoine. Les sections aponévrotiques ne sont donc pas superposées. On arrive ainsi sans difficulté sur le cæcum et l'appendice. Pour la reconstitution, il faut suturer en même temps le péritoine et le fascia transversalis ; les écarteurs étant abandonnés, on voit alors le grand droit revenir à sa place et recouvrir le plan profond de la suture. Le bord externe de ce muscle est fixé à la partie moyenne de l'angle dièdre formé par la divergence des deux parois de la gaine. Puis, au devant de ce muscle, on rapproche les deux bords de l'incision pratiquée sur le feuillet antérieur de la gaine. Un troisième plan de suture est appliqué sur le tendon aponévrotique du grand oblique.

Ainsi, d'une part, le grand droit étant replacé dans sa gaine, les deux sutures profondes sont séparées par toute l'épaisseur de ce muscle et, d'autre part, la suture du grand oblique est placée très en dehors des deux premières : nouvelle condition favorable à la solidité de la paroi.

6° PROCÉDÉ DE GÉRARD MARCHAND.— Gérard Marchand (1896) fait remarquer qu'il existe des abcès extra-péritonéaux, rétro-cæcaux, pré-cæcaux ou dans la fosse iliaque. Pour les cas de ce genre il faut décoller le péritoine sans l'ouvrir.

7° PROCÉDÉ DE GRINDA. — Grinda (de Nice) (1897) préconise une incision lombo-iliaque qui, suivant dans sa moitié supérieure le bord externe de la masse sacro-lombaire, s'incurve dans sa moitié inférieure pour se prolonger parallèlement à la crête iliaque jusqu'à 3 centimètres de l'épine iliaque antérieure et supérieure.

Cette incision ne serait bonne que si le diagnostic d'un abcès rétro-cæcal était sûrement posé ; mais même alors elle n'est pas indispensable. Dans tous les autres cas, elle me paraît mauvaise, car elle ne conduit pas sûrement sur l'appendice, ni par conséquent sur les foyers péri-appendiculaires plus ou moins aberrants.

2° Procédés d'évacuation du pus. — Deux procédés sont employés : *le procédé classique en un temps*, où l'on incise et fouille jusqu'à découvrir le pus, dans une même séance ; *le procédé en deux temps.*

Gerster, Roux, Max Schüller, etc., recommandent et emploient avec la majorité des chirurgiens le procédé en un temps.

Sonnenburg, Quénu, Monod, Schwartz procèdent en deux temps.

1º PROCÉDÉ DE SONNENBURG. — Sonnenburg incise la paroi jusqu'au péritoine exclusivement, ponctionne, aspire, pour constater la présence du pus. S'il obtient du pus, il poursuit l'incision. S'il n'en obtient pas, il tamponne et attend. D'après ce chirurgien, quelle que soit la position et l'évolution de l'abcès, le pus ne peut manquer de venir à l'incision. Etrange illusion que bien des catastrophes ont démentie !

2º PROCÉDÉ DE QUÉNU. — Quénu (1893) incise, ouvre le péritoine ; s'il tombe immédiatement sur l'abcès, il lave, évacue et draine. S'il ne découvre que des anses intestinales saines, il ne cherche pas l'abcès, il se contente de mettre un drain et une lanière de gaze ; puis il attend, ayant confiance que le drain et la lanière appelleront et conduiront le pus dans l'incision.

« Il est sans exemple, dit Quénu, que l'abcès ne se dirige pas du côté où il rencontre le moins de résistance, du côté où d'avance a été établi le drainage. »

Ch. Monod et Schwartz opèrent comme Quénu ; mais la majorité des chirurgiens estiment que c'est là une pratique timide et qui peut être dangereuse, le pus pouvant très bien ne pas répondre à l'invitation du drain et de la lanière.

Accidents et suites opératoires. — L'incision des abcès péri-cæcaux peut donner lieu à deux accidents, à savoir : 1º la blessure de l'intestin ou sa perforation spontanée ; 2º la déchirure des adhérences péritonéales qui enkystaient l'abcès et l'inoculation consécutive du péritoine.

La blessure de l'intestin se traite par la suture, la perforation spontanée par le drainage. Si une fistule stercorale s'établit, elle sera traitée suivant les règles que j'ai indiquées.

Quand à la déchirure des adhérences, un bon drainage, bien placé dans la déchirure elle-même, suffit à en prévenir les complications. Que si le péritoine est inoculé et qu'une péritonite se déclare, le lavage du péritoine, par la laparotomie médiane, devient la seule ressource.

II. — OPÉRATIONS SUR LE CÆCUM.

CHAPITRE I.

COLOSTOMIE CÆCALE OU CÆCOSTOMIE.

Synonymie. — *Cæcoproctie-Entéroproctie cæcale.*

Définition. — La colostomie cæcale ou cæcostomie est l'opération qui consiste à ouvrir un anus artificiel sur le cæcum. En réalité et au point de vue opératoire, la cæcostomie n'est qu'une variété d'entérostomie. Au lieu du côlon, ou de l'intestin grêle c'est le cæcum que l'on ouvre.

Historique. — L'histoire de la cæcostomie se confond avec celle de l'entérostomie ou de la colostomie. Qu'il me suffise donc de dire que cette opération a été, pour la première fois, pratiquée par Pillore en 1770, dans un cas de cancer du côlon ; qu'Amussat l'a encore exécutée de propos délibéré en 1841, dans un cas d'obstruction colique dont il ignorait le siège ; et que, depuis lors, elle a été maintes fois pratiquée au cours de laparotomies pour obstruction intestinale.

Technique opératoire. — Anesthésie, antisepsie, instruments, aides. — Je n'ai rien à ajouter à ce que j'ai dit en traitant de l'entérostomie, pour ce qui concerne l'anesthésie, l'antisepsie, les aides, les instruments et les conditions habituelles de l'opération.

Je suppose que le chirurgien entreprend la cæcostomie de propos délibéré.

Manuel opératoire. — Procédé classique. — On a prétendu que l'on pouvait exécuter la cæcostomie, soit par la méthode dite de Littré (voie antérieure et transpéritonéale), soit par la méthode dite de Callisen (voie postérieure ou lombaire et extra-péritonéale). Or, à supposer que l'on puisse découvrir le cæcum par une incision lombaire, c'est une illusion de penser que l'on puisse parvenir sur cet intestin, à travers son méso, puisqu'il n'en a point, étant, comme je l'ai dit, enveloppé de péritoine sur toutes ses faces, et flottant libre dans la cavité péritonéale.

D'ailleurs le cæcum n'est pas dans la fosse lombaire, il est dans la fosse iliaque; ce serait par conséquent le côlon ascendant et non pas le cæcum, que l'on atteindrait par l'incision postérieure. C'est, dès lors, l'incision antérieure qu'il faut toujours choisir. Tracez donc, à un ou deux travers de doigt en dedans de l'épine iliaque antérieure et supérieure, une incision de dix centimètres, parallèle à l'arcade crurale et dont le milieu corresponde à l'épine.

Incisez et hémostasiez couche par couche, ouvrez le péritoine dans toute l'étendue de la plaie. Vous devez trouver là le cæcum en bas, le commencement du côlon ascendant en haut. Mais ce n'est pas le côlon qu'il faut ouvrir : c'est le cul-de-sac du cæcum lui-même; sans quoi vous ménagerez, en ce cul-de-sac, un réservoir où s'accumuleront les matières fécales; et, au contraire, en ouvrant le fond du cæcum, vous êtes sûr que les matières venues de l'iléon ne remonteront pas le côlon ascendant et seront entièrement éva-cuées.

Donc, cherchez en suivant en bas le côlon, cherchez le fond du cæcum dans le sinus de l'angle dièdre dessiné par la paroi abdo-minale et la fosse iliaque, angle dont le sommet est l'arcade crurale: reconnaissez-le bien à son appendice, que vous ferez bien d'amener dans la plaie, pour le réséquer sans regret ; fixez-le aux lèvres de l'incision et ouvrez-le suivant l'un des procédés que j'ai indiqués au chapitre de l'entérostomie.

Indication. — Rétrécissement inopérable du côlon ascen-dant ; mais l'iléo-colostomie est sans contredit bien préférable.

CHAPITRE II.

RÉSECTION DU CÆCUM.

Définition. — La résection du cæcum est l'opération qui consiste à enlever soit le cœcum en entier, soit une portion du cæcum.

La résection du cæcum en entier se confond tellement, au point de vue opératoire, avec la résection iléo-cæcale, puisqu'elle nécessite la section et l'anastomose de l'iléon, que la description des deux opérations doit être confondue.

Quant à la résection partielle, c'est principalement en cas de typhlite tuberculeuse que le chirurgien se trouve amené à l'exécuter; peut-être aussi dans quelques cas rares d'épithélioma limité à la paroi de cet intestin.

Historique. — Il se confond avec celui de la typhlite et de la pérityphlite tuberculeuse.

Technique opératoire. — Anesthésie. — Antisepsie. — Instruments. — Aides. — Comme d'habitude.

Manuel opératoire. — L'incision iliaque conduit sur le cæcum et auparavant sur la pérityphlite tuberculeuse. Celle-ci est enlevée par une dissection plus ou moins laborieuse, qui conduit sur l'intestin et l'emporte même quelquefois. Si l'intestin malade n'est pas intéressé par la dissection, après ou sans coprostase, le chirurgien circonscrit la lésion par deux incisions elliptiques, soit transversales, soit longitudinales; puis il excise la partie malade et réunit par la suture les deux lèvres de la plaie.

Quelquefois, en cas de pérityphlite tuberculeuse, la muqueuse, restée saine, a pu être respectée; la suture plisse alors la muqueuse, en réunissant les lèvres de la séreuse et de la musculeuse.

L'opération est simple; l'important est de dépasser les limites du mal et de ne pas rétrécir le côlon par la suture. Il vaudrait mieux réséquer tout le cæcum et anastomoser l'iléon sur le côlon que de risquer le rétrécissement. Mais, si la résection partielle du cæcum est en elle-même une opération simple, l'extirpation des lésions péricæcales, dans le cas de pérityphlite tuberculeuse, complique grandement la situation. Il n'est pas possible de formuler de règles précises pour cette dernière opération, tant est variable la disposition des lésions. Toutefois que l'on n'oublie pas que bien souvent le foyer tuberculeux péricæcal n'est qu'une localisation d'une péritonite tuberculeuse à forme ulcéreuse et que, dans ces conditions, il est pour le moins inutile d'imposer au malade une intervention étendue et grave. Que l'on n'oublie pas en outre que la pérityphlite tuberculeuse peut n'être pas ulcéreuse, et, dansce cas, l'ouverture et le lavage du foyer suffisent à procurer la guérison, tout comme la simple laparotomie dans la péritonite tubercueuse.

III. — OPÉRATIONS SUR L'APPENDICE ILÉO-CÆCAL.

CHAPITRE I.

RÉSECTION DE L'APPENDICE ILÉO-CÆCAL.

Définition. — C'est l'opération qui consiste à extirper en tout et en partie l'appendice iléo-cæcal.

Historique. — Il se confond avec celui de l'appendicite. Mélier (1827), étudiant les maladies de l'appendice cæcal, avait prévu la possibilité de l'extirpation de cet organe ; mais ce sont sans conteste les américains, Reginald Fitz (1886) en tête, qui ont montré la voie dans laquelle tous les chirurgiens sont aujourd'hui entrés. En Suisse, Roux de Lausanne (1890) ; en Allemagne, Sonnenburg (1890), en France, Talamon (1890), Reclus, Jalaguier et toute la Société de Chirurgie ont étudié, discuté, critiqué, et prôné cette opération.

La résection de l'appendice se pratique sur un appendice libre d'adhérences ou sur un appendice adhérent, ou bien enfin sur un appendice noyé dans la cavité d'un abcès péri-appendiculaire. J'examinerai successivement les trois hypothèses :

1° **Résection de l'appendice libre d'adhérences**. — C'est l'opération type.

Technique opératoire. — Anesthésie. — Antisepsie. — Aides. — Il faut agir et prévoir comme pour une résection intestinale.

Instruments. — Ceux de l'entérorraphie par suture, plus le thermo-cautère.

Manuel opératoire. — Il comprend l'*incision*, la *recherche*, la *résection* de l'appendice.

a) Incision. — L'incision la meilleure, la seule qui conduise sûrement au but, est l'incision iliaque usitée pour l'ouverture des abcès péri-cæcaux ou pour la cæcostomie. Plus on porte le bistouri en avant sur la paroi abdominale, plus on risque de rencontrer l'épiploon et les anses grêles. Toutefois, s'il y a tumeur, où qu'elle se trouve, c'est sur la tumeur qu'il faut inciser.

b) **Recherche du cæcum et de l'appendice.** — Je conseille formellement de placer le malade dans le décubitus dorsal sur un lit à renversement. Il sera même bon de produire l'inclinaison latérale sur le côté gauche, en même temps que le renversement.

Donc, incisez dans le décubitus horizontal, découvrez le cæcum, saisissez-le et fixez-le. Pour peu que les anses grêles et l'épiploon vous gênent, renversez le patient et inclinez-le sur la gauche. Tout fuit, sauf le cæcum que vous tenez et qui, du reste, est retenu par le côlon ascendant qui n'a pas de méso. Le cæcum est donc isolé dans la plaie, suivez le contour de son bas fond, contournez-le ; vous ne pouvez manquer de trouver l'insertion de l'appendice et l'appendice lui-même par conséquent, quelle que soit la position de celui-ci. Herniez autant que possible hors de l'abdomen le cæcum et l'appendice.

Confiez le cæcum à un aide qui y fasse la coprostase digitale, au-dessous de l'insertion de l'appendice qu'il vous présente.

c) **Résection de l'appendice.** — PREMIER PROCÉDÉ. — Jetez une ligature sur l'insertion cæcale de l'appendice ; sectionnez celui-ci au-dessus ; cautérisez le moignon pour l'asepsier, en le touchant avec le thermo-cautère.

Or l'appendice a la même structure que l'intestin ; il possède donc une muqueuse. Celle-ci est, à la vérité, le plus souvent détruite par le processus pathologique d'où est née l'appendicite ; la lumière du canal est même fréquemment obturée au niveau de l'orifice cæcal ; mais il peut ne pas en être ainsi ; si donc la muqueuse subsiste au niveau de la ligature, n'est-il pas à craindre que celle-ci soit éliminée, sans produire l'occlusion du canal ? Les expériences de Treves et de Jobert permettent de le prévoir ! Aussi bien il arrive qu'on observe, après la ligature, la production et la persistance plus ou moins longue d'une fistule stercorale.

Mais ce n'est pas encore là le principal défaut du procédé ; le plus souvent la ligature coupe d'emblée l'appendice malade, qui dès lors n'est pas obturé ; le cæcum reste alors ouvert dans la cavité péritonéale ; on devine la suite.

DEUXIÈME PROCÉDÉ. — Sectionnez l'appendice ; suturez la plaie au moyen d'une véritable entérorraphie latérale. Si l'artère appendiculaire saigne, liez-la.

Quelques chirurgiens, Treves entr'autres, conseillent de sectionner l'appendice à un ou deux centimètres de son insertion et de placer sur le moignon une suture de Wölfler. Je n'y vois point d'avantage et j'y vois deux inconvénients : c'est d'abord de placer les points sur un intestin malade. C'est ensuite de laisser persister un cul-de-sac appendiculaire qui peut, à la rigueur, devenir l'occasion de récidives.

Je préfère sectionner l'appendice à un centimètre du cæcum, l'invaginer en entier dans le cæcum et fixer l'invagination par deux ou trois points séro-séreux placés sur le cæcum lui-même; ou encore sectionner au ras du cæcum et suturer le cæcum lui-même.

Dans les deux cas, la suture porte sur des tissus rendus friables par l'inflammation appendiculaire voisine, et veut être très soignée. Une fois la suture terminée, il reste à fermer la plaie pariétale. Inutile de drainer.

PROCÉDÉ D'ISCH-WALL. — Isch-Wall (1897), redoutant avant tout l'infection péritonéale par le moignon appendiculaire, recommande le procédé suivant.

Après avoir ouvert le ventre en bonne place, trouvé et détaché l'appendice de ses adhérences périphériques, attirez l'appendice hors du ventre et liez-le fortement près de son insertion cæcale, au moyen de deux fils superposés, de telle sorte que l'un des nœuds soit à droite, l'autre à gauche. De chaque côté de l'appendice, il y a donc deux chefs de fil.

Au moyen d'une aiguille de Reverdin, qui traverse le péritoine à droite, saisissez et ramenez l'un des chefs du nœud du côté droit; de même, allez chercher à gauche et ramenez, à travers la lèvre péritonéale, l'un des chefs du nœud du côté gauche. Nouez ensemble les deux chefs ainsi ramenés vers l'angle inférieur de l'incision. Traitez de même les deux autres chefs; mais perforez le péritoine un peu plus loin, et liez les deux chefs du côté de l'angle supérieur de l'incision. Vous aurez ainsi appliqué une collerette péritonéale sur la base de la tumeur appendiculaire.

Complétez par un surjet la fermeture péritonéale du ventre.

Vous pourrez alors réséquer et suturer l'appendice, sans craindre d'inoculer la grande séreuse.

Le moignon suturé restera hors du ventre et au-dessus de lui vous refermerez l'incision pariétale par plusieurs étages de sutures, musculaires et cutanées.

En vérité, le procédé d'Isch-Wall témoigne d'une prudence qui devient de la méfiance. Un chirurgien doit savoir réséquer un appendice, sans risquer d'inoculer le péritoine; il doit savoir fermer la plaie de résection, sans avoir à redouter la perméabilité de sa suture et par conséquent pouvoir, avec toute sécurité, réduire dans le ventre le cæcum suturé.

Au surplus, il n'est pas douteux que maintenir ainsi dans l'incision péritonéale un moignon appendiculaire, c'est marcher tout droit au devant d'une éventration future.

2° **Résection de l'appendice adhérent.** — L'incision est la même. Mais la recherche de l'appendice, est plus difficile. Il faut aller disséquer l'organe au sein des adhérences qui l'englobent et le fixent dans les positions les plus diverses, tantôt contre l'iléon, tantôt contre le cæcum en arrière ou en avant, tantôt contre la fosse iliaque, tantôt enfin entre les anses intestinales ou dans un pli de l'épiploon.

La seule règle que l'on puisse instituer, c'est de commencer par la découverte du seul point fixe, l'insertion cæcale. Celle-ci étant reconnue, il reste à suivre l'appendice en le détachant ou le sculptant, au milieu des adhérences. Mais gare aux anses intestinales voisines ! Il est aisé de les déchirer, bien plus difficile de les réparer.

Quant à la résection, lorsque l'appendice est disséqué, elle s'exécute comme dans le premier cas.

Si la dissection a été simple, s'il n'y a pas eu de gros traumatisme, pas d'hémorrhagie, pas de déchirure de l'appendice ou de l'intestin, pas de trouvaille de foyers purulents, il est inutile de drainer; mais ici il faut être sévère et même trop prudent pour agir avec sécurité.

3° **Résection de l'appendice dans un foyer purulent.** — Incisez l'abcès comme de coutume, recherchez l'appendice en suivant les règles indiquées; mais ne faites aucune dissection sanglante, elle serait l'origine d'inoculation des adhérences et de foyers purulents secondaires, si même elle n'aboutissait à l'explosion d'accidents généraux septicémiques ou d'une péritonite. Il vaut mieux respecter l'appendice que de l'enlever à ce prix. Au surplus, entre les mains de Roux et de la majorité des chirurgiens, cette pratique prudente, ce respect de l'appendice adhérent dans un foyer purulent n'en a pas moins permis des guérisons définitives.

Bien entendu, en pareil cas, le drainage s'impose.

Accidents et suites opératoires. — L'échec de la suture et la production soit d'une péritonite, si l'on n'a pas cru devoir drainer, soit d'une fistule stercorale, sont les accidents à craindre. Je me hâte d'ajouter que la péritonite est des plus rares, et que la fistule stercorale guérit, en général, toute seule.

Indications. — Appendicite.

IV. — OPÉRATIONS SUR LA VALVULE ILÉO-CÆCALE OU VALVULE DE BAUHIN.

CHAPITRE I.

RÉSECTION DE LA VALVULE ILÉO-CÆCALE.

Définition et Historique. — La résection ou extirpation de la valvule iléo-cæcale seule aurait été pratiquée trois fois, par Kraussold (1879), Maydl (1885), Barton (1887). Cependant, quand on y regarde de près, on arrive à se convaincre que ces trois opérateurs ont enlevé beaucoup plus que la valvule, c'est-à-dire une portion du cæcum et de l'iléon.

Kraussold réséqua l'iléon et le cæcum et anastomosa les deux intestins. Barton réséqua les deux intestins et établit un anus artificiel. Maydl s'approcha le plus de la résection idéale de la valvule et implanta de nouveau l'iléon dans le cæcum.

Or, la résection idéale de la valvule consisterait à enlever les lèvres de la bouche valvulaire muqueuse et musculeuse exclusivement, sans entamer la séreuse et sans détacher l'iléon de son adhérence cæcale. Cette opération, qui ne paraît pas avoir été exécutée, nécessiterait, bien entendu, la taille cæcale, la découverte de la valvule, l'excision d'un ou des deux replis qui constituent la valvule, l'hémostase, la fermeture du cæcum.

Mais il est juste de remarquer qu'il est absolument exceptionnel de trouver des lésions exclusivement localisées aux replis valvulaires. Si l'épithélioma, si le rétrécissement a pris naissance sur la valvule; lorsque les accidents sont tels qu'ils arment le chirurgien, le néoplasme ou la sténose a dépassé la valvule pour atteindre l'iléon et le cæcum, et c'est une véritable résection iléo-cæcale qu'il s'agit d'exécuter.

CHAPITRE II.

DIVULSION DE LA VALVULE.

Barton l'a exécutée dans le cas de sténose cicatricielle de la valvule qu'il a eu à traiter.

Il incisa le cæcum près de la valvule et introduisit dans l'orifice, assez péniblement du reste, le petit doigt d'abord, l'index ensuite. Après quoi il ferma le cæcum, puis le ventre.

Le bénéfice fut de sept mois ; survint alors la récidive et une nouvelle intervention s'imposa.

CHAPITRE III.

ENTÉROPLASTIE.

Définition et historique. — Péan (1890) l'a pratiquée deux fois. C'est l'application aux rétrécissements de la valvule, de la pyloroplastie de Heinecke-Mickulicz.

Technique opératoire. — Anesthésie, antisepsie, instruments, aides. — Comme d'habitude. — Lit à renversement.

Manuel opératoire. — Incision habituelle pour la mise à nu du cæcum.

Péan conseille une incision parallèle à l'arcade de Fallope et quatre centimètres au-dessus, menée de l'épine du pubis à l'épine iliaque antérieure et supérieure. Cette incision me parait être beaucoup trop basse; l'incision classique de Roux pour l'ouverture des abcès péri-cæcaux me semble bien préférable.

Ouverture du ventre. Recherche et découverte du cæcum et de la terminaison de l'iléon. L'un et l'autre sont attirés dans la plaie et, autant que possible, hors du ventre. Coprostase sur l'iléon et sur le cæcum. Incision de l'iléon et du cæcum au niveau de la valvule. L'incision de l'iléon est parallèle à l'axe de cet intestin, et se prolonge sur le cæcum, perpendiculairement à l'axe de celui-ci. Dans le cas relaté par Péan, cette incision mesurait huit centimètres, intéressant toute la longueur du rétrécissement et un peu au delà. Abrasion des fongosités qui hérissent la valvule et la rétrécissent.

Suture transversale de la plaie longitudinale, c'est-à-dire suture des deux lèvres de la portion de l'incision faite sur l'iléon, aux deux lèvres de la portion cæcale de l'incision. Il s'ensuit une dilatation là où existait un rétrécissement.

Suppression de la coprostase. Lavage. Réduction, fermeture du ventre.

V. — OPÉRATIONS SUR LA RÉGION ILÉO-CÆCALE PROPREMENT DITE.

CHAPITRE I.

RÉSECTION ILÉO-CÆCALE.

Définition. — L'opération, qui consiste à extirper la portion terminale de l'iléon et tout ou partie du cæcum, porte le nom de résection iléo-cæcale.

Historique. — Kraussold semble être le premier qui pratiqua, en 1879, la résection iléo-cæcale pour un épithelioma de la valvule ; mais c'est Billroth (1881), qui fit le mieux connaître et perfectionna la technique de cette opération. Depuis lors, les cas se sont multipliés. D'ailleurs, bien qu'il s'agisse d'une opération absolument moderne, la technique en est complètement réglée, si bien que les perfectionnements à venir ne pourront porter que sur des détails.

Dans toute résection iléo-cæcale, l'iléon est sectionné circulairement, à une distance de la valvule variable suivant l'étendue de la lésion ; mais le cæcum peut être réséqué en totalité ou en partie.

On conçoit, en effet, que si la lésion n'atteint que la portion terminale de l'iléon et la valvule, sans envahir le cæcum, il puisse suffire d'inciser ou d'exciser circulairement le cæcum autour de l'anastomose iléale, sans enlever la totalité de cet intestin.

Il faut donc, à ce point de vue, distinguer deux variétés de résection iléo-cæcale, à savoir : 1° *La résection iléo-cæcale partielle,* 2° *la résection iléo-cæcale totale.*

1° Résection iléo-cæcale partielle. — C'est en somme l'opération pratiquée par Maydl (1885) pour un néoplasme de la valvule.

Technique opératoire. — Anesthésie, antisepsie, instruments, aides. — Comme de coutume. — Lit à renversement.

Manuel opératoire. — Il comprend : 1. L'*incision de la paroi*. — 2. La *dissection et la résection du segment malade*. — 3. La *réparation de la solution de continuité intestinale*. — 4. La *fermeture du ventre*.

1. INCISION. — Dans le cas où la tumeur, sensible à travers la paroi abdominale, occupe une situation spéciale, loin de la fosse iliaque, il faut inciser sur la tumeur ; mais, en règle générale, l'incision iliaque, que j'ai déjà décrite, est la meilleure.

2. DISSECTION ET RÉSECTION DU SEGMENT MALADE. — Lorsque le cæcum est découvert, il est aisé de trouver l'insertion de l'iléon, de la saisir et d'apprécier l'étendue de la lésion.

Faites alors la coprostase sur l'iléon à bonne distance de la lésion et sur le côlon ascendant, bien au-dessus de l'insertion iléale. Sur l'iléon, la coprostase sera double. Entre les deux liens coprostatiques de l'iléon, sectionnez cet intestin, aseptisez les tranches. Coupez obliquement le mésentère de l'iléon de dedans en dehors, c'est-à-dire de la tranche intestinale vers l'insertion cæcale. N'oubliez pas que l'uretère passe au voisinage, croisant le muscle psoas, après avoir cheminé derrière le côlon ascendant, précisémen, au niveau de la valvule. Donc, en faisant la section mésentérique, n'atteignez pas la colonne où sont les gros vaisseaux, ni le muscle psoas ; ne vous éloignez guère en somme de l'intestin, car le méso est court, mais prolongez la section jusqu'au cæcum. Faites l'hémostase du mésentère sectionné.

Cela fait, l'iléon ne tient plus que par son insertion au côlon et par le péritoine, qui passe de l'iléon sur et sous le côlon ascendant, en contournant le cæcum, formant là les fameuses fossettes péricæcales.

En avant de l'iléon, ouvrez le cæcum à distance suffisante de la lésion, en circonscrivant à coups de ciseaux l'insertion iléale, par une incision elliptique à grand axe parallèle ou perpendiculaire à l'axe du cæcum, suivant la configuration de la lésion, mais qui, toujours, enlève toute l'insertion iléale et une tranche du cæcum. Vous voyez ainsi toujours ce que vous coupez et ne pouvez vous égarer. L'iléon et la lésion périvalvulaire sont, de la sorte, complètement détachés.

3. RÉPARATION DE LA SOLUTION DE CONTINUITÉ INTESTINALE. — Les conditions sont ici semblables à celles où l'on se trouve après la pylorectomie. Il s'agit d'amorcer un intestin étroit dans un intestin plus large.

Quatre procédés peuvent être employés : 1º Vous pouvez, ou

bien rétrécir la plaie cæcale par la suture, jusqu'à respecter un orifice de dimension égale à la dimension de l'iléon et implanter l'iléon dans cet orifice au moyen d'une suture circulaire à la Wölfler.

2° Vous pouvez, au contraire, par une section oblique de l'iléon, aux dépens de la circonférence opposée à l'insertion mésentérique, donner à la tranche de cet intestin la dimension de la plaie cæcale et suturer circulairement les deux intestins à la Wölfler, en ayant soin de placer l'iléon, autant que possible, dans le prolongement du côlon ascendant.

3° Vous pouvez anastomoser l'iléon en un point quelconque du cæcum au moyen d'un bouton anastomotique, et fermer ensuite la plaie cæcale.

4° Vous pouvez enfin fermer l'iléon et l'anastomoser avec le cæcum, au moyen d'une incision latérale, la plaie cæcale étant naturellement utilisée pour cette anastomose.

De ces quatre procédés, que j'étudierai plus loin en détail, le premier et le troisième sont défectueux, parce que l'implantation perpendiculaire de l'iléon sur le cæcum prédispose à l'invagination. Le deuxième serait excellent, s'il n'offrait pas des difficultés d'exécution; il faut, en effet, tordre l'iléon sur son axe et l'incliner en position qui prête aux coudures, pour affronter sa tranche oblique, avec la plaie cæcale.

Le quatrième reste le meilleur; mais il faut éviter de ménager un véritable cæcum entre le cul-de-sac formé par l'iléon suturé et l'anastomose.

Il est bien entendu d'ailleurs que, quel que soit le procédé adopté il faut avant ou après la suture intestinale, peu importe, répare par la suture la plaie mésentérique, en suturant la section du mésentère de l'iléon à la section du mésentère du côlon.

4. LA FERMETURE DU VENTRE se fait suivant les règles habituelles.

Accidents et suites opératoires. — En dehors de tous les accidents qui peuvent survenir après toutes les entérorraphies, l'invagination est le principal accident à éviter et à prévoir.

Indications. — Lésions de la valvule, ayant envahi l'iléon.

2° **Résection iléo-cæcale totale**. — Cette résection emporte l'extrémité terminale de l'iléon et la totalité du cæcum; elle se termine par l'entérostomie ou par l'anastomose de l'iléon au côlon ascendant, car c'est bien sur le côlon ascendant que porte la section qui sépare le cæcum.

Technique opératoire. — Anesthésie, antisepsie, instruments, aides. — Rien à noter. — Lit à renversement.

Manuel opératoire. — Il comprend : a) L'*incision de la paroi.* — b) La *dissection et la résection du segment malade.* — c) La *réparation de la solution de continuité intestinale.* — d) La *fermeture du ventre.*

1º PROCÉDÉ CLASSIQUE. — a) INCISION. — La laparotomie médiane, la laparotomie latérale, soit sur le bord externe du muscle droit ou plus en dehors, soit sur une ligne allant de l'ombilic au milieu de l'arcade crurale, soit sur une ligne allant du flanc au pubis, enfin l'incision classique de la ligature de l'iliaque, ont été employées. Hahn et Roman von Baracz ont passé par la voie lombaire. D'autres ont fait des incisions en T ou des incisions cruciales.

En réalité, sauf dans les cas où la saillie de la tumeur détermine le siège de la laparotomie, l'incision iliaque est assurément la meilleure. Au surplus, l'incision variera de forme, suivant qu'il s'agit d'un néoplasme du cæcum ou d'une typhlite avec fistule. Mais j'ai assez parlé plus haut du traitement des anus artificiels et des fistules pyo-stercorales pour ne pas avoir à y revenir ici. Tout ce que j'en ai dit est applicable aux typhlites fistuleuses. J'ai donc surtout en vue dans ce chapitre la résection iléo-cæcale totale pour néoplasme.

b) DISSECTION ET RÉSECTION DU SEGMENT MALADE. — La région iléo-cæcale est largement découverte par l'incision de la paroi ; si le néoplasme, qui nécessite l'opération, a contracté des adhérences avec la paroi, elles seront circonscrites par une incision circulaire et abandonnées à la résection.

Donc, la région étant découverte, il faut se conduire comme s'il s'agissait d'une entérectomie ordinaire, c'est-à-dire hernier, autant que possible hors du ventre, toute la région intestinale sur laquelle va porter l'opération ; protéger les anses voisines par un mur de compresses aseptiques ; faire sur l'iléon une coprostase double à bonne distance de la lésion ; faire de même une coprostase double sur le côlon ascendant ; sectionner l'iléon entre les deux liens coprostatiques ; asepsier les tranches et emballer provisoirement le bout stomacal de l'iléon pour le protéger. Il faut ensuite sectionner obliquement le mésentère de l'iléon, jusqu'à la fossette sous-cæcale, c'est-à-dire jusqu'à la région où il se continue, sous le cæcum, avec les lames péritonéales, qui coiffent le cæcum et contournent le côlon. Cela fait, avec tous les ménagements voulus pour respecter l'uretère et les gros vaisseaux, il faut inciser le péritoine dans le fond de la fossette sous-cæcale ou plus exactement sous le cæcum dans l'angle formé par celui-ci et la fosse iliaque, puis en dedans et en dehors du côlon ascendant, jusqu'au point choisi pour la section. Dès lors, il suffit de soulever de bas en haut le cæcum et le côlon pour voir, lier et sectionner les vaisseaux qui vont au cæcum, ou au côlon et pour décoller cet intestin sur toute la hauteur nécessaire. On coupe alors le côlon ; la résection est terminée.

Il est bien entendu qu'on extirpera chemin faisant tous les ganglions mésentériques suspects.

Dans un cas (1897), relaté par J. Palleroni, le Professeur Tansini, de Palerme, ouvrit d'abord le ventre par une incision sur le bord externe du muscle droit du côté droit, vérifia le diagnostic de cancer du cæcum, referma le péritoine par une suture provisoire et décolla la séreuse de la paroi abdominale, en dehors de l'incision et de la fosse iliaque, jusqu'au cæcum. Il attaqua alors la région rétro-cæcale et détacha l'intestin néoplasié par la voie extra-péritonéale ; et cela au prix de difficultés résultant des adhérences de la tumeur aux vaisseaux iliaques, à l'uretère et même au ligament large. Cela fait, l'opérateur remit la tumeur en place, rompit la suture provisoire du péritoine et pratiqua la résection iléo-cæcale et la suture iléo-colique suivant les règles ordinaires. L'opération dura deux heures.

J'avoue être peu persuadé des avantages de ce procédé. Je ne vois pas le bénéfice qu'il peut y avoir à décoller le cæcum en dehors du péritoine ; mais je sais bien qu'une telle dissection doit être très sanglante.

c) RÉPARATION DE LA SOLUTION DE CONTINUITÉ INTESTINALE. — Trois méthodes sont employées. On peut faire soit l'entérostomie, soit l'entérorraphie, soit l'entéro-anastomose.

1° **Entérostomie.** — Je ne parlerai pas de l'entérostomie, qui ne prête ici à aucune considération particulièrement intéressante. Elle doit être exécutée suivant les règles que j'ai indiquées pour toutes les entérostomies après résection.

2° **Entérorraphie.** — L'entérorraphie s'exécute ici suivant des règles ou des procédés applicables à tous les cas où les deux intestins à réunir sont d'inégal diamètre.

Il s'agit donc d'aboucher l'iléon au côlon, malgré la disproportion des calibres. Pour y aboutir, plusieurs procédés ont été employés et recommandés : 1° *Rétrécissement de l'orifice trop large du côlon*; 2° *Elargissement trop étroit de l'iléon*; 3° *Oblitération des deux orifices et entéro-anastomose entre l'iléon et le côlon*; 4° *Oblitération de l'orifice du côlon et implantation latérale de l'iléon dans le côlon.*

1° Rétrécissement de l'orifice trop large du côlon. — Pour obtenir ce résultat, il existe plusieurs procédés ; les uns sont copiés sur le procédé de suture classique en usage après la pylorectomie, pour aboucher le duodénum et l'estomac ; les autres sont originaux.

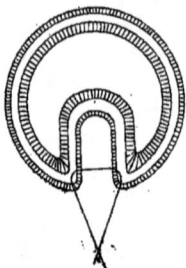

Fig. 337. — Procédé de Billroth. — Pli destiné à rétrécir le bout supérieur trop large.

1ᵉʳ PROCÉDÉ. — Je ne cite que pour mémoire le procédé du pli, imaginé par Billroth pour rétrécir le bout dilaté (*Fig.* 337). Le pli était fixé par des sutures ; mais l'adaptation restait difficile et incomplète.

2ᵉ PROCÉDÉ. — Rétrécissez la section du côlon par la suture de ses deux lèvres l'une à l'autre, jusqu'à y ménager un orifice, de dimension égale à l'orifice de l'iléon ; suturez alors l'iléon au côlon, comme s'il s'agissait d'une entérorraphie ordinaire.

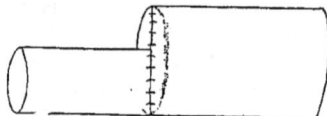

Fig. 338. — Autre procédé — Suture de la portion non utilisée.

3ᵉ PROCÉDÉ. — Une autre manière de faire, que je préfère, consiste à suturer d'abord l'iléon au côlon, en adaptant seulement la circonférence complète de l'iléon à une portion de la circonférence du côlon et en suturant l'une à l'autre les lèvres de la section du côlon, qui n'ont pas pu être utilisées pour la suture à l'iléon. La suture sera exécutée à la manière de Wölfler (*Fig.* 338).

4ᵉ PROCÉDÉ DE MADELUNG. — Excisez sur le côlon, au niveau du

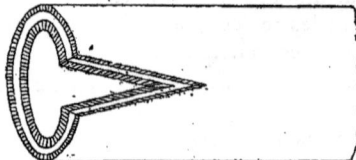

Fig. 339. — Procédé de Madelung. — Résection triangulaire et longitudinale du bout supérieur trop large.

pôle opposé à l'insertion mésentérique, un cône mesuré de telle sorte que, après suture des lèvres de la plaie d'excision par une entérorraphie longitudinale, le diamètre de l'orifice colique égale le diamètre de l'orifice de l'iléon (*Fig.* 339).

5° PROCÉDÉ DE CHAPUT.—Chaput (1894), généralisant un procédé, resté heureusement expérimen-tal, de suture par invagination, dont j'ai déjà parlé (Voir Entéror-raphie circulaire) propose d'ex-ciser deux coins sur les faces latérales du côlon (*Fig.* 340).

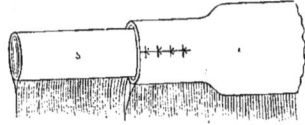

*Fig.*340.— Procédé de Chaput.—Opération terminée.

Cela me paraît mauvais; l'exci-sion latérale double compromet, en effet, gravement la nutrition du lambeau intestinal interposé entre les sections. Que les chiens y résistent, c'est possible; mais l'homme ! Je n'oserais l'y exposer.

Lorsque les deux sections intestinales sont réduites au même calibre, il ne reste plus qu'à les réunir par une entérorraphie circulaire.

6° PROCÉDÉS DE MAUNSELL. — Maunsell propose trois procédés.

PREMIER PROCÉDÉ. — Placez à la manière décrite (Procédé d'enté-rorraphie circulaire de Maunsell, page 129) le point inférieur ou intestino-mésentérique A sur la section du côlon; à une hauteur qui

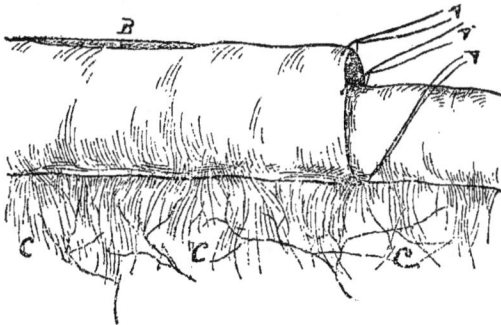

Fig. 341. — Procédé de Maunsell, A, A', A", premières sutures passées à travers toutes les tuniques des deux segments. — B, Incision longitudinale faite sur le bord supérieur du plus large segment. — C, C, C, Mésentère.

correspond au diamètre du petit intestin, passez une anse de fil A' entrant et sortant par la muqueuse et embrassant toute la paroi du côlon, en avant et en arrière, et toute la paroi de l'iléon au niveau du pôle opposé à l'insertion mésentérique; saisissez enfin dans une anse A" le côlon sur le pôle opposé à l'insertion mésentérique (*Fig.*

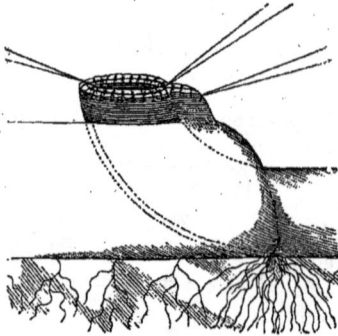

Fig. 342.—1ᵉʳ procédé de Maunsell.— Schéma montrant l'invagination des deux segments d'intestin de calibre différent et leur suture.

341).Sur le côlon,faites l'incision longitudinale B, susdécrite, aussi longue qu'est long le diamètre du côlon; allez chercher, saisissez et tirez les trois fils A, A', A", jusqu'à produire l'invagination et la hernie à travers l'incision longitudinale des sections inégales des deux intestins (*Fig.* 342). L'iléon et le côlon sont en rapport exact entre les deux points A et A'; traitez les par dix sutures diamétrales et serrez les 22 nœuds. Reste une sorte d'oreille colique entre A' et A", invaginée sur elle-même, de telle sorte que les surfaces séreuses se regardent, placez sur les lèvres de cette oreille

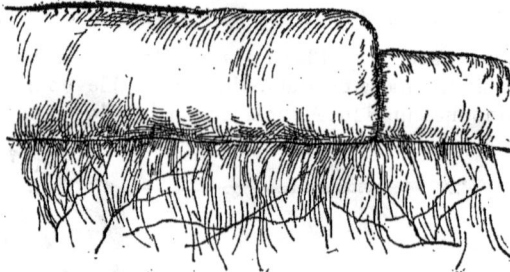

Fig. 343.— 1ᵉʳ procédé de Maunsell. — Schéma montrant les segments après la réduction et l'invagination et la fermeture de l'incision longitudinale sur le bord supérieur du plus large segment.

colique une série de points de suture, en soignant celle de l'angle vers A". Réduisez l'invagination, fermez l'incision longitudinale (*Fig.* 343).

DEUXIÈME PROCÉDÉ. — La résection iléo-cæcale est faite. Le mésentère est hémostasié et suturé. Sur l'un des flancs du côlon, à 6 centimètres et demi de la section, une incision longitudinale, longue comme le diamètre de l'iléon, ouvre cet intestin et reçoit le bout d'iléon, qui y est fixé par deux points de suture, analogues à ceux de la suture modèle, dont l'une comprend le mésentère du seul iléon (*Fig.* 344).

JEANNEL. 21

Par la lumière du côlon sectionné, allez chercher les deux fils ;
tirez et invaginez jusqu'à hernie des surfaces de section ; placez les

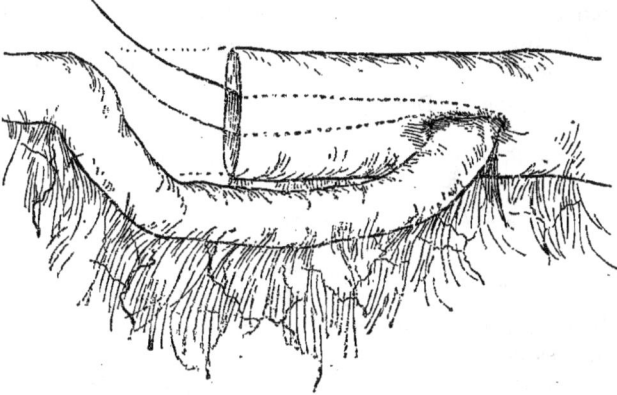

Fig. 344. — 2ᵉ procédé de Maunsell.

22 sutures. Réduisez. Fermez par invagination et suturez la section
première ou opératoire du côlon.

TROISIÈME PROCÉDÉ. — Le cæcum néoplasié ne peut pas ou ne

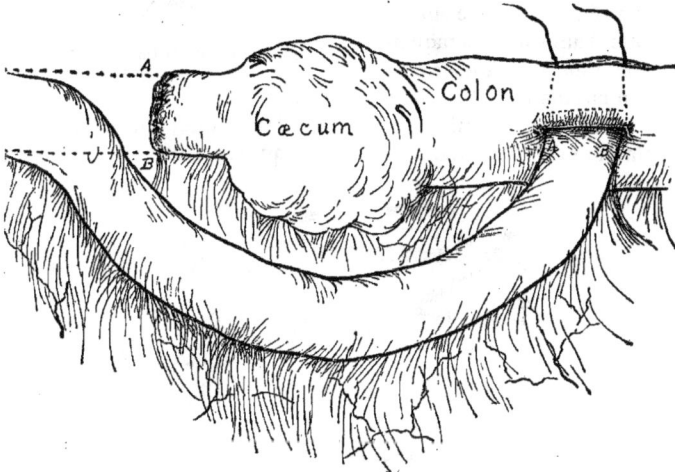

Fig. 345. — 3ᵉ procédé de Maunsell.

doit pas être réséqué. Sectionnez l'iléon ; fermez par invagination
et suturez le bout cæcal de celui-ci. Pratiquez sur le côlon à bonne

distance du néoplasme et au même niveau, deux incisions longitudinales, égales et parallèles, distantes de trois ou quatre centimètres; l'une reçoit l'insertion du bout supérieur de l'iléon, l'autre
sert à produire l'invagination iléo-colique. Placez les 22 sutures,
réduisez et fermez la deuxième incision longitudinale (*Fig.* 345).

7° PROCÉDÉ DE DOYEN. — Doyen (1895) applique à la résection iléo-cœcale son procédé d'enté-
rorraphie circulaire par double invagination. L'iléon est retroussé, invaginé, comme l'indique la *Fig.* 346, sur
une longueur de 3 à 4 centimètres. Le
diamètre de la section oblique ou droite
du côlon est réduit, dans sa partie su-

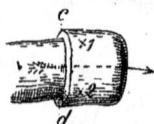

Fig. 346. — Entérorraphie par
invagination de Doyen.

périeure, par une suture longitudinale comprenant toutes les
tuniques de l'intestin, jus-
qu'à ménager un orifice
d'un diamètre égal à celui
de l'iléon.

Ce dernier, toujours re-
troussé, est introduit par
cet orifice dans le côlon et
l'on réunit par une suture
totale l'anneau de la raquette colique à la ligne de section circulaire de l'iléon (*Fig.* 347).

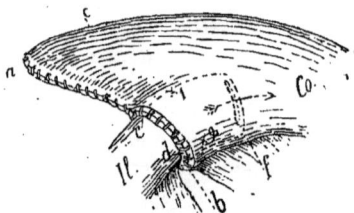

Fig. 347. — Procédé de Doyen. — Invagination
iléo-colique.

Cette suture terminée, on exagère de quelques centimètres l'invagination de l'iléon dans le côlon, ce qui entraîne l'invagination du

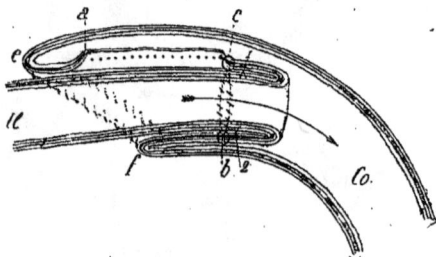

Fig. 348. — Procédé de Doyen. — Invagination iléo-colique.

côlon en lui-même, de telle sorte que les séreuses de l'iléon et du
côlon s'adossent. La queue de la raquette s'engage ainsi dans le
calibre du côlon. Un premier plan de suture (*Fig.* 348) assure déjà

la coaptation ; une nouvelle poussée invagine quelques centimètres de plus du côlon ; un deuxième plan de suture (*Fig.* 348) fixe définitivement l'invagination.

8° PROCÉDÉ DE MURPHY. — Murphy applique simplement le plus gros modèle de son bouton, sans faire sur le côlon la moindre suture qui le rétrécisse. Il est vrai qu'il n'a opéré que sur le chien. N'est-il pas à craindre cependant, que le numéro 3 du bouton, de bonne grosseur pour le côlon, ne soit trop gros pour l'iléon qui, étant distendu, risque la gangrène.

2° **Élargissement de l'orifice trop étroit de l'iléon.** — Deux procédés sont possibles. — 1er PROCÉDÉ. *Section oblique de l'iléon.* — Sec-

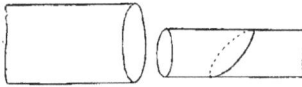

Fig. 349. — Section oblique du bout le   Fig. 350. — Section oblique de l'iléon.
plus étroit (Madelung).

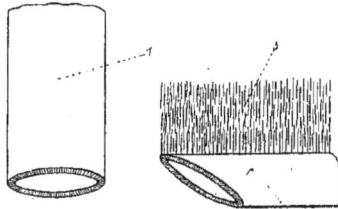

tionnez obliquement l'iléon aux dépens de son bord libre, de manière que la section elliptique soit de telles dimensions qu'elle s'adapte à la section du colon (*Fig.* 349 et 350).

2e PROCÉDÉ. *Fente longitudinale de l'iléon.* — Faites sur l'iléon une fente ; écornez les angles qui existent au niveau du point de jonction de la fente et de la section transversale ; suturez les lèvres de la plaie de l'iléon à la tranche colique (*Fig.* 351).

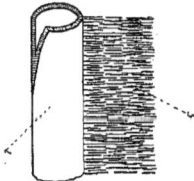

Fig. 351. — Fente longitudinale de l'iléon.

Ni l'un ni l'autre de ces procédés ne sont recommandables, et le second vaut encore moins que le premier.

Pour adapter au côlon la tranche de l'iléon préparée par l'un ou l'autre de ces procédés, il faut, en effet, lui faire exécuter ou bien un mouvement de torsion sur son axe, ou bien un mouvement de pendule, autour de l'axe du côlon, de l'étendue d'un demi-cercle. Or l'un ou l'autre de ces mouvements est impossible, sans risquer l'obstruction intestinale par torsion.

3° **Oblitération des deux orifices et entéro-anastomose.** — Je n'ai pas à revenir sur la description des différents procédés d'entéro-anastomose que j'ai déjà étudiés, critiqués et jugés. Ils sont tous applicables ici. De l'aveu même de Senn et de Braun, les chirurgiens qui ont le mieux étudié l'entéro-anastomose, cette opération trouve sa meilleure indication dans les cas où il existe une disproportion entre les calibres des intestins à suturer, par conséqnent après la résection iléo-cæcale.

Je citerai comme type de cette opération le procédé de Tuffier.

PROCÉDÉ DE TUFFIER. — Dans un cas de tuberculose iléo-cæcale, Tuffier (1897) fit la résection par le procédé suivant.

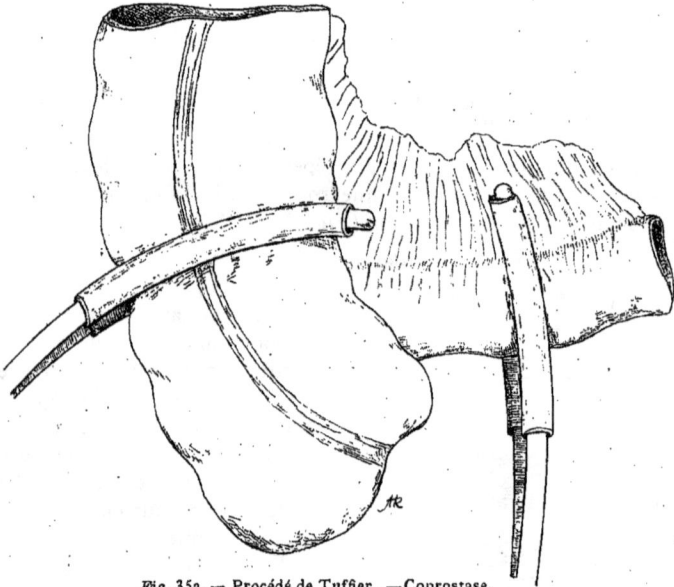

Fig. 352. — Procédé de Tuffier. —Coprostase.

Incision longitudinale parallèle au bord externe du muscle grand droit du côté droit. Le milieu de cette incision se trouve sur la ligne allant de l'ombilic à l'épine iliaque antérieure et supérieure.

Découverte de la tumeur iléo-cæcale. Coprostase au moyen de pince-clamp sur le côlon ascendant et sur l'iléon (*Fig.* 351) franchement au-delà de la zone malade. Isolement, libération et hernie de l'anse malade par le procédé usuel *Fig* 355. Nouvelle coprostase par ligature du côté de l'anse malade et section entre les deux liens coprostatiques du côlon et de l'iléon. Section et hémostase du mésentère.

Suppression de la coprostase du côlon ; saisie, avec des pinces à griffes, de la muqueuse exubérante et ligature en masse de cette

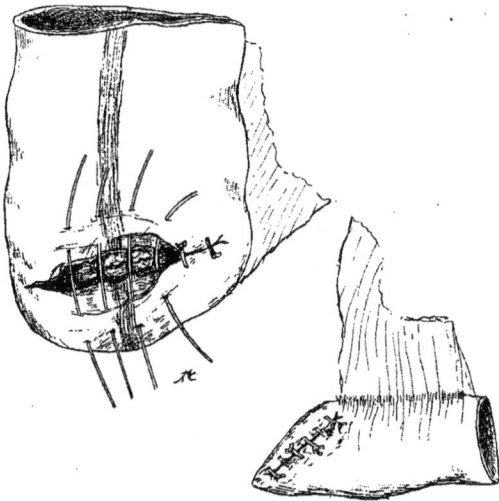

Fig. 353. — Procédé de Tuffier. — Occlusion des deux intestins en cul-de-sac.

muqueuse avec un fil de soie ; cautérisation au thermo de la collerette de muqueuse au-dessus de la ligature ; fermeture de la paroi musculo-séreuse du côlon, au-dessus de la ligature, par une série de points de Lembert (*Fig.* 353). Traitement exactement semblable du bout de l'iléon.

Les deux intestins sont donc ainsi fermés en cul-de-sac ; il ne reste plus qu'à les anastomoser latéralement.

La plaie mésentérique est suturée.

Les deux culs-de-sac intestinaux sont accolés l'un à l'autre à l'aide de pinces à forcipressure à griffes de Kocher. Sur la ligne d'accolement, on place un premier plan de six points de Lembert

musculo-séreux que l'on noue ; deux centimètres en avant, on place
un second plan de six autres points, mais on ne les lie pas ; on ne
maintient les fils écartés, trois en haut, trois en bas, en les isolant
avec de petites compresses. Dans l'espace respecté entre les deux
plans de suture, celui qui est noué et celui qui est simplement
préparé, on incise les parois intestinales et l'on réunit immédiatement les lèvres de l'incision du côlon aux lèvres de l'incision
de l'iléon par un surjet qui ourle l'antasomose intestinale (*Fig.*

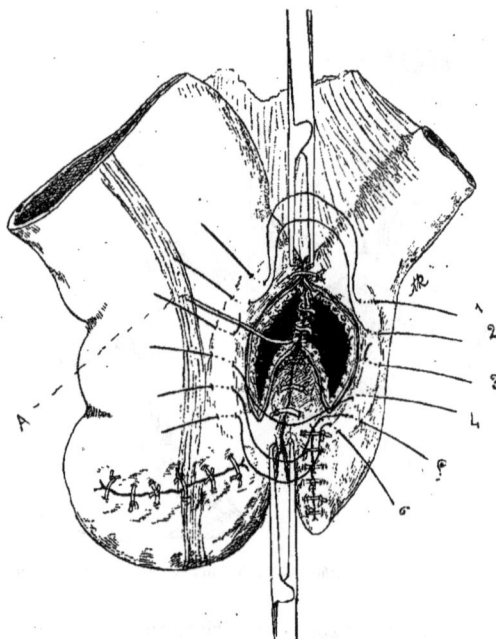

Fig. 354. — Procédé de Tuffier. — Anastomose.

354). Lorsque l'ourlet est terminé et l'anastomose créée, on serre
et on noue les fils du deuxième plan musculo-séreux (*Fig.* 356).
On place aux angles les points complémentaires qui paraissent
utiles.

Le procédé de Tuffier est certainement recommandable ; il a, en
particulier, l'avantage de mettre à l'abri de l'invagination. Il a
cependant l'inconvénient de multiplier les incisions intestinales et
les sutures et de créer, du côté de l'iléon, un deuxième cæcum.

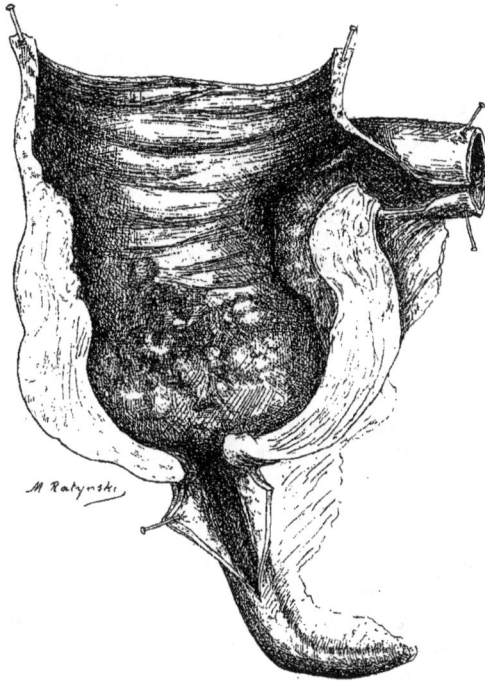

Fig. 355. — Procédé de Tuffier. — Partie réséquée.

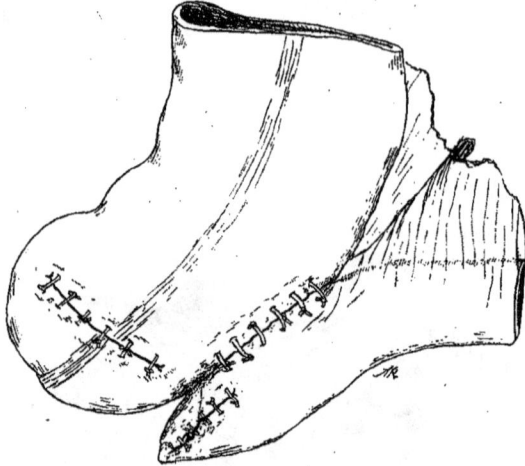

Fig. 356. — Procédé de Tuffier. — Opération terminée.

4° Oblitération de l'orifice du côlon et implantation latérale de l'iléon dans le côlon. — Je renvoie encore au chapitre que j'ai écrit sur ce sujet en traitant de l'entéro-anastomose, pour ce qui concerne au moins la technique opératoire (p. 229).

Je ferai cependant remarquer qu'ici tout particulièrement, lorsque l'on emploie le bouton anastomotique, on peut et même on doit, pour la mise en place du bouton de Murphy à loger dans la paroi du côlon, employer le procédé recommandé par Jonnesco. Ici en effet l'inconvénient de l'incision supplémentaire n'existe pas.

Dans l'iléon, le bouton s'engage et se fixe suivant la règle bien connue. Dans le côlon, il suffit d'introduire le bouton, de le présenter à la paroi, et de l'y fixer à la manière de Jonnesco en passant par la plaie de résection et de fermer ensuite celle-ci par la suture.

On peut d'ailleurs exécuter l'entéro-anastomose en traitant l'iléon et le côlon de la même manière, c'est-à-dire en introduisant la pièce du bouton de Murphy par la plaie de résection, comme si il s'agissait de l'incision supplémentaire de Jonnesco, et fermant ensuite les deux sections intestinales par invagination.

APPRÉCIATION. — Des quatre méthodes que je viens d'étudier, trois seulement méritent d'être conservées, à savoir : 1° le rétrécissement du côlon ; 2° l'entéro-anastomose ; 3° l'implantation latérale. Je pense qu'il est prématuré de formuler un choix entre les trois.

A la vérité, Billroth et ses élèves, Eiselberg (1889), Salzer (1892), après avoir affirmé que le procédé classique, rétrécissement du côlon, prédispose aux coudures et adopté l'implantation latérale, en sont venus à préconiser la suture à la tranche colique de l'iléon élargi par une section oblique. Mais la torsion de l'iléon que nécessite cette suture est assurément plus à redouter que la coudure de l'iléon, dans le procédé classique et même dans l'entéro-anastomose. Aussi bien cette coudure n'est plus à craindre, lorsque l'on a réséqué une assez longue portion de l'iléon. En effet le mésentère de l'iléon, court près de la valvule, s'élargit et s'étoffe rapidement à mesure qu'on s'en éloigne et permet par conséquent une mobilisation de cet intestin suffisante pour la bonne et sûre exécution de la suture.

Il est certain que l'implantation latérale remet le côlon et l'iléon en position et en rapport normal du cæcum et de l'iléon ; mais est-ce bien là une supériorité et le rôle physiologique du cæcum chirurgical, formé par le cul-de-sac du côlon ascendant suturé, est-il le même que celui du cæcum normal ? Aussi bien l'entéro-anastomose (Procédé de Senn ou de Braun) ménage aussi bien un cæcum.

Je le répète, jusqu'ici il semble que, en principe, les trois méthodes se valent et qu'il serait prématuré de formuler une préférence en faveur de l'une ou de l'autre.

Reste la question de facilité d'exécution.

Doyen proclame son procédé par double invagination rapide et sûr, par conséquent supérieur. Il est certain que par ce procédé la ligne de suture étant engagée loin dans le côlon, la rupture d'un fil, l'échec de la réunion ne peut avoir aucune conséquence grave et c'est bien là ce qui séduit dans l'ingénieux procédé de l'habile chirurgien de Reims ; mais l'invagination opératoire ne peut-elle se transformer en invagination pathologique ? Il est évident d'ailleurs, que, quoiqu'en dise Murphy, l'emploi du bouton anastomotique pour la suture directe doit être rejeté; il est impossible en effet que le même bouton soit d'un calibre adapté à la fois au diamètre du côlon et au diamètre de l'iléon.

L'entéro-anastomose, de même que l'implantation latérale, peuvent également être exécutées au moyen de la suture et au moyen du bouton; il est certain toutefois que, si l'implantation latérale se fait mieux au moyen du bouton, l'entéro-anastomose se fait aussi bien par l'une ou l'autre méthode.

Accidents et suites opératoires. — Les suites opératoires et les accidents n'ont ici rien de particulier.

Indications. — Rétrécissements; tumeurs; typhlites tuberculeuses avec ou sans fistule.

CHAPITRE II.

ILÉO-COLOSTOMIE.

Synonymie. — *Anastomose iléo-colique.*

Définition. — On donne le nom d'iléo-colostomie à l'opération qui consiste à anastomoser l'iléon au côlon.

C'est donc, en réalité, l'application de l'entéro-anastomose sans résection aux cas spéciaux de tumeurs, de rétrécissements de la région iléo-cæcale ou de typhlites fistuleuses.

L'histoire et la technique opératoire de l'iléo-colostomie sont, en somme, celles de l'entéro-anastomose. La spécialité du siège de la lésion ne crée aucune indication opératoire ; tout ce que j'ai dit de l'entéro-anastomose sans résection s'applique donc à l'iléo-colostomie ; qu'il me suffise de rappeler que c'est pour cette opération que Jessett a imaginé l'implantation latérale. Aussi Kammerer (1897) est-il mal venu à prétendre avoir inventé sous le nom d'*exclusion unilatérale*, une opération qui n'est autre que l'iléo-colostomie par implantation, telle que l'a proposée Jessett.

Jessett avait fait une résection pour néoplasme ; Kammerer a opéré pour une fistule cæcale : c'est la seule différence.

QUATRIÈME PARTIE

OPÉRATIONS SUR LES COLONS.

Les anatomistes décrivent le côlon ascendant, le côlon transverse, le côlon descendant, l'S iliaque ou côlon pelvien, enfin le rectum.

La chirurgie du côlon ascendant se confond, en grande partie du moins, comme je l'ai dit et montré plus haut, avec celle de la région iléo-cæcale, puisque l'opération principale qui s'attaque à à cette région, la résection iléo-cæcale, porte non sur le cœcum mais plus ou moins haut sur le côlon ascendant.

Le rectum et l'anus qui le termine sont deux organes extra-péritonéaux, en majeure partie au moins, dont la pathologie et la médecine opératoire possèdent une originalité telle, et sont riches à ce point, que l'une et l'autre méritent une monographie spéciale ; je ne m'en occuperai pas ; tout ce que je pourrais en dire est écrit dans le livre de Hartmann et Quénu, la thèse de Morestin, le mémoire de Sieur, etc...

Je veux donc traiter exclusivement ici des opérations qui se pratiquent sur le côlon transverse, le côlon descendant et l'S iliaque. Or, il n'est pas douteux que j'aie déjà décrit avec tous les détails voulus, je pense, à propos de la chirurgie de l'intestin grêle, presque toutes les opérations qui se pratiquent sur l'un et l'autre de ces gros intestins.

Qu'elle s'applique à l'intestin grêle ou au gros intestin, la technique de la ponction, de l'incision, de l'entérorraphie latérale, de l'entérectomie, de l'entérorraphie circulaire, de l'éntéro-anastomose de la cure radicale des anus contre nature ou des fistules intestinales ou pyo-stercorales, est, aussi bien que celles des opérations pour obstruction intestinale, absolument la même. C'est pourquoi n'aurai-je dans ce chapitre qu'à montrer les particularités opératoires, les variantes qui peuvent être la conséquence de l'anatomie spéciale des côlons.

Il est cependant une opération sur laquelle je dois insister tout spécialement, c'est la *Colostomie*. Si j'ai en effet déjà décrit l'entérostomie, c'est en m'attachant à ce que l'ouverture d'un anus artificiel peut avoir d'original, lorsqu'elle est pratiquée sur l'intestin grêle. Mais, comme on a pu le voir, je n'ai pas encore décrit avec tous les détails nécessaires, les procédés opératoires, me réservant de le faire à propos de la colostomie. Il n'est pas douteux en effet que la colostomie ne soit l'opération type.

Je dois enfin donner dans ce chapitre une place à une opération qui se pratique sur l'S iliaque, bien qu'elle poursuive la cure du prolapsus rectal, et cela pour trois raisons : c'est d'abord que la *colopexie* porte bien sur le côlon pelvien ; c'est ensuite que lorsqu'il y a un prolapsus rectal indiquant la colopexie, il existe un prolapsus de l'S iliaque ; c'est enfin que la colopexie peut aussi bien être pratiquée sur n'importe quel côlon pour des prolapsus plus ou moins haut situés.

CHAPITRE I.

PONCTION ; INCISION ; ENTÉRORRAPHIE ; ENTÉREC-TOMIE ; ENTÉRO-ANASTOMOSE ; CURE RADICALE DES ANUS ET DES FISTULES COLIQUES ; OPÉRA-TIONS POUR OBSTRUCTION INTESTINALE.

Je n'ai rien à dire en ce qui concerne la ponction et l'incision ; rien non plus au sujet de l'entéro-anastomose, ni de la cure radi-cale des anus et des fistules, ni des opérations pour obstruction intestinale ; quant aux entérorraphies et à l'entérectomie, leur tech-nique n'offre de particularités, que lorsque ces opérations portent sur un côlon dépourvu de mésentère, c'est-à-dire sur le côlon as-cendant ou sur le côlon descendant.

En ce qui concerne l'entérectomie, l'absence de mésentère rend plus difficile, sinon impossible, la mobilisation du segment intesti-nal, qui devrait être amené et isolé hors du ventre pour faciliter l'entérorraphie. Souvent il faudra donc opérer sur place, dans le ventre, c'est-à-dire faire la coprostase, la résection et la suture, sans mobiliser le côlon.

L'absence de péritoine sur la face postérieure de ces deux côlons est, en outre, une condition défavorable à la réussite de l'entérorra-phie, je n'ai pas besoin d'expliquer pourquoi.

Puisqu'il n'existe pas de péritoine, il faut s'en passer ; on exécu-tera donc l'entérorraphie sur la face postérieure, dépourvue de séreuse, du côlon suivant les règles ordinaires, en prenant soin cependant d'affronter de très larges surfaces. Quelquefois, il sera possible de faire glisser le péritoine de droite et de gauche, pour en garnir la suture qui se trouvera ainsi protégée. Il ne faudrait pas alors se borner à attirer et réunir la séreuse au-dessus de la suture intestinale ; on aurait ainsi, en effet, une suture intestinale et une suture séreuse indépendantes. Le mieux serait de réunir l'intestin d'abord et d'habiller la suture avec la séreuse voisine, en compre-nant la paroi intestinale dans la suture séreuse.

Il est clair, d'ailleurs, que la suture, ainsi faite, sera toujours moins bonne que celle que l'on exécute sur un intestin pourvu d'une séreuse à lui.

CHAPITRE II.

COLOSTOMIE.

Etymologie. — Κῶλον, côlon ; στομα, bouche.

Synonymie. — *Colotomie.* — *Anus artificiel.* — *Coloproctie* (κωλον, *côlon* ; πρωκτος, *anus*). — *Anus sur le côlon.*

Définition. — La colostomie est l'opération qui consiste à suturer et à ouvrir à la peau le côlon, dans le but d'y créer un anus artificiel: définitif ou temporaire. Elle se pratique d'ordinaire sur le côlon descendant ou sur l'S iliaque; elle a cependant été exécutée sur le côlon ascendant (Amussat 1841) et même sur le côlon transverse dans quelques cas exceptionnels.

Historique. — Littre (1710) ayant fait l'autopsie d'un enfant de 6 jours, atteint d'atrésie du rectum, et cherchant comment on pourrait remédier à ce vice de conformation, s'exprime en ces termes (*Histoire de l'Académie des Sciences*, 1710, p. 37) : « Il faudrait faire une incision au ventre et recoudre ensemble les deux parties d'intestin après les avoir rouvertes, ou du moins faire venir la partie supérieure de l'intestin à la plaie du ventre que l'on ne refermerait jamais et qui ferait fonction d'anus. Sur cette légère idée, d'habiles chirurgiens pourront imaginer d'eux mêmes le détail que nous supprimons. Il suffit souvent de savoir qu'une chose est possible et de n'en pas désespérer à la première vue. »

On peut trouver là l'idée première soit de l'entéro-anastomose, soit de la colostomie; mais Littre n'a jamais exécuté ni vu exécuter aucune de ces deux opérations. Je regrette d'enlever cette illusion à tous les auteurs qui, sans se donner la peine de remonter aux sources, c'est-à-dire aux travaux originaux, ont copié sur leurs devanciers l'historique de la colostomie.

S'inspirant de la proposition de Littre, Pillore (1770), dans un cas d'obstruction du côlon, fit la cæcostomie. Antoine Dubois (1783) dans un cas d'imperforation du rectum, ouvrit un anus sur l'S iliaque. Duret (1793) fit la même opération avec plein succès. Enfin Dumas (1797) lut à la Société de Médecine de Paris un rapport où il montrait tous les avantages de l'anus artificiel iliaque.

Toutefois le danger qu'il y avait alors à ouvrir le péritoine rendait l'opération redoutable à tous. Or, en l'année *1798*, Callisen, de Copenhague, dans la première édition de son livre intitulé : *Systema chirurgiæ hodiernæ*, T. II, § MLXXII, p. 688-689, dit : « Quæ proposita sub hoc rerum statu fuit, incisio intestini cæci vel coli descendentis, sectione in regione lumbarii sinistra ad marginem musculi quadrati lumborum facta, ut anus paretur artificialis, remedium præbet omnino incertum, atque hac operatione vita miselli feruari poterit. Quanquam intestinum in hoc loco facilius attingatur quam supra regionem inguinalem. [Dans ces conditions, on a proposé l'incision de l'intestin cæcum ou du côlon descendant dans la région lombaire gauche, sur le bord du muscle carré des lombes, pour y ouvrir un anus artificiel. Cette incision n'apporte qu'un remède incertain. En tout cas, l'intestin est plus facilement atteint en cette place que dans la région inguinale] ».

Callisen ne prétend donc point être l'inventeur de l'opération de l'anus lombaire, qu'il ne paraît pas avoir exécutée sur le vivant ; et cependant ; Amussat (1839-1841-1843-1844) n'hésite pas, dans tous les plaidoyers cliniques qu'il produit en faveur de l'anus lombaire, à attribuer à Callisen la priorité de cette opération.

En résumé, Littre (1710) entrevoit la possibilité de la colostomie iliaque; mais c'est Pillore, Dubois et Duret qui les premiers osent pratiquer cette opération ; Callisen (1797) parle de la colostomie lombaire, à qui il voit l'avantage d'être extra-péritonéale, tout en la trouvant incertaine; mais c'est Amussat qui se fait le patron véritable de cette opération.

D'ailleurs frappés surtout des dangers de l'une ou de l'autre opération et considérant l'infirmité répugnante à laquelle elle aboutit, sans apprécier à leur valeur les bénéfices qu'elle procure, les chirurgiens restèrent longtemps aussi peu enthousiastes de l'anus iliaque que de l'anus lombaire. A l'étranger cependant, et en particulier en Angleterre, l'anus d'Amussat, que l'on appelait anus de Callisen, acquit une certaine faveur, comme en font foi les travaux de Curhing, Bryant, Allingham, Masson, Heath et Maunder. Mais, en France, il faut arriver à 1877 pour voir Fochier, de Lyon, puis Labbé, et après eux Daniel Mollière, Tillaux, Peyrot et enfin Trélat (1881) s'en constituer les derniers défenseurs, contre Richet et Verneuil qui prônent l'anus iliaque. Enfin, malgré un retour offensif de Bryant à Copenhague (1884) et une faible défense de Trélat, Verneuil et Reclus (1885), montrent dans un vigoureux réquisitoire toutes les difficultés, tous les inconvénients de l'anus d'Amussat et font ressortir, au contraire, la facilité, les avantages et la bénignité de l'anus iliaque, désormais adopté par les chirurgiens.

Alors naissent les nombreux perfectionnements de la technique de la colostomie, dont l'histoire et la description ne sauraient être faites isolément.

Technique opératoire. — Antisepsie, instruments, aides, comme pour toutes les opérations intestinales ; décubitus dorsal pour la colostomie iliaque, abdomino-latéral, pour la colostomie lombaire ; le lit à renversement peut être utile, par exemple dans les cas d'obstruction chronique où l'intestin grêle et l'épiploon font facilement hernie.

L'anesthésie locale peut suffire pour l'anus iliaque ; je préfère cependant l'anesthésie générale.

Manuel opératoire. — Je décrirai successivement : **I.** La technique de la *colostomie lombaire*, procédé d'Amussat et procédé de Trélat. — **II.** La technique de la *colostomie iliaque*, procédé classique. J'étudierai ensuite. — **III.** Les *procédés spéciaux* ayant pour but :

1° *d'assurer l'évacuation complète du bout supérieur et la vacuité du bout inférieur*.

2° *d'obtenir la continence de l'anus et la tolérance de l'infirmité chirurgicale*, procédés qui, au moins pour la plupart, bien qu'imaginés pour l'anus iliaque, sont applicables à l'anus lombaire.

I. — Colostomie lombaire.

Le principal avantage de la colostomie lombaire serait d'ouvrir le côlon descendant en dehors de la cavité péritonéale, sur sa face postérieure, dans la région où il est dépourvu de mésentère. La crainte du péritoine n'est plus, à notre époque, le commencement de la sagesse chirurgicale ; c'est pourquoi l'anus lombaire n'est plus guère pratiqué. D'ailleurs l'opération est difficile : le péritoine se présente au bistouri et est ouvert le plus souvent, sans qu'on s'en doute ; l'intestin lui-même est malaisé à reconnaître et a été souvent confondu avec une anse grêle.

1° PROCÉDÉ D'AMUSSAT. — Je n'ai trouvé nulle part la description d'un procédé de Callisen, c'est-à-dire nettement conseillé par ce chirurgien. Amussat cependant (*Gazette médicale*, 1839), dit en propres termes avoir « modifié le procédé de Callisen » ? Voici, en résumé, comment Amussat décrit l'opération.

Une incision transversale est faite dans la région lombaire gauche au milieu de l'espace qui s'étend des fausses côtes à la crête iliaque, à deux travers de doigt au-dessus de cette crête ; elle s'étend depuis le bord externe de la masse sacro-lombaire, jusque vis-à-vis le milieu de la crête iliaque ; elle mesure à peu près cinq travers de doigt d'étendue ; le fascia superficialis, le grand dorsal et le grand oblique sont incisés dans le même sens et couche par couche ; le petit oblique et le transverse sont incisés crucialement, de même l'aponévrose profonde. Le tissu cellulaire, qui recouvre l'intestin dépourvu de péritoine, est excisé ; le côlon étant découvert et bien reconnu, deux fils sont passés en haut et en bas, dans l'épaisseur de sa paroi, pour le retenir et le suspendre. Une ponction y est faite avec un trocart ; sur ce trocart est glissé un bistouri qui ouvre largement l'intestin en plusieurs sens. Quatre points de suture attachent l'ouverture de l'intestin à l'angle inférieur de la plaie dont l'angle supérieur est rétréci par quelques points entortillés.

2° PROCÉDÉ DE TRÉLAT. — Trélat (1881) formule ainsi les règles du manuel opératoire de la colostomie lombaire.

« Avant l'opération, il faut se garder d'évacuer l'intestin par des purgatifs ou des lavements. Anesthésie complète. Décubitus abdomino-latéral droit ; un coussin dur sous le flanc droit pour faire bomber le flanc gauche.

« On trace alors une ligne qui, partant de l'épine iliaque anté rieure et supérieure, se dirige, en contournant le flanc vers l'angle formé par la douzième côte et la masse sacro-lombaire. L'incision sera faite sur cette ligne. Pour en déterminer le point précis, on élève à deux centimètres en arrière du milieu de la crête iliaque, c'est-à-dire de l'espace compris entre les deux épines iliaques, l'anté- rieure et la postérieure, une ligne parallèle au bord externe de la masse sacro-lombaire. Cette seconde ligne croise obliquement la première. Leur intersection sera le milieu de l'incision, à laquelle on donnera quatre ou cinq centimètres (suivant l'épaisseur des parties profondes) au-dessus et au-dessous, en suivant le tracé de la première ligne ; cette incision aura donc huit ou dix centimètres de longueur totale.

« On traverse le tissu cellulo-adipeux sous-cutané, quelquefois très épais. On rencontre les fibres du grand dorsal en haut de la plaie, celles du grand oblique en bas. On les divise dans toute l'étendue de la plaie. Au-dessous d'elles, on ne trouve plus qu'un assez mince feuillet aponévrotique, représentant l'aponévrose commune au petit oblique et au transverse. C'est à ce moment qu'on aperçoit une ou deux branches nerveuses obliques en bas et en dehors. On les évite par la dissection, et si le bord externe du muscle carré lombaire, qui se présente alors, fait saillie dans la plaie et gêne l'opérateur, on le fait relever en dedans par un crochet mousse et, au besoin, on le sectionne transversalement dans l'étendue convenable, de 10 à 15 millimètres.

« On est alors sur la graisse qui entoure l'intestin. Cette graisse est relativement jaune, tandis que l'intestin est relativement blanc, blanc rosé, blanc grisâtre, mais pas jaune comme la graisse, ni rouge comme la fibre musculaire. Cette graisse peut être incisée avec précaution ou dilacérée avec la pince et la sonde cannelée. Bientôt on voit un tissu différent par la couleur et la résistance : c'est l'intestin. S'il est plein de matières, ce qui est la règle, on le reconnaît à sa sonorité, à son bruit hydro-aérique, aux masses fécales qu'on sent à travers les parois. S'il est vide, on le reconnaît à sa couleur, à sa souplesse, au glissement de ses deux épaisseurs saisies entre les doigts, enfin à ce que sa surface, non revêtue de péritoine, n'est pas brillante et laisse deviner un aspect fibroïde dû à la présence des fibres intestinales transverses.

« Si, par bonheur, on aperçoit l'une des bandes longitudinales, la constatation n'est que plus parfaite ; mais l'on sait que le plus souvent ces bandes, dont l'une est antérieure et les deux autres postéro-interne et antéro-externe, échappent à l'opérateur et ne pourraient être amenées à l'extérieur que par des délabrements inutiles et dangereux. On fera donc bien de s'arrêter aux caractères susénoncés : couleur, souplesse, glissement, ou présence des gaz et des matières fécales. Et cela avec d'autant plus de confiance que l'opération aura été plus conforme aux préceptes précédemment exposés, préceptes qui conduisent de point en point sur l'intestin et nulle autre part.

« A partir du moment' où l'intestin est définitivement reconnu, et pour éviter l'issue prématurée des matières fécales et la souillure de la plaie, placez une anse de soie phéniquée à chaque extrémité du futur anus. Chacune de ces anses traverse l'intestin de dehors en dedans, puis de dedans en dehors, en comprenant deux ou trois millimètres des tuniques intestinales. Ces anses, placées sur le même méridien de l'intestin, c'est-à-dire sur la même parallèle à son axe, sont distantes de 30 à 32 millimètres. Elles servent à attirer l'intestin vers la plaie cutanée et à l'y fixer provisoirement. Elles sont confiées à des aides.

« Entre elles et sur la ligne qu'elles déterminent, placez trois ou quatre points de suture de chaque côté. L'aiguille traverse la paroi intestinale de dehors en dedans, puis de dedans en dehors. On la porte sur la lèvre cutanée de la plaie, qui est traversée de la profondeur vers la superficie. Une manœuvre identique est reportée du côté opposé, en faisant pénétrer l'aiguille, par le même trou, sur la paroi intestinale.

« Quand les trois ou quatre points de suture ont ainsi été disposés de chaque côté, on exerce sur leur chef une légère traction et on voit s'ouvrir chacun des trous d'entrée communs aux deux fils qui se font vis-à-vis. Il est alors aisé, soit avec un bistouri mousse, soit avec des ciseaux, d'ouvrir l'intestin dans la longueur de 3 centimètres, en passant entre les anses de soie de droite et de gauche. Immédiatement et pour chaque point incisé, la traction exercée sur l'anse amène la face externe de l'intestin au contact de la peau où elle est définitivement fixée ; de telle sorte que l'ouverture de l'intestin et sa fixation au tégument sont, pour ainsi dire simultanées et qu'il n'y a pas possibilité d'épanchement des matières fécales dans la profondeur de la plaie ».

La suture préconisée par Trélat n'est autre que celle que Néla-

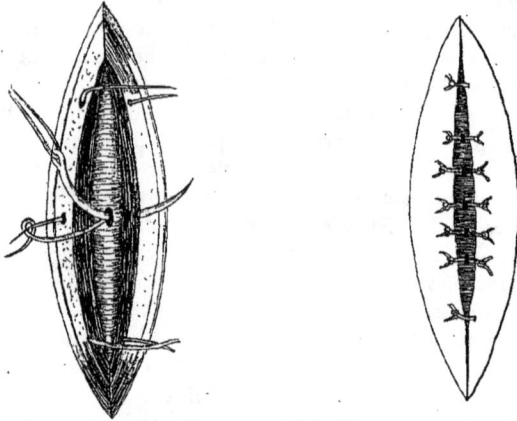

Fig. 357. — Suture. Procédé de Nélaton adopté par Trélat. — Placement des anses. Fig. 358. — Suture. Procédé de Nélaton adopté par Trélat. — Suture terminée.

ton à proposée et adoptée en 1857 pour l'entérostomie, ainsi qu'en témoigne la figure ci-jointe que j'emprunte à la première édition de son livre (*Fig.* 357 et 358). Trélat d'ailleurs est le premier à le reconnaître.

Comme variante au procédé de Trélat, je citerai l'incision que Tillaux (1881) fait parallèle au bord externe de la masse sacro-lombaire. Le bord externe de la masse sacro-lombaire est un bon point de repère. Il importe, en effet, d'autant plus, de bien reconnaître ce muscle, que l'aspect de ses fibres est semblable à celui des fibres de l'intestin. Mais la reconnaissance, il faut bien l'avouer, se fait aussi bien à travers l'incision de Trélat, et d'ailleurs, comme le note Trélat, le muscle est rouge, tandis que l'intestin est rose.

Quelle que soit l'incision, la découverte de l'intestin reste difficile et aléatoire ; bien souvent, involontairement, le chirurgien ouvre le péritoine et ramène une anse grêle, croyant avoir saisi le côlon. Trélat lui-même n'en est-il pas venu à conseiller d'insuffler le côlon par le rectum avant d'opérer, afin de le distendre et d'en faciliter la recherche ? Or, je laisse à penser combien est facile et pratique cette insufflation, lorsqu'il existe, et c'est dans la majorité des cas, un néoplasme ou un rétrécissement rectal !

Bref, à l'heure actuelle, la colostomie lombaire est devenue une opération d'exception ou de nécessité; et. ce n'est que justice. Ne la pratiquez donc que quand vous ne pourrez faire mieux, ce qui sera bien rare.

II. — Colostomie iliaque.

La colostomie iliaque intéresse le côlon ou l'S iliaque dans la fosse iliaque gauche. L'incision ouvre le ventre et permet d'aller chercher le côlon dans une région, où ses rapports sont fixes et où, par conséquent, il peut être facilement trouvé. Le côlon descendant, ou plus exactement le commencement de l'S iliaque, est en effet, constamment logé dans le sinus de l'angle dièdre que forment, au niveau de la crête iliaque et de l'arcade crurale, la paroi abdominale et la fosse iliaque. C'est là que le chirurgien doit aller directement chercher, et trouvera sûrement cet intestin. C'est donc aussi près que possible du sommet de cet angle dièdre que doit être tracée l'incision.

Mais l'incision doit éviter le cordon et l'artère épigastrique en dedans : inutile de dire pourquoi. Elle doit en outre, en dehors, éviter de trop se rapprocher de l'épine et de la crête iliaque; car, d'une part, ces saillies osseuses, proéminant dans la plaie, écarteraient les lèvres cutanées et gêneraient la cicatrisation; d'autre part, il serait difficile de maintenir un pansement, et surtout un appareil orthopédique collecteur des matières fécales, sur un anus trop voisin de la crête iliaque.

1° Procédé classique. — Donc, placé à gauche du patient, à partir du milieu de l'arcade crurale gauche, tracez de bas en haut et de dehors en dedans, sur la paroi abdominale, une incision de 10 à 12 centimètres, distante de deux bons travers de doigt de l'arcade, de l'épine et de la crête, avec des ciseaux mousses. dont une branche est insinuée dans l'incision première. Fendez au bistouri l'aponévrose nacrée du grand oblique parallèlement à ses fibres ; faites écarter les lèvres de l'incision, coupez au ciseau, en les soulevant avec une pince à disséquer, les fibres du petit oblique et du transverse ; vous découvrez le tissu cellulograisseux sous-péritonéal. Assurez l'hémostase des tranches musculaires. Dilacérez le tissu graisseux sous-péritonéal. Avec prudence, en évitant de pincer l'intestin le plus souvent distendu, car il y a presque toujours obstruction, saisissez le péritoine avec une pince à disséquer et ouvrez-le. Placez une couronne de pinces hémostatiques sur le péritoine, pour le fixer et le reconnaître au fur et à mesure que vous l'ouvrez.

Quelquefois le grand épiploon et une anse grêle se présentent ; mais il suffit qu'un aide comprime avec une éponge ou une compresse la lèvre supérieure de la plaie, pour en éviter la hernie. Le plus souvent, vous voyez près de la lèvre inférieure de la plaie un appendice épiploïque; pincez-le et tirez : vous amènerez le côlon. Sinon, plongez l'index droit derrière la lèvre inférieure de la plaie vers le sinus de l'angle dièdre abdomino-iliaque, c'est-à-dire vers l'arcade crurale et l'épine; là vous trouvez le côlon sans aucun doute, à moins cependant que vous n'opériez pour un prolapsus du rectum (Voir *Colopexie*, p. 367).

Le côlon est donc trouvé et amené dans la plaie ; qu'allez-vous en faire? Vous devez le fixer aux lèvres de la plaie, puis l'ouvrir.

Pour le fixer aux lèvres de la plaie, vous exécuterez un surjet en couronne ou vous appliquerez le procédé de Terrier (Voir *Entérostomie*, p. 99), à moins que vous n'employiez l'un des procédés de colostomie en deux temps que je vais décrire. Toujours, en tout cas, vous suturerez l'intestin à la peau, de manière que le futur orifice intestinal affleure la peau et déverse les matières fécales, non pas dans l'entonnoir que forme la plaie pariétale, mais à la surface du tégument lui-même.

Certains chirurgiens ourlent le péritoine pariétal à la peau, avant de suturer l'intestin, de manière que la plaie pariétale soit tapissée d'une lame séreuse qui sera en contact avec la séreuse intestinale. A mon avis, c'est une mauvaise pratique. L'intestin adhère parfaitement à la surface cruente de la plaie, tandis que le péritoine pariétal y adhère mal par sa face externe. Il s'ensuit qu'en comptant sur le péritoine ourlé pour fixer l'intestin, on compte sur un mauvais soutien et on en néglige un bon.

Pour ouvrir l'anus, vous inciserez l'intestin ou vous exciserez une portion de sa paroi entre les sutures. Vous inciserez, si vous avez pour but une colostomie temporaire ; vous exciserez, si vous avez pour but la colostomie définitive. Telle est du moins la règle.

Or, il est certain que si vous faites une colostomie temporaire, vous devez prévoir l'avenir et ménager l'étoffe pour une opération autoplastique future ; cependant la formule n'est pas absolue, car on peut, sans aucun doute, fermer un anus ouvert par excision.

Je donnerai, ici pour être complet, bien qu'il soit d'un intérêt médiocre, le procédé de colostomie abdominale de Fine, d'autant plus qu'il n'est exactement décrit nulle part.

2° PROCÉDÉ DE FINE. — Fine (*Annales de la Société de Médecine pratique de Montpellier*, 1805, T. VI, p. 65) trouve trop postérieure l'incision dont parle Callisen, déclare « qu'il faudrait une trop grande habitude dans les dissections anatomiques pour compter sur une telle boussole », afin de trouver l'intestin, et décrit le procédé qu'il préfère dans les termes suivants : « Si la personne est maigre, on fera à la peau de la région lombaire gauche un pli qui coupe à angle droit et également l'espace qui s'étend de l'extrémité de la seconde fausse côte, en comptant de bas en haut, jusque sur la crête de l'os des îles ; on incisera ce pli et la peau dans toute cette étendue ; si l'on ne peut pas former de pli à la peau, on l'incisera d'un seul trait de bistouri, en la tendant un peu avec les doigts ; ensuite on coupera, couche par couche, les parties situées au-dessous, jusque sur le péritoine, auquel on fera avec précaution une petite incision, qu'on agrandira par le haut et par le bas, au moyen d'une sonde cannelée, pour lui donner la même étendue qu'à celle des téguments et des parties subjacentes ; cela fait, le côlon se présente à la vue de l'opérateur ; il le saisira avec les doigts, passera l'anse de fil dans le méso-côlon, incisera l'intestin selon sa longueur, dans l'étendue d'un pouce et demi, et terminera l'opération comme je l'ai déjà dit ». L'anse de fil que Fine passe à travers le méso-côlon lui sert à fixer l'intestin près de la plaie pariétale, dont il rapprochait les bords au moyen de bandelettes de diachylon, de chaque côté de l'incision intestinale. L'intestin était donc, non pas cousu, mais simplement suspendu dans la plaie !

III. — Procédés spéciaux.

1° Procédés ayant pour but d'assurer l'évacuation complète du bout supérieur et la vacuité du bout inférieur. — La colostomie classique consistait à ouvrir l'intestin, après en avoir fixé purement et simplement la paroi par une couronne de sutures, qui l'unissent soit au péritoine, soit à la peau ; j'ai suffisamment indiqué, au chapitre *Entérostomie*, les différents procédés de sutures appliquables en la circonstance, pour n'y pas revenir.

Mais l'anus ainsi obtenu, par cette suture tangentielle de l'intestin à la peau, avait de nombreux inconvénients. Bien que gêné par la constitution plus ou moins rapide d'un éperon, comme il arrive dans tous les anus contre nature, la circulation des matières entre le bout supérieur et le bout inférieur restait quand même facile, puisque l'intestin adhérait simplement par sa paroi supérieure au niveau de l'orifice accidentel et que, par conséquent, il persistait dans le ventre une sorte de vestibule intestinal, intermédiaire aux deux segments de l'anse sur qui l'anus était ouvert.

Or, ce passage facile des matières du bout supérieur dans le bout inférieur avait de fâcheuses conséquences. La défécation artificielle était incomplète; le bout inférieur s'encombrait; une défécation en retour, plus ou moins pénible, se produisait ; le néoplasme ou le rétrécissement restait en contact avec des matières fécales qui le franchissaient encore en l'irritant et y provoquant des douleurs ; le bénéfice de l'opération n'était qu'à moitié obtenu.

Ce n'était, du reste, pas le seul défaut de la colostomie classique. A notre époque antiseptique, quiconque est chirurgien ne craint plus d'ouvrir le péritoine; toutefois l'ouverture simultanée du péritoine et de l'intestin réalise un ensemble de conditions capables de déjouer toutes les précautions destinées à éviter l'inoculation de la séreuse. Quelque rapides que soient les adhérences péritonéales, dans une plaie suturée, leur pollution par les matières fécales, qui s'écoulent d'une plaie intestinale, risque de les infecter, et, par conséquent, reste un danger. Donc, lorsque, pour pratiquer la colostomie, on ouvre le ventre et on attire l'intestin à la peau pour l'y coudre, puis l'y ouvrir, on brave l'inoculation septique de la plaie péritonéale suturée.

D'ailleurs, ce n'est pas seulement l'inoculation de la séreuse et la péritonite qui est à craindre; l'inondation de la plaie fraîche, de la peau, du tissu cellulaire, des muscles, par les matières fécales est incontestablement dangereuse et donne naissance, de nombreuses observations en font foi, à des phlegmons gangréneux, des érysipèles, etc.

C'est pour obvier à ces inconvénients multiples qu'a été imaginée la *colostomie en deux temps*, qui n'est en somme qu'une variante des autres procédés. Et, quant à l'évacuation complète du bout supérieur et la vacuité du bout inférieur, elles peuvent être obtenues de deux façons différentes : 1° *par la section complète de*

*l'intestin et le traitement isolé de chacun des segments de l'intestin,
2° par la constitution d'un anus en canon de fusil, c'est-à-dire pourvu d'un éperon suffisant pour empêcher la circulation intestinale des matières.*

1° **Procédés par section complète de l'intestin.** — 1° PROCÉDÉ DE SCHINZINGER. — Schinzinger (1881) semble être le premier qui se soit préoccupé d'assurer l'évacuation complète du bout supérieur, en détournant totalement le cours des matières.

Pour obtenir ce résultat, ce chirurgien ouvre le ventre dans la fosse iliaque, trouve et hernie le côlon. Il coupe celui-ci transversalement ; puis il fixe par la suture le bout supérieur à l'angle supérieur de la plaie, tandis qu'il ferme le bout inférieur par une suture invaginante et le rentre, en le perdant, dans le ventre.

Madelung (1884), Volkmann (1884), Sonnenburg (1886) adoptèrent le procédé de Schinzinger comme procédé de choix. Sonnenburg conseilla l'incision sur la ligne médiane, avec laquelle le rétrécissement de l'orifice artificiel serait moins à redouter.

Il est certain qu'aucun procédé de colostomie n'obtient mieux la dérivation complète du cours des matières; mais il en est, le procédé de Maydl en particulier, qui l'obtiennent aussi bien et à moins de frais.

L'opération de Schinzinger sera toujours une opération longue et sérieuse, exigeant des sutures minutieuses ; elle crée d'ailleurs un anus définitif et doit être réservée à des cas spéciaux. En outre, elle obtient l'exclusion totale du segment inférieur, entre la section suturée et l'obstacle rectal souvent imperméable, avec tous ses dangers. Aussi bien, en France, a-t-elle été rejetée comme procédé courant de colostomie, c'est-à-dire applicable aux cas où il s'agit de détourner temporairement le cours des matières, et même aux cas où il s'agit d'un traitement palliatif d'une obstruction rectale inopérable; mais, en revanche, elle a été adoptée par Gaudier, Chalot, Bœckel, Quénu, pour les cas où il s'agit de créer un anus iliaque définitif et d'extirper ensuite la totalité du segment inférieur du gros intestin envahi par un néoplasme opérable. Il convient alors, suivant le conseil de Bœckel et de Quénu, d'opérer en deux temps, c'est-à-dire de fermer le bout supérieur pendant un jour ou deux. Voici du reste comment opèrent ces trois chirurgiens.

2° PROCÉDÉ DE CHALOT. — Après découverte de l'anse sigmoïde par une incision en ligne droite, qui commence à 2 centimètres au-dessus de l'épine du pubis, pour ménager le cordon spermatique, et se termine à 4 centimètres environ en dedans et au-dessus de l'épine iliaque antérieure et supérieure, Chalot (1898) sectionne cette anse entre deux ligatures coprostatiques qui comprennent l'arcade vasculaire sous-jacente. Il amène le bout central dans l'angle supérieur de la plaie où il le fixe provisoirement au moyen d'une épingle de sûreté, après l'avoir encapuchonné de gaze iodoformée. Il capuchonne de même le bout périphérique et en poursuit la libération profonde (Il s'agit d'une extirpation sacro-abdominale du rectum).

Quant au bout central, Chalot ne donne point de détails sur le traitement définitif qu'il lui fait subir. Il dit seulement qu'il le fixe et l'ouvre immédiatement.

3° PROCÉDÉ DE J. BŒCKEL. — J. Bœckel (1896) fait une incision de six centimètres, parallèle au ligament de Fallope, découvre le côlon, l'attire, perfore le méso-colon en deux points distants de cinq centimètres et passe par ces brèches une bandelette de gaze iodoformée, qui lui sert à lier l'intestin. Il sectionne le côlon entre les deux ligatures et divise le mésentère sur une hauteur de sept centimètres environ. Il remplace alors, pour plus de sûreté, la bandelette de gaze iodoformée du bout inférieur par une ligature à la soie; puis, après asepsie de sa tranche, il abandonne ce bout provisoirement dans le ventre. Quant au bout supérieur, il le fixe au-dessous du lien qui le ferme dans l'angle supérieur de la plaie et enlève la ligature au bout de 24 heures.

4° PROCÉDÉ DE QUÉNU. — Le procédé de Quénu (1896) ne diffère des deux précédents que par des détails d'asepsie, à savoir : coprostase au moyen de la ligature élastique; thermo-cautérisation de la muqueuse intestinale des deux bouts au-dessus de la ligature ; coiffage du bout supérieur avec de la gaze iodoformée, voire même avec un capuchon en caoutchouc; invagination du bout inférieur, suivie du traitement convenable pour mener à bien son extirpation totale ; fixation du bout supérieur, fortement hernié, à l'angle supérieur de la plaie, au-dessous du lien coprostatique. Fermeture de la plaie abdominale. Le bout supérieur, hernié largement, dépasse le pansement, de telle sorte que, au bout de 24 ou 48 heures, on puisse ponctionner l'intestin au thermo au-dessus du lien coprostatique et y engager un tube à drainage. La résection du bout supérieur, c'est-à-dire l'ouverture définitive de l'anus, est faite au bout de six à huit jours.

Il ne faudrait pas croire d'ailleurs que la fermeture temporaire du bout supérieur, c'est-à-dire l'ouverture en deux temps de l'anus

de Schinzinger, soit d'invention tout-à-fait récente ; Bowreman
Jessett l'avait déjà conseillée et employée.

5° PROCÉDÉ DE BOWREMAN JESSETT. — Jessett (1889) opère de la
façon suivante : Le patient est soumis à la diète liquide, pendant
huit ou dix jours avant l'opération ; il est purgé et lavementé
comme il sied. L'abdomen est ouvert par l'incision classique dans
la fosse iliaque; une éponge plate empêche la procidence de l'intestin grêle et de l'épiploon. L'index de la main gauche est introduit
dans le ventre jusqu'à l'articulation sacro-iliaque, où il trouve le
côlon descendant pénétrant dans le bassin. Il accroche l'anse sigmoïde et l'attire largement dans la plaie. Une perforation suffisamment large du mésentère permet alors de faire la coprostase sur le
bout supérieur et sur le bout inférieur de l'anse au moyen d'une
ligature élastique. Cela fait, l'intestin est sectionné transversalement.
La tranche du bout inférieur est invaginée en elle-même, fermée par
une suture, puis réduite définitivement dans le ventre après toilette,
levée de la coprostase et hémostase définitive. La tranche du bout
supérieur est également fermée par invagination. Alors, après levée
de la coprostase et hémostase définitive du méso-côlon, le bout supérieur restant est hernié hors de la plaie sur une longueur d'environ 6 à 8 centimètres, puis la plaie abdominale est fermée par
une suture méthodique, qui comprend la paroi intestinale du bout
supérieur hernié et maintenu dans l'angle supérieur de la plaie. Au
bout de quatre ou cinq jours, le bout supérieur est réséqué au niveau
de la peau.

Jessett prétend ainsi éviter la rétraction de l'intestin et la contamination de la plaie par les fèces.

6° PROCÉDÉ DE PURCELL. — Purcell (1889), dans trois cas, a employé un procédé qu'il a exécuté sous l'inspiration de Jessett. C'est
en somme le procédé de Jessett, moins la fermeture par invagination du bout supérieur, plus une incision bizarre.

Purcell fait à la peau une incision courbe, en croissant, à convexité inféro-externe, dont le sommet avoisine l'épine iliaque antérieure et supérieure. Le lambeau cutané, mesurant 5 ou 6 centimètres de hauteur, est relevé en haut et en dedans; la couche musculaire et le péritoine sont incisés en ligne droite, suivant la corde
de l'arc que dessine l'incision cutanée. L'intestin est cherché, trouvé
et traité comme dans le procédé de Jessett. Lorsque le bout inférieur fermé est perdu dans le ventre, le chirurgien, avant de s'occu-
per du bout supérieur largement hernié, réunit la plaie séro-musculaire et la plaie cutanée, en logeant et fixant par quelques points

le pédicule du bout supérieur au niveau du sommet de l'arc que dessine l'incision cutanée. Cela fait, la coprostase étant relâchée, le bout supérieur est abandonné dans le pansement.

Purcell considère que la forme de l'incision cutanée permet d'obtenir une sorte de sphincter artificiel ! Un sphincter constitué par un lambeau de peau ne m'inspire, je l'avoue, aucune confiance.

7° PROCÉDÉ DE WITZEL. — Witzel (1894) coupe le côlon transversalement, à la manière de Schinzinger ; mais il n'obture pas et ne réduit pas le bout inférieur ; il le fixe dans l'angle inférieur de la plaie, considérant qu'il y a avantage à le garder à portée, pour irriguer et laver le cancer rectal. Mais en outre Witzel s'efforce surtout d'obtenir un anus continent, en le dotant d'un sphincter (Voyez plus loin, p. 363).

8° PROCÉDÉ DE LAUENSTEIN. — Lauenstein (1894), imitant, sans le savoir, Purcell et s'inspirant, dit-il, de la pratique de Riedel dans le traitement des hernies étranglées et gangrénées et de Witzel dans la colostomie qui, l'un et l'autre, abandonnent l'anse intestinale, herniée largement, dans la plaie ; considérant d'ailleurs que la recherche d'un sphincter artificiel ne donne guère que des déboires, propose un procédé de colostomie dans lequel l'orifice de l'anus se trouve porté loin de la peau sur un pédicule intestinal, véritable pénis, pouvant être facilement engagé dans un appareil récepteur.

L'opération est exécutée dans ses premiers temps d'après le procédé de Schinzinger. Le bout inférieur est, au choix du chirurgien, réduit après suture, ou fixé dans l'angle inférieur de la plaie. Quant au bout supérieur, il est attiré hors de la plaie, sur une longueur de dix à quinze centimètres ; le mésentère étant détaché, suturé et réduit.

La plaie pariétale est fermée par une suture comprenant à sa base le pénis intestinal, qui pend flasque hors de la plaie et y est définitivement respecté.

Lorsque la réunion est obtenue et même avant, la défécation se fait par l'extrémité de la trompe intestinale engagée dans un simple urinal (*Fig.* 359).

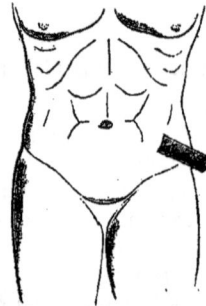

Fig. 359. — Procédé de Lauenstein ; un segment de l'intestin afférent de 10 à 15 cent. est en dehors de la cavité abdominale.

9° PROCÉDÉ DE DESGUIN ET A. REVERDIN. — Desguin (1894) avait proposé, pour l'entérostomie sur l'intestin grêle, d'attirer hors du ventre 10 à 15 centimètres d'intestin, de faire la coprostase au ras de la peau, avec une pince coprostatique, de sectionner l'anse en son milieu, puis d'introduire dans chaque extrémité un tube de caoutchouc d'un diamètre égal à celui de l'intestin; enfin de lier l'intestin sur le tube et d'enlever la coprostase. Les matières intestinales coulent par les tubes et sont ainsi dérivées loin de la plaie pariétale et du péritoine qu'elles ne peuvent polluer, ni inoculer.

A. Reverdin (1894) appliqua, en le perfectionnant, l'artifice imaginé par Desguin, à un cas où, poursuivant l'extirpation complète de l'S iliaque cancéreux par le procédé Gaudier, il ouvrit un anus iliaque sur le côlon.

Le bout supérieur du côlon, provisoirement fermé, fut attiré le plus loin possible hors du ventre et fixé par des sutures à sa base, dans l'angle supérieur de l'incision. Un bout intestinal de 12 à 15 centimètres pendait ainsi hors de la plaie. C'était en somme, jusqu'ici, purement le procédé de Lauenstein. Mais voici venir Desguin perfectionné. Dans le côlon, le chirurgien insinua un gros tube de verre à bout mousse et renflé et lia sur lui cet intestin. A l'autre

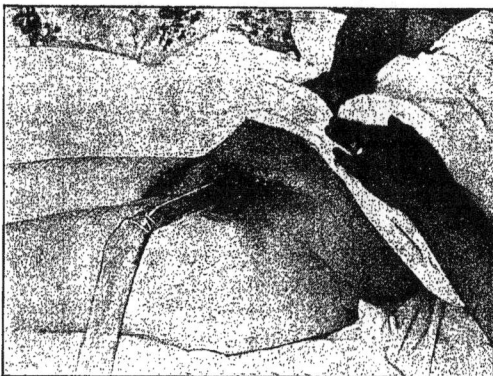

Fig. 36o. — Procédé de Desguin et A. Reverdin (Cliché Belin).

extrémité du tube de verre fut adapté une manche de caoutchouc très souple, dont l'autre bout plongeait dans un récipient placé à côté du lit (Fig. 36o).

Quelques jours après, lorsque la plaie pariétale fut réunie, l'intestin hernié, et en voie de sphacèle, fut réséqué.

En réalité, l'idée de faire un anus artificiel avec une trompe intestinale prolongée par un tube de dérivation, appartient à Desguin. Lauenstein a appliqué le premier le même procédé à la colostomie, sans prolonger la trompe par un tube; enfin, A. Reverdin a exécuté la colostomie par le procédé combiné de Desguin-Lauenstein.

2° **Procédés par hernie de l'intestin et formation d'un éperon.** — L'anus obtenu par le procédé classique fonctionne mal, parce que, bien qu'il s'y forme ultérieurement un éperon, il y persiste un vestibule intra-abdominal où les matières séjournent, hésitant à cheminer par l'orifice artificiel ou par le bout inférieur. Plus saillant est l'éperon, moindre est le vestibule, mieux l'anus fonctionne. Il s'agissait donc de créer un anus sans vestibule, avec un éperon proéminant hors de l'abdomen, de telle sorte que les deux bouts d'intestin s'abouchent à la peau et même hors de la peau, parallèlement, comme deux canons de fusil. Tel est le problème dont la solution est poursuivie par les procédés de Verneuil, Panum, etc., etc.

A. **Procédés en un temps.** — 1° PROCÉDÉ DE VERNEUIL. — Verneuil (1885), cherchant à prévenir le rétrécissement tardif, maintes fois observé, de l'anus artificiel, modifia l'incision qu'il fit perpendiculaire à l'arcade de Fallope, sans attacher d'ailleurs une grande importance à cette modification, à laquelle il renonça bientôt. Le même chirurgien, attribuant au rétrécissement de l'orifice et à l'absence d'éperon le passage facile des matières du bout supérieur dans le bout inférieur, dont il relève tous les inconvénients graves, proposa et exécuta un procédé dans lequel il hernie l'intestin, de manière à constituer un éperon; puis, lorsque la suture est faite, il excise la calotte intestinale.

1er *Temps.* — Sur le trajet d'une ligne allant de l'ombilic au point d'union du tiers externe avec les deux tiers internes de l'arcade crurale et à partir de cette arcade, tracez une incision de trois ou quatre centimètres (c'est beaucoup trop petit, il faut au moins 6 à 8 centimètres). Divisez la peau, les couches sous cutanées et l'aponévrose du grand oblique, le transverse, le fascia transversalis et le péritoine.

2e *Temps.* — Saisissez la séreuse avec six pinces hémostatiques, de manière à la hernier en en bordant la plaie. Cherchez et trouvez l'intestin à sa place habituelle; herniez-le aux trois quarts, c'est-à-dire jusqu'à ce qu'il forme, au-dessus du plan de la peau, une saillie du volume d'un œuf de poule, et, pour l'empêcher de rentrer dans l'abdomen, transfixez sa base avec deux longues aiguilles à acupuncture, lesquelles abandonnées à elles-mêmes, reposent sur la paroi du ventre et retiennent l'intestin jusqu'à l'achèvement des sutures.

3ᵉ *Temps*. — Avant d'ouvrir l'intestin, appliquez une série circulaire d'environ 15 sutures entrecoupées, métalliques (cela n'est pas nécessaire), non perforantes, mais comprenant à la fois l'intestin, la séreuse pariétale et la peau. Au fur et à mesure que vous placez les fils, retirez les pinces hémostatiques, qui fixent le péritoine, et les aiguilles à acupuncture, qui fixent l'intestin.

4ᵉ *Temps*. — Ouvrez l'intestin en réséquant la portion herniée. La section se fait au thermo-cautère à environ 3 ou 4 millimètres en dehors de la ligne de suture.

Verneuil fut-il bien le premier à chercher dans la constitution d'un éperon extra-abdominal, avec parallélisme des deux bouts de l'intestin, une garantie du bon et complet fonctionnement de l'anus. Je ne saurais l'affirmer. Il est certain, en effet, que Panum (1885), en même temps que lui ou avant lui, fit sur les animaux des colostomies expérimentales en herniant l'intestin ; mais ce n'était pas pour assurer le fonctionnement de l'anus : c'était pour étudier les mouvements de l'intestin et pouvoir, en opérant en deux temps, être assuré de la bénignité de l'opération. De même Kine, de Moscou, (1885), après avoir montré l'insuffisance thérapeutique de la colostomie classique cherchant à réaliser la colostomie en deux temps, institua une série d'expériences pour démontrer qu'on pouvait plier, couder, rétrécir, lier l'intestin, sans compromettre sa nutrition, ni même y créer une obstruction définitive ; mais, s'il osa plus tard tenter la ligature sur l'homme, ce n'est qu'en 1888 qu'il proposa un procédé de colostomie. Au surplus Verneuil ne herniait l'intestin qu'aux trois quarts, sans voir le mésentère. C'était insuffisant. Panum faisait déjà mieux ; Lauenstein l'imita.

D'ailleurs la transfixion de l'intestin à sa base avec des aiguilles à acupuncture, sous prétexte de le fixer avant de le suturer, est une mauvaise manœuvre. Lorsque l'on fait une colostomie, c'est en général qu'il y a obstruction ; donc l'intestin est distendu par les gaz et les liquides qui s'échappent par la moindre piqûre, et risquent alors d'infecter la plaie et le péritoine.

2° PROCÉDÉ DE LAUENSTEIN. — Lauenstein (1887) ; pratiqua deux fois l'opération suivante. Le ventre étant ouvert, dans la fosse iliaque, dans un cas, au niveau du côlon transverse, dans un autre cas, et le péritoine étant ourlé à la peau, le chirurgien de Hambourg réunit par la suture, entre les deux pédicules de l'anse intestinale herniée jusqu'à apparition large du mésentère, les deux lèvres de la plaie à travers le mésentère ; puis il fixa par un surjet chacun des segments d'intestin aux angles correspondants de la plaie ; enfin il ouvrit l'intestin.

Bidwell (1895) réinventa en entier le procédé de Panum, bien qu'il le qualifie de nouvelle l'opération qu'il exécuta plusieurs fois avec les meilleurs résultats.

B. — Procédés en deux temps. — 1° Procédé de Panum. — Panum (1885) faisait la colostomie expérimentale chez le chien en deux temps, de la manière suivante. Après ouverture de l'abdomen sur une étendue de 5 ou 6 centimètres et suture du péritoine à la peau, sur les deux lèvres de l'incision, il herniait l'anse intestinale choisie, jusqu'à faire apparaître son mésentère ; puis, au moyen d'une suture de matelassier, il réunissait au niveau du mésentère les deux lèvres de la plaie pariétale. Cette suture comprenait donc la paroi abdominale, ourlée de péritoine, de l'une des lèvres de la plaie, le mésentère et la paroi abdominale, ourlée de péritoine de l'autre lèvre de la plaie.

Panum n'ouvrait l'intestin qu'au bout de plusieurs jours, lorsque la réunion de la plaie lui paraissait assez avancée pour que le ventre soit définitivement fermé.

2° Procédé de Davies Colley. — Davies Colley (1885) ouvre le ventre, hernie l'intestin et le fixe hors du ventre, en le saisissant entre les mors d'un clamp, qu'il laisse en place jusqu'à ce qu'il incise l'intestin, le cinquième ou le sixième jour. Colley ne fait pas de sutures. Je n'ai malheureusement pu me procurer qu'un extrait (*Lancet*, 1886) de la communication de Colley à la Société clinique de Londres et ne puis donner de plus amples détails sur son intéressant procédé.

3° Procédé de Kine. — Le procédé de Kine (1888) est remarquable. Le voici (il s'agit d'une opération expérimentale pratiquée sur le côlon transverse) : « La cavité abdominale est ouverte, entre l'appendice xiphoïde et l'ombilic, par une incision transversale de 6 à 8 centimètres ; la plaie est ourlée avec le péritoine pariétal ; l'épiploon est fendu ; le côlon est hernié ; le méso-côlon est perforé d'un orifice qui ménage les vaisseaux. Sous l'intestin isolé, dont la circulation n'est en aucune façon troublée, les lèvres de la plaie abdominale sont réunies à travers l'orifice du méso-côlon par deux ou trois points de suture ; à droite et à gauche le côlon hernié est suturé à la plaie pariétale. La portion de côlon constituant la hernie est, au bout de 4 à 6 jours, ou bien sectionnée transversalement, ou bien réséquée. »

4° PROCÉDÉ DE MAYDL. — Maydl (*Centralblatt für Chirurgie*, 1888, p.437), cherchant à simplifier l'opération en y supprimant le temps long et délicat des sutures, imagina le procédé suivant. « Après ouverture de la cavité abdominale, dit-il, j'attire une anse intestinale mobile (côlon transverse, S iliaque ou iléon), assez loin pour que le mésentère de l'anse attirée apparaisse dans la plaie de la paroi ; à travers une entaille du mésentère faite au ras de l'intestin, je fais passer une tige de caoutchouc enveloppée de gaze iodoformée, (au besoin une plume d'oie) ; de cette façon le mésentère ne peut, par sa traction, entraîner dans l'abdomen l'anse intestinale, ni la sangle de gaze iodoformée, facile à plier, qui passe sous elle que j'employais naguère : accident que j'ai observé deux fois dans le début et pour lequel l'anse dut être réattirée au-dehors, au moyen de la sangle. Les deux bouts de l'anse intestinale sont alors suturés l'un à l'autre au-dessous de la tige de caoutchouc. La suture comprend les couches musculaire et séreuse; une série de points est placée en avant, une autre série en arrière.

« Les bouts de l'anse sont alors, ou bien abandonnés dans la plaie sans suture à celle-ci, s'il s'agit d'une opération en deux temps, ou bien par précaution, dans ce dernier cas, et toujours si l'opération est faite en un seul temps, ourlés avec le péritoine pariétal de la plaie. La plaie, si l'anse a été ourlée, est recouverte de collodion iodoformé ; ou bien, si l'anse est abandonnée libre dans la plaie, celle-ci est entourée de gaze iodoformée au-dessous de la tige de caoutchouc. Si l'anus doit persister, on ouvre l'intestin immédiatement dans l'opération en un temps, au bout de cinq à six jours dans l'opération en deux temps, transversalement sur un tiers de sa périphérie ; on conduit dans tous les cas un drain dans la lumière de l'intestin et on lave celui-ci ; en règle générale, le lavage est complet en peu de jours. Dans quelques-unes de mes observations, il s'écoula deux semaines avant que le bout inférieur de l'intestin fût tout-à-fait purifié.

. » D'ordinaire, il suffit d'une ouverture qui donne passage aux gaz. Le contenu liquide ou solide de l'intestin peut ne s'écouler que plus tard : la possibilité de l'émission des gaz apporte au patient un soulagement suffisant à leur état antérieur. Je pratique, pour éviter toute hémorrhagie, l'ouverture de l'intestin au thermo-cautère. Le malade a-t-il bien supporté toutes les suites de l'opération? Au bout de 14 jours, j'enlève le reste de la périphérie de l'intestin au-dessus de la tige de caoutchouc, qui joue ici le rôle d'un excellent soutien et de point de repère. Par surcroît, on peut encore suturer à la peau les bords de la lumière de l'intestin, qui a toujours une tendance à la rétraction ; c'est pourquoi je ne trouve jamais nécessaire de réséquer l'anse en totalité. Si l'on a séparé avec un instrument mousse les muscles de la paroi abdominale en suivant leurs faisceaux, on a un bon sphincter qui doit même être maintenu ouvert à l'aide d'un fort drain, lequel sert en même temps d'obturateur, si l'on ferme son orifice externe à l'aide d'un fausset. Quant aux soins consécutifs, je les conduis de telle sorte que la plaie est recouverte d'une croix de Malte de gutta-percha laminée, au milieu de laquelle passe le drain qui pénètre dans le bout supérieur de l'intestin (le bout inférieur n'a ordinairement besoin de rien). Au ras de la paroi abdominale, une épingle de sûreté est passée à travers la paroi du drain choisi, dans ce but, d'une certaine épaisseur, pour empêcher la chute de celui-ci dans l'intestin. Une deuxième croix de Malte d'emplâtre agglutinatif, appliquée sur le drain et son épingle, empêche l'expulsion du drain ». Un tampon d'ouate charpie complète le pansement.

En résumé, le procédé de Maydl ne diffère guère du procédé de Verneuil, lorsque l'opération est faite en un seul temps, que par le retour à l'incision de Littre (non spécifié dans la description de l'auteur) et par le passage d'un séton fixateur, à travers le mésentère de l'intestin hernié sur une plus grande hauteur. Il ne devient tout-à-fait original que lorsque l'opération est faite en deux temps: le premier temps consistant dans la recherche, la hernie et la fixation de l'intestin ; le deuxième temps consistant dans l'ouverture de l'intestin, un intervalle de 4 à 6 jours séparant ces deux temps ; le deuxième temps n'étant même pas complété, c'est-à-dire l'ouverture de l'intestin n'étant complètement et définitivement faite qu'au bout de 14 jours. D'ailleurs ce qui constituerait l'originalité véritable du procédé, c'est-à-dire la suppression de toute suture réunissant l'intestin à lui-même ou à la paroi abdominale, n'est en réalité conseillée par l'auteur qu'avec réserve et une sorte d'embarras, lorsqu'il dit : « Die Schlingenschenkel werden nun entweder unangenäht in der Bauchwunde liegen gelassen, wen es sich um eine Operation in zwei Zeiten handelt, oder, *zur Vorsicht auch in diesem Falle*, jedenfalls aber wenn die Operation in einer Zeit ausgeführt werden soll, mit dem Peritoneum parietale der Bauchwunde umsäumt ». « Les bouts de l'anse intestinale sont alors, soit abandonnés dans la plaie, sans sutures, s'il s'agit d'une opération en deux temps, soit, *par précaution dans ce dernier cas*, et toujours, si l'opération est faite en un seul temps, ourlés avec le péritoine pariétal de la plaie. » (*Centralblatt*, 1888, n° 24, *loc. cit.*).

Certes il y aura toujours des cas pressés, où l'acuité des phénomènes d'obstruction ou d'étranglement nécessitera l'ouverture rapide de l'intestin, et par conséquent l'achèvement de l'opération en un seul temps ; l'hésitation ne sera alors pas permise : il faudra forcément suturer exactement l'intestin à la paroi, péritoine compris, pour l'ouvrir immédiatement après, en courant les risques de l'infection de la plaie fraîche par les matières intestinales et de l'infiltration fécale à travers une suture inexacte. Mais est-il bien nécessaire alors de modifier le procédé classique ? Est-il indiqué, par exemple, de hernier complètement l'intestin, mésentère compris, pour constituer un bel et bon éperon ? Si, le diagnostic étiologique de l'obstruction étant fait, le chirurgien veut créer un anus artificiel définitif, assurément oui, l'éperon est nécessaire ; mais, si l'anus à créer n'est destiné qu'à parer au plus pressé et doit sous peu être fermé, je pense que c'est compliquer d'avance à plaisir les opérations ultérieurement à entreprendre pour la cure de l'anus que de constituer un éperon qu'il faudra détruire plus tard : à moins toutefois qu'il ne soit formellement indiqué, par la nature de l'obstacle à lever, de détourner complètement, bien que temporairement, le cours des matières.

Il y a donc, en cas d'obstruction aiguë, alors que l'opération en un temps est seule de mise, une catégorie de faits où l'anus artificiel, absolument temporaire, joue seulement le rôle de soupape de sûreté et doit même pouvoir guérir spontanément ; la constitution d'un éperon, et par conséquent le procédé de Maydl, sont alors à rejeter.

Mais il y a en revanche une série de faits, toujours en cas d'obstruction aiguë, où l'anus doit être définitif ou bien doit temporairement, mais complètement, détourner les fèces ; la constitution d'un éperon est alors indiquée ; j'avoue ne pas reconnaître ici au procédé de Maydl de bien sérieux avantages. Si en effet l'opération est faite en un seul temps, il suffit, l'intestin étant convenablement hernié dans la plaie, d'une bonne suture au fil d'argent ou au crin de Florence, pour la maintenir en position convenable, et il n'est nul besoin d'encombrer la plaie d'un séton mésentérique.

Toutefois il faut bien reconnaître que, dans la grande majorité des cas, c'est à l'occasion d'une obstruction ou d'une lésion chronique que le chirurgien se décide à ouvrir un anus artificiel et que par conséquent, dans la grande majorité des cas, l'opération en un seul temps ne s'imposant pas, l'opération en deux temps est admissible. Or, c'est ici que le procédé de Maydl, modifié ou non, prend toute sa valeur et fournit tous ses précieux avantages. Grâce à lui, la colostomie devient une opération aussi simple que rapide et sûre : tout danger d'infection ou d'infiltration fécale dans le péritoine est certainement évité, puisque l'intestin n'est ouvert que lorsque les adhérences sont solides ; toute menace d'abcès pariétaux, si fréquents naguère, est conjurée, puisque les points de suture, qui étaient les points de départ de ces abcès, sont supprimés et que l'intestin n'est ouvert que lorsque la plaie pariétale organisée est, par conséquent, défendue contre l'infection septique ou pyogène.

5° PROCÉDÉ DE MAYDL MODIFIÉ PAR RECLUS. — Reclus, qui a introduit en France la technique de Maydl, procède comme suit. Incision de Littre ; recherche et hernie de l'S iliaque ; passage à travers le mésentère d'une lanière de gaze iodoformée saisie par une pince à forcipressure, dont les deux mors serrés ont, par une pression énergique, déchiré le mésentère au-dessous de l'intestin ; fixation à la peau des deux extrémités libres de la lanière avec du collodion iodoformé ; pansement. Le sixième jour, ouverture de l'anus au thermo-cautère; le huitième jour, suppression de la lanière.

Reclus supprime donc absolument et dans tous les cas toute suture, se bornant à suspendre l'intestin sur une sangle de gaze iodoformée, collée elle-même à la peau avec du collodion.

Or, ayant l'un des premiers en France (1888) préconisé et pratiqué la colostomie de Maydl-Reclus, et ayant ouvert depuis lors de nombreux anus par le même procédé, mon expérience me permet d'affirmer à la fois l'excellence de la méthode et la nécessité de perfectionnement de détails dans la technique.

La suppression de toute suture constitue une simplification idéale. Parfois cependant le côlon a une tendance exagérée à se hernier dans la plaie ; il est bon alors de le fixer, en comprenant un appendice épiploïque bien choisi dans un point de suture réunissant chacun des angles de la plaie pariétale.

La suspension sur une tige de caoutchouc, sur une sonde en gomme ou sur une lanière de gaze iodoformée, bref sur un soutien mou et flexible, est mauvaise. En effet l'intestin a toujours tendance à rentrer dans le ventre et il y rentre en attirant la sangle flexible ; les adhérences pariétales étant, dans les premiers jours, incapables de résistance. Il faut donc un soutien rigide. J'ai essayé la broche métallique ou la baguette de verre ; j'ai évité ainsi la rétraction ; mais le contact de ces instruments rigides avec la peau est souvent douloureux.

Cependant la baguette de verre un peu courte était bonne ; on pouvait, en effet, adoucir et rendre tolérable sa pression, en matelassant ses pointes avec une garniture de gaze aseptique. Mais la baguette devait nécessairement être retirée le cinquième ou le sixième jour, avant l'ouverture de l'intestin, et alors le mésentère non suspendu pouvait se rétracter, attirer l'intestin dans le ventre et, sinon compromettre les avantages de l'éperon, du moins mettre les choses en tel état, que l'orifice intestinal affleurant la peau pouvait subir la rétraction cicatricielle et se rétrécir au point de ne plus fonctionner convenablement. J'ai observé pareil accident. Assurément tel quel, le procédé Maydl-Reclus était supérieur à tous; il était même satisfaisant; mais il avait ses défauts.

6° PROCÉDÉ DE CH. AUDRY. — En octobre 1892, Ch. Audry a proposé un nouveau procédé de colostomie iliaque, qu'il nomme « *Colostomie transpariétale* », dans lequel il supprime tout instrument suspenseur de l'intestin et du mésentère et se sert, au lieu et place, d'un lambeau de paroi abdominale.

Voici la description textuelle que ce chirurgien donne de son ingénieux procédé.

« *Premier temps.* — Incision brisée en ⌐_⌐, pratiquée au point ordinaire, parallèlement à l'arcade, à 0ᵐ02 au dessus des deux tiers externes de celle-ci. Elle a une longueur moyenne de 0ᵐ08 à 0ᵐ09, variable suivant l'épaisseur de la paroi. Elle dessine un lambeau large de 0ᵐ04 inséré sur la lèvre inférieure de la plaie (Voir A B C D E F, *Fig.* 361).

« Cette incision comprend d'abord la peau et le tissu cellulaire sous-cutané ; puis suivant le même tracé, on coupe l'aponévrose du grand oblique, qu'on dissèque et qu'on relève jusqu'à sa base.

« 2ᵉ *temps.* — On incise couche par couche le petit ombilic, le transversé, le fascia, le péritoine, en suivant le grand axe de l'incision (A, B, I, E, F, *Fig.* 361), c'est-à-dire en passant au pied du lambeau relevé.

« 3ᵉ *temps.* — L'anse iliaque est attirée au dehors (Voir *Fig.* 362, I). Au centre de son mésentère, en évitant les vaisseaux, on fait une boutonnière longitudinale de 0ᵐ02 à 0ᵐ03.

« 4ᵉ *temps.* — Par l'intermédiaire de cette boutonnière, dont on écarte latéralement les lèvres, on fait un premier plan de 3 points de suture, affrontant avec soin le péritoine et comprenant le fascia transversal (*Fig.* 362, S'), si l'on veut. Un second plan réunit les muscles divisés (*Fig.* 362, S'). Ces manœuvres se passent au dessous de l'anse intestinale et lui constituent un premier support.

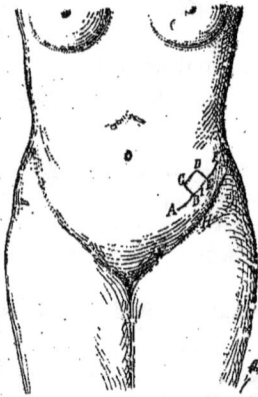

Fig. 361. — Colostomie transpariétale d'Audry. — Premier et deuxième temps. — Tracé des incisions. — A, B, C, D, F, incision cutanée ; — A, B, I, E, F, incision musculaire profonde.

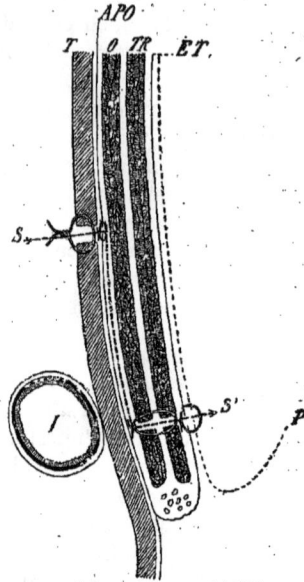

Fig. 362. — Schéma de la Colostomie iliaque d'Audry. — Opération effectuée. — I, intestin sorti de l'abdomen ; P, péritoine pariétal ; T, peau de l'abdomen ; A P O, aponévrose du grand oblique ; O, petit oblique ; T R, tranverse ; F T, fascia transversalis ; S, suture de l'aponévrose du grand oblique et du pont cutané ; S', suture séreuse et suture musculaire.

« 5ᵉ *temps.* — On rabat alors le lambeau cutano-aponévrotique ; on l'insinue dans la boutonnière mésentérique et on vient le fixer avec soin au pourtour de l'incision primitive, en faisant deux plans : un pour l'aponévrose du grand oblique, un pour la peau (*Fig.* 362, S).

« De la sorte on a mis l'anse iliaque à cheval sur un pont formé par toute l'épaisseur de la paroi abdominale. Celle-ci est reconstituée couche par couche et dans des conditions d'autant meilleures que les sections des différents plans anatomiques ne se correspondent pas. »

7° Procédé d'Audry modifié par Jeannel. — Je suis, je crois, le premier qui ait exécuté sur le vivant la colostomie transpariétale d'Audry. Or, je l'ai, aujourd'hui, pratiquée près de vingt fois et je déclare que c'est une opération simple, facile, élégante et sûre, qui deviendra forcément classique.

Je n'ai pourtant pas suivi exactement la technique proposée par Audry et je crois y avoir apporté quelques simplifications utiles. Ainsi, je dessine, je dissèque et je relève un lambeau purement cutané ou plus exactement composé de la peau et du tissu cellulo-adipeux sous-cutané, jusqu'à l'aponévrose exclusivement Or, contrairement aux craintes formulées par Audry, la nutrition de ce lambeau reste parfaite ; la résistance en est suffisante pour combattre la rétraction intra-abdominale ; enfin, l'intestin est très bien et solidement fixé, sans que la pression abdominale tende à le chasser au dehors.

En second lieu, j'ai trouvé très difficile de suturer couche par couche le péritoine et la couche musculaire, à travers la boutonnière forcement étroite, dont l'on troue le mésentère. Ce mésentère est souvent, même chez les sujets amaigris, infiltré de graisse, les vaisseaux y sont serrés et nombreux ; il s'ensuit que la boutonnière est étroite et épaisse, point béante du tout et qu'en pratique, il est fort malaisé d'y manœuvrer l'aiguille et les fils qui doivent édifier les étages réguliers de la suture.

Cette reconstitution méthodique de la paroi à travers le mésentère perforé, peut sembler théoriquement utile ; elle est en réalité superflue. En aucune de mes opérations je ne l'ai faite et je n'ai pas eu à le regretter ; l'intestin est toujours resté fixe et bien soutenu, et cela même dans un cas d'obstruction subaiguë où le ventre était distendu et la pression intra-abdominale exagérée, et où j'ai pourtant opéré en deux temps. Chez aucun de mes opérés je n'ai vu poindre la moindre trace d'éventration.

Ce n'est pas, du reste, au niveau du mésentère que les accidents d'issue de l'intestin ou d'éventration sont à redouter. Là, en effet, non seulement le pont cutané offre un solide obstacle ; mais entre le mésentère, le péritoine pariétal et les lèvres de la plaie musculaire, de solides adhérences s'établissent, qui rendent solidaires le mésentère et la paroi toute entière. Ne faudrait-il pas, du reste, que le mésentère s'allonge pour que l'intestin puisse hernier ? Or, loin de tendre ultérieurement à s'allonger, il tend plutôt à se rétracter. En fait, l'expérience démontre que c'est au niveau de l'angle supérieur de la plaie, près du bout supérieur de l'intestin, que les hernies et les éventrations se produisent ; c'est donc là qu'il faut fortifier la paroi par une suture méthodique des trois plans, réduisant au minimum la longueur de la boutonnière musculaire qui donne passage à l'intestin.

J'ai donc rétréci, autant que possible, les extrémités des branches horizontales de l'incision, j'ai même compris l'intestin dans l'un des points de suture angulaire ; enfin, j'ai soigné tout particuliè- ment la suture du lambeau cutané dans tout son pourtour, mais principalement aux angles de sa base.

En définitive, je n'ai guère gardé du procédé d'Audry que le dessin du lambeau, servant de soutien à l'anse iliaque, au lieu et place d'un instrument quelconque. C'est l'idée mère, l'idée princi- pale et originale.

La colostomie est une opération de chirurgie courante et d'ur- gence ; tout praticien peut être appelé à la pratiquer, sans avoir le temps de recourir à la main d'un chirurgien de profession ; il im- porte donc de vulgariser les perfectionnements apportés à sa tech- nique.

L'opération d'Audry simplifiée réalise un très intéressant et très important progrès ; je suis heureux de le proclamer.

8° PROCÉDÉ DE MOSETIG-MOORHOF. — Il peut se présenter des cas dans lesquels, la colostomie étant, du reste, contre indiquée, il est impossible de hernier hors du ventre une assez grande longueur de côlon pour y constituer un éperon, et où il faut s'estimer heu- reux de pouvoir attirer au niveau de la peau une portion de la

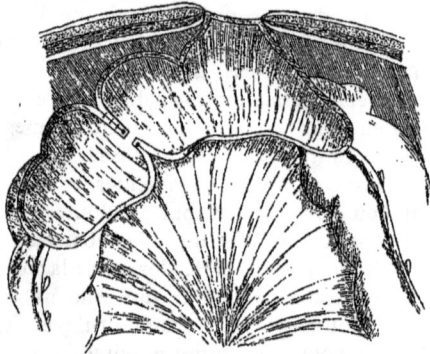

Fig. 363. — Procédé de Mosetig-Moorhof.

paroi intestinale. Le chirurgien se trouve donc condamné à l'anus classique, dépourvu d'éperon.

Pour éviter alors le passage des matières du bout supérieur dans le bout inférieur malade, où elles vont stagner, Mosetig-Moorhof (1897) propose de rétrécir le côlon au-dessous de l'anus artificiel

par un procédé original et sûr dont j'ai déjà parlé à propos de
l'entéro-anastomose.

. L'incision pariétale est faite comme d'habitude ; l'S iliaque est
découverte et amenée au voisinage de la plaie ; la brièveté de son
méso et l'impossibilité d'édifier un éperon sont constatées. Choisissez la région de la paroi intestinale la plus convenable pour y
ouvrir l'anus pariétal projeté. Quelques centimètres au-dessous,
sur le bout inférieur, faites une ligature de l'intestin à l'aide d'un
fort fil de soie passé à travers le méso-côlon. Coupez très courts
les chefs du fil. Au-dessus et au-dessous du lien, l'intestin froncé
fait saillie ; ensevelissez la ligature au fond du sillon qu'elle creuse
en réunissant, par deux étages de suture ; les deux versants de ce
sillon. L'un des étages sera profondément placé tout près du lien;
l'autre, au contraire, très haut, près des limites externes du sillon.
Vous constituez ainsi, dans la lumière de l'intestin, une cloison
valvulaire définitive présentant au centre un petit orifice au point
où la ligature fronce la muqueuse. Mais cet orifice, est utile,
il permettra ultérieurement les lavages du bout inférieur et du cul-
de-sac intestinal au-dessus du néoplasme. Refoulez la ligature
et la suture dans le ventre ; fixez l'intestin à la paroi et ouvrez
l'anus par le procédé de votre choix, sans hernier l'intestin, c'est-
à-dire sans chercher à constituer un éperon (*Fig.* 363). Mosetig-
Moorhof recommande, pour fixer la paroi intestinale à la paroi
abdominale, d'édifier deux étages de sutures : un premier étage
attache l'intestin au péritoine pariétal par une série de points
séro-séreux placés transversalement, c'est-à-dire parallèlement aux
lèvres de l'incision, à environ un ou deux centimètres des lèvres
de l'incision péritonéale, de façon à ce que, la suture une fois
terminée, la séreuse forme une sorte de collerette qui va servir
pour le deuxième étage. Celui-ci sera fait de points verticaux,
c'est-à-dire perpendiculairement aux lèvres de l'incision et comprenant la peau, l'aponévrose et même un peu de muscle, la
collerette du péritoine pariétal, puis la paroi intestinale.

En réalité, toute l'originalité du procédé du chirurgien de Vienne
réside dans l'idée du rétrécissement valvulaire obtenu par la ligature et la suture. Or, la ligature, même en soie, coupera forcément
l'intestin, c'est un fait acquis. La suture restera donc seule pour
maintenir la cloison ; il est certain qu'il n'y a pas de raison pour
qu'elle ne remplisse pas son rôle, si elle est bien faite.

Mosetig-Moorhof accuse six observations et six succès. Il faut
bien reconnaître, toutefois, que les cas où le procédé est applicable
devront rester l'exception ; car, surtout lorsqu'il s'agit d'un néo-

plasme, lorsque l'S iliaque n'est pas assez mobilisable pour que la constitution de l'éperon soit possible, c'est que le néoplasme haut situé est voisin de cette anse intestinale. Dès lors l'anus projeté, trop voisin du néoplasme, risquerait fort d'être prochainement envahi. Il vaut cent fois mieux alors s'éloigner et aller chercher une région de côlon mobilisable.

II. — **Procédés ayant pour but d'assurer la continence de l'anus et la tolérance de l'infirmité chirurgicale.** — Obtenir un anus artificiel fonctionnant de manière à procurer le maximum de bénéfice thérapeutique, rendre l'opération aussi simple et aussi bénigne que possible, c'était déjà beaucoup ! Ce n'était pas assez. L'anus iliaque constitue en effet une infirmité, définitive ou temporaire, suivant les cas, mais toujours répugnante, il importait de chercher à rendre cette infirmité tolérable en essayant d'obtenir la continence des matières et de rendre le patient maître de ses défécations et de ses expulsions gazeuses. Il me reste à étudier les procédés spéciaux proposés pour obtenir ce résultat.

Pour obtenir la continence de l'anus, on a cherché à lui constituer un véritable sphincter artificiel, ou bien à lui donner un trajet oblique au niveau duquel il soit possible d'exercer une compression occlusive.

En dissociant les fibres musculaires au lieu de les inciser dans la plaie pariétale, Verneuil, Maydl, etc., espéraient obtenir un sphincter, espoir déçu du reste. Witzel s'efforça de trouver mieux et proposa trois procédés différents.

1° PROCÉDÉ DE WITZEL. — Witzel (1889-1894) conseille successivement deux procédés : 1° Incision sous-ombilicale de 12 à 15 centimètres, parallèle à la ligne médiane, à égale distance de la ligne blanche et du bord externe du muscle droit du côté gauche. Le muscle est traversé, le péritoine ouvert, le colon hernié.

Le méso-côlon est détaché de l'intestin hernié sur une longueur suffisante pour que le bout inférieur, sûrement reconnu, soit facilement porté dans l'angle inférieur de la plaie et le bout supérieur dans l'angle supérieur. Le méso-côlon est fermé et hémostasié par un surjet au fur et à mesure qu'il a été sectionné. Il est en outre compris dans une suture méthodique de la plaie pariétale exécutée sous l'intestin hernié et isolé. Cet intestin exubérant est réséqué quelques jours après l'opération. Au bout de quelques jours le muscle droit fonctionne à la manière d'un sphincter. Un mauvais sphincter sans doute ; c'est pourquoi Witzel chercha mieux, appliquant à la colostomie son procédé de fistulisation oblique, déjà heureusement employé pour la gastrostomie ou la cystostomie.

2º Après avoir essayé, sans grand succès, la fistulisation
oblique à travers le muscle droit, l'incision cutanée et l'incision
musculaire, à travers lesquelles était attiré l'intestin, n'étant plus
vis-à-vis l'une de l'autre et l'intestin, suturé au péritoine et
au fascia transversalis, cheminant obliquement à travers l'une
et l'autre, Witzel s'arrêta au procédé suivant qu'il qualifie du
nom de *Colostomie fessière* « *Colostomia glutæalis* (1) » : Incision de 14 centimètres, directement au-dessus de la crête iliaque gauche, comprenant toutes les couches de la paroi abdominale, péritoine compris. L'incision commence à douze centimètres du pubis ; elle conduit tout droit sur le côlon. Cinq centimètres au-dessous de la crête iliaque, les parties molles fessières
sont incisées jusqu'au périoste, parallèlement à la première incision.
Le pont des parties molles cutanéo-musculaires, qui sépare les
deux incisions, est disséqué et soulevé. Au moyen d'une traction
douce et continue, l'S iliaque est attirée sous le pont jusqu'à
l'incision fessière et y est fixée par la suture à la manière ordinaire. Linkinheld qui exécuta le procédé de Witzel, pas plus que
Witzel lui-même, ne donnent de détails sur le traitement de
l'anse herniée. La plaie iliaque est entièrement fermée.

On conçoit que, même si le sphincter artificiel constitué par le
bord supérieur du muscle fessier reste insuffisant, il soit facile d'obtenir l'occlusion de l'anus à l'aide d'une simple pelote appliquée
au niveau du trajet sous-cutané de l'intestin, celui-ci étant dès lors
comprimé contre l'os iliaque.

Linkinheld déclare que son opéré ne se servait pas de bandage et
possédait pourtant un anus absolument continent pour les matières
et pour les gaz! La coudure de l'intestin par dessus la crête iliaque
suffisait à réaliser l'occlusion. Mais cette occlusion artificielle
ne risque-t-elle pas de se transformer en un rétrécissement définitif; et cet anus, si extraordinairement continent, n'est il pas
destiné à devenir absolumeut insuffisant ?

Cependant Witzel affirme, en 1889, que son opéré de 1889 se
félicite toujours du bon fonctionnement de son anus et Borchardt
(1896) se loue du procédé de Witzel, qu'il a employé deux fois.

2º Procédé de Gleich. — Gleich (1894) ouvre le ventre par la

---

(1) La description donnée par Witzel, dans son article du *Centrablatt für Chirurgie*
(1894, p. 941), est absolument sommaire. J. Linkenheld exécuta sur le vivant la colostomie fessière. C'est l'opération exécutée par ce chirurgien que je décris ici. D'ailleurs
Witzel dit avoir exécuté en 1889 son opération sur le vivant.

fosse iliaque externe. Il mène sur la fesse jusqu'à l'os une incision parallèle à la crête iliaque gauche et à trois ou quatre centimètres en dessous de celle-ci. Il perfore la fosse iliaque et va à travers la perforation chercher le côlon qu'il hernie largement et fixe dans la plaie. L'anse herniée est empaquetée dans de la gaze iodoformée et ouverte au bout de quelques jours.

La continence est assurée au moyen d'une simple pelote qui bouche l'orifice en s'appuyant sur l'os iliaque. Gleich conseille de passer par la même voie, lorsque l'on veut employer le procédé de Schinzinger.

3° PROCÉDÉ DE WILLEMS ET DE RYDYGIER. — Willems (1893) proposa la rectostomie fessière, analogue à la colostomie fessière de Witzel ; Rydygier (1894) imagina d'assurer la continence de l'anus artificiel ainsi obtenu en tordant l'intestin sur son axe à la manière de Gersuny.

Suites opératoires. Accidents possibles. — La colostomie est, à l'heure actuelle, une opération simple et bénigne. Elle peut cependant donner lieu à deux sortes d'accidents : des accidents opératoires et des accidents post-opératoires. Les accidents opératoires sont, la hernie de l'intestin ou de l'épiploon, faciles à prévenir et à pallier, et l'hémorragie par blessures d'un vaisseau du côlon, principalement si l'on emploie l'un des procédés où l'on perfore, ou bien où l'on sectionne le mésentère. Avec un peu d'attention, cependant, il sera facile d'éviter les vaisseaux mésentéri- ou d'y placer une pince hémostatique et une ligature.

Les accidents post-opératoires sont immédiats ou tardifs. Les accidents immédiats, sans parler de la péritonite qui résulte d'une faute opératoire, s'observent surtout lorsqu'on emploie les procédés en un seul temps. Ce sont alors la péritonite, qui résulte d'une inoculation fécale du péritoine à la faveur d'une suture défectueuse, les abcès pariétaux qui résultent d'une inoculation fécale des points de sutures et qui doivent être prévenus par les soins incessants dont l'opéré sera l'objet. Ce doit être en effet une règle absolue, jamais les matières ne doivent séjourner au contact de la suture ; dès qu'il s'est fait la moindre évacuation, il faut qu'un lavage immédiat et soigneux vienne débarrasser la plaie et la purifier dans tous ses recoins et ses replis : là est le gage du succès, là est la garantie contre tous les accidents locaux primitifs.

Il est, cependant, une cause d'infection de la plaie qui déjoue toutes les précautions les plus minutieuses, c'est l'entérite. La virulence des matières diarrhéiques est telle, en effet, que, malgré tous les soins, la peau et la plaie elle-même s'inoculent et s'enflamment jusqu'à suppurer. Le traitement médical de l'entérite, par l'antisepsie intestinale et la médiation interne appropriée, s'imposent alors comme une nécessité de premier ordre.

En règle, d'ailleurs, la diarrhée est rare, la constipation au contraire très fréquente ; heureuse constipation qui préserve le patient des évacuations intempestives !

Les accidents tardifs sont le rétrécissement et le prolapsus de la muqueuse. On a cherché pendant longtemps la cause du rétrécissement dans la constitution même de la plaie musculo-cutanée. En réalité, lorsque l'on se bornait à suturer l'intestin au péritoine pariétal, il n'y avait rien de surprenant à ce que la plaie pariétale susjacente à l'orifice intestinal se rétrécît et se fermât même, car le passage fréquent des matières fécales ne saurait empêcher l'occlusion d'une plaie. Mais, lorsque l'on suture l'intestin à la peau, de telle sorte que la paroi intestinale s'accolant d'une part par la réunion immédiate à la surface cruente de la plaie pariétale, la muqueuse intestinale, d'autre part, s'anastomosant avec la peau, la fistulisation soit obtenue dans les meilleures conditions, il semble qu'il n'y ait plus de raison pour que l'anus se rétrécisse, puisqu'il n'y a plus de tissu inodulaire au-dessus de l'orifice. En fait, en telle occurence, le rétrécissement ne s'observe pas ; ou, plus exactement, il ne s'observe que lorsqu'une inoculation ayant provoqué un abcès interstitiel, la réunion immédiate de l'intestin et de la plaie n'a pas été obtenue. Alors, en effet, la fistule intestinale se trouve noyée dans du tissu inodulaire rétractile et le rétrécissement ultérieur est inévitable. Donc la cause du rétrécissement, c'est l'échec de la réunion immédiate qui résulte des abcès pariétaux ; par conséquent prévenir les abcès pariétaux, c'est prévenir le rétrécissement. Or, pour obtenir l'asepsie de la plaie nécessaire à la réunion immédiate, rien ne vaut les procédés de la méthode en deux temps.

Le prolapsus de la muqueuse a pour cause l'entérite ; il s'observe quel que soit le procédé opératoire employé. Prévenir ou traiter l'entérite, c'est prévenir ou traiter le prolapsus.

On observe parfois non plus le prolapsus de la muqueuse, mais le prolapsus total de l'intestin. Le prolapsus total de l'intestin doit être traité comme le prolapsus du rectum : la colopexie me paraît ici absolument indiquée ; parfois cependant la résection s'imposera.

Indications. — Les indications de la colostomie sont : le rétrécissement néoplasique ou non du rectum ou du côlon ; le prolapsus du rectum au deuxième degré.

CHAPITRE III

COLOPEXIE

Etymologie. – Κωλον, côlon ; πηξις, fixation.

Définition. — La colopexie est l'opération qui consiste à fixer le côlon, au moyen de la suture ou par tout autre moyen, soit à la paroi abdominale, soit à un viscère voisin.

Historique. — La colopexie est une opération jeune ; elle n'a guère d'histoire. J'ai présidé à sa naissance en 1892 ; je la tiens encore en nourrice, dirigeant ses premiers pas dans le monde chirurgical. Doyen (1894) en a fait un temps de son procédé de gastro-entérostomie. Villemin (1896), sous le nom d'entéropexie, a pratiqué, dans un cas de volvulus, une fixation pariétale de l'intestin grêle, qui n'est qu'une copie de la colopexie.

Technique opératoire. — Anesthésie ; antisepsie ; aides ; instruments ; lit, comme pour la colostomie.

Manuel opératoire. — Je suppose que vous opériez pour un prolapsus rectal ; il est bon que celui-ci ne soit pas réduit au moment de l'opération qui comprend quatre temps.

1er *temps* : Ouverture du ventre. — L'incision la meilleure est celle de la colostomie iliaque. Cependant, Defontaine voulant exécuter à la fois une hystéropexie et une colopexie, choisit l'incision médiane immédiatement au-dessus du pubis, mais le cas est exeptionnel : vous ouvrirez donc le ventre dans la fosse iliaque gauche.

2e *temps* : Recherche du côlon. — Le plus souvent, vous découvrirez facilement le côlon à sa place habituelle ; cependant dans les prolapsus invétérés, il se peut qu'il ait émigré ; c'est alors au niveau de l'articulation sacro-iliaque que vous le trouverez. Mais, pour peu que vous ayez quelque peine à le découvrir, priez un aide d'introduire très haut dans la lumière du prolapsus, autant que possible sans le réduire, soit une grosse sonde métallique, soit la main ; le côlon pourra ainsi vous être présenté dans la plaie ; sinon introduisez vous-même la main dans le ventre vers le petit bassin, vous sentirez aisément la sonde ou la main qui vous désignent le côlon.

3e temps : RÉDUCTION DU PROLAPSUS. — La sonde ou la main de l'aide ont été retirées. Saisissez le côlon, amenez-le dans la plaie et dévidez le de bas en haut, dans le ventre, comme s'il s'agissait de rechercher un obstacle dans un cas d'obstruction d'intestin. Pendant ce temps qu'un aide examine le prolapsus entre les cuisses écartées ; au fur et à mesure que vous dévidez, il le voit se réduire. Lorsqu'il est complètement réduit, tirez ferme sur le côlon de bas en haut, de manière à exagérer la réduction et à avaler l'anus au fond du pli interfessier.

4e temps : COLOPEXIE. — *La colopexie simple* consiste à fixer le côlon à la paroi abdominale, après quoi on referme le ventre. La *Colopexotomie* est l'opération qui consiste à fixer le côlon à la paroi abdominale au moyen d'une colostomie.

Les procédés de la colopexie simple sont au nombre de trois. Le premier consiste à suspendre le colon au moyen de ses appendices épiploïques. On choisit deux ou trois appendices et on les comprend dans la suture de la paroi abdominale. Verneuil a échoué par ce procédé; Defontaine a réussi.

Le second procédé consiste à comprendre dans la suture de la plaie pariétale la paroi du côlon sur toute la longueur d'intestin visible dans la plaie. On affrontera de larges surfaces, on accrochera dans la suture non pas seulement la séreuse intestinale, mais le muscle intestinal lui-même principalement au niveau de la bande longitudinale qui est particulièrement épaisse. Le mieux est d'exécuter, entre l'intestin et les lèvres péritonéales de l'incision, une véritable couronne de sutures, comprenant d'une part, la séreuse et la musculeuse du côlon, et d'autre part, la séreuse pariétale et le muscle transverse et le petit oblique comme si on voulait faire une colostomie tangentielle, c'est-à-dire sans hernier le côlon, ni même le suturer à la peau. Vous fermez ensuite la plaie par une suture méthodique à étages.

Il n'est pas nécessaire, d'ailleurs, de fixer le côlon à la paroi abdominale au niveau de la plaie. Je conseille même de le fixer plutôt à la fosse iliaque, ou encore à l'arcade crurale. Évidemment l'exécution de la suture est alors, sinon plus difficile, du moins un peu moins facile, mais le soutien offert au côlon étant fixe est bien meilleur. On fera alors deux ou trois étages de bonnes sutures parallèles aussi longues que possible, en commençant par la plus profonde que l'on placera au voisinage immédiat de l'insertion mésentérique. On aura soin, je le répète, de mordre dans le muscle, et non pas seulement d'accrocher la séreuse tant du côté de l'intestin que du côté de la paroi abdominale. Lorsque les deux ou trois étages de suture seront placés, on fermera la plaie n'hésitant pas à comprendre encore la paroi du côlon dans le surjet du péritoine pariétal.

Le troisième procédé consiste à suturer à la paroi abdominale non pas la paroi du côlon, mais le mésentère; c'est ce que j'ai appelé la *colopexie mésentérique*. Pour l'exécuter, je place trois ou quatre points de suture à la soie de la manière suivante. Au ras de l'insertion mésentérique, je perfore le mésentère de part en part avec une aiguille armée d'un bon fil solide (soie n° 2 ou 3). Trois ou quatre centimètres au-dessous, en évitant les vaisseaux, je ramène l'aiguille et son fil, à travers le mésentère; les deux chefs du fil sont ainsi dans la plaie, l'anse accroche toute l'épaisseur du mésentère sur une hauteur de trois ou quatre centimètres. Je place ainsi quatre anses parallèles distantes de deux ou trois centimètres. Cela fait, ou bien je me sers de ces quatre anses de fil pour fermer la plaie pariétale, au moyen d'un premier étage séro-musculaire, qui se trouve ainsi fait de quatre points séparés ; ou bien j'accroche le muscle iliaque ou l'arcade crurale successivement au moyen de chacun des fils isolément serrés et liés.

De ces trois procédés de colopexie simple, le premier me paraît aléatoire, le second et le troisième m'ont également réussi. Il est bien évident que si l'on voulait, à l'exemple de Doyen, fixer le côlon à un viscère, l'un ou l'autre de ces procédés serait applicable.

Quant à la *colopexotomie*, pour l'exécuter, il suffit, lorsque le prolapsus est bien réduit, de faire aussi bas que possible, sur le côlon, une colostomie de Maydl-Reclus ou d'Audry-Jeannel.

L'anus artificiel sera ultérieurement fermé par l'un des procédés de la méthode extra-péritonéale que j'ai indiqués. J'affirme, d'ailleurs, qu'il n'est pas juste de prétendre que la cure en soit plus difficile, lorsqu'elle a été ouverte par le procédé d'Audry-Jeannel.

Suites opératoires. Accidents possibles. — La colopexie dans tous ses procédés est une opération aussi bénigne, sinon plus bénigne que la colostomie. Il m'est arrivé une fois, pratiquant une colopexie simple, chez un homme qui avait eu auparavant, je ne sais pour quelle cause, une péritonite ayant provoqué et laissé des adhérences entre le côlon et les organes voisins, de déterminer une coudure de l'intestin et de l'obstruction intestinale. Il m'a suffi de transformer la colopexie simple en colopexotomie pour obtenir la disparition des accidents. Il fut d'ailleurs facile de fermer ultérieurement l'anus artificiel au moyen d'une autoplastie.

Indications. — Prolapsus grave du rectum ; la colopexotomie est particulièrement indiquée, lorsque le prolapsus invétéré s'accompagne d'une rectite intense.

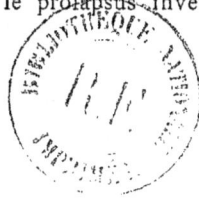

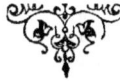

TABLE DES MATIÈRES

I. — TABLE MÉTHODIQUE DES MATIÈRES

PREMIÈRE PARTIE

I. — TECHNIQUE GÉNÉRALE.

DEUXIÈME PARTIE

II. — OPÉRATIONS PRATIQUÉES SUR L'INTESTIN GRÊLE.

CHAPITRE V. — **ENTÉRECTOMIE.**

CHAPITRE VII. — **TRAITEMENT DE L'ANUS CONTRE NA-
TURE ET DES FISTULES STERCORALES.**

CHAPITRE VIII. — OPÉRATIONS POUR OBSTRUCTION INTESTINALE. — LAPAROTOMIE EXPLORATRICE.

TROISIÈME PARTIE

OPÉRATIONS SUR LA RÉGION ILÉO-CŒCALE.

I. — OPÉRATIONS SUR LA RÉGION PÉRI-CŒCALE.

II. — OPÉRATIONS SUR LE CÆCUM.

III. — OPÉRATIONS SUR L'APPENDICE ILÉO-CÆCAL.

QUATRIÈME PARTIE

OPÉRATIONS SUR LES COLONS

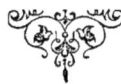

II. — TABLE ALPHABÉTIQUE DES MATIÈRES

D

E

F

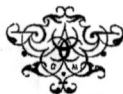

III. — TABLE DES AUTEURS

IV. — TABLE DES FIGURES

A

B

C

D

E

L

P

TABLE IDÉOLOGIQUE INTERNATIONALE DES MATIÈRES.

D'APRÈS LA

CLASSIFICATION DÉCIMALE

Méthode Devey-M. Baudouin.

617.553.01

Intestin en général

617.55301.8[02]
MÉDECINE OPÉRATOIRE (TRAITÉ).

617.55301.801
Technique générale.

617.55301.8[1 à 8]
Opérations diverses.

617.5532
Intestin grêle dans son ensemble.
617.5532.7
Diverses parties de l'Intestin Grêle.
617.55327.1
DUODÉNUM.
617.553271.8
Médecine opératoire.

617.55327.2
JÉJUNUM.

617.5532.8
Chirurgie de l'Intestin Grêle.

617.5533
Région iléo-cæcale en général.

617.5533.01
RÉGION ILÉO-CÆCALE EN TOTALITÉ.

617.5533.1
CŒCUM.

617.55331.7
Diverses parties et régions voisines.

617.553317.7
Région péri-cæcale.

617.55331.8
Chirurgie du Cæcum.

617.5533.2
VALVULE ILÉO-CÆCALE.

617.5533.3
APPENDICE ILÉO-CÆCAL.

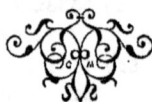

TABLE GÉNÉRALE DES MATIÈRES

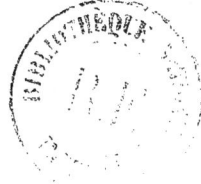

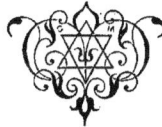

TYPOGRAPHIE

EDMOND MONNOYER

LE MANS (Sarthe)

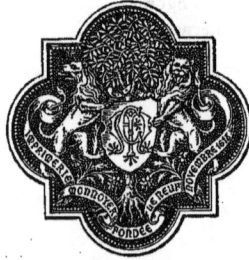